总主编 ◎ 楼宇烈

羊皮卷珍藏版

中|华|优|秀|传|统|文|化|经|典|丛|书

伤寒论·金匮要略

上

〔东汉〕张仲景 原著
曹洪欣 武国忠 主编

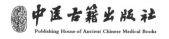
Publishing House of Ancient Chinese Medical Books

图书在版编目（CIP）数据

伤寒论 /（东汉）张仲景原著；曹洪欣，武国忠主编 . 金匮要略 /（东汉）张仲景原著；曹洪欣，武国忠主编 . — 北京：中医古籍出版社，2022.10
（中华优秀传统文化经典丛书 / 楼宇烈总主编）
ISBN 978-7-5152-2448-0

Ⅰ . ①伤… ②金… Ⅱ . ①张… ②曹… ③武… Ⅲ . ①《伤寒论》②《金匮要略》Ⅳ . ① R222

中国版本图书馆 CIP 数据核字（2022）第 016856 号

伤寒论·金匮要略（全二册）

原　　著：	〔东汉〕张仲景
主　　编：	曹洪欣　武国忠
责任编辑：	王益军
策　　划：	善品堂藏书
出版发行：	中医古籍出版社
社　　址：	北京市东城区东直门内南小街 16 号（100700）
电　　话：	010-64089446（总编室）　010-64002949（发行部）
网　　址：	www.zhongyiguji.com.cn
印　　刷：	天津冠豪恒胜业印刷有限公司
开　　本：	889mm×1194mm　1/32
印　　张：	20.125
字　　数：	404 千字
版　　次：	2022 年 10 月第 1 版　2022 年 10 月第 1 次印刷
书　　号：	978-7-5152-2448-0
定　　价：	260.00 元

中华优秀传统文化经典丛书编委会

总主编

楼宇烈

副总主编

聂震宁　王　杰

编　委

成中英　李中华　王守常　冯天瑜　钱宗武

陈　来　朱小健　林安梧　曹洪欣　张其成

董　平　鲍鹏山　齐善鸿　姚春鹏　任俊华

吴言生　钱文忠　丁万明　杨朝明　肖志军

中华优秀传统文化经典丛书

编委会秘书处

何德益　　江　力　　于　始　　邹德金

出版缘起

文化是一个国家、一个民族的灵魂。泱泱华夏，五千年文明历史所孕育的中华优秀传统文化，是中华民族生生不息、发展壮大的丰厚土壤，使我们在世界文化激荡中根深蒂固。

十八大以来，党中央高度重视中华优秀传统文化的传承与发展。2013年11月，习近平总书记在山东曲阜的孔府和孔子研究院考察时明确指出："要大力弘扬中国传统文化。"2017年1月，中共中央办公厅、国务院办公厅印发《关于实施中华优秀传统文化传承发展工程的意见》，系统部署传承发展中华优秀传统文化的战略任务，把传承中华优秀传统文化提升到新的历史高度。2022年4月，中共中央办公厅、国务院办公厅又印发《关于推进新时代古籍工作的意见》，明确指出，要完善古籍工作体系、提升古籍工作质量，"挖掘古籍的时代价值""促进古籍的有效利用""做好古籍普及传播"。

中华传统文化是中华民族的"根"与"魂"。文化兴则国家兴，文化强则民族强。没有高度的文化自信，没有文化的繁荣兴盛，就没有中华民族的伟大复兴。党的十九届六中全会强调，要"推动中华优秀传统文化创造性转化、创新性发展"。为适应全民阅读、共读经典的时代需求，我们结合新的时代条件，组织出版这套"中华优秀传统文化经典丛书"，展示古籍研究领域的成果，推广、普及中华优秀传统文化经典，传承、弘扬中华优秀传统文化，提振当代中国人的文化自信。

激活经典，熔古铸今。这套丛书精选中华优秀传统文化经典，既选取广为人知的历史沉淀下来的传世经典，也增选极具价值但多部大型丛书未曾选入的珍稀出土文献（如诸多竹简、帛书典籍），充分展示中华传统文化的历史脉络与宏富多元。丛书由众多学识渊博的专家学者担任编委，遴选各领域杰出研究者与传承人担任译注作者，切实保证丛书的品质。

丛书定位为中华优秀传统文化经典普及读物，力求能让广大读者亲近经典、阅读经典，充分领略和感受中华优秀传统文化的魅力，并从中获益。为此，解读者（或译注者）以当代价值需求为切入点解读古代典籍，全方位解决古文存在的难读难解、难以亲近的问题，让中华优秀传统文化贴近现实生活，走进人们的心中，最大限度地发挥以文化人的作用。

"问渠哪得清如许？为有源头活水来。"博大精深的中华文化源远流长，五千年文脉绵延不绝，中华优秀传统文化经典是中华儿女奋发图强、继往开来、实现民族伟大复兴的强大精神来源。古人云："洒扫应对，莫非学问。"千经万论，如果不能够应用落实到实践中，就只是纸上谈兵。读者诸君若能常读经典、读好经典，真正把传统文化的精义、真髓切实融入生活和工作，那各位的知与行也一定能让生活充满希望，让工作点亮未来，让国家昌盛，让世界更美好！

丛书编委会
2022年5月8日

"中医四大典籍丛书"编委会

撰 序　许嘉璐
策 划　何德益
主 编　曹洪欣　武国忠
编 委　(以姓氏笔画为序)
　　　　于　始　王　乐　王　哲　王　博
　　　　王喜军　申　力　农汉才　刘寨华
　　　　李阳泉　杜　松　何　巍　张天奉
　　　　武嘤宁　谢友旺

主编简介

曹洪欣　医学博士，教授，博士生导师，国家中医药管理局科技司司长，中国中医科学院前院长、首席研究员，全国政协委员。国务院学位委员会中医学学科评议组召集人、国家非物质文化遗产（中医生命认知方法）代表性传承人，国家有突出贡献中青年专家，享受国务院政府特殊津贴。兼任中国中医药信息研究会副会长、国家药典委员会执行委员，《国际中医中药杂志》主编、《中华医学百科全书》中医药类总主编等，发表论文350余篇，出版著作30余部。

武国忠　著名中医师，现任北京理工大学生命学院传统医药研究中心主任。师从当代道教学者、著名中医、针灸大师胡海牙，是胡海牙先生的入室弟子；又从师于意拳大师王玉芳、朱垚亭两位先生。精研意拳养生，得意拳站桩真传，被王玉芳先生收为义子。结合自己多年临床实践经验，融道家养生、丹道养生与武术养生等中国传统养生学精髓于一炉，构建了一套全新的适合现代人体质特点的先天医学体系，得到了医学界的普遍推崇和患者的高度认可。出版有《黄帝内经使用手册》《一通百通治百病》《活到天年》《身体自有大药》《养生太极桩》《伤寒集注》《本经疏证》《道家养生》等著作。

序：元典置案　创新不遥

许嘉璐

（第九届、十届全国人大常委会副委员长、中国文化院院长）

曹洪欣、武国忠两位教授组织中医药专家整理出版这套"中医四大典籍"，在我看来这是近年中医学界出版工作中值得特别关注的一件事。虽然三十年来中医药典籍出版成果丰硕，但是，把《黄帝内经》和张仲景、孙思邈、李时珍的著作集中整理合刊，还是首次。这四部著作都是中医药经典中之伟大典籍，如果着眼于中国医学从远古走来的路径，可以说，这四部书正是中国医学发展的四个"节点""驿站"，标志着中国医学在不断前进时所展现的、可以给当今重要启发的内在逻辑性。

从出土文物推测，中国医学至迟在新石器时代已经有了相当水平，只是"文献不足征"，后人难以描述得系统具体而已。可以说，《黄帝内经》基本是战国（前475—前221年）之前我国医学理论和经验的总结，也是两千多年来中国医学理论的基石，它从侧面反映出，在此之前中国的"巫"与"医"已经有过很长时间的摸索和探讨，包括"神农尝百草"的传说，也应作如是观。关于对人体和疾病探索的文字记录，可能我们略后于古印度，但是《黄帝内经》如此系统、全面，其所揭示的原理历经二十多个世纪的实践依然具有强大的生命力,则是人类历史上所仅见的现象;这也证明,它是经过了在其出现之前不知道多少世纪的磨练而获得的经验结晶。

如果我们以《黄帝内经》为观察的起点,那么,张仲景的历史性贡献就是在全面体现《黄帝内经》哲理的基础上,确立了中国医学辨证论治的总方向——或者说是总品格——树立了临床实践的光辉楷模。如果说,从《黄帝内经》到《伤寒论》与《金匮要略》是中国医学从总体理论框架充实、延展到了对万千医生面对层出不穷的病证施治的指导,那么孙思邈作为其中的"圣者",则给人们提供了数以千计的诊治种种病证的验方。中医一直秉持着自己特有的整体、系统、关联、和谐、有机、注重个性的理念,而《千金方》则是这一理念的实践总结;一千多年来,无数临床医生又继续在施治中不断丰富之,发展之。到此时,可以说,中国医学"宝库"中唯一亟须补足的,就是具有权威性的中国医学药典了。这样,在孙思邈之后约一千年,出现了同样伟大的李时珍。他参考了前人与时贤上千种论著,足迹遍及盛产药材之地,拜农工、百姓为师,历时近三十载,写出了集中国药学之大成的《本草纲目》。李时珍的出现,完成了中国医学完美体系的构建。这一体系对于历尽沧桑、经受过无数次天灾时疫之苦的中华民族,其功巨矣,伟哉!中国的医药学理论和医术对"汉字文化圈"诸国和中东地区各民族都做了不小的贡献,可惜这方面的研究还很不充分。

21世纪,人类已经悄然进入一个很少在大众媒体上得到分析、宣传的"转型"期:人文、社会、哲学在发生着巨大而深刻的转向。其表象就是承认世界文化的多样性、开展不同文化之间对话、各种宗教和信仰回顾自己的"元典"。这三者是紧密相关、彼此促进的。之所以要回顾元典，是因为它们是古代哲人排除了客观对自己的干扰，对宇宙、人类、社会细密观察、冷静思考的结果，是若干代人智慧的总结。哲学家们称世界产生众多"元典"的那段时间为"轴心时代"。从那时到现在，虽然过去了二十多个世纪，"元典"所提出的问题和所揭示的道理，仍然是后世所有思想家的圭臬。至今，人类所思考和争论的焦点、范围，所提出的见解，始终没有超越柏拉图、释迦牟尼、孔子和老子。两千多年来人们所做的，不过是在有些方面对"元典"进行细化、深化而已。我想，在"轴心时代"那些伟大先行者的名单里，埋应有《黄帝内经》的作者们。

无疑地，现在各种医学的医治效果和水平远远高于两千年前。但是，君不见这一成就主要是仰仗着人类生活条件的改善、医疗设备的精巧细密和药品的"多样化"（主要是化学和生物制品）而获得的么？而对人与自然（包括诊治与环境）、人之身与心、未病与欲病等根本性问题的理论，不是并没有突破"轴心时代"巨人们的领悟么？和人文社会领域一样，世界的未来有待于"新轴心时代"的光临么？中国医学在看到建立在二元对立、机械论、精细化、标准化基础上的西方医学，在为人类做出巨大贡献后，正在渐渐走向死胡同之时，在看到人类所造成的对自身的威胁迅速加剧之时，是不是更应该重温《黄帝内经》的哲理和医理，并由此出发，顺着它之后那三个"节点"一路思考下去，结合着二百多年来西方科学的成就，力求中国医学的理论和实践上升到空前的高度，为人类的生命和健康做出超越"黄帝"、张仲景、孙思邈、李时珍等祖先的贡献呢？老老实实、踏踏实实地继承，是创新永不可少的起点。回顾"元典"，则超越先哲、奔向中国医学进步的下一个"驿站"，理应不远矣。

　　写到此处，忽然想到，我也和大家一样，不断说着、写着"中国医学"或"中医"这样的名词；细思之，我们这里所说的"医学"或"医"，和在谈到"西方医学"或"西医"时的所指，其实存在着不小的差异。西医，自文艺复兴时期起，逐渐从教会和修道院里分离出来，成为独立的学科。而中医，则自始至今展现着超强的综合力，它不仅包含着诸如植物、动物、矿物、化学、天文、地理这些"自然科学"学科，而且和人文社会学科的多项内容几乎融为一体。"医者，仁术也"这句人所共知的话，不但是说医者以仁爱为旨，与被医者本为一体，而且也反映了"医"与道德伦理之不可分割。在欧洲（或西方）中心论仍然处于世界主导性思维的今天，难免有些外人与国人以西方医学的标尺来衡量中国医学。如果有人声称中国医学"不科学"、是"伪科学"，还都还是小事，造成中西医间的隔阂与对立，给二者的进步与结合造成障碍，才是更应该引起注意的。这个问题如何解决？作为医之外行的我实在难以置喙，只好翘首有待于中医之大家。

丙申清明后二日

值 2016 年 4 月 6 日

谨序于日读一卷书屋

"中医四大典籍"出版前言

中华文明源远流长,博大精深,中医是其中不可或缺的重要组成部分。华夏典籍浩如烟海,中医古籍汗牛充栋,《黄帝内经》《仲景全书》《药王全书》《本草纲目》堪称中医学四大典籍,是中医学术发展史上具有里程碑意义的集大成之作。线装书局联合善品堂藏书积极推进,我们组织有关专家整理出版中医四大典籍,对传播中医药知识、服务民众健康、促进中医药发展具有积极意义。特别是我国著名中医药专家屠呦呦研究员因青蒿素发现获得 2015 年诺贝尔生理或医学奖,引发国内外学者和大众对于中医药的巨大热情和坚定信心,为中医药典籍的抢救、整理、发掘提出更高要求。

《黄帝内经》托名黄帝所作,是现存最早的中医理论专著,是战国以前医学的集大成之作。此书包括《素问》和《灵枢》两部分,总结上古以来的医疗经验和学术理论,结合当时哲学和自然科学的成就,对人体的解剖、生理、病因病机以及疾病诊断与治疗、养生保健预防等,进行全面阐述和系统的理论概括,是中医理论奠基之作。对后世医学影响深远,传播到周边国家和地区,堪称"中医学之祖"。

《仲景全书》,即《伤寒杂病论》,为世称"医圣"东汉名医张仲景所撰,是中医临床经典著作。该书编成后不久亡失,经晋代王叔和辑佚为《伤寒论》与《金匮要略》二书,北宋"校正医书局"

校刊，历代刻印数十次而流传至今。《伤寒论》是《伤寒杂病论》中有关外感伤寒病证的部分，《金匮要略》是《伤寒杂病论》中有关内伤杂病的部分。这部著作创中医防病治病辨证论治之先河，历史上诸多学者对其理论方药进行探索，留下了逾千种专著、专论，形成中医学术史上甚为辉煌独特的伤寒学派。此书不仅为历代中医奉为临床实践的"圭臬"，而且在日本、朝鲜等国很早以前尊之为"圣医宝典"。

《药王全书》包括《备急千金要方》和《千金翼方》两部分，为世称"药王"的唐代名医孙思邈所撰。《备急千金要方》是被誉为中国最早的临床百科全书，简称为《千金方》。该书撰成后在国内外影响极广，中、日翻刻影印者达三十余次，又有刻石本、节选本、改编本、《道藏》本等刻印者数十种。1974年日本成立千金要方研究所，重新精印南宋本《备急千金要方》，誉为"人类之至宝"。更为日、美、德以及东南亚各国学者和理论研究者所关注。《备急千金要方》成书后，孙氏感其内容尚有不足，而续编《千金翼方》。《千金要方》记有方剂四千五百余首，《千金翼方》记有方剂两千余首，临床各科病证都选列若干医方，供作临床治疗处方时参考。

《本草纲目》是明代著名医药学家李时珍编撰的医药学巨著，是一部具有国际影响的博物学著作。问世以来，先后刊刻三十余次，版本众多，流传甚广，受到历代医家推崇和喜爱。传遍五大洲，传到日本与欧美多国，先后被译成日、法、德、英、拉丁、俄、朝鲜等十余种文字在国外出版，被誉为"东方医药巨典"。

作为中医学术的重要组成部分，中医四大典籍对人类文明的影响，远远超出中医领域。如《黄帝内经》还是一部伟大的中国传统文化奇书，博大精深，不仅涉及古代朴素的唯物论、辩证法、阴阳五行学说、藏象学说、解剖学、诊断学、病因学、病理学、针灸学、养生学等方面内容，而且涵盖天文、地理、哲学、人类学、社会学、军事学、数学、生态学等领域当时先进的科学成就。《本草纲目》，不仅为中国中医药学发展做出重要贡献，而且对世界自然科学发展也起到巨大的推动作用，在植物学、动物学、矿物学、化学等方面产生深远影响，英国著名生物学家达尔文称之为"中国古代的百科全书"。英国近代生物化学家和科学技术史专家李约瑟认为，"明代最伟大的科学成就之一，是李时珍那部在本草书中登峰造极的著作《本草纲目》""中国博物学家中'无冕之王'李时珍写的《本草纲目》，至今这部伟大著作仍然是研究中国文化史的化学史和其他各门科学史的一个取之不尽的知识源泉"。2011年《黄帝内经》《本草纲目》入选《世界记忆名录》。

中医四大典籍，突出版本甄选、古本辑复、文字校正、经典解读等方面整理研究，力图在中医古籍原貌恢复、中医经典传世保存和中医文化普及方面有所创新、有所贡献。

古人云"不为良相，便为良医"。良医悬壶济世，救苦拔难，依靠的是仁心仁术。仁心来源于天地正气，仁术则源自薪火相继的中华智慧。这些智慧的传承发展，凝聚成中医四大典籍这样的医学人文瑰宝。正如习近平主席指出：中医药学是中国古代科学的瑰宝，也是打开中华文明宝库的钥匙。诸君若有心悬壶，请用功于这些经典著作，形成中医理论思维，提高防病治病能力。同时，也可由此门径，探寻中华优秀文化的深厚渊源，为健康中国建设、实现中国梦贡献力量。

第九届、十届全国人大常委会副委员长、中国文化院院长许嘉璐先生百忙中为"四大典籍"作序，我们深表谢意！同时向为此书出版做出贡献的各位朋友致以崇高的敬意！

曹洪欣　武国忠
2016 年 5 月

前言

张仲景，东汉末年著名医家，相传曾举孝廉，为长沙太守，故有"张长沙"之称。出生于没落的官僚家庭，从小嗜好医学，接触了许多典籍，"博通群书，潜乐道术"。十岁时，他同乡何颙赏识他的才智和特长，对他说："君用思精而韵不高，后将为良医。"青年时期随同郡张伯祖学医，勤求古训，博采众方，集古人之大成，揽历代之精华，撰《伤寒杂病论》，终医名大振，成为中国医学史上杰出的医学家，后世尊称为"医圣"。

张仲景深入研读《素问》《灵枢》《难经》《阴阳大论》《胎胪药录》等医书，对他影响最大的是《素问》。《素问》云："夫热病者，皆伤寒之类也。""人之伤于寒也，则为病热。"张仲景结合自己实践经验对这一理论进行全面阐发，他认为伤寒是一切热病的总称，一切因外感而引起的疾病，都可称"伤寒"。他还对"辨证论治"的诊疗疾病原则加以阐发，提出"六经论伤寒""藏府论杂病"的新见解。此外，张仲景还广泛收集古今治病的有效方药，甚至是民间验方。他对民间喜用针灸、灸烙、温熨、药摩、坐药、洗浴、润导、吹耳、舌下含药、人工呼吸等多种治法加以研究，收集资料，经过几十年的奋斗，完成传世巨著——《伤寒杂病论》。

《伤寒杂病论》约成书于205年，是第一部中医理、法、方、药俱备的经典著作。其确立的辨证论治原则，备受历代医学家的推崇；《伤寒杂病论》记载大量临床有效方剂，创造很多新剂型，至今用之有效。它是中国医学史上影响最大的著作之一，是后学者研习中医必备的经典著作，深得广大医学生和临床工作者的高度重视。

在纸张尚未大量使用、印刷术还未发明的年代，张仲景去世之后，《伤寒杂病论》开始在民间流行。至晋代，太医令王叔和见到这本书，已是残简断章。他全力搜集《伤寒杂病论》各种抄本，加以整理，名为《伤寒论》。遗憾的是，杂病部分没了踪迹。五代十国时期，《伤寒论》再一次处于存亡继绝的危机状态。北宋嘉祐年间（1056—1063年），校正医书局成立，以高继冲进献本《伤寒论》为底本，由孙奇、林亿等校定，于1065年朝廷诏命国子监雕版刊行。从此《伤寒论》结束了汉末至宋凡八百余年传本歧出、条文错乱的局面，而杂病部分依然处于遗失状态。

宋仁宗时，翰林学士王洙在翰林院书库里发现一本"蠹简"，名为《金匮玉函要略方论》。书简分为三卷，上卷辨伤寒，中卷论杂病，下卷载药方。此书一部分与《伤寒论》内容相似，另一部分论述杂病。而宋名医林亿、孙奇等人奉命校订《伤寒论》时，将它与之对照，确认《金匮玉函要略方论》为张仲景所著，取其以杂病为主的内容，厘订三卷，名为《金匮要略》刊行于世。"金匮"言其重要及珍贵之意，"要略"言其简明扼要之意。至此，《伤寒杂病论》以《伤寒论》《金匮要略》形式流传于世。

《伤寒论》共十卷、二十二篇，全书重点论述人体因感受风寒之邪而引起的一系列病理变化及辨证论治方法。张仲景把病证分为太阳、阳明、少阳、太阴、厥阴、少阴六种，即所谓"六经"。根据人体抗病力的强弱、病势的进退缓急等因素，结合外感疾病演变过程中表现的各种证候归纳出证候特点、病变部位、损及脏腑，以及寒热趋向、邪正盛衰等，并以此作为诊断治疗的依据。它不仅为诊治外感疾病提出了辨证纲领和治疗方法，也为中医临床各科提供了辨证论治的规范，所谓"观其脉证，知犯何逆，随证治之"。其所运用的汗、吐、下、和、温、清、补、消等治法与方剂，被后世广泛应用。《伤寒论》理法方药俱全，创辨证论治之先河，在中医发展史上具有划时代意义。

《金匮要略》共二十五篇，含三篇遗篇。所述病证以内科杂病为主，兼有部分外科、妇产科等病证。书中重点论述了内科病证，诸如痉、湿、百合病、狐惑病、阴阳毒、疟病、中风历节、血痹、虚劳、肺痈、咳嗽上气、腹满、消渴、小便不利、淋病等四十多种。该书以疾病分篇，论述每种病证的不同证候和不同阶段的治疗，以及"同病异治"和"异病同治"的临床实践，便于后世业医者分析比较，学习掌握治疗中的圆机活法。除此之外，书中还提到了摄生养慎、饮食卫生、饮食禁忌和防治食物中毒等内容。

《金匮要略》是国内现存最早的一部诊治杂病的专著，也是医方之精华、治疗杂病的典范，被历代推崇为方书之祖，林亿称其"施之于人，其效若神"。书中总结了东汉以前的丰富诊疗经验，将疾病的病因归为三大类，即"千般疢难，不越三条"，并将"体虚感受外邪、从经络传入脏腑"列于发病的首位，同时重视四诊合参，以脏腑经络为辨证重点，结合营卫气血、阴阳五行等理论。在论治方面，重视预防和早期治疗，强调在治病时必须照顾整体，调整脏腑功能。

《伤寒论》《金匮要略》不但在国内为历代研究、治疗急性热病和内伤杂病的医学家提供了重要的医学理论和教育后学的教材，在国外也有着广泛的影响，如日本不但收藏和刊刻许多《伤寒论》珍本，《金匮要略》较好的版本在日本也有收藏。

此次古籍整理，特将宋版《伤寒论》与《金匮要略》合二为一，名为《仲景全书》，加以注释、翻译，以供读者鉴藏、研习之参考。

编　者

2016 年 3 月

伤寒杂病论集

论曰：余每览越人入虢之诊，望齐侯之色，未尝不慨然叹其才秀也。怪当今居世之士，曾不留神医药，精究方术，上以疗君亲之疾，下以救贫贱之厄，中以保身长全，以养其生。但竞逐荣势，企踵权豪，孜孜汲汲，惟名利是务；崇饰其末，忽弃其本，华其外而悴其内。皮之不存，毛将安附焉？卒然遭邪风之气，婴非常之疾，患及祸至，而方震栗；降志屈节，钦望巫祝，告穷归天，束手受败。赍百年之寿命，持至贵之重器，委付凡医，恣其所措。咄嗟呜呼！厥身以毙，神明消灭，变为异物，幽潜重泉，徒为啼泣。痛夫！举世昏迷，莫能觉悟，不惜其命，若是轻生，彼何荣势之云哉！而进不能爱人知人，退不能痛身知己，遇灾值祸，身居厄地，蒙蒙昧昧，蠢若游魂。哀乎！趋世之士，弛竞浮华，不固根本，忘躯徇物，危若冰谷，至于是也。

余宗族素多，向余二百，建安纪年以来，犹未十稔，其死亡者，三分有二，伤寒十居其七。感往昔之沦丧，伤横夭之莫救，乃勤求古训，博采众方，撰用《素问》《九卷》《八十一难》《阴阳大论》《胎胪药录》，并平脉辨证，为《伤寒杂病论》合十六卷。虽未能尽愈诸病，庶可以见病知源，若能寻余所集，思过半矣。

夫天布五行，以运万类，人禀五常，以有五藏，经络府俞，阴阳会通，玄冥幽微，变化难极，自非才高识妙，岂能探其理致哉！

上古有神农、黄帝、岐伯、伯高、雷公、少俞、少师、仲文，中世有长桑、扁鹊，汉有公乘阳庆、仓公，下此以往，未之闻也。

观今之医，不念思求经旨，以演其所知，各承家技，始终顺旧。省疾问病，务在口给，相对斯须，便处汤药；按寸不及尺，握手不及足，人迎、趺阳，三部不参，动数发息，不满五十，短期未知决诊，九候曾无仿佛；明堂阙庭，尽不见察，所谓窥管而已。夫欲视死别生，实为难矣。孔子云："生而知之者上，学则亚之，多闻博识，知之次也。"余宿尚方术，请事斯语。

每当我阅读秦越人到虢国为虢太子诊病、为齐桓侯实行望诊的记载，都感慨地赞叹他才能出众。奇怪当今世上的读书人，竟然不重视医药，精心研究医术，对上用来治疗君王和父母的疾患，对下用来拯救贫苦百姓的病痛，对自己用来保全身体健康长久，用来保养生命。只是竞相追求荣华权势，攀附权豪，非常急切地一味追求名利。重视功名利禄之末节，轻弃身体之根本，使自己的外在华美，却使自己的内在衰敝。假如皮不存在了，毛将附着在哪里呢？突然遭受邪气的侵袭，身染严重的疾病，祸患到来，才震惊发抖。降低身份，委心屈身，虔诚地将期望寄托于巫祝。等到巫祝办法用尽，只好听天由命，坐等死亡。拿百年的寿命，把最宝贵的身体，交付给平庸的医生，听凭他们处置。哎！他们的身体已经死亡，精神已经消灭，变成了死尸，深埋于地下，别人只能白白地为他们哭泣。痛心呀！整个社会上的读书人都昏昧糊涂，没有人能够醒悟，不珍惜自己的生命，像这样轻视生命，他们哪里还谈得上什么荣华权势呢？他们进身为官不能爱护照管子民，退身为民又不能爱护照管自身，遇到灾祸，身处困境，愚昧无知，愚蠢得如同游荡的鬼魂。悲哀呀！在社会上奔波忙碌的读书人，竞相追逐虚浮的荣华，不保重身体这一根本，完全不顾及自己的身体去营求身外之物，危险得如履薄冰，如临深渊，竟然达到了这样的地步！

我宗族的人一向很多，原先有二百多口。自从建安元年以来，还不到十年，死亡的人有三分之二，其中死于伤寒的人占十分之七。我为先前宗族的没落衰亡而感叹，为意外早亡的人得不到救治而悲伤，于是就勤奋探求古代医家的著作，广泛收集各种医方，选用《素问》《九卷》《八十一难》《阴阳大论》《胎胪药录》等书，结合自己诊脉辨证的体验，写成《伤寒杂病论》，共十六卷。虽然不能全部治愈各种疾病，或许可以据此看到病证就知道病源。如果能探究我这部著作，对治病的要领就基本领悟了。

自然界分布五行，来化生万物；人禀受五行之常气，而具有了五脏。经络气府腧穴，阴阳交会贯通；人体生理的运化玄妙隐微，变化难以穷尽。如果不是才学高超、见识微妙的人，怎么能探究其中的道理要旨呢？上古有神农、黄帝、岐伯、伯高、雷公、少俞、少师、仲文，中古有长桑君、扁鹊，汉代有公乘阳庆和仓公，从那以后，就没听说有这样的名医了。

看看当今的医生，不去考虑探求医经的含义，用来扩大自己的知识，而是各自秉承家传的技艺，始终沿袭旧法。诊察问讯病情，致力于口才敏捷，面对病人才片刻工夫，就处方用药。诊脉时只按寸部，却不按尺部，只按手部脉，却不按足部脉；人迎、趺阳及寸口，三部脉象不加参验；按脉却不等病人脉搏跳动的次数满五十动。病人很快就要死了尚且不能确诊，九处诊脉部位的脉象竟然连一点模糊的印象也没有；鼻子、眉间和前额，都没有被诊察。这就像所说的"以管窥天"罢了。想要辨别生死预后,实在是难呀!孔子说:生来就明白事理的人是上等,通过学习懂得事理的人是第二等。多闻广记是"智"的次一等。我一向崇尚医术,愿奉行"学而知之""多闻博识"这些教导。

目　录

伤寒论

宋版序 …………………………………………………… 3

卷第一

辨脉法第一 ……………………………………………… 5
平脉法第二 ……………………………………………… 21

卷第二

伤寒例第三 ……………………………………………… 39
辨痉湿暍脉证第四 ……………………………………… 59
辨太阳病脉证并治上第五 ……………………………… 63

卷第三

辨太阳病脉证并治中第六 ……………………………… 83

卷第四

辨太阳病脉证并治下第七 ……………………………… 132

卷第五

辨阳明病脉证并治第八……163

辨少阳病脉证并治第九……195

卷第六

辨太阴病脉证并治第十……198

辨少阴病脉证并治第十一……202

辨厥阴病脉证并治第十二……219

卷第七

辨霍乱病脉证并治第十三……238

辨阴阳易差后劳复病脉证并治第十四……244

辨不可发汗病脉证并治第十五……249

辨可发汗病脉证并治第十六……256

卷第八

辨发汗后病脉证并治第十七……275

辨不可吐第十八……293

辨可吐第十九……295

卷第九

辨不可下病脉证并治第二十……297

辨可下病脉证并治第二十一……313

卷第十

辨发汗吐下后病脉证并治第二十二……331

金匮要略

《金匮要略方论》序……369

卷　上

脏腑经络先后病脉证第一……371
痉湿暍病脉证第二……384
百合狐惑阴阳毒病脉证治第三……397
疟病脉证并治第四……406
中风历节病脉证并治第五……412
血痹虚劳病脉证并治第六……423
肺痿肺痈咳嗽上气病脉证治第七……433
奔豚气病脉证治第八……444
胸痹心痛短气病脉证治第九……447
腹满寒疝宿食病脉证治第十……454

卷　中

五脏风寒积聚病脉证并治第十一……467
痰饮咳嗽病脉证并治第十二……476
消渴小便利淋病脉证并治第十三……494
水气病脉证并治第十四……499

黄疸病脉证并治第十五…………………………………………… 516

惊悸吐衄下血胸满瘀血病脉证治第十六………………………… 526

呕吐哕下利病脉证治第十七……………………………………… 533

疮痈肠痈浸淫病脉证并治第十八………………………………… 553

趺蹶手指臂肿转筋阴狐疝蛔虫病脉证治第十九………………… 558

卷 下

妇人妊娠病脉证并治第二十……………………………………… 563

妇人产后病脉证治第二十一……………………………………… 571

妇人杂病脉证并治第二十二……………………………………… 579

遗 篇

杂疗方第二十三…………………………………………………… 593

禽兽鱼虫禁忌并治第二十四……………………………………… 598

果实菜谷禁忌并治第二十五……………………………………… 605

伤寒论

宋版序

夫《伤寒论》，盖祖述大圣人之意，诸家莫其伦拟，故晋皇甫谧序《甲乙针经》云："伊尹以元圣之才，撰用《神农本草》，以为《汤液》，汉张仲景论广《汤液》，为十数卷，用之多验，近世太医令王叔和，撰次仲景遗论甚精，皆可施用。是仲景本伊尹之法，伊尹本神农之经，得不谓祖述大圣人之意乎。"张仲景，汉书无传，见《名医录》云："南阳人，名机，仲景乃其字也。举孝廉，官到长沙太守，始受术于同郡张伯祖。时人言，识用精微过其师。"所论著，其言精而奥，其法简而详，非浅闻寡见者所能及。自仲景于今八百余年，惟王叔和能学之，其间如葛洪、陶景、胡洽、之才、孙思邈辈，非不才也，但各自各家，而不能修明之。开宝中，节度使高继冲，曾编录进上，其文理舛错，未尝考正，历代虽藏之书府，亦阙于雠校，是使治病之流，举天下无或知者，国家诏儒臣校正医书，臣奇续被其选。以为百病之急，无急于伤寒，今先校定张仲景《伤寒论》十卷，总二十二篇，证外合三百九十七法，除复重，定有一百一十二方，今请颁行。太子右赞善太夫臣高保衡、尚书屯田员外郎臣孙奇、尚书司封郎中秘阁校理臣林亿等谨上。

《伤寒论》这部著作，是根据大圣人的思想而写成的，其他医家的著作无法和它相比。所以晋代皇甫谧在《甲乙针经》序中说："伊尹凭着大圣人的才能，参用了《神农本草经》，写成了《汤液经》，汉代张仲景发挥、扩充《汤液经》为十多卷，用它治病多有效验，近代太医令王叔和，整理编次张仲景遗留下来的著作很精要得当，都适合在临床上应用。张仲景的著述源于伊尹的大法，伊尹的著作又是源于神农氏的经典，难道不可以说是根据大圣人的思想吗？"张仲景这个人，《汉书》中没有他的传记，《名医录》说："南阳人，名机，仲景是他的字。曾被推举为孝廉，官做到长沙太守。起初他向同乡张伯祖学习医术，当时人说，见解精辟深奥超过他的老师。"所撰写的著作，语言精当深奥，治法简明而详尽，不是学识浅薄、见闻孤寡的人所能比得上的。从仲景到现在八百多年，只有王叔和能效法他。这期间像葛洪、陶弘景、胡洽、徐之才、孙思邈等人，不是没有才能，只是各自成一家，而不能全面阐明仲景的学术思想。开宝年间，节度使高继冲曾经编辑该书进献朝廷，书中文字和医理的错讹，并没有考校订正。历代虽然把它珍藏在书府，但缺少样校勘，这使治病行医的人全都不知道有这样一部书。朝廷下令让儒臣校正医书，臣孙奇等先后被选用，认为百病之中最急的，没有急于伤寒病的。现在先校订张仲景《伤寒论》十卷，总共二十二篇，论述病证之外共有三百九十七法，除去重复，定有一百一十二方。现在请颁布刊印发行。太子右赞善大夫臣高宝衡、尚书屯田员外郎臣孙奇、尚书司封郎中秘阁校理臣林亿等谨上。

卷第一

辨脉法第一

问曰：脉有阴阳，何谓也？答曰：凡脉大、浮、数、动、滑，此名阳也；脉沉、涩、弱、弦、微，此名阴也。凡阴病见阳脉者生，阳病见阴脉者死。

问：脉象有阴脉阳脉之分，说的是什么意思呢？答：大体说来，凡脉象表现为大、浮、数、动、滑的，为有余之脉，属于阳脉；凡脉象沉、涩、弱、弦、微的，为不足之脉，属于阴脉。凡阴性病证出现阳脉的，这是正能胜邪，疾病向愈，预后良好；凡阳性病证出现阴脉的，这是正不胜邪，多属危候。

问曰：脉有阳结[1]、阴结者[2]，何以别之？答曰：其脉浮而数[3]，能食，不大便者，此为实，名曰阳结也，期十七日当剧；其脉沉而迟[4]，不能食，身体重，大便反鞕音ying，下同[5]**，名曰阴结也，期十四日当剧。**

---

1 阳结：燥热内结所致的大便秘结。
2 阴结：阴寒凝结所致的大便秘结。
3 浮而数：轻按即得为浮脉；一呼吸之间，脉搏跳动六次以上的为数脉。
4 沉而迟：重按即得为沉脉；一呼吸之间，脉搏跳动三次的为迟脉。
5 鞕：通"硬"。以下写作"硬"。

问：阳结和阴结的脉象有什么区别呢？答：病人的脉象浮而快，能饮食而大便秘结的，名叫阳结，预期到十七日的时候，病情可能会加重；病人的脉象沉而慢，不能饮食而身体重，大便反硬结不通，名叫阴结，预期到十四日的时候，病情可能会加重。

问曰：病有洒淅恶寒[1]，而复发热者何？答曰：阴脉不足，阳往从之；阳脉不足，阴往乘之。曰：何谓阳不足？答曰：假令寸口脉微，名曰阳不足，阴气上入阳中，则洒淅恶寒也。曰：何谓阴不足？答曰：尺脉弱，名曰阴不足，阳气下陷入阴中，则发热也。

问：有一种病人既有恶寒，又有发热症状的病证，这是什么原因呢？答：阴不足则阳气得以乘之，所以发热；阳不足则阴气得以乘之，所以恶寒。问：阳不足是什么？答：以脉为例，假如寸口脉微，为阳不足，阳虚则阴气乘之，阴盛则寒，就出现如凉水洒在身上般畏寒的症状。问：什么叫阴不足呢？答：尺部脉弱，为阴不足，阴不足则阳气乘之，阳盛则热，所以就会发热。

阳脉浮一作微**，阴脉弱者，则血虚，血虚则筋急也。其脉沉者，荣气微也[2]；其脉浮，而汗出如流珠者，卫气衰也[3]。荣气微者，加烧针则血流不行，更发热而躁烦也。**

病人寸脉浮，尺脉弱的，是阳气浮于外，阴血虚于内。卫阳衰虚而不能外固，故汗出如流珠；阴血亏虚不能濡养筋脉，故产生筋

---

1 洒淅恶寒：形容恶寒如冷水洒到身上一样。

2 荣气：荣气即营气。血液循行功能。

3 卫气：卫外的功能。

脉挛急。若病人脉沉的，是营气衰弱。营气衰弱的人，若再用烧针治疗，就会更伤营阴、更助阳热，产生发热和躁扰心烦的变证。

脉蔼蔼如车盖者[1]，名曰阳结也一云秋脉**；脉累累如循长竿者[2]，名曰阴结也**一云夏脉**。脉瞥瞥如羹上肥者[3]，阳气微也；脉萦萦如蜘蛛丝者[4]，阳气衰也**一云阴气**。脉绵绵如泻漆之绝者[5]，亡其血也。**

脉象浮数，蔼蔼然好似车盖一样的，是阳结证；脉象沉迟，累累然好似摸着长竹竿一样的，是阴结证。脉象虚浮好像菜汤上漂浮的油脂，这标志着阳气虚微；脉象微弱如同旋绕的蜘蛛丝一样，这标志着阳气衰竭；脉象绵软，前大后细，状如倾倒油漆时，漆将终了的样子，这是血液大虚的征象。

脉来缓[6]，时一止复来者，名曰结；脉来数，时一止复来者，名曰促一作纵**。脉阳盛则促，阴盛则结，此皆病脉。**

脉搏跳动缓慢，时而一止又复跳的，叫作结脉。脉搏跳动急促，时而一止又复跳的，叫作促脉。脉促是阳盛所致，脉结是阴盛所致，皆为有病的脉象。

---

1 蔼蔼：盛大之貌。

2 累累：强直而连连不断之貌。

3 瞥瞥：虚浮貌。羹上肥：形容如肉汤上漂浮的油脂。

4 萦萦：纤细貌。

5 绵绵：连绵柔软貌。泻漆之绝：绝，落也。泻漆，谓漆汁下泻。泻漆之绝，形容脉象如倾泻漆时漆汁下落前大后小、连绵柔软的样子。

6 脉来缓：脉搏的至数缓慢。

阴阳相搏[1]，名曰动。阳动则汗出[2]；阴动则发热[3]。形冷恶寒者，此三焦伤也。若脉数见于关上，上下无头尾，如豆大，厥厥动摇者[4]，名曰动也。

动脉是阴阳之气相互抟结，脉气不能贯通三部所致。如果寸部出现动脉的，为阳虚不能固外，就要汗出；尺中见动脉的，为阴虚阳乘，就要发热。假如既不汗出，又不发热，而见形寒畏冷的，这是三焦阳气受伤。如果脉的形态是脉跳快，仅见于关部，上下无头无尾，像豆粒般大小，摇动不定，这就叫动脉。

阳脉浮大而濡，阴脉浮大而濡，阴脉与阳脉同等者，名曰缓也。

寸部脉浮大而柔软，尺部脉也浮大而柔软，寸脉与尺脉相等同的，这是阴阳之气平和之象，名叫缓脉。

脉浮而紧者，名曰弦也[5]。弦者，状如弓弦，按之不移也。脉紧者，如转索无常也。

脉浮而紧张有力，称作弦脉。所以名弦，因为其形状与弓弦相似，但是按之不移动；如果按之移动形如转索一样，那就不是弦脉而是紧脉了。

---

1 阴阳相搏：阴与阳相互抟结之义。"搏"应是抟繁体字"摶"之误，后同。

2 阳动：指寸口部脉动。

3 阴动：指尺部脉动。

4 厥厥动摇：厥厥，动摇不定貌。厥厥动摇，形容动脉之摇动，似有根而不移。

5 弦：脉如弓弦之劲急端直。

脉弦而大[1]，弦则为减，大则为芤[2]，减则为寒，芤则为虚，寒虚相搏，此名为革[3]，妇人则半产漏下，男子则亡血失精。

脉象弦而大，弦而中取无力，即为阳气衰减的征象；大而中取无力，实即芤脉，为血虚的表现。阳气衰减生寒，血虚则脉芤，弦芤并见，这就叫革脉。见此脉的妇女，多是流产或崩漏下血之后；男子如见此脉，多有失血或失精的疾患。

问曰：病有战而汗出，因得解者，何也？答曰：脉浮而紧，按之反芤，此为本虚，故当战而汗出也。其人本虚，是以发战，以脉浮，故当汗出而解也。若脉浮而数，按之不芤，此人本不虚，若欲自解，但汗出耳，不发战也。

问：有些病证先发战抖，既而汗出，病就随之而愈，这是什么道理？答：脉象浮而紧，当是兼有表证，但按之中空，这是正气本虚，是以汗出之前发生颤抖。脉浮是邪势向外，所以应当汗出而解。假使脉象浮而数，按之不空，这样的病人，正气本来不虚，只要汗出，表邪自解，出汗之前是不会发抖的。

问曰：病有不战而汗出解者，何也？答曰：脉大而浮数，故知不战汗出而解也。

问：也有的患者并没发寒战，病就自然随汗出而愈了，又是什么道理呢？答：此类病人脉象大而浮数，表明正气旺盛，足可驱邪，故可知不发寒战就可汗出而愈。

1　大：脉形粗大。

2　芤：脉浮沉有力。中取无力，状如葱管，叫作芤脉。

3　革：脉浮而大，举之劲急有力，按之不足，外坚而中空，状如鼓革。

问曰：病有不战不汗出而解者，何也？答曰：其脉自微，此以曾发汗，若吐，若下，若亡血，以内无津液，此阴阳自和，必自愈，故不战不汗出而解也。

问：有的病人不发寒战，也不出汗而自行病愈的，是什么道理呢？答：这种病人的脉象必然微弱。这是因为病中曾经发过汗，或经过涌吐，或经过泻下，或曾经失血，以致体内津液亏乏，汗源不足，但是邪气也已衰，此时，只要阴阳能自趋调和的，就能既不发寒战也不出汗而自愈。

问曰：伤寒三日，脉浮数而微，病人身凉和者，何也？答曰：此为欲解也，解以夜半[1]。脉浮而解者，濈然汗出也；脉数而解者，必能食也；脉微而解者，必大汗出也。

问：患伤寒三天的病人，脉象浮数而微，不发热而身上凉和，这是什么原因呢？答：这是病即将痊愈的征兆，病解的时间，大概在半夜。若脉浮而病解的，为正气驱邪于外，故应全身畅汗而病解；脉数而病解的，为胃气旺盛，病人应当能饮食；脉微而病解的，是病邪已衰，故一定会出大汗而病愈。

问曰：脉病欲知愈未愈者[2]，何以别之？答曰：寸口、关上、尺中三处，大小、浮沉、迟数同等，虽有寒热不解者，此脉阴阳为和平，虽剧当愈。

问：临床诊察疾病，要想预断它的预后如何，应当怎样鉴别呢？答：就脉象来说，如寸、关、尺三部的脉象大小、浮沉、迟数

---

1 解以夜半：病解的时候在半夜里，因半夜子时，是阳生的时候。

2 脉病：脉，诊察的意思，就是诊察疾病。

相等，虽然寒热的症状还没有解除，但根据这种脉象，为阴阳和平的表现，则知病虽严重，也是能够痊愈的。

师曰：立夏得洪一作浮**大脉，是其本位，其人病身体苦疼重者，须发其汗。若明日身不疼不重者，不须发汗。若汗濈濈自出者，明日便解矣。何以言之？立夏脉洪大，是其时脉，故使然也。四时仿此。**

老师说：病人在立夏出现洪大脉，为夏令本应见的脉象。此时，若病人出现身体疼痛重，必须用发汗法治疗；若第二天身体已经不疼重了，则无须再发汗了；若全身畅汗者，第二天病就会解除。这是什么道理呢？因为立夏季节见脉象洪大，是夏令本脉。脉能应时，表示正气充足，能够顺应时令变化，故知道病当痊愈。其他季节的脉象亦可依此类推。

问曰：凡病欲知何时得？何时愈？答曰：假令夜半得病者，明日日中愈；日中得病者，夜半愈。何以言之？日中得病夜半愈者，以阳得阴则解也；夜半得病，明日日中愈者，以阴得阳则解也。

问：怎样根据起病的时间，怎样能预知病愈的时间？答：假设半夜得病，第二天中午可以痊愈；中午得病，到了半夜也会好转。这是因为，中午为阳，半夜为阴，阳不和得阴就会调和，所以中午得病半夜就会解除；阴不和得阳也会调和，所以半夜得病，第二天中午可愈。

寸口脉，浮为在表，沉为在里，数为在腑，迟为在藏。假令脉迟，此为在藏也。

寸口脉浮的为病在表，脉沉的为病在里，脉数的为病在腑，脉迟的为病在脏。若有迟脉出现，即病在脏。

趺阳脉浮而涩[1]，少阴脉如经者[2]，其病在脾，法当下利。何以知之？若脉浮大者，气实血虚也。今趺阳脉浮而涩，故知脾气不足，胃气虚也。以少阴脉弦而浮一作沉**才见，此为调脉，故称如经也。若反滑而数者，故知当屎脓也。**《玉函》作溺。

趺阳脉浮而且涩，少阴脉如常的，这是病变在脾，照理应当发生下利。怎么知道的呢？如果脉浮而大，则是气实血虚，现在趺阳脉并不浮大，却是浮涩而不畅，所以知道为脾胃气虚。因为少阴脉弦又现浮象，乃调和无病之征，所以说少阴脉如常。如果反见脉滑而数，则为火热内伤经脉，将发生便下脓血。

寸口脉浮而紧，浮则为风，紧则为寒。风则伤卫，寒则伤荣。荣卫俱病，骨节烦疼，当发其汗也。

寸口脉浮而紧，浮为风邪外受，紧为寒邪外束，浮紧并见，为风寒侵表之象。卫气就会被风邪所伤，而营气则会被寒邪所伤。营气、卫气皆病，骨节疼痛就会出现，这是风寒袭表，经气不畅所致，所以应当采用发汗法治疗。

趺阳脉迟而缓，胃气如经也。趺阳脉浮而数，浮则伤胃，数则动脾，此非本病，医特下之所为也。荣卫内陷，其数先微，脉反但浮，其人必大便硬，气噫而除。何以言之？本以数脉动脾，其数先微，故知脾气不治，大便硬，气噫而除[3]。今脉反浮，其数

---

1 趺阳脉：足背部的动脉，在第二、第三跖骨之间，相当于冲阳穴部位。

2 少阴脉如经：经，正常也。指少阴脉如常，没有变化。

3 气噫而除：嗳气后感觉爽适。

改微,邪气独留,心中则饥,邪热不杀谷[1],潮热发渴,数脉当迟缓,脉因前后度数如法,病者则饥。数脉不时,则生恶疮也。

趺阳脉迟而缓,主胃气调和无病。如果趺阳脉浮而数,浮是胃气受损,数是脾气被扰,这些征象就是脾胃两伤。这并不是脾胃原来虚弱,而是医生误用下法造成的。误下致脾气损伤,营卫之气内陷,故数脉变微,而脉浮仍在。由于脾虚不能运化,所以大便硬,得嗳气证减;其脉仍浮,主邪气独留胃中,所以腹中饥饿,却不能消化水谷,潮热,口渴。如果数脉转为迟缓,并与病前脉的至数相同,同时知饥能食,这是脾胃功能恢复正常。如果病人脉数始终不去,为邪热稽留不去,时间久了,就会生恶疮。

师曰:病人脉微而涩者,此为医所病也。大发其汗,又数大下之,其人亡血,病当恶寒,后乃发热,无休止时。夏月盛热,欲着复衣,冬月盛寒,欲裸其身。所以然者?阳微则恶寒,阴弱则发热,此医发其汗,使阳气微,又大下之,令阴气弱。五月之时,阳气在表,胃中虚冷,以阳气内微,不能胜冷,故欲着复衣。十一月之时,阳气在里,胃中烦热,以阴气内弱,不能胜热,故欲裸其身。又阴脉迟涩,故知亡血也。

老师说:病人脉微而涩的,为医生误治所造成的病变。因误用峻汗药发汗,致阳气虚弱,又多次用峻泻药攻下,又损伤阴液,致阴阳俱虚,故病人畏寒,接着又发热。并且发热畏寒没有休止,夏天天气炎热,却想多穿衣服;冬季天气寒冷,却想裸露身体。这样的原因是阴阳俱损,阳气衰弱就畏寒,阴血不足就要发热。五月

---

1 不杀谷:就是不能消化的意思。杀,消化的意思。

的天气正值盛夏，阳气趋表，里阳微弱，不能胜阴寒，故想多穿衣服；十一月正值冬令，阳气内潜，阴气内弱，不能胜内热，故胃中烦热，意欲裸体减衣。此外，病人尺部脉迟涩，更是营血不足的有力证据。

脉浮而大，心下反硬，有热，属藏者[1]，攻之，不令发汗[2]；属腑者[3]，不令溲数，溲数则大便硬。汗多则热愈，汗少则便难，脉迟尚未可攻。

脉象浮而且大，心下部反而硬满，如属热结于里的，治疗时不可使用发汗方法；热邪炽盛的，也不可使用利小便法，因为小便一多，大便就会燥硬。汗出较多则邪有出路，邪去则热退而病愈，反之汗出太少，则邪不得外泄，热邪伤津，也会导致大便困难。这时可酌用下法治疗，但是如见到迟脉，则不可使用攻下的方法。

脉浮而洪，身汗如油，喘而不休，水浆不下，体形不仁[4]，乍静乍乱[5]，此为命绝也。又未知何藏先受其灾，若汗出发润，喘不休者，此为肺先绝也。阳反独留[6]，形体如烟熏，直视摇头者[7]，此

---

1 属藏：病邪在里的意思。指出"属藏"就意味着病邪深入于里，并不是五脏真有病变。

2 攻之：治疗的意思，不可一概认为攻下。"太阳篇"里有"攻表宜桂枝汤"，就是很好的注脚。

3 属腑：邪热炽盛的意思。古人以大热属胃，不一定是肠有燥屎。张隐庵认为指膀胱水府，似嫌有悖原意。

4 体形不仁：指身体不知痛痒。

5 乍静乍乱：指神情时而安静，时而烦扰不宁。乍，忽然的意思。

6 阳反独留：指阳热独盛的意思。

7 直视：指眼珠转动不灵而固定一处。

为心绝也。唇吻反青，四肢漐习者[1]，此为肝绝也。环口黧黑[2]，柔汗发黄者[3]，此为脾绝也。溲便遗失，狂言，目反直视者[4]，此为肾绝也。又未知何藏阴阳前绝，若阳气前绝，阴气后竭者，其人死，身色必青；阴气前绝，阳气后竭者，其人死，身色必赤，腋下温，心下热也。

脉象浮而洪，身上汗出如油，气喘不止，汤水不进，身体麻木不仁，失去知觉，神情忽而安静忽而躁扰，这是濒临死亡的脉证。要想知道哪一脏的脏气先绝，可以根据其他症状进行判断。假如汗出头发湿润而又气喘不休的，这是肺气先绝；如果阳热独盛，肤色如烟熏一样，并伴有两目直视摇头的，这是心气先绝；若口唇青紫，四肢震颤、摇动不休的，这是肝气先绝；如果口的周围呈青黑色，冷汗淋漓，皮色泛黄的，这是脾气先绝；如果大小便失禁，言语狂乱，两目直视的，这是肾气先绝。另外，对某一脏来说，又有阴先绝或阳先绝的不同。如果阳气先绝、阴气后绝的，这种人死后，身体必发青色；而阴气先绝，阳气后绝的，这种人死后，身体必然出现红色，而且腋下及心窝部仍然温暖。

寸口脉浮大，而医反下之，此为大逆。浮则无血，大则为寒，寒气相搏，则为肠鸣。医乃不知，而反饮冷水，令汗大出，水得寒气，冷必相搏，其人即噎。

趺阳脉浮，浮则为虚，浮虚相搏，故令气噎，言胃气虚竭

---

1 四肢漐习：漐习，小鸟学习飞腾，振奋不已的样子，即四肢震颤摇动不休。

2 环口黧黑：指口的周围颜色黄，为脾土欲败之征。

3 柔汗：即冷汗。

4 目反：即戴眼，指眼珠上翻而不转，即所谓目睛不转而仰视也。

也。脉滑则为哕[1]，此为医咎，责虚取实[2]，守空迫血[3]，脉浮，鼻中燥者，必衄也。

寸口脉象浮大，而医生发用下法，这是很大的治疗错误。脉浮为血虚而气浮于外，脉大是中寒而阳气外浮，中寒与外浮的阳气抟结，就会引起肠鸣。医生不知这种病理机制，反使用喝冷水的方法来发汗，以致汗出得很多，冷水遇到了寒气，一定会互相抟结，病人就会发生逆而噎塞的病证。

趺阳脉浮，浮为虚，虚则胃中不和，胃虚气逆，所以发生气逆而噎塞的症状。如果脉象滑的，为胃虚寒饮内停之象，寒饮上逆，皆会出现呃逆。均为医生误治的过失，他们误用治实证的方法治疗虚证，对于空虚之证，反而使用攻逐实邪法来劫迫阴血，致使胃气虚竭。若脉浮而鼻中干燥的，鼻孔势必出现出血。

诸脉浮数，当发热而洒淅恶寒。若有痛处，饮食如常者，蓄积有脓也。

凡是脉象浮数，应当有发热和像冷水喷洒一样的恶寒。如果有局部疼痛的地方，而且饮食如常，这是蓄积痈脓的征象。

脉浮而迟，面热赤而战惕者[4]，六七日当汗出而解；反发热者，差迟[5]。迟为无阳，不能作汗，其身必痒也。

脉象浮而迟，颜面发热潮红，同时全身伴有发冷颤抖的，到

---

1 哕：有声无物曰哕，即俗称呃逆。

2 责虚取实：把虚证当作实证治疗。

3 守空：荣在内为守，"守空"即内守的荣血空虚之意。

4 战惕：震颤发抖。

5 差迟：病愈的日期延迟。

六七天时，应当汗出而愈。如果没有出汗，反而发热的，那么，就会延迟病愈的日期。这是因为，病人脉象迟，这是里阳不足。里阳衰虚，不能蒸化津液做汗外出，邪郁肌表而不得解，所以发热无汗并必伴皮肤瘙痒。

寸口脉阴阳俱紧者，法当清邪中于上焦[1]，浊邪中于下焦[2]。清邪中上，名曰洁也；浊邪中下，名曰浑也。阴中于邪，必内栗也[3]，表气微虚，里气不守，故使邪中于阴也。阳中于邪，必发热头痛，项强颈挛，腰痛胫酸，所为阳中雾露之气，故曰清邪中上，浊气中下。阴气为栗，足膝逆冷，便溺妄出，表气微虚，里气微急，三焦相溷[4]，内外不通，上焦怫音fó下同郁，藏气相熏，口烂食龂也[5]。中焦不治，胃气上冲，脾气不转，胃中为浊，荣卫不通，血凝不流。若卫气前通者，小便赤黄，与热相搏，因热作使，游于经络，出入藏腑，热气所过，则为痈脓。若阴气前通者，阳气厥微，阴无所使，客气内入，嚏而出之，声嗢乙骨切[6]。咽塞。寒厥相逐，为热所拥，血凝自下，状如豚肝。阴阳俱厥，脾气孤弱，五液注下[7]，下焦不盍一作阖。清便下重，令便数难，齐筑

---

1 清邪：指雾露之邪。

2 浊邪：指水湿之邪。

3 内栗：心内自觉惕惕而寒栗。

4 溷：混乱不分的意思。

5 食龂：龂同龈。食龂即牙龈腐烂。

6 声嗢：形容出声短促。

7 五液：指五脏之津液。

湫痛[1]，命将难全。

寸口脉三部都呈紧象，寸部脉紧，是雾露等清邪中于上焦，尺部脉紧，是水湿等浊邪中于下焦。由于雾露之邪轻而清，飘浮在上，伤人多伤上焦，故谓之洁，谓之清；水湿之邪重浊而沉，伤人多伤下焦，故谓之浑，谓之浊。清邪伤上伤表，就会出现发热、头痛、项强、腰痛、腿酸等表证；浊邪犯下犯内，就会出现心中寒栗，足膝发凉、大小便失禁等证。这些都是因为表气虚弱，里气不能内守，外邪得以乘虚侵袭所致。无论是病邪乘表虚而外入伤上，或乘里虚内入伤下，均可造成三焦混乱，表里内外不得通调。如果上焦邪气郁滞不通，内热熏灼于上，就会引起口腔和牙龈糜烂。如果中焦不调，就会影响脾胃运化机能，导致胃气上逆，脾失运化，营卫之气的生化和转输受到破坏，营卫之气不能通调，血脉也就不畅了。此时，倘若卫气先得通畅，内郁的邪热随卫气外泄，小便必然黄赤，或经络，或脏腑，凡邪热经过之处，由于邪热熏灼，就会发生痈肿；倘若营阴先得通畅，那么，卫气就会虚弱，阴无所使，卫外不固，外邪得以内入，里气与之抗争，就有打喷嚏、声音混浊难出、咽部梗塞等征象。如果外受的寒气与内在的逆气相抟结而不生热，血被热迫，就会出现大便下血如猪肝色的症状。如果阴阳俱竭，中焦脾气衰败，使体液尽泄于下，下关不固，就会出现大便次数频繁而有后重感，脐腹部拘急绞痛，这时生命就很难保全了。

脉阴阳俱紧者，口中气出，唇口干燥，蜷卧足冷[2]，鼻中涕

---

1 齐筑：齐同脐。齐筑，形容脐部悸动如筑。

2 蜷卧：眠卧时身体蜷屈不伸。

出，舌上胎滑¹，勿妄治也。到七日以来，其人微发热，手足温者，此为欲解。或到八日以上，反大发热者，此为难治。设使恶寒者，必欲呕也；腹内痛者，必欲利也。

脉寸部和尺部都呈紧象，同时出现用口呼吸、唇口干燥、身体蜷曲而卧、足冷、鼻塞流涕、舌苔滑等证，切勿随意乱投药物。病至七八天后，若出现微发热而手足转温和的，即正复邪退、疾病向愈的佳兆；病到八天以上，若反而发大热的，这时病就比较难治了。假如畏寒的人，必须让他吐出来；腹内疼痛的，必须给他泻出来。

脉阴阳俱紧，至于吐利，其脉独不解；紧去入安²，此为欲解。若脉迟，至六七日不欲食，此为晚发³，水停故也，为未解；食自可者，为欲解。病六七日，手足三部脉皆至⁴，大烦而口噤不能言⁵，其人躁扰者，必欲解也。若脉和⁶，其人大烦，目重⁷，睑内际黄者⁸，此欲解也。

脉寸关尺三部都紧，并出现呕吐、腹泻，脉紧不解的，是病未

---

1 胎滑：苔滑，舌上有腻滑的白苔。

2 入安：成本作"人安"，可从。

3 晚发：后来续发的病。

4 手足三部脉：指寸口、趺阳、少阴三个部位的脉。

5 口噤：噤，闭口不做声。口噤，指口不能张开。

6 脉和：指脉象正常。

7 目重：目胞沉重下垂之貌。

8 睑内际黄：睑的中央部位色黄。《医宗金鉴》"脸"作"睑"，睑内际黄，指目眦内发黄。

解；如果紧脉已消，脉转和缓的，其病将要解除。病了六七天，不想吃东西，这是续发水饮内停之病，其病未解；如果食欲恢复正常的，其病向愈。病至六七天后，如果寸口、趺阳、少阴三处脉都至数如常，同时出现心烦厉害、牙关紧咬不能说话、手足躁扰不安，这是正邪交争、病邪将退的佳兆；如果病人脉象调和如常，出现心烦异常、眼胞微肿、目黄的，也是病将愈的征象。

脉浮而数，浮为风，数为虚，风为热，虚为寒，风虚相搏，则洒淅恶寒也。

脉象浮而数，是风邪伤表的脉证。浮为风邪在表，数为卫阳不足。风属阳邪，阳盛于表，故而发热；卫阳不足，不能温分肉，所以畏寒。卫阳不足，复为风寒所束，所以身体就像冷水浇洒一样怕冷。

脉浮而滑，浮为阳，滑为实，阳实相搏，其脉数疾，卫气失度[1]。浮滑之脉数疾，发热汗出者，此为不治。

脉象浮而滑，浮为病在阳，滑为邪气实，阳分邪实太过，脉象又会数急，这时卫气失去循行的常度，浮滑的脉变为数急，并且发热汗出，这是不治的死证。

伤寒，咳逆上气[2]，其脉散者死[3]，谓其形损故也。

伤寒病，咳喘气逆，若见脉形散乱无根，是大骨陷下等形损的原因，是元气将散、脏气将绝的征象，属于死证。

---

1 卫气失度：卫气失去循行的常度。

2 上气：谓气壅于上，不得下行。

3 脉散：举之浮散，按之即无，来去不明而散漫无根，所以叫作散脉。

平脉法第二

问曰：脉有三部，阴阳相乘，荣卫血气，在人体躬。呼吸出入，上下于中，因息游布[1]，津液流通。随时动作，效象形容[2]，春弦秋浮，冬沉夏洪。察色观脉，大小不同。一时之间，变无经常，尺寸参差[3]，或短或长，上下乖错，或存或亡。病辄改易，进退低昂[4]，心迷意惑，动失纪纲，愿为具陈，令得分明。师曰：子之所问，道之根源。脉有三部，尺寸及关，荣卫流行，不失衡铨[5]。肾沉心洪，肺浮肝弦，此自经常，不失铢分。出入升降，漏刻周旋[6]，水下百刻，一周循环。当复寸口，虚实见焉，变化相乘，阴阳相干。风则浮虚，寒则牢坚，沉潜水滀，支饮急弦。动则为痛，数则热烦，设有不应，知变所缘。三部不同，病各异端，大过可怪，不及亦然。邪不空见，终必有奸，审察表里，三焦别焉。知其所舍，消息诊看，料度府藏，独见若神，为子条

---

1 因息游布：借气息活动，精华物质得到游行输布。
2 效象形容：仿效物象描述脉的形状。
3 参差：长短不齐。
4 进退低昂：脉象有快慢高低之异。
5 衡铨：量轻重的器具，这里喻作正常法度。
6 漏刻：是古代计时的水器，百刻为一昼夜，约合现代的二十四小时。

记，传与贤人。

问：人的脉象有寸关尺三部，是阴阳相互依存、维系的反映，脉的搏动与营卫气血及肺气密切相关。在人体内，营卫气血随呼吸出入、气息的活动而循环上下、输布周身，故有脉的跳动。人与天地相应，四时气候的变化，势必影响到人，故脉随四时而有变化，呈现多种多样的形态。例如春天脉象弦，秋天脉象浮，冬天脉象沉，夏天脉象洪。同时，病人的脉象有大小的区别，即使在一段时间内，也往往变化不定。此外，尺部和寸部脉象可参差不齐，或见短脉，或见长脉；上部和下部的脉象可以不一，有的有脉搏存在，有的脉搏消失。并且，人自生下来，脉搏就会发生变化，或见脉搏跳得快，或见脉搏跳得慢，或见脉浮，或见脉沉。这些都容易使人心迷意惑，动辄就丢掉纲领，请老师详加陈述，以便清楚明白。老师答：你所提到的，正是医道中的根本问题。脉有三部，就是寸关尺。营卫、气血的流行，如尺之量长短，秤之称轻重，准确无误。故肾脉沉，心脉洪，肺脉浮，肝脉弦，此为各脏正常的本脉，不会有丝毫差错。随呼吸出入，人体营卫之气流行，按漏刻时间循环周身。漏刻中水下百刻，则循环一周。因此，按寸口之脉，即可察人体虚实，观病情的变化，明阴阳的偏盛偏衰。若感受风邪，则脉象浮虚，感受寒邪则脉象牢坚，沉伏之脉主水饮停蓄，急弦之脉是支饮为害，动脉主痛，数脉主热甚。若脉不相对应于病证，须了解其变化的根源。寸关尺三部的脉象不同，疾病也就相异。脉搏太过是病态，不及也是病态。总之，邪气不是空无所见的，如果穷究其源，必能找到病变根本。因此，必须审察病在表，还是在里，分辨在上焦、中焦，还是下焦，明确邪气所侵犯的部位，诊察推断脏腑的盛衰。若掌握了这些，就会有独到、高超的见解。为此，分条记述如下，以此传给那些有知识的人。

师曰：呼吸者，脉之头也。初持脉，来疾去迟，此出疾入迟[1]，名曰内虚外实也。初持脉，来迟去疾，此出迟入疾，名曰内实外虚也。

老师说：人之呼吸，是计算脉搏的标准。初按脉搏时，脉来得快去得慢，这是呼气时脉快而吸气时脉慢，叫作内虚外实。初按脉搏时，脉来得慢去得快，这是呼气时脉慢而吸气时脉快，叫作内实外虚。

问曰：上工望而知之，中工问而知之，下工脉而知之[2]，愿闻其说。师曰：病家人请云，病人苦发热，身体疼，病人自卧，师到诊其脉，沉而迟者，知其瘥也。何以知之？若表有病者，脉当浮大，今脉反沉迟，故知愈也。假令病人云腹中卒痛[3]，病人自坐，师到脉之，浮而大者，知其瘥也。何以知之？若里有病者，脉当沉而细，今脉浮大，故知愈也。

问：高明的医生，通过察言观色便能知道病情，一般的医生，通过问诊就能知道病情，水平低下的医生通过诊脉才能知道病情。这是什么道理呢？请老师赐教。老师答：若病人家属来请医生时说：病人发热厉害，身体疼痛，却能自然安睡。到病人家后，诊病人的脉为沉而迟，知道疾病将要痊愈，医生是根据什么判断的呢？

---

1 来、去、出、入：气之呼出者为来为出，气之吸入者为去为入。

2 下工：工，是指医生；上、中、下，是指医生的水平有高低之分。

3 卒痛：骤然发作的疼痛。

患者发热、身体疼痛，是表证之见证，表证脉应浮大，现在脉反见沉迟，为表证而得里脉，由此可知邪气已衰，疾病将要痊愈。若病人诉腹部突然疼痛，却能安然自坐，切其脉为浮大，也可知道疾病将愈。医生又是根据什么知道的呢？这是因为患者腹内疼痛，是病在里，里有病脉应当沉而细，现脉浮大，是阴证而见阳脉，为正复邪退之兆，故得知疾病将愈。

师曰：病人家来请云，病人发热烦极。明日师到，病人向壁卧，此热已去也。设令脉不和，处言已愈[1]。设令向壁卧，闻师到，不惊起而盻视[2]，若三言三止，脉之咽唾者，此诈病也。设令脉自和，处言此病大重，当须服吐下药，针灸数十百处乃愈。

医师说：病人家里人说，病人发热烦扰得很厉害。第二日医师到了病人家，看到病人面向墙壁而卧，这是热已退去，即使脉尚未和，亦可以断言此病即将痊愈。假使病人向壁而卧，听说医师来到，并不惊慌起身，却以目怒视，几次欲说病情却又不说，给他诊脉时，吞咽唾沫的，这是伪装的假病。假使脉正常，可故意断言此病非常严重，必须服用大吐大下的药物，并须针灸数十百处之多，才能痊愈。

师持脉，病人欠者[3]，无病也。脉之呻者[4]，病也。言迟者[5]，风也。摇头言者，里痛也。行迟者，表强也。坐而伏者，短气也。

---

1 处言：决断之意。即断言。

2 盻视：怒视。

3 欠：呵欠。

4 呻：呻吟，病人因痛苦发出哼声。

5 言迟：说话迟缓。

坐而下一脚者，腰痛也。里实护腹，如怀卵物者，心痛也。

医生给病人诊脉时，其打呵欠的，无病。医生给病人诊脉时，其呻吟的，有病。若说话迟钝不灵活的，是风病；说话摇头的，是里有疼痛的病证；行动迟缓的，是筋脉强急的病变；俯伏而坐的，是短气；不能正坐的，是腰痛；双手护腹，似怀抱鸡蛋不肯放手，惧怕人触碰的，为脘腹疼痛。

师曰：伏气之病[1]，以意候之，今月之内，欲有伏气。假令旧有伏气，当须脉之。若脉微弱者，当喉中痛似伤，非喉痹也[2]。病人云，实咽中痛。虽尔，今复欲下利。

老师说：伏气的疾病，可以推理判断，这个月内，可能发生伏气病。假使以往有邪气内伏，应当注意脉象的变化。如果脉象微弱，当伴有喉中疼痛，似乎受伤一样，但不同于喉痹证。病人说确实咽中痛，虽然如此，此刻又要腹泻。

问曰：人恐怖者[3]，其脉何状？师曰：脉形如循丝累累然[4]，其面白脱色也。

问：人在恐惧惊怕的时候，脉的形态怎样呢？老师答：脉形好像用手指按丝线，纤细而连贯，同时，病人的面部失色而显苍白。

问曰：人不饮，其脉何类？师曰：脉自涩，唇口干燥也。

问：人没有饮水，他的脉象怎样？老师回答：脉象涩而不流利，并且唇口干燥。

---

1 伏气：病邪伏于体内，过时发病。

2 喉痹：咽喉闭塞而痛。

3 恐怖：恐惧惊怕。

4 累累：羸惫之貌，这里是形容脉的细小无力。

问曰：人愧者，其脉何类？师曰：脉浮而面色乍白乍赤[1]。

问：人羞愧时，脉有什么样的表现呢？老师答：脉象浮，并见面色忽红忽白。

问曰：《经》说脉有三菽[2]**、六菽重者，何谓也？师曰：脉人以指按之，如三菽之重者，肺气也；如六菽之重者，心气也；如九菽之重者，脾气也；如十二菽之重者，肝气也；按之至骨者，肾气也。**菽者，小豆也。**假令下利，寸口、关上、尺中，悉不见脉，然尺中时一小见，脉再举头**一云按投**者**[3]**，肾气也。若见损脉来至**[4]**，为难治。**肾为脾所胜，脾胜不应时。

问：《难经》上说：脉象有三菽重、六菽重的，这是什么意思？师答：诊察疾病，医者以手按脉的时候，轻按下去如三粒豆那样的重量而切得的为肺脉，如六粒豆那样的重量而切得的为心脉，进而如九粒豆那样的重量而切得的为脾脉，重按如十二粒豆那样的重量而切得的为肝脉，按之至骨而切得的为肾脉。假使患腹泻，寸关尺三部的脉象都按不到，然而尺部脉间或轻微一见，随着呼吸再动而应指外鼓的，这是肾气尚未竭绝；如果出现损脉的话，那就难以治疗。

问曰：脉有相乘[5]**，有纵有横，有逆有顺，何谓也？师曰：水**

1　乍白乍赤：一忽儿白，一忽儿红。

2　菽：豆的总称。"三菽""六菽"等是说手指用力的轻重。

3　脉有举头：脉搏随呼吸再动而应指外鼓。

4　损脉：脉一呼一至，一吸一至，名为损脉。

5　乘：克贼也。

行乘火，金行乘木，名曰纵[1]；火行乘水，木行乘金，名曰横[2]；水行乘金，火行乘木，名曰逆[3]；金行乘水，木行乘火，名曰顺也[4]。

问：脉有互相乘侮，有纵克，有横克，有逆克，有顺克，这是什么意思？师答：如水克火，金克木，克其所胜则放纵自如，所以叫作纵。火克水，木克金，反克己所不胜，则横行无忌，所以叫作横。水克金，火克木，子去克母，所以叫作逆。金克水，木克火，母来克子，所以叫作顺。

问曰：脉有残贼[5]，何谓也？师曰：脉有弦、紧、浮、滑、沉、涩，此六脉名曰残贼，能为诸脉作病也。

问：脉象中有邪气伤人的病脉，是怎么回事？老师答：脉象中有弦、紧、浮、滑、沉、涩，这六种脉象即邪气伤人所致的病脉，是各经脉受到邪气的侵害而致的病变。

问曰：脉有灾怪，何谓也？师曰：假令人病，脉得太阳，与形证相应，因为作汤。比还送汤，如食顷，病人乃大吐，若下利，腹中痛。师曰：我前来不见此证，今乃变异，是名灾怪[6]。又问曰：何缘作此吐利？答曰：或有旧时服药，今乃发作，故为灾怪耳。

---

1 纵：纵任其气，乘其所胜。
2 横：其气横逆，反乘其不胜。
3 逆：子行乘母，以下犯上为背逆。
4 顺：母行乘子，以尊临卑为言顺。
5 脉有残贼：残贼，伤害。脉有残贼，指邪气伤害人体所致病脉。
6 灾怪：药证相符，服药反而病情加剧，是其灾可怪，因名灾怪。

问：脉有灾怪，这是什么意思？老师答：假使一个病人，脉象与证候都符合太阳病，因而给予治太阳病的汤药。回家后服汤药大约一顿饭时间，病人就出现大吐，或下利腹痛等证。医师说我先前来诊病时并无此证，现在忽然发生这样异常的变化，这名叫灾怪。又问：什么缘故现在发生呕吐腹泻？回答说：或许在前些时候，曾经服过其他的药，而现在发生了作用，所以会出现灾怪情况。

问曰：东方肝脉，其形何似？师曰：肝者，木也，名厥阴，其脉微弦濡弱而长，是肝脉也。肝病自得濡弱者，愈也。假令得纯弦脉者，死，何以知之？以其脉如弦直，此是肝藏伤，故知死也。

问：东方肝脉，它的表现怎么样？老师答：肝属木，又叫厥阴，其脉微弦濡弱而长，是肝的平脉，若肝病而见濡弱之脉，为疾病将愈之兆。若为单纯弦脉的，预后不良。为什么呢？因为其脉如弓弦一样直，这是肝脏损伤，故可知预后不良。

南方心脉，其形何以？师曰：心者，火也，名少阴，其脉洪大而长，是心脉也。心病自得洪大者，愈也。假令脉来微去大，故名反，病在里也；脉来头小本大[1]，故名覆，病在表也；上微头小者[2]，则汗出；下微本大者[3]，则为关格不通，不得尿；头无汗者可治，有汗者死。

南方心脉的形象怎样？老师说：心于五行属火，于六气属少

---

1 头小本大：寸为头，尺为本；"头小本大"即寸脉小，尺脉大。

2 上微头小：寸脉微小。

3 下微本大：尺中微大。

阴，所以其脉洪大而长，这是心的平脉。若心病而见到洪大的脉，即易于痊愈。假使脉来微去大，这是反常的现象，故名反，为病在里；若寸脉小，尺脉大，邪从里向表，故名覆，为病在表；如寸脉微小的，容易汗出；尺脉微大的，则为关格不通，不得小便，无头汗的，尚可医治；若有头汗，则多属不治。

西方肺脉，其形何似？师曰：肺者，金也，名太阴，其脉毛浮也。肺病自得此脉，若得缓迟者，皆愈；若得数者则剧。何以知之？数者，南方火，火克西方金，法当痈肿，为难治也。

西方肺脉的表现是怎样的呢？老师答：肺属金，又叫太阴，其脉如毛之浮，是肺的平脉。若肺病而见此脉，或见缓迟的，是疾病将愈。若有数脉出现，则疾病即将增剧。为什么呢？脉数，主南方火邪盛，火克西方金，就会形成痈肿，是难治之证。

问曰：二月得毛浮脉，何以处言至秋当死？师曰：二月之时，脉当濡弱，反得毛浮者，故知至秋死。二月肝用事[1]，肝属木，脉应濡弱，反得毛浮脉者，是肺脉也，肺属金，金来克木，故知至秋死，他皆仿此。

问：二月得毛浮的脉象，何以预断说到秋天当死？老师说：二月的时节脉当软弱，今反得毛浮脉，故知道到秋天当死。二月是肝当令的时候，肝属木，脉当软弱，现在反见毛浮的肺脉，肺于五行属金，金能克木，所以预知其到秋天金旺时候就会死亡。其余各季脉象变化，可以按照这个道理类推。

---

1 二月肝用事：用事，就是当权执政的意思，古人以五脏分属于四季，春季与肝相应，所以说二月肝用事。

师曰：脉肥人责浮[1]，瘦人责沉。肥人当沉，今反浮，瘦人当浮，今反沉，故责之。

老师说：给肥胖人诊脉，若脉浮，应当寻求致浮的原因；为瘦弱人诊脉，若脉沉，应当查找致沉的根源。因为肥胖人脉象本应当沉，现反而见浮；瘦弱人脉象本应浮，现反而见沉，皆为反常之脉，故理应查找原因。

师曰：寸脉下不至关，为阳绝；尺脉上不至关，为阴绝，此皆不治，决死也。若计其余命生死之期，期以月节克之也[2]。

老师说：寸脉不下行至关，此为阳绝，尺脉不上行至关，此为阴绝，这都是疾病不治之候，可以决定其预后必死。假使要预计他的生死日期，可按月令季节和疾病相克的道理去推测。

师曰：脉病人不病，名曰行尸[3]，以无王气[4]，卒眩仆不识人者，短命则死。人病脉不病，名曰内虚，以无谷神[5]，虽困无苦。

老师说：脉象有病而外形无病的，叫作行尸，是脏腑生气已竭的表现，若突然昏眩仆倒不省人事的，则会夭折而亡。若外形病而脉象正常的，叫作内虚，这是因水谷之气缺乏而致，虽然身体困苦，也不会有大的危害。

问曰：翕奄沉[6]，名曰滑，何谓也？师曰：沉为纯阴，翕为正

---

1 责：求。

2 月节克之：月令季节和疾病相克的时期。

3 行尸：喻徒具形骸，虽生犹死。

4 王气："王"读"旺"，指脏腑生长之旺气。

5 谷神：水谷的精气。

6 翕奄沉：脉来盛大，忽聚而沉，如转珠之状。

阳，阴阳和合，故令脉滑，关尺自平。阳明脉微沉，食饮自可；**少阴脉微滑，滑者，紧之浮名也，此为阴实，其人必股内汗出，阴下湿也。**

问：脉搏浮动，忽然而沉，名叫滑脉，这是什么意思？师答：沉为少阴纯阴，翕为阳明正阳，浮沉起伏并见是阴阳和合之故，所以形成了圆转流利的滑脉，而关尺部自平。阳明脉微沉，则饮食尚可；少阴脉微滑，所谓滑，指紧而升浮之状，这是少阴邪实，患者必有大腿内侧出汗，阴部潮湿的现象。

问曰：曾为人所难，紧脉从何而来？师曰：假令亡汗，若吐，以肺里寒，故令脉紧也；假令咳者，坐饮冷水，故令脉紧也；假令下利，以胃虚冷，故令脉紧也。

问：我曾被人问难，怎样才会产生紧脉呢？老师答：若发汗太过，或者催吐，导致肺脏虚寒，可致紧脉；若咳嗽的病人，因喝冷水，致寒饮内停，也能产生紧脉；若患虚寒腹泻，因胃中虚寒，同样可致紧脉。

寸口卫气盛，名曰高[1]，高者，暴狂而肥。**荣气盛，名曰章[2]**。章者，暴泽而光。**高章相搏，名曰纲[3]**。纲者，身筋急，脉强直故也。**卫气弱，名曰惵[4]**，惵者，心中气动迫怯。**荣气弱，名曰卑[5]**，卑者，心中常自羞愧。**惵卑相**

---

1 高：脉气浮盛。
2 章：脉形充实。
3 纲：经脉满急强盛。
4 惵：恐惧怯弱。
5 卑：低下的意思。

搏，名曰损[1]。损者，五脏六腑俱乏气虚惙故也。**卫气和，名曰缓**[2]，缓者，四肢不能自收。**荣气和，名曰迟**[3]，迟者，身体俱重，但欲眠也。**缓迟相搏，名曰沉**[4]。沉者，腰中直，腹内急痛，但欲卧，不欲行。

诊寸口脉，卫气盛实的，叫作高；荣气盛实的，叫作章；高和章相互合聚，叫作纲；卫气虚弱的，叫作惵；荣气虚弱的，叫作卑；惵和卑相互合聚，叫作损；卫气和的，叫作缓；荣气和的，叫作迟；缓与迟相互合聚，叫作沉。

寸口脉缓而迟，缓则阳气长，其色鲜，其颜光，其声商[5]**，毛发长。迟则阴气盛，骨髓生，血满，肌肉紧薄鲜硬，阴阳相抱，荣卫俱行，刚柔相得，名曰强也。**

寸口脉缓而迟，缓脉是卫气调和之象，卫气充盛于外，故其人皮肤颜色鲜明，有光泽，声音清晰高亢，毛发生长旺盛；迟脉为营卫调和之象，营血盛于内，故其人骨髓生长，血脉充盛，肌肉丰腴结实。阴阳相互促进，营卫之气流通，刚柔相济，故身体强壮无病。

趺阳脉滑而紧，滑者胃气实，紧者脾气强，持实击强，痛还自伤，以手把刃，坐作疮也。

趺阳脉滑而紧，滑是饮食在胃而谷气实，紧是停食不化而脾气强，胃实与脾强相搏击，反而自相伤害，这好比自己用手握持刀

---

1 损：气血减损。

2 缓：徐缓柔和。

3 迟：从容舒迟。

4 沉：元气密固。

5 商：为宫、商、角、徵、羽五音之一，特点是其声清越。

刃，因而造成创伤。

寸口脉浮而大，浮为虚，大为实，在尺为关，在寸为格。关则不得小便，格则吐逆。

寸口脉浮而大，浮主正气虚，大主邪气实。浮大脉见于尺部的，是正虚于下，邪气关闭下焦，而致小便不通，即"关"；浮大脉见于寸部的，是正虚于上，邪气格拒上焦，故吐逆，为"格"。

趺阳脉伏而涩，伏则吐逆，水谷不化，涩则食不得入，名曰关格。

趺阳脉伏而兼涩，伏则呕吐上逆，水谷不能消化，涩则饮食不得入口，这也叫作关格。

脉浮而大，浮为风虚，大为气强，风气相搏，必成隐疹，身体为痒。痒者，名泄风[1]，久为痂癞[2]。眉少发稀，身有干疮而腥臭也。

脉象浮而大，浮是感受风邪，大是邪气盛。风邪与正气相互抟结，轻的邪犯肌表而出现皮肤出疹，身体瘙痒，名叫泄风；重的风邪久羁不去，皮肤溃烂结痂，而形成痂癞。

寸口脉弱而迟，弱者卫气微，迟者荣中寒。荣为血，血寒则发热；卫为气，气微者心内饥，饥而虚满，不能食也。

寸口的脉弱而迟，弱是卫气不足，迟是荣中有寒，荣就是血，血受寒邪则发热，卫是阳气，阳气微的心内饥饿，然而虽觉饥饿，但终因虚满而不能食。

趺阳脉大而紧者，当即下利，为难治。

---

1 泄风：风邪外泄。

2 痂癞：皮肤溃烂结痂。

趺阳脉大而紧，脉大为虚，紧为寒盛，正虚而阴寒邪甚，应当见腹泻等证，较难治疗。

寸口脉弱而缓，弱者阳气不足，缓者胃气有余，噫而吞酸，食卒不下，气填于膈上也。一作下。

寸口的脉弱而缓，弱是胃中阳气不足，缓是胃中谷气有余，噫气吞酸，饮食不下，这是气滞不化，填塞于膈上的缘故。

趺阳脉紧而浮，浮为气，紧为寒，浮为腹满，紧为绞痛，浮紧相搏，肠鸣而转，转即气动，膈气乃下。少阴脉不出，其阴肿大而虚也。

趺阳脉浮而紧，浮为气虚，紧为寒甚，气虚则腹部胀满，寒甚则腹中绞痛。气虚寒甚相合，则出现肠鸣，腹中气机转动，气机一转动则胸膈壅滞之气得以下行。若少阴脉不现的，是虚寒之气结于下焦，可致外阴部肿大且疼痛。

寸口脉微而涩，微者卫气不行，涩者荣气不逮，荣卫不能相将，三焦无所仰[1]，身体痹不仁[2]。荣气不足，则烦疼口难言；卫气虚者，则恶寒数欠。三焦不归其部，上焦不归者，噫而酢吞[3]；中焦不归者，不能消谷引食；下焦不归者，则遗溲。

寸口的脉微而且涩，微是卫气衰而不行，涩是荣气弱而不及，荣卫不能相互资助，三焦失去依靠，身体麻痹，不知痛痒。荣气不足，则身体烦疼，口难言语；卫气虚弱，则洒渐恶寒，频频呵欠。

---

1 三焦无所仰：仰，恃也，是说三焦失去依靠。

2 不仁：失去感觉，不知痛痒。

3 噫而酢吞："酢"古与"醋"通用，即噫气而醋心吞酸。

三焦不能各司其职，上焦失职，噫气而吞酸；中焦失职，不能消谷，不要进食；下焦失职，则二便失禁。

趺阳脉沉而数，沉为实，数消谷，紧者病难治。

趺阳脉沉而数，沉主邪实于里，数主热，热能消化水谷，较易治疗。若脉不沉数而沉紧，为里寒甚，属难治之候。

寸口脉微而涩，微者卫气衰，涩者荣气不足。卫气衰，面色黄；荣气不足，面色青。荣为根，卫为叶，荣卫俱微，则根叶枯槁而寒栗、咳逆、唾腥、吐涎沫也。

寸口脉微而且涩，微是卫气衰弱，涩是荣血不足；卫气衰弱，则面色萎黄，荣血不足，则面部色青。荣好比根本，卫好比枝叶，今荣卫俱衰微，则无论根本枝叶皆已枯萎，因而有形寒栗，咳嗽气逆，痰唾腥臭和吐涎沫的症状。

趺阳脉浮而芤，浮者胃气虚，芤者荣气伤，其身体瘦，肌肉甲错[1]。浮芤相搏，宗气微衰[2]，四属断绝[3]。四属者，谓皮、肉、脂、髓。俱竭，宗气则衰矣。

趺阳脉浮而芤，浮主卫气虚，芤主营气伤，营卫之气衰微，不能充养形体，故皮肤粗糙、身体消瘦，皮肤干燥甚至成鳞甲之状。

寸口脉微而缓，微者卫气疏，疏则其肤空。缓者胃气实，实则谷消而水化也。谷入于胃，脉道乃行，水入于经，其血乃成。荣盛则其肤必疏，三焦绝经，名曰血崩。

---

1 肌肉甲错：皮肤干燥皲裂如鳞状，摸之碍手而不润泽。

2 宗气：水谷之气，外达四肢，上聚于胸，名叫宗气。

3 四属：四肢，也有认为是皮、肉、脂、髓。

寸口脉微而且缓，微是卫气不能固护，则腠理空虚；缓是胃气有余，胃气有余则饮食消化如常。食物得胃气的消化，才有脉道的运行，津液输送到经脉，才有荣血的形成。荣盛不与卫和，则卫虚不固，所以其肤必疏，三焦丧失掉正常功能，就会发生下血如崩。

趺阳脉微而紧，紧则为寒，微则为虚，微紧相抟，则为短气。

趺阳脉微而紧，紧为里寒，微为气虚。微紧相合，为脾胃虚寒、中气不足，故出现短气。

少阴脉弱而涩，弱者微烦，涩者厥逆[1]。

少阴脉弱而且涩，弱则心中微烦，涩则手足逆冷。

趺阳脉不出，脾不上下[2]，身冷肤硬。

趺阳脉隐伏不显，主脾阳衰微。脾虚不能运化，水谷精微不能营养周身上下，故身体冷而皮肤硬。

少阴脉不至，肾气微，少精血，奔气促迫上入胸膈，宗气反聚，血结心下。阳气退下，热归阴股，与阴相动，令身不仁，此为尸厥[3]，当刺期门、巨阙。宗气者，三焦归气也，有名无形，气之神使也，下荣玉茎，故宗筋聚缩之也。

少阴脉按不到，是肾气微弱，精血不足。气上奔而促迫于胸膈，以致宗气反聚而血结于心下。气下陷而阳热趋于阴部和大腿内侧，与阴气相搏动，致身体失去知觉，这就形成尸厥，治疗当用针

1　厥逆：四肢厥冷不温。

2　脾不上下：脾虚失运，不能升清降浊。

3　尸厥：肢体厥冷，无知无觉，状若死尸，名曰尸厥。

法急救，可刺期门、巨阙等穴。

寸口脉微，尺脉紧，其人虚损多汗，知阴常在，绝不见阳也。

寸部脉微，尺部脉紧，微为阳气衰微，紧是阴寒内盛。阴邪常盛而阳衰，故病人虚弱多汗。

寸口诸微亡阳，诸濡亡血，诸弱发热，诸紧为寒。诸乘寒者，则为厥，郁冒不仁[1]，以胃无谷气，脾涩不通，口急不能言，战而栗也。

寸口部凡是脉微的为阳虚，凡是脉濡的为血虚，凡是脉弱的多伴有发热，凡是脉紧的为寒邪；大凡阳虚血少的人，受到寒邪侵袭，就会发生厥逆，突然昏迷而失去知觉，这是因为胃阳素虚，缺乏谷气，脾的运化功能滞涩不畅，因而口紧急不能言语，怕冷而战栗。

问曰：濡弱何以反适十一头[2]？师曰：五藏六府相乘，故令十一。

问：濡弱脉为什么皆适宜于十一脏呢？老师答：濡弱是胃气调和之脉，五脏六腑相生相克，皆赖胃气以滋生，所以濡弱脉对十一脏都适宜。

问曰：何以知乘腑？何以知乘藏？师曰：诸阳浮数为乘腑，诸阴迟涩为乘藏也。

问：怎样才能知道病已入腑呢？又根据什么知道病入于脏？老

---

1 郁冒不仁：昏迷失去知觉。

2 十一头：十一脏。

师答:凡见阳脉如浮或数的,是病入于腑;凡见阴脉如迟或涩的,是病入于脏。

卷第二

伤寒例第三

四时八节二十四气七十二候决病法

立春正月节斗指艮　雨水正月中指寅

惊蛰二月节指甲　春分二月中指卯

清明三月节指乙　谷雨三月中指辰

立夏四月节指巽　小满四月中指巳

芒种五月节指丙　夏至五月中指午

小暑六月节指丁　大暑六月中指未

立秋七月节指坤　处暑七月中指申

白露八月节指庚　秋分八月中指酉

寒露九月节指辛　霜降九月中指戌

立冬十月节指乾　小雪十月中指亥

大雪十一月节指壬　冬至十一月中指子

小寒十二月节指癸　大寒十二月中指丑

二十四气，节有十二，中气有十二，五日为一候气亦同，合有七十二候，决病生死，此须洞解之也。

四时八节二十四气七十二候决病法

立春是正月的节气，此时斗柄指向艮方；雨水是正月的中气，此时斗柄指向寅方。

惊蛰是二月的节气，此时斗柄指向甲方；春分是二月的中气，此时斗柄指向卯方。

清明是三月的节气，此时斗柄指向乙方；谷雨是三月的中气，此时斗柄指向辰方。

立夏是四月的节气，此时斗柄指向巽方；小满是四月的中气，此时斗柄指向巳方。

芒种是五月的节气，此时斗柄指向丙方；夏至是五月的中气，此时斗柄指向午方。

小暑是六月的节气，此时斗柄指向丁方；大暑是六月的中气，此时斗柄指向未方。

立秋是七月的节气，此时斗柄指向坤方；处暑是七月的中气，此时斗柄指向申方。

白露是八月的节气，此时斗柄指向庚方；秋分是八月的中气，此时斗柄指向酉方。

寒露是九月的节气，此时斗柄指向辛方；霜降是九月的中气，此时斗柄指向戌方。

立冬是十月的节气，此时斗柄指向乾方；小雪是十月的中气，此时斗柄指各亥方。

大雪是十一月的节气，此时斗柄指向壬方；冬至是十一月的中气，此时斗柄指向子方。

小寒是十二月的节气，此时斗柄指向癸方；大寒是十二月的中气，此时斗柄指向丑方。

《阴阳大论》云[1]**：春气温和，夏气暑热，秋气清凉，冬气冰列**[2]**，此则四时正气之序也**[3]**。冬时严寒，万类深藏，君子固密**[4]**，则不伤于寒，触冒之者**[5]**，乃名伤寒耳。其伤于四时之气，皆能为病，以伤寒为毒者**[6]**，以其最成杀厉之气也。**

《阴阳大论》说：春天气候温暖，夏天气候炎热，秋天气候凉爽，冬天气候严寒，这是四季正常气候的变化规律。冬季严寒，自然界万种生灵深深地潜藏、伏匿，懂得养生之道的人们，顺应自然之规律而防护固密，所以寒邪不会伤害到他们。倘若不慎感受了寒邪，这就叫伤寒。四时之气皆能伤人而致病，但伤寒这种邪气，是最为凛冽、肃杀的邪气，所以危害最烈。

中而即病者，名曰伤寒。不即病者，寒毒藏于肌肤，至春变为温病，至夏变为暑病。暑病者，热极重于温也。是以辛苦之人，春夏多温热病者，皆由冬时触寒而致，非时行之气也[7]**。**

受寒以后，即时发病的叫作伤寒。如果未即时发病，寒毒藏在人体肌肉皮肤之间，到了春天发病的，就变成为温病；到了夏天发病的，就变成暑病。暑病的热势最高，重于温病。所以劳苦的

---

1 《阴阳大论》：古代医学典籍之一，今佚。

2 冰列："列"通"冽"，严寒的意思。

3 正气：四时正常的气候。

4 君子：能注意摄生的人。固密：保护周密的意思。

5 触冒：感触冒犯之意。

6 毒：危害的意思。

7 时行之气：四时不正常的气候。凡由气候不正，引起很多人发生症状相似的疾病，称为时行病。

人，在春夏多患温热病，正是由于冬天受寒，寒毒蕴藏而致，它不是时行之邪所致的疾病。

凡时行者，春时应暖而反大寒，夏时应热而反大凉，秋时应凉而反大热，冬时应寒而反大温，此非其时而有其气。是以一岁之中，长幼之病多相似者，此则时行之气也。

所谓时行之气，是指反常于时令的气候，如春季天气应该温暖却反而很冷，夏季天气应该炎热却反而很凉爽，秋季天气应该凉爽却反而酷热，冬季天气应该寒冷却反而温暖异常。所以一年之中人们若感受了时行邪气，不论男女老幼，都会患相似的病证，即时行病。

夫欲候四时正气为病及时行疫气之法，皆当按斗历占之[1]。九月霜降节后，宜渐寒，向冬大寒，至正月雨水节后，宜解也。所以谓之雨水者，以冰雪解而为雨水故也。至惊蛰二月节后[2]，气渐和暖，向夏大热，至秋便凉。

如果要了解四季正常气候所导致的疾病，和不正常的疫气所造成疾病的方法，都应当按照斗历来测候、推算。农历九月霜降节以后，天气就应该逐渐寒凉，到了冬天就要更加寒冷，一直到了第二年正月雨水节以后，方才渐渐解除。所以称为雨水节，因这时冰雪已经融解而成雨水的缘故。到了二月惊蛰节后，气候逐渐暖和起来，到夏季转为炎热，到了秋季便又开始凉爽。

---

[1] 斗历："斗"是星宿中的北斗，"历"是历法。古人根据观察斗柄所指方向，以决定季节。占：测也，候也。

[2] 霜降、雨水、惊蛰：均是农历的节气名称，详见篇首二十四节气表。

从霜降以后，至春分以前[1]，凡有触冒霜露，体中寒即病者，谓之伤寒也。九月十月，寒气尚微，为病则轻。十一月十二月，寒冽已严，为病则重。正月二月，寒渐将解，为病亦轻。此以冬时不调，适有伤寒之人，即为病也。其冬有非节之暖者，名曰冬温。冬温之毒，与伤寒大异，冬温复有先后，更相重沓[2]，亦有轻重，为治不同，证如后章。

从霜降节以后，至春分节以前，凡是因触冒霜露，身体感受寒邪而即时发病的，叫作伤寒。九月、十月之间，气候还不太冷，发病比较轻浅；十一月、十二月间，气候已经非常寒冷，发病必然严重；正月、二月之间，寒冷逐渐解除，发病也较轻微。这都因冬时调摄不当，恰巧感受寒邪，而即时发作的疾病。如果是因感受冬季非时之暖而发病的，就名叫冬温。冬温的病邪和伤寒完全不同，而且冬温的发病有迟有早，更是相互重复杂沓，病势有轻有重，所以治法也不相同，它的证候可参考以下篇章内容。

从立春节后，其中无暴大寒，又不冰雪，而有人壮热为病者，此属春时阳气，发于冬时伏寒，变为温病。

在立春节以后，若未突然出现严寒天气而又没有结冰下雪，却有高热的疾病发生，这是春天的阳气升发，引动了冬季伏藏的寒邪，变成了温病。

从春分以后，至秋分节前，天有暴寒者，皆为时行寒疫也。

---

1 春分：是农历二月中节气名称之一。
2 重沓：重复、杂沓的意思。

三月四月，或有暴寒，其时阳气尚弱，为寒所折[1]，病热犹轻。五月六月，阳气已盛，为寒所折，病热则重。七月八月，阳气已衰，为寒所折，病热亦微。其病与温及暑病相似，但治有殊耳。

从春分节以后到秋分节以前这一时期，天气如果骤然寒冷，由此而得的热病，都是时行寒疫。三四月间或有天气骤寒，这时阳气还较微弱，如被寒邪伤害而生病，发热还是比较轻微。五六月间，阳气已经旺盛，被寒邪伤害而生病，发热就必严重。七八月间阳气已经渐衰，受了寒邪伤害而生病，发热也必轻微。寒疫与温病、暑病有些相似，但治法却有显著的区别。

十五日得一气，于四时之中，一时有六气，四六名为二十四气。然气候亦有应至仍不至，或有未应至而至者，或有至而太过者，皆成病气也。但天地动静，阴阳鼓击者[2]，各正一气耳。是以彼春之暖，为夏之暑；彼秋之忿，为冬之怒。是故冬至之后，一阳爻升，一阴爻降也[3]；夏至之后，一阳气下，一阴气上也。斯则冬夏二至，阴阳合也；春秋二分，阴阳离也。阴阳交易，人变病焉。此君子春夏养阳、秋冬养阴，顺天地之刚柔也。小人触冒，必婴暴疹[4]。须知毒烈之气，留在何经，而发何病，详而

---

1 为寒所折：即被寒邪所伤害。折，伤害的意思。

2 阴阳鼓击：阴阳相互推动、促进。

3 一阳爻升，一阴爻降："爻"是八卦中的基本符号。"—"代表阳爻；"– –"代表阴爻。十月六爻均属阴，而为坤卦。阴极则阳生，所以到了十一月冬至节后，阳气渐生，阴气始降，故一阳爻上（升），一阴爻下（降），形成复卦。

4 必婴暴疹：婴，遭受。暴疹，急性疾病。

取之。**是以春伤于风，夏必飧泄[1]；夏伤于暑，秋必病疟；秋伤于湿，冬必咳嗽；冬伤于寒，春必病温。此必然之道，可不申明之。**

在一年四季中，每十五天为一节气，每一季度有六个节气，一年共有二十四个节气。一般说来，气候应相应于节气。但是气候的变化异常复杂，有时节气已到，而此时的气候却未到；有时节气未到，而此时的气候却提前来到；有时气候虽应时而至，但表现太过，这些皆可成为致病的邪气。然而，天地之间的阴阳之气互相鼓动推进，各自禀受一气。故气候会由春天的温暖，变为夏天的炎热；由秋天的凉爽，转变为冬季的严寒。冬至以后，阴气最盛，阴极则阳生，所以阳气开始上升，阴气开始下降。夏至以后，阳气最盛，阳极则阴生，所以阳气开始下降，阴气开始上升。这样，到了冬至夏至，为阴阳二气相合之时；春分秋分，是阴阳二气相离之期。当阴阳转换之时，人若适应不了则会生病。故熟知养生之道的人们，在春夏季养阳、秋冬季养阴，适应于自然界的变化。不懂养生的人，则顺应不了自然界的变化，触冒四时邪气，就会患急性热病。若要知道这些毒烈的邪气侵害哪一经，产生什么病，就必须详细诊察，才能得出正确结论。所以，春季感受风邪，夏天就发生泄泻；夏天感受暑邪，秋冬就会发疟疾；秋天感受湿邪，冬天就会发咳嗽；冬天受寒，春天则会产生温病。此为正常的规律，医者务须明白深究。

伤寒之病，逐日浅深，以施方治。今世人伤寒，或始不早

---

[1] 飧泄：脾胃虚弱的泄泻。

治，或治不对病，或日数久淹[1]，困乃告医[2]，医人又不依次第而治之，则不中病。皆宜临时消息制方，无不效也。今搜采仲景旧论，录其证候，诊脉声色，对病真方有神验者，拟防世急也。

伤寒的病情，是随着日程而由浅转深，逐渐加重的，应该根据病情的轻重情况决定治法和处方。现在有很多人患了伤寒病，开始不及时治疗，或者治疗不对病证，或者拖延了很长日期，直到病势十分严重时，才来请教医生，医生又不按照治疗程序去用药，因之药不对证，怎么能把病治好呢！如果能依据当时的病情，斟酌制定方药，没有不收到效果的。现在搜采张仲景原来的著作，抄录他所论述的证候和切脉、闻声、察色等诊病方法，以及确实有效的处方，编次成书，以供社会上救治疾病的迫切需要。

又土地温凉，高下不同，物性刚柔[3]，飡居亦异[4]。是故黄帝兴四方之问，岐伯举四治之能[5]，以训后贤，开其未悟者。临病之工，宜须两审也。

此外，地域有温凉高低不同，物体的属性有刚有柔，人们的饮食起居也不尽相同，故病证与治法也应有所区别。故黄帝提出四方居民治法不同的观点，岐伯则列举了砭石、毒药、微针、灸焫等四种不同的治疗方法及其作用，用来教导后代有学识的人，启发不知道变通的人，诊病的医生，必须一一明察。

1　日数久淹：病期拖延的时间太长。

2　困乃告医：病势危重时，才请医生诊治。

3　物性刚柔：物品的性能，有刚有柔。

4　飡居亦异："飡"与"餐"通，饮食居处的习惯，也有差异。

5　四治之能：砭石、毒药、微针、灸焫等四种治疗方法的功能。

伤寒例第三

凡伤于寒，则为病热，热虽盛不死。若两感于寒而病者[1]，必死。

凡是感触了寒邪，就会产生发热，热势虽然盛，也不会死亡。假使阳经和阴经同时感受寒邪而生病，就容易死亡。

尺寸俱浮者[2]，太阳受病也，当一二日发，以其脉上连风府[3]，故头项痛，腰脊强。

尺寸俱长者，阳明受病也，当二三日发，以其脉夹鼻络于目[4]，故身热，目痛，鼻干，不得卧。

尺寸俱弦者，少阳受病也，当三四日发，以其脉循胁络于耳[5]，故胸胁痛而耳聋。此三经皆受病，未入于府者，可汗而已。

尺寸俱沉细者，太阴受病也，当四五日发，以其脉布胃中，

---

1 两感于寒：阴经与阳经同时感受寒邪，如太阳少阴两感。

2 尺寸俱浮：寸关尺三部而言，犹言从寸至尺三部脉都是浮象。

3 其脉上连风府：风府是督脉经穴位，位于项后，正中枕骨之下陷。"其脉"指足太阳经脉，这一经脉，起于目内眦，上行额部至颠顶，入里络于脑，回出下行项后，循肩胛内侧，夹行脊柱两旁，抵于腰中，所以太阳经受邪，多有头项痛，腰脊强的症候。

4 其脉夹鼻络于目：足阳明经脉起于鼻翼旁，入上龈环绕口唇，交叉于唇下沟承浆穴。向后沿腮下出大迎穴，经颊车上行耳前，沿发际到额部，有一支脉在大迎前，下行循喉咙入缺盆，下入膈中，联于胃，络于脾，挟脐下行，经髀关，循足而下，止于大趾尖端，这是足阳明经脉循行路线。

5 其脉循胁络于耳：足少阳经脉起于目锐眦，上行头角，下至耳后，其支脉从耳后进入耳内，出走耳前至目锐眦后方，循颈侧入缺盆，然后向下走胸中，再过膈膜，络于肝和胆，再到少腹两侧。至于直行的经脉，从缺盆经腋，沿胸胁部到髀关节外侧下行，直至外踝，止于足小趾。由于足少阳经循胁部络于耳，所以少阳经脉受邪会发生两胁疼痛和耳聋的病变。

络于嗌[1],故腹满而嗌干[2]。

尺寸俱沉者,少阴受病也,当五六日发,以其脉贯肾,络于肺,系舌本[3],故口燥舌干而渴。

尺寸俱微缓者,厥阴受病也,当六七日发,以其脉循阴器[4],络于肝[5],故烦满而囊缩[6]。此三经皆受病,已入于腑,可下而已。

尺部、寸部脉象皆浮的,是因太阳受邪患病,大多在一两天发病。这是太阳经脉上连风府,行于头项、腰脊部位的缘故,故出现头项疼痛、腰脊拘紧不柔和等症状。

尺部、寸部脉象均长的,是阳明受邪患病,大多在两三天发病。这是阳明经脉起于鼻旁,行于目下的缘故,故出现身体发热、目痛、鼻干燥、不能安卧等症状。

尺部寸部脉象皆弦的,是少阳受邪患病,大多在三四天发病。

---

1 以其脉布胃中,络于嗌:足太阴的经脉,开始于足大趾尖端,上行足内踝前方,沿胫骨内侧,经股内侧前缘,直抵腹内,入属脾脏,联系胃腑,穿过膈膜,循行咽部,连及舌根,散于舌下。由于足太阴经脉连及脾胃,经过咽部,所以太阴受邪,出现腹满嗌干之证。

2 嗌干:咽部干燥。

3 以其脉贯肾,络于肺,系舌本:舌本指舌根,足少阴经脉,开始于足小趾,斜走足心出内踝前陷中。经内踝骨后,转走足根,由此上腿肚内侧,膝弯内缘,通过脊柱,入属肾脏,连及膀胱。直行的脉,从肾上行贯穿肝膈,入肺,沿喉咙至舌根。由于足少阴经脉络于肺,连系舌根,所以少阴受邪,出现口燥舌干而渴的症状。

4 阴器:生殖器。

5 以其脉循阴器,络于肝:足厥阴的经脉,开始于足大趾,沿足背,至内踝前,上行膝弯内缘,沿股内侧,环绕阴器,至少腹和胃经并行,入属肝脏,连系胆腑,向上贯穿膈膜,散布胁肋,沿喉咙后壁,过腭骨,上连于目系,出额部,与督脉会于头顶中央。

6 囊缩:阴囊上缩。

这是少阳经脉循行胸胁、出入耳中的缘故，故出现胸胁疼痛而又耳聋的症状。太阳、阳明、少阳这三经患病，为病在经脉，邪气还没有传入腑，可以用发汗法治愈。

尺部、寸部脉象皆沉细的，为太阴受邪生病，大多在四五天发病。这是太阴经脉络于胃，循行咽部的缘故，故出现腹部胀满，咽喉干燥的症状。

尺部、寸部脉象都沉的，是少阴受邪生病，大多在五六天发病。因为少阴经脉穿过肾、络于胸膈，连系舌根，故出现少阴病见舌燥、口渴。

尺部、寸部脉象都微缓的，是厥阴受邪生病，大多在六七天发病。这是厥阴的经脉环绕阴器，入属于肝的缘故，故出现烦闷、阴囊缩入的症状。太阴、少阴、厥阴这三经患病，邪气已经传入胃腑，可用泻下法治愈。

若两感于寒者，一日太阳受之，即与少阴俱病，则头痛口干，烦满而渴；二日阳明受之，即与太阴俱病，则腹满，身热，不欲食，谵语；三日少阳受之，即与厥阴俱病，则耳聋，囊缩而厥，水浆不入[1]，不知人者，六日死。若三阴三阳、五藏六府皆受病，则荣卫不行，藏腑不通，则死矣。

假使互为表里的阴阳两经，同时感受了寒邪，如第一日太阳经受邪，就和少阴经一起发病，而出现头痛口干、心烦胀满口渴等证。第二日阳明经受邪，就和太阴经一起发病，而出现腹胀、身热、不欲食、谵语等证。第三日少阳经受邪，就和厥阴经一起发

1　水浆不入：汤水不能下咽。

病，而出现耳聋、阴囊收缩、四肢厥冷、汤水不得下咽，甚至昏迷不识人等证。到了第六日，就要死亡。如果三阴经、三阳经、五脏六腑都受了病，那么，营卫之气不行，脏腑之气不通，就必死无疑了。

其不两感于寒，更不传经[1]，不加异气者[2]，至七日太阳病衰，头痛少愈也；八日阳明病衰，身热少歇也；九日少阳病衰，耳聋微闻也；十日太阴病衰，腹减如故，则思饮食；十一日少阴病衰，渴止舌干，已而嚏也；十二日厥阴病衰，囊纵[3]，少腹微下，大气皆去，病人精神爽慧也。

若病人不是两感病，又没有传经发生，并且未再感受新的致病邪气的，到第七天，太阳病就会衰退，头痛就会明显好转；第八天，阳明病衰退，发热就会消退；第九天，少阳病衰退，耳聋渐渐恢复，则可以听得见声音；第十天，太阴病衰退，腹部胀满减轻，恢复到正常，并想吃东西；第十一天，少阴病衰退，口渴就会消退，舌干也随之消失，且打喷嚏；第十二天，厥阴病衰退，缩入的阴囊就会松弛复原，少腹拘急缓解，邪气皆去，病人精神爽慧。

若过十三日以上不间[4]，尺寸陷者[5]，大危。

假使已经过了十三日，病势仍未衰减，三部脉皆沉伏的，那就非常危险了。

---

1 传经：病情的变化发展，由这一经的症候，演变为另一经的症候。

2 异气：又感受了另外一种病邪。

3 囊纵：阴囊由缩入转为松缓。

4 不间：病势不减，仍然继续发展的意思。

5 尺寸陷者：三部脉沉伏而按摸不到。

若更感异气，变为他病者，当依后坏病证而治之。若脉阴阳俱盛[1]，重感于寒者，变为温疟[2]。阳脉浮滑，阴脉濡弱者，更遇于风，变为风温。阳脉洪数，阴脉实大者，更遇温热，变为温毒[3]，温毒为病最重也。阳脉濡弱，阴脉弦紧者，更遇温气，变为温疫_{一本作疟}。以此冬伤于寒，发为温病。脉之变证，方治如说。

若又感受其他邪气，变成其他疾病的，应当依据后述坏病证进行施治。若尺寸脉均紧而有力，又感受寒邪的，就会转变为温疟。若寸脉浮滑、尺脉濡弱，感受风邪的，就会转变成风温。若寸脉洪数、尺脉实大，再感受温热，就会转变成温毒，温毒为最严重的一种病。若寸脉濡弱、尺脉弦紧的，又感受温邪，就会转变成温疫。这些皆为冬季感受寒邪，而变成温病的疾病。总之，所变之证必须详加诊察，因证来开处方，随证施治。

凡人有疾，不时即治，隐忍冀差[4]，以成痼疾[5]。小儿女子，益以滋甚[6]。时气不和[7]，便当早言。寻其邪由[8]，及在腠理[9]，以时治之，

1　脉阴阳俱盛：阴，指尺部；阳，指寸部。所谓关前为阳，关后为阴。

2　温疟：先热后寒的一种疟疾。

3　温毒：此症因冬时温暖，热毒内伏，至春气候骤热，伏毒与时热并发所致。多见烦闷呕逆、面赤身赤、狂乱燥渴、咽喉肿烂、发斑神昏等症，最为危险，宜大解热毒为主。

4　隐忍冀差：对疾病隐瞒忍耐，希望能自己好转病愈。

5　痼疾：顽固不愈的久病。

6　滋甚：更加严重。

7　时气不和：感受时令不正之气而身体违和。

8　寻其邪由：寻找致病的原因。

9　腠理：肌肉皮肤间的纹理。

罕有不愈者。患人忍之，数日乃说，邪气入藏，则难可制。此为家有患，备虑之要。凡作汤药，不可避晨夜，觉病须臾，即宜便治，不等早晚，则易愈矣。如或差迟，病即传变，虽欲除治，必难为力。

大凡有了疾病，应该即时治疗，如果不能即时求医诊治，而隐瞒着、忍耐着，希望侥幸自愈，往往因此而酿成积久难愈的病。尤其是小儿与妇女，更容易拖延不治，使病势更加严重。如果因外受时令之邪而身体不适，就应当及早告诉家里的人，请医生诊治。寻找致病原因，乘病邪还在腠理的时候，及时进行治疗，很少有不愈的。如果病人隐瞒忍耐，过了许多日才说，病邪已经侵入脏腑，那就难以制止了。这是家中发生患病的人，应当考虑注意的要点。凡需制作汤药，不可拘泥时间的早晚，一旦感到有病，就应立即请医治疗，只有这样，才容易治愈。如或稍有拖延，病情就会发生变化，这时虽然要求医治，一定难于收效了。

服药不如方法，纵意违师，不须治之。

服药不能依照规定的方法，任意违背医嘱，那就不必治疗。

凡伤寒之病，多从风寒得之，始表中风寒，入里则不消矣。未有温覆而当不消散者[1]。不在证治，拟欲攻之，犹当先解表，乃可下之。若表已解而内不消，非大满，犹生寒热，则病不除。若表已解而内不消，大满大实坚有燥屎，自可除下之，虽四五日，不能为祸也。若不宜下，而便攻之，内虚热入，协热遂利[2]，烦躁

---

1 温覆：服药后用衣被覆盖，使周身温暖，以利于汗解。

2 协热遂利：表症因误下而邪内陷，致发生下利，称为协热利。

诸变，不可胜数，轻者困笃[1]，重者必死矣。

大凡伤寒病，多为感受风寒所致。开始时风寒侵袭肌表，渐至由表入里，病邪一旦入里就不易解除了。因此，凡风寒在表，应及时治疗，施用发汗解表，并注意服药后适当加盖衣被，使浑身温暖而得汗，病邪就会消散。若不遵循表里先后的证治规律，一起病就行攻下，就会引起变证。因此，若表证尚未解除，还应当先解表，解表后，才能使用攻下的方法。若表证已解而里证未除，一般可用下法。但若里实未成，未见大满大实之证，则不可用攻下法，若过早攻下，则不能解除其病；若表证已解，而里实已甚，肠中燥屎已成，而见大满大实之证，就应攻下燥屎，燥屎得去，则病可愈。若不能攻下，而妄行攻下，使正气受损，邪热内入，而产生协热下利、烦躁等各种变证的，不可胜数，病变轻的则会加重，重的则会死亡。

夫阳盛阴虚[2]，汗之则死，下之则愈。阳虚阴盛[3]，汗之则愈，下之则死。夫如是，则神丹安可以误发[4]，甘遂何可以妄攻[5]？虚盛之治，相背千里，吉凶之机，应若影响，岂容易哉！况桂枝下咽[6]，阳盛即毙；承气入胃[7]，阴盛以亡。死生之要，在乎须臾，视

---

1 困笃：病变沉重难医。

2 阳盛阴虚：热邪盛而里阴被灼的症候。

3 阳虚阴盛：寒邪盛而表阳被遏的症候。

4 神丹：一种发汗剂。

5 甘遂：峻逐水邪的药物。

6 桂枝：桂枝汤。

7 承气：承气汤。

身之尽，不暇计日。此阴阳虚实之交错，其候至微，发汗吐下之相反，其祸至速。而医术浅狭，懵然不知病源[1]，为治乃误，使病者殒没[2]，自谓其分。至令冤魂塞于冥路，死尸盈于旷野，仁者鉴此，岂不痛欤！

热邪盛而阴液损伤的证候，不可发汗，误汗就会导致死亡，应当攻下，泄去热邪，就能够痊愈。寒邪盛而卫阳被遏的证候，治宜发汗，发汗则邪自表解而病愈；不可攻下，误下则正伤邪陷而病变加剧，也可引起死亡。正因为这样，所以神丹岂可以误用，甘遂岂可以妄攻，须知虚与实的治法，相去很远，用药的当否与病情的安危，有着密切的影响，治病岂是容易的事呀！何况误用桂枝汤，阳热过盛就会毙命，误用承气汤，阴寒愈增就会死亡。顷刻之间死生立判，眼望着病人死去，来不及计算日期。这种阴阳虚实交互错杂的变化，在证候表现上极其轻微，若误用了发汗吐下等治法，就会很快发生不良的后果。医术浅薄狭窄的人，糊糊涂涂地不了解病的根源，当然会犯治疗错误，促使病人死亡，还说是病人本来该死，以至误治而死的尸体遍于旷野，富有仁爱之心的人，能不感到痛心吗！

凡两感病俱作，治有先后，发表攻里，本自不同。而执迷妄意者[3]，乃云神丹甘遂合而饮之，且解其表，又除其里。言巧似是，其理实违。夫智者之举错也[4]，常审以慎；愚者之动作也，必

---

1 懵然：糊涂的样子。

2 殒没：死亡。

3 执迷妄意：以意推测，固执己见而执迷不悟。

4 举错："错"同"措"，举动与措施。

果而速。安危之变，岂可诡哉！世上之士，但务彼翕习之荣[1]，而莫见此倾危之败[2]，惟明者居然能护其本，近取诸身，夫何远之有焉？

凡属两感病而同时发作的，治疗应有先后的步骤，因为发表和攻里，本来是作用不同的治法，而秉性固执、缺乏分辨能力的人，仅靠自己的猜测，竟说神丹和甘遂可以合起来使用，既能解表，又能除里，说得巧妙，似乎颇有理致，实际是违反了治疗的理论。聪明人的举动措施，常常是经过周密思考而且十分慎重；愚蠢人的行为动作，必定是鲁莽武断并急于求成，这牵涉病人的生死安危，怎么能听信诡辩呢？现在有知识的人，但追求那亲近习熟的光荣，而看不到这倾覆危害的败坏。只有明白医理的人，平时能爱护自己的生命，并能推己及人，将别人的疾病，看成自己的疾病一样，果真如此，怎么会因病人的关系疏远而漠不关心呢？

凡发汗，温服汤药，其方虽言日三服，若病剧不解，当促其间[3]，可半日中尽三服。若与病相阻，即便有所觉。病重者，一日一夜当晬时观之[4]。如服一剂，病证犹在，故当复作本汤服之。至有不肯汗出，服三剂乃解。若汗不出者，死病也。

凡是温服发汗的汤药，处方后虽然说明一日服三次，但如果病情严重，服一次药后病不能解除的，服药间隔时间就应当适当缩短，可以在半天内服完三次。若药不对症，服药后就会出现不适的

1　翕习：亲近习熟的意思。

2　倾危：倾覆危害。

3　当促其间：缩短服药的间隔时间。

4　晬时：周时，指一昼夜二十四小时。

感觉。病情重的,昼夜皆应服药,并二十四小时严密观察,以防病情变化。若一剂药服完后,病证尚存的,应当再煎制汤药服用。此外,有的病人服药后不易出汗,直至服完三剂药后才汗出病解。若服药后始终不出汗的,属于危候。

凡得时气病,至五六日,而渴欲饮水,饮不能多,不当与也。何者?以腹中热尚少,不能消之,便更与人作病也。至七八日大渴欲饮水者,犹当依证而与之,与之常令不足,勿极意也[1],言能饮一斗,与五升。若饮而腹满,小便不利,若喘若哕[2],不可与之也。忽然大汗出,是为自愈也。

凡得时气病,到五六日的时候,口渴想饮水,而不能多饮的,那就不应当勉强给他水喝。为什么呢?因为病人里热未盛,不能消水,水入不行,必然增加它病。到了七八日口大渴欲饮水,还是应当依据病情,酌量饮服,勿使病人满足,譬如说病人能喝一斗,只可给予五升。若饮水后患者感到腹部饱满,小便不利,或气喘,或呃逆,就不可再给了。如果喝水后,忽然大汗出,那就是病要自愈的征象。

凡得病,反能饮水,此为欲之病。其不晓病者,但闻病饮水自愈,小渴者[3],乃强与饮之,因成其祸,不可复数也。

凡得病之后,反而能喝水的,这是阳气恢复,疾病将要痊愈的佳兆。有不了解病理的人,只听说病人能喝水就会自愈,一旦见

---

1 勿极意也:不使过度的意思。

2 哕:呃逆。

3 小渴:轻度的口渴。

到病人出现轻微口渴,就强迫大量喝水,因而酿成灾祸的,为数不少。

凡得病,厥脉动数[1],服汤药更迟[2],脉浮大减小,初躁后静,此皆愈证也。

大凡患病,在开始的时候,脉象动数,服了汤药以后,改变成迟脉;或原来是浮大的脉,现在转变为小脉;或开始是烦躁不安,现在精神安静,这些都是疾病将愈的征象。

凡治温病,可刺五十九穴[3]。

凡治疗温病,可刺五十九穴以泄其邪热。

又身之穴,三百六十有五,其三十穴,灸之有害,七十九穴,刺之为灾,并中髓也[4]。

人身的孔穴,共有三百六十五个,其中有三十九个穴位忌灸,七十九个穴位忌用针刺,如果误用了艾灸或针刺,就会发生灾害,并且会伤及骨髓。

脉四损,三日死。平人四息,病人脉一至,名曰四损。脉五损,一日死。平人五息,病人脉一至,名曰五损。脉六损,一时死。平人六息,病人脉一至,名曰六损。

凡出现四损之脉的,三天则会死亡。所谓"四损",是指正常人呼吸四次,病人脉搏来一次。若出现五损之脉的,一天则会死

---

1 厥:做"其"字解。脉动数:脉象数而圆滑有力。

2 更:改变的意思。

3 五十九穴:又称五十九刺,穴名见于《素问·刺热论》与《灵枢·热病》。其分布区域,头部二十五穴,胸部与四肢三十四穴。

4 中髓:损伤骨髓。

亡。正常人呼吸五次，病人脉搏来一次，这就是五损。若出现六损之脉的，一个时辰则会死亡。正常人呼吸六次，病人脉搏来一次，这就是六损。

脉盛身寒，得之伤寒；脉虚身热，得之伤暑。

脉象有力而身上怕冷的，是因为感受寒邪；脉虚无力而身上发热的，是因为感受暑邪。

脉阴阳俱盛，大汗出，不解者，死。

脉象尺寸部都盛大，大汗淋漓而病未解的，属正不胜邪之兆，是死候。

脉阴阳俱虚，热不止者，死。

脉的尺部寸部都虚弱无力，而发热不止的，为死候。

脉至乍数乍疏者死；脉至如转索，其日死。

脉搏跳动坚硬搏指，似扭转的绳索的，为真脏脉现之兆，预后不良。当日而死。

谵言妄语，身微热，脉浮大，手足温者生；逆冷，脉沉细者，不过一日死矣。

胡言乱语，身上微有发热，脉象浮大，手足温暖的，预后良好；如果手足逆冷，脉象沉细的，不出一日内死亡。

此以前是伤寒热病证候也。

以上所说的，是伤寒热病的证候。

辨痉湿暍脉证第四

伤寒所致太阳病，痉[1]、湿、暍[2]此三种，宜应别论，以为与伤寒相似，故此见之。

外邪所致的痉、湿、暍这三种病，本应另当别论。但由于此三者与太阳病的表现极其相似，故在本篇一并叙述。

太阳病，发热无汗，反恶寒者，名曰刚痉。

太阳病，发热无汗，反而怕冷的，叫作刚痉。

太阳病，发热汗出，而不恶寒，《病源》云恶寒。**名曰柔痉。**

太阳病，发热，汗出，不怕冷的，叫作柔痉。

太阳病，发热，脉沉而细者，名曰痉。

太阳病，发热，脉象沉而细的，叫作痉病。

太阳病，发汗太多，因致痉。

太阳病，由于发汗太多，因而引起痉病。

病身热足寒，颈项强急，恶寒，时头热面赤，目脉赤，独头面摇，卒口噤[3]，背反张者，痉病也。

病人身上发热足部发凉，颈强强急，畏寒，有时头部烘热，面

---

1 痉：一种脊背强直的病证。

2 暍：伤暑。

3 卒：忽然的意思。

部及眼睛发红，头部动摇不停，突然出现牙关咬紧不开、背部强直、角弓反张的，即为痉病。

太阳病，关节疼痛而烦，脉沉而细一作缓**者，此名湿痹**一云中湿。**湿痹之候，其人小便不利，大便反快，但当利其小便。**

太阳病，关节疼痛烦躁不安的，脉象沉细的，这叫湿痹，湿痹的证候表现，多有小便不通畅，大便溏泄，治疗当以渗利其小便为法则。

湿家之为病[1]，一身尽疼，发热，身色如似熏黄[2]。

久患湿病的人，出现周身疼痛、发热、肌肤发黄、色如烟熏的，这是湿邪久郁化热、湿热郁遏之候。

湿家，其人但头汗出，背强，欲得被覆向火。若下之早则哕，胸满，小便不利，舌上如胎者[3]，以丹田有热[4]，胸中有寒，渴欲得水，而不能饮，口燥烦也。

久患湿病的人，出现头部出汗，背部强硬不舒，想要靠盖被或烤火取暖。卫阳被遏之证，治若误用攻下，势必正气受到损伤，导致阳气下陷、湿阻于中，出现呃逆、胸闷、小便不通畅、舌上生苔等证。这是因为丹田中有热，胸中有寒，口渴想要喝水却不能喝，口干烦躁的缘故。

湿家下之，额上汗出，微喘，小便利一云不利**者死，若下利不**

1　湿家：指久患湿病的人。

2　熏黄：形容色黄而晦如烟熏。

3　舌上如胎：胎同苔，舌上好像有苔生长。

4　丹田：在脐下为下丹田，在心下为中丹田，在两眉间为上丹田。这里所称应是位于脐下的下丹田。

止者，亦死。

久患湿病的人，误服泻下方药，以致额上出汗，微有气喘，小便多的，是死证；若腹泻不止的，也是死证。

问曰：风湿相搏，一身尽疼痛，法当汗出而解。值天阴雨不止，医云此可发汗，汗之病不愈者，何也？答曰：发其汗，汗大出者，但风气去，湿气在，是故不愈也。若治风湿者，发其汗，但微微似欲出汗者，风湿俱去也。

问：风湿之邪相合，引起浑身疼痛，依照治疗法则，应当发汗驱邪，汗出邪散，病则可痊愈。但巧遇天阴下雨不止的话，医生说可以发汗，而发了汗病却不愈，这是为什么呢？答：这是发汗太过的缘故，汗出很多，这样只驱除了风邪，而湿邪仍然存在，故病未痊愈。倘若用发汗法治疗风湿病，只宜让病人微微出汗，这样才能同时解除风邪和湿邪。

湿家病，身上疼痛，发热面黄而喘，头痛鼻塞而烦，其脉大，自能饮食，腹中和无病，病在头中寒湿，故鼻塞。内药鼻中则愈[1]。

常患湿病的人，身体疼痛，发热，面色黄而气喘，头疼鼻塞，心烦不安。病人的脉象大，饮食如常，这表明腹内平和无病，病在头部感受了寒湿，所以鼻塞不通，可以用药纳入鼻腔中，就可痊愈。

病者一身尽疼，发热，日晡所剧者[2]，此名风湿。此病伤于汗

---

[1] 内：同"纳"，放入、塞入之意。
[2] 日晡所：申时前后。日晡，为申时别称，即午后3点到5点。所，不定之词，表约数，即许、前后、左右的意思。

出当风,或久伤取冷所致也[1]。

病人周身疼痛,发热,午后增剧的,这叫风湿。风湿的成因,是汗出后感受风邪,或长期贪凉取冷所致。

太阳中热者,暍是也,其人汗出恶寒,身热而渴也。

感受暑热之邪而引起的太阳病证,就是暍。病人证候表现是身热、口渴、出汗、怕冷。

太阳中暍者,身热疼重,而脉微弱,此以夏月伤冷水,水行皮中所致也。

太阳经中暍的病人,发热身疼且重,而脉象微弱,这是因为夏季伤于冷水,水湿侵入皮肤腠理所致。

太阳中暍者,发热恶寒,身重而疼痛,其脉弦细芤迟,小便已,洒洒然毛耸[2],手足逆冷,小有劳身即热,口开,前板齿燥。若发汗,则恶寒甚;加温针,则发热甚;数下之,则淋甚。

太阳中暑证,出现发热,怕冷,身体沉重疼痛,脉象弦细芤迟,解了小便后,就毛骨悚然、怕冷更甚,手足冰凉,稍微劳动,身体就发热,口则张开呼吸,门齿干燥。若误用发汗法治疗,则会加重怕冷的病情;误用温针,就会使发热更剧;若屡次攻下,小便则会淋涩不通。

---

1 久伤取冷:即长期贪凉而被寒冷所伤。

2 洒洒然:恶寒貌。

辨太阳病脉证并治上第五

太阳中风，阳浮阴弱。发热汗出恶寒，鼻鸣干呕者，桂枝汤主之。**第一**。五味，前有太阳病一十一证。

太阳病，头痛发热，汗出恶风者，桂枝汤主之。**第二**。用前第一方。

太阳病，项背强几几，反汗出恶风者，桂枝加葛根汤主之。**第三**。七味。

太阳病，下之后，其气上冲者，桂枝汤主之。**第四**。用前第一方。下有太阳坏病一证。

桂枝本为解肌，若脉浮紧，发热汗不出者，不可与之。**第五**。下有酒客不可与桂枝一证。

喘家作，桂枝汤加厚朴、杏子。**第六**。下有服汤吐脓血一证。

太阳病，发汗，遂漏不止，恶风，小便难，四肢急，难于屈伸，桂枝加附子汤主之。**第七**。六味。

太阳病，下之后，脉促胸满者，桂枝去芍药汤主之。**第八**。四味。

若微寒者，桂枝去芍药加附子汤主之。**第九**。五味。

太阳病，八九日，如疟状，热多寒少，不呕，清便自可，宜

桂枝麻黄各半汤。第十。七味。

太阳病，服桂枝汤，烦不解，先刺风池、风府，却与桂枝汤。第十一。用前第一方。

服桂枝汤，大汗出，脉洪大者，与桂枝汤。若形如疟，一日再发者，宜桂枝二麻黄一汤。第十二。七味。

服桂枝汤，大汗出，大烦渴不解，脉洪大者，白虎加人参汤主之。第十三。五味。

太阳病，发热恶寒，热多寒少，脉微弱者，宜桂枝二越婢一汤。第十四。七味。

服桂枝汤，或下之，头项强痛，发热，无汗，心下满痛，小便不利者，桂枝去桂加茯苓白术汤主之。第十五。六味。

伤寒，脉浮，自汗出，小便数，心烦，微恶寒，脚挛急，与桂枝汤，得之便厥，咽干，烦躁，吐逆，作甘草干姜汤与之。厥愈，更作芍药甘草汤与之，其脚伸。若胃气不和，与调胃承气汤。若重发汗，加烧针者，四逆汤主之。第十六。甘草干姜汤、芍药甘草汤并二味。调胃承气汤、四逆汤并三味。

（★宋本《伤寒论》卷第二《辨太阳病脉证并治上第五》至卷第十《辨发汗吐下后病脉证并治第二十二》十八篇中，除《辨不可吐第十八》《辨可吐第十九》外，每篇前面皆将该篇论"法"之条文提要式汇列。为了避免重复，此部分内容将不再注释翻译。——编者注）

辨太阳病脉证并治上第五

太阳之为病，脉浮[1]，头项强痛而恶寒[2]。

太阳病的证候，是以脉象浮、头痛、项部拘急不舒、恶寒为基本特征。

太阳病，发热，汗出，恶风，脉缓者[3]，名为中风[4]。

太阳病，见到发热，自汗出，厌恶风吹，脉象浮缓的，就叫作中风。

太阳病，或已发热，或未发热，必恶寒，体痛，呕逆，脉阴阳俱紧者[5]，名为伤寒[6]。

太阳病，已经发热，或者尚未发热，恶寒，头痛，项部拘急不舒，身体疼痛，呕逆，无汗，寸、关、尺三部脉象皆浮紧的，即为伤寒。

1　脉浮：脉象浅表，轻手按之即得，犹如木浮水面。

2　头项强痛：头痛项强。项是颈的后部；强，去声，强直不柔和貌。恶寒：恶，去声，厌恶、嫌憎的意思，恶寒即厌恶寒冷。

3　脉缓：王太仆说："缓者，缓纵之状，非动而迟缓也。"就是和缓的意思。

4　中风：伤风。与猝然晕倒、口眼㖞斜、肢体不遂的中风不同。

5　脉阴阳俱紧：阴阳有两种解释，一是认为指脉的尺寸，脉尺寸俱紧；二是认为指脉的沉浮，脉浮沉俱紧。两说都有理，但从表证脉必浮来看，应是浮紧，那么，则以尺寸俱紧更符合实际。参考麻黄汤禁例有尺中脉迟、尺中脉微禁用，也可资佐证。"紧"指脉的紧张状态，与弦脉相似而如转索有力。

6　伤寒：太阳病无汗脉紧，象征寒性凝敛，故名为伤寒。此属狭义伤寒，不是泛指外感热病的广义伤寒。

伤寒一日，太阳受之，脉若静者为不传[1]；颇欲吐[2]，若躁烦[3]，脉数急者[4]，为传也。

外感病第一天，邪在太阳，如果脉证静止在太阳未变的，这是疾病未发生传变。如果病人总想呕吐、烦躁不安、脉象数而急疾，为邪气传里之象，表示病已传变。

伤寒二三日，阳明、少阳证不见者，为不传也。

外感病两三天，已到邪传阳明、少阳之期，若不见阳明、少阳病的见证，而只见太阳病证候的，表示病未传变。

太阳病，发热而渴，不恶寒者，为温病[1]。若发汗已，身灼热者[6]，名曰风温[7]。风温为病，脉阴阳俱浮，自汗出，身重，多眠睡，鼻息必鼾[8]，语言难出。若被下者，小便不利，直视失

---

1 脉若静：若，假如。静，脉和缓不数的意思，与脉数急相对应。不传，为邪不传少阴，此表里相传。

2 颇欲吐：颇欲，很想。重在欲吐二字，欲吐不吐，即少阴之见证。

3 若躁烦：假若兼见足少阴之躁，手少阴之烦。

4 脉数急：急与疾同，脉快。数脉，一息六至。此句与"脉若静"相对应，为辨别传于不传之辨证要点。

1 温病：广义伤寒之一。

6 灼热：形容身热很高，如同烧灼。

7 风温：温病误用辛温发汗后的变证，与后世的外感风温病不同。

8 鼾：呼吸时鼻中发出的响声。

溲[1]；若被火者[2]，微发黄色，剧则如惊痫，时瘛疭[3]，若火熏之[4]。一逆尚引日[5]，再逆促命期。

太阳病，见到发热口渴，不恶寒的，就叫作温病。如果在使用发汗方法以后，热势更高如同烧灼一样，名叫风温。风温的证候特点是尺脉和寸脉都见浮象，自动出汗，身体沉重，经常睡眠，呼吸时鼻有鼾声，而且语言困难。假使误用下法，便会引起小便不利，两眼直视，甚至大小便失禁。假使误用火法，轻则导致皮肤发黄，严重的就会引起如同惊痫的症状，时时手足抽搐痉挛。倘若再用火熏的方法，那就误上加误了。一次错误的治疗，变证虽重，还不至于马上死亡；再次误治，生命危险就迫在眉睫了。

病有发热恶寒者，发于阳也；无热恶寒者，发于阴也。发于阳者，七日愈，发于阴者，六日愈，以阳数七、阴数六故也。

患外感病，若有发热畏寒的症状出现，是病在阳经的表现；若有无热畏寒的症状出现，是病在阴经的表现。病在阳经的，大约七天可以痊愈；病在阴经的，大约六天可以痊愈。这是七属于阳数、六属于阴数的缘故。

---

1 失溲：《仓公传》："使人不得前后溲。"又"难于大小溲"。这里的失溲，含有大小便自遗的意思。

2 被火：误用火法治疗。火法包括烧针、艾灸、熏、熨等。

3 瘛疭：手足抽搐痉挛。

4 若火熏之：形容肤色发黄而晦暗，如烟火熏灼的一般。

5 逆：治疗上的错误。

太阳病，头痛至七日以上自愈者[1]，以行其经尽故也[2]。若欲作再经者[3]，针足阳明[4]，使经不传则愈。

太阳病，头痛超过七天而自行痊愈的，是因为邪气行尽太阳经的缘故。如果邪气未尽，有向阳明经传变趋势，可以针刺足阳明经穴，使经气疏通，抗邪力增强，邪气不能内传阳明，疾病就会痊愈。

太阳病欲解时，从巳至未上[5]。

太阳病将要解除的时间，在上午九时到下午三时。

风家表解而不了了者[6]，十二日愈。

容易患太阳中风的人，表证解除后，身体仍感不适者，需待一定的时日，正气恢复，则可痊愈。

病人身大热，反欲得近衣者[7]，热在皮肤[8]，寒在骨髓也[9]；身大寒，反不欲近衣者，寒在皮肤，热在骨髓也。

病人体表发热，反而想穿很多衣服，这是外部假热、内部真寒的表现；体表怕冷，反而不想穿衣服，这是外部假寒、内部真热的反映。

---

1 自愈：自然痊愈。所谓七日者，乃承上文应奇数。

2 其经尽：太阳病自行其本经已尽七日。

3 欲作再经：有传阳明之势。

4 足阳明：足三里穴。

5 从巳至未：即从九时至十五时。巳，上午九时至十一时；未，下午一时至三时。

6 风家：凡家字皆指宿病而言，此处只作太阳中风证。不了了：就是不清楚、不轻快的意思。

7 "得"字下，成本有"近"字。

8 皮肤：表也。

9 骨髓：里也。

太阳中风,阳浮而阴弱[1],阳浮者,热自发,阴弱者,汗自出;啬啬恶寒[2],淅淅恶风[3],翕翕发热[4],鼻鸣干呕者[5],桂枝汤主之。方一。

太阳中风证,脉象寸浮而尺弱,寸脉浮的,自有发热,尺脉弱的,自会汗出。病人啬啬然恶寒,淅淅然恶风,发热好像皮毛披覆在身上一样,并伴有鼻息鸣响和干呕等症状,可用桂枝汤主治。

桂枝三两,去皮 **芍药**三两 **甘草**二两,炙 **生姜**三两,切 **大枣**十二枚,擘

上五味,㕮咀三味[6],以水七升,微火煮取三升[7],去滓,适寒温服一升[8],服已须臾,歠热稀粥一升余[9],以助药力,温覆令一时许[10],遍身漐漐微似有汗者益佳[11],不可令如水流漓,病必不除。若一服汗出病瘥,停后服,不必尽剂;若不汗,更服依前法;

---

1 阳浮而阴弱:有释为病机,有释为脉象,两说俱可通。主脉者又有浮沉与尺寸两种意见,根据本条及其他有关条文的内容相衡,应以寸浮尺弱的解释理由为优。

2 啬啬:悭客畏怯貌,形容恶寒畏缩的状态。

3 淅淅:风声,如冷雨凉风侵入肌肤的感觉。

4 翕翕发热:形容发热的轻浅,病人感觉像羽毛披覆在身上一样。

5 鼻鸣:鼻中窒塞,气息不利而发出的鸣响。干呕:呕而无物,叫作干呕。

6 㕮咀:古代的制剂法。古代无铁器,将药用口咬细,如黄豆大,入水煎煮,现在多用刀刃切成饮片。

7 微火:即和缓不猛的火力,使不沸溢。

8 适寒温:使冷热适当。

9 歠:方中行曰:"大饮也。"就是大口喝的意思。

10 温覆:覆盖衣被,使周身温暖,以助出汗。

11 漐漐:《通雅》云:"小雨不辍也。"形容微汗潮润之状。

又不汗，后服小促其间[1]，半日许令三服尽；若病重者，一日一夜服，周时观之[2]。服一剂尽，病证犹在者，更作服；若汗不出，乃服至二三剂。禁生冷、黏滑、肉面、五辛[3]、酒酪、臭恶等物。

桂枝三两，去皮　芍药三两　甘草二两，炙　生姜三两，切片　大枣十二枚，掰开

上五味，捣碎前三味。用七升水，以小火煮至可取三升药汁时，去掉药渣，趁温服一升。服药后片刻，再大口喝一升多热的米粥，用来协助药力的发挥。然后让病人覆盖被子一两小时，最好使病人全身微微汗出。注意千万不能使汗出过多如流水一样，因为那样必然不能解除病证。如果服一次药后就病随汗解，就应停服后面的药，不必把一剂药全部服完。如果药后不出汗，则仍按前面的方法接着服。还是不出汗的，就应缩短服药间隔的时间，半天左右把三服药服完。病重的，当昼夜二十四小时服药，并随时观察。服完一剂药后，病证还存在的，应再服。如果不出汗的，可一直服到两三剂。同时必须禁止进食生、冷、黏稠滑腻、肉面等食品以及带刺激性的蔬菜、酒类、奶制品和变质或有异味的食物。

太阳病，头痛，发热，汗出，恶风，桂枝汤主之。方二。 用前第一方。

太阳病，只要有头痛、发热、汗出、畏风症状出现的，桂枝汤则可主治。

1　小促其间：略缩短服药间隔时间。

2　周时：一日一夜二十四小时，称为周时。

3　五辛：《本草纲目》：大蒜、小蒜、韭、胡荽、芸苔。

太阳病，项背强几几[1]，反汗出恶风者，桂枝加葛根汤主之。方三。

太阳病，项部连背部强直拘急，俯仰不得自如，反而出汗恶风的，用桂枝加葛根汤主治。

葛根四两　**麻黄**三两，去节　**芍药**二两　**生姜**三两，切　**甘草**二两，炙　**大枣**十二枚，擘　**桂枝**二两，去皮

上七味，以水一斗，先煮麻黄、葛根，减二升，去上沫，纳诸药，煮取三升，去滓，温服一升，覆取微似汗，不须啜粥，余如桂枝法将息及禁忌。臣亿等谨按：仲景本论，太阳中风自汗用桂枝，伤寒无汗用麻黄，今证云汗出恶风者，而方中有麻黄，恐非本意也。第三卷有葛根汤证，云无汗恶风，正与此方同，是合用麻黄也，此云桂枝加葛根汤，恐是桂枝中但加葛根耳。

葛根四两　**麻黄**三两，去节　**芍药**二两　**生姜**三两，切片　**甘草**二两，炙　**大枣**十二枚，掰开　**桂枝**二两，去皮

上七味，用一斗水，先煮麻黄、葛根，待药液减少二升时，去掉药液上浮沫，再加入其余药物同煮，煮至可取三升药汁时，去掉药渣。趁温服一升，盖被子使微微汗出。药后不必大口喝米粥，其他则和服桂枝汤一样，注意调养休息和饮食禁忌。

太阳病，下之后，其气上冲者[2]，可与桂枝汤方，用前法。若不上冲者，不得与之。四。

太阳病，误用了泻下药之后，病人自觉胸中有气逆上冲感觉的，可以用桂枝汤治疗，服药方法同于前。若误下后没有气逆上冲

1　几几：俯仰不自如貌。《刺腰痛论》曰："腰痛侠脊而痛至头，几几然。"
2　其气上冲：病人自觉胸中有气上冲。

感觉的，则不能用桂枝汤治疗。

太阳病三日，已发汗，若吐若下若温针[1]，仍不解者，此为坏病[2]，桂枝不中与之也[3]。观其脉证，知犯何逆，随证治之。桂枝本为解肌[4]。若其人脉浮紧，发热汗不出者，不可与之也。常须识此[5]，勿令误也。五。

太阳病三日，已经用过发汗方法，又用过涌吐，或攻下，或温针等治法，而病仍不解的，这是治疗不当，成为坏病，桂枝汤是不适用的。应当了解其脉证变化，通过具体分析，得出病变矛盾的主要方面，然后随证选择治疗方法。桂枝汤本来作用是解除肌表之邪，假使病人的脉象浮紧，发热而无汗的，不可用桂枝汤，应常记着桂枝汤的宜忌，不要犯使用不当的错误。

若酒客病[6]，不可与桂枝汤，得之则呕，以酒客不喜甘故也。

平素嗜酒的人，若患了太阳中风证，不应用桂枝汤治疗，若服用了桂枝汤，就会出现呕吐的症状，这是嗜酒的人多湿热内蕴，而桂枝汤是辛甘温之剂，用后更助热留湿的缘故。

喘家作[7]，桂枝汤加厚朴、杏子仁，佳。六。

素有喘病的人，因感外邪而喘，治以桂枝汤加厚朴、杏仁，颇

---

1 温针：针灸的一种方法，用针针于一定穴内，以艾裹针体而蒸烧之，以冀发汗。
2 坏病：因治疗错误致病情发生恶化，证候变乱，而不能称其名者。
3 不中与：不中用的意思。
4 解肌：解散肌表之邪，也属发汗的范畴，但与开表发汗不同。
5 识：读"志"，记也。《论语》："汝以予为多学而识之者欤。"
6 酒客：平素嗜好饮酒的人。
7 喘家：素有喘病的人。

有效果。

凡服桂枝汤吐者，其后必吐脓血也。

凡是内热炽盛的病人，若服用桂枝汤而发生呕吐的，以后可能会出现吐脓血的变证。

太阳病，发汗，遂漏不止[1]，其人恶风，小便难[2]，四肢微急[3]，难以屈伸者，桂枝加附子汤主之。方七。

太阳病，发汗太过，导致汗出淋漓不止、病人怕冷、小便短小、四肢微感拘急疼痛、屈伸困难，若仍然存在头痛、发热等表证的，用桂枝加附子汤主治。

桂枝三两，去皮　**芍药**三两　**甘草**三两，炙　**生姜**三两，切　**大枣**十二枚，擘　**附子**一枚，炮，去皮，破八片

上六味，以水七升，取三升，去滓，温服一升。本云，桂枝汤，今加附子。将息如前法。

桂枝三两，去皮　芍药三两　甘草二两，炙　生姜三两，切片　大枣十二枚，掰开　附子一个，炮，去皮，破成八片

上六味，用七升水，煮至可取三升药汁时，去掉药渣，趁温服一升。原本说，桂枝汤方，现在加附子。调理休息方法同前。

太阳病，下之后，脉促胸满者，桂枝去芍药汤主之。方八。促，一作纵。

太阳病，误用攻下之后，有脉象急促、短促、胸部胀闷症状出

1　漏：渗泄不止的意思，在这里是形容汗出不断。

2　小便难：小便不通畅。

3　急：拘急，屈伸运动不得自如。

现的,用桂枝去芍药汤主治。

桂枝三两,去皮　**甘草**二两,炙　**生姜**三两,切　**大枣**十二枚,擘

上四味,以水七升,煮取三升,去滓,温服一升。本云,桂枝汤,今去芍药。将息如前法。

桂枝三两,去皮　甘草二两,炙　生姜三两,切片　大枣十二枚,掰开

上四味,用七升水,煮至可取三升药汁时,去掉药渣,趁温服一升。原本说,桂枝汤方,现在去掉芍药。调理休息方法同前。

若微寒者,桂枝去芍药加附子汤主之。方九。

如果误下后出现胸部满闷、脉微、畏风寒较重的,用桂枝去芍药加附子汤主治。

桂枝三两,去皮　**甘草**二两,炙　**生姜**三两,切　**大枣**十二枚,擘　**附子**一枚,炮,去皮,破八片

上五味,以水七升,去滓,温服一升。本云,桂枝汤,今去芍药加附子,将息如前法。

桂枝三两,去皮　甘草二两,炙　生姜三两,切片　大枣十二枚,掰开　附子一枚,炮,去皮,破成八片

上五味,用七升水,煮至可取三升药汁时,去掉药渣,趁温服一升。原本说,桂枝汤方,现在去掉芍药再加附子。调理休息方法同前。

太阳病,得之八九日,如疟状[1],发热恶寒,热多寒少,其人

1　如疟状:寒热发作的情况,好像疟疾一样。

不呕，清便欲自可[1]，一日二三度发。脉微缓者[2]，为欲愈也；脉微而恶寒者，此阴阳俱虚[3]，不可更发汗、更下、更吐也；面色反有热色者[4]，未欲解也，以其不得小汗出，身必痒，宜桂枝麻黄各半汤。方十。

太阳病，已经得了八九天，像得了疟疾一样，患者发热怕冷，发热的时间较长，怕冷的时间较短，病人不呕吐，大小便正常，一天发作两三次，即邪气郁滞在表的表现。此时，若脉象渐趋调匀和缓的，是邪气去、正气复的征象，疾病即将痊愈。若脉象微弱而怕冷的，这是表里阳气皆虚，就不能再用发汗、攻下、涌吐的方法治疗了。若面部反而出现红色的，表明邪气仍郁滞在肌表未能解除，病人皮肤还一定有瘙痒的症状，适宜用桂枝麻黄各半汤治疗。

桂枝一两十六铢，去皮　**芍药**　**生姜**切　**甘草**炙　**麻黄**各一两，去节　大枣四枚，擘　**杏仁**二十四枚，汤浸，去皮尖及两仁者

上七味，以水五升，先煮麻黄，去上沫，纳诸药，煮取一升八合，去滓，温服六合。本云，桂枝汤三合，麻黄汤三合，并为六合，顿服。将息如上法。臣亿等谨按：桂枝汤方，桂枝、芍药、生姜各三两，甘草二两，大枣十二枚。麻黄汤方，麻黄三两，桂枝二两，甘草一两，杏仁七十个。今以算法约之，二汤各取三分之一，即得桂枝一两十六铢，芍药、生姜、甘草各一两，大枣四枚，杏仁二十三个另三分枚之一，收之得二十四个，合

1　清便欲自可：清同圊，古代称路厕为"付清"。清便欲自可，就是大小便尚能如常的意思。

2　脉微缓：微与洪相对，缓与紧相对，微缓就是不洪不紧而柔和的意思。

3　阴阳俱虚：这里的阴阳，指表里言，谓表里都虚。

4　热色：红色。

方。详此方乃三分之一,非各半也,宜云合半汤。

桂枝一两十六铢,去皮　**芍药**　**生姜**切片　**甘草**炙　**麻黄**各一两,去节　**大枣**四枚,擘开　**杏仁**二十四枚,烫水浸泡,去掉皮尖及两仁

上七味,用五升水,先煮麻黄,待水滚一两次后,去掉液面上浮沫,加入其余药物,煮至可取一升八合药汁时,去掉药渣,趁温服六合。原本说,桂枝汤三合,麻黄汤三合,合并成六合,一次服完。调养休息方法同前。

太阳病,初服桂枝汤,反烦不解者,先刺风池[1]、风府[2],却与桂枝汤则愈。十一。 用前第一方。

太阳病,服了一遍桂枝汤,不仅表证未解,反而增添了烦闷不安的感觉,此乃邪气郁滞太甚所致。治疗应当先针刺风池、风府,以疏经泄邪,然后再给予桂枝汤就可以痊愈。

服桂枝汤,大汗出,脉洪大者[3],与桂枝汤,如前法。若形似疟,一日再发者,汗出必解,宜桂枝二麻黄一汤。方十二。

服了桂枝汤以后,大汗淋漓,脉象洪大,表证仍在,仍可用桂枝汤,应遵照服药的调护方法。假如恶寒发热似疟,一日两次发作的,还须得汗始解,宜用桂枝二麻黄一汤。

桂枝一两十七铢,去皮　**芍药**一两六铢,切　**麻黄**十六铢,去节　**生姜**一两六铢,切　**杏仁**十六个,去皮尖　**甘草**一两二铢,炙　**大枣**五枚,擘

---

[1] 风池:穴名,在脑后(脑空穴下)发际陷中,枕骨斜下方凹陷中,是足少阳胆经穴,可治热病汗不出、偏正头痛、颈项强直等证。

[2] 风府:穴名,在项后人发际一寸,在枕骨与第一颈椎之间,是督脉经的穴位,可治头项强痛、中风、偏枯、头疼项强等证。

[3] 脉洪大:脉形盛大如洪水泛滥,宽洪满指,但来盛去衰。

上七味，以水五升，先煮麻黄一二沸，去上沫，纳诸药，煮取二升，去滓，温服一升，日再服。本云，桂枝汤二分，麻黄汤一分，合为二升，分再服，今合为一方，将息如前法。臣亿等谨按：桂枝汤方，桂枝、芍药、生姜各三两，甘草二两，大枣十二枚。麻黄汤方，麻黄三两，桂枝二两，甘草一两，杏仁七十个。今以算法约之，桂枝取十二分之五，即得桂枝、芍药、生姜各一两六铢，甘草二十铢，大枣五枚。麻黄汤取九分之二，即得麻黄十六铢，桂枝十铢三分铢之二，收之得十一铢，甘草五铢三分铢之一，收之得六铢，杏仁十五个九分枚之四，收之得十六个。二汤所取相合，即共得桂枝一两十七铢，麻黄十六铢，生姜、芍药各一两六铢，甘草一两二铢，大枣五枚，杏仁十八个，合方。

桂枝一两十七铢，去皮　芍药一两六铢，切片　麻黄十六铢，去节　生姜一两六铢，切片　杏仁十六枚，去掉皮尖　甘草一两二铢，炙　大枣五枚，掰开

上七味，用五升水，先煮麻黄，待水滚开一两次后，去掉液面上浮沫，加入其余药物，煮至可取二升药汁时，去掉药渣，趁温服一升，一天服两次。原本说，桂枝汤二份，麻黄汤一份，合为二升，分两次服。现在合为一方，调养休息方法同前。

服桂枝汤，大汗出后，大烦渴不解[1]，脉洪大者，白虎加人参汤主之。方十三。

太阳中风证，服了桂枝汤后，出很多的汗，病人出现心烦口渴很厉害、饮水不能缓解、脉象洪大症状的，为邪传阳明，热盛而津伤，用白虎加人参汤主治。

知母六两　石膏一斤，碎，绵裹　甘草二两，炙　粳米六合　人参三两

1　大烦渴不解：烦是心烦，渴是口渴，大是形容烦渴的厉害，不解是病未愈的意思。

上五味，以水一斗，煮米熟汤成，去滓，温服一升，日三服。

知母六两　石膏一斤，打碎，棉布包裹　甘草二两，炙　粳米六合　人参三两

上五味，用一斗水，煮至米熟药汁即成，去掉药渣，趁温服一升，一天服三次。

太阳病，发热恶寒，热多寒少。脉微弱者，此无阳也，不可发汗。宜桂枝二越婢一汤[1]。方十四。

太阳病，发热怕冷，发热的时间长，若病人脉象微弱的，这是阳气虚弱，发汗法不能治愈，可用桂枝二越婢一汤治疗。

桂枝去皮　**芍药**　**麻黄**　**甘草**炙，各十八铢　**大枣**四枚，擘　**生姜**一两二铢，切　**石膏**二十四铢，碎，绵裹

上七味，以水五升，煮麻黄一二沸，去上沫，纳诸药，煮取二升，去滓，温服一升。本云：当裁为越婢汤、桂枝汤合之饮一升，今合为一方，桂枝汤二分，越婢汤一分。臣亿等谨按：桂枝汤方，桂枝、芍药、生姜各三两，甘草二两，大枣十二枚。越婢汤方，麻黄二两，生姜三两，甘草二两，石膏半斤，大枣十五枚。今以算法约之，桂枝汤取四分之一，即得桂枝、芍药、生姜各十八铢，甘草十二铢，大枣三枚。越婢汤取八分之一，即得麻黄十八铢，生姜九铢，甘草六铢，石膏二十四铢，大枣一枚，八分之七弃之，二汤所取相合，即共得桂枝、芍药、甘草、麻黄各十八铢，生姜一两三铢，石膏二十四铢，大枣四枚，合方。旧云桂枝三，今取四分之一，即当云桂枝二也。越婢汤方见仲景杂方中，《外台秘要》一云起脾汤。

桂枝去皮　芍药　麻黄　甘草炙，各十八铢　大枣四枚，掰开　生姜

---

[1] 越婢："婢"与"脾"古字通用，《玉函经》方后煎法，二"婢"字均作"脾"，可证。成注：发越脾气，通行津液。

一两二铢，切片　石膏二十四铢，打碎，棉布包裹

上七味，用五升水，先煮麻黄，待水滚开一两次后，去掉液面上浮沫，加入其余药物，煮至可取二升药汁时，去掉药渣，趁温服一升。原本说，应当取越婢汤、桂枝汤两方的药汁相合，一次服一升。现在合并为一方，取桂枝汤两份，越婢汤一份。

服桂枝汤，或下之，仍头项强痛，翕翕发热，无汗，心下满微痛，小便不利者，桂枝去桂加茯苓白术汤主之。方十五。

服了桂枝汤，或使用了泻下法后，患者仍然头痛，项部拘急不柔和，犹如皮毛覆盖在身上一样发热、无汗，胃脘部胀满，微感疼痛，小便不通畅者，用桂枝汤去桂加茯苓白术汤主治。

芍药三两　**甘草**二两，炙　**生姜**切　**白术**　**茯苓**各三两　**大枣**十二枚，擘

上六味，以水八升，煮取三升，去滓，温服一升，小便利则愈。本云，桂枝汤，今去桂枝加茯苓、白术。

芍药三两　**甘草**二两，炙　**生姜**切片　**白术**　**茯苓**各三两　**大枣**十二枚，掰开

上六味，用八升水，煮至可取三升药汁时，去掉药渣，趁温服一升，小便通利，病证就会痊愈。原本说，桂枝汤方，现在去掉桂枝而加茯苓、白术。

伤寒，脉浮，自汗出，小便数，心烦，微恶寒，脚挛急[1]，反与桂枝汤欲攻其表，此误也。得之便厥[2]，咽中干，烦躁吐逆者，

1　挛急：伸展不利。

2　厥：手足发冷。

作甘草干姜汤与之，以复其阳；若厥愈足温者，更作芍药甘草汤与之，其脚即伸；若胃气不和，谵语者[1]，少与调胃承气汤；若重发汗，复加烧针者，四逆汤主之。方十六。

伤寒病，出现脉浮、自汗出、小便频数、心烦、轻微怕冷、两小腿肚拘急疼痛、难以屈伸症状的是太阳中风兼阳虚阴亏证，治当扶阳解表，反而单用桂枝汤来解表，这是错误的治法。服药后出现了四肢冰冷，咽喉干燥、烦躁不安、呕吐等证，是误治导致阴阳两虚。治疗应该先给予甘草干姜汤，使阳气来复，若服了甘草干姜汤后四肢厥冷转愈而见两腿温暖的，说明阳气已复。然后，再给予芍药甘草汤来复阴，阴液恢复，病人两小腿肚拘急疼痛即可解除，两腿即可自由伸展。若误汗伤津，致肠胃燥实而气机不调和，有谵言妄语等证出现的，可以少量调胃承气汤治疗。若反复发汗，再加上用烧针强迫发汗，汗多亡阳，导致少阴阳衰的，应当用四逆汤主治。

甘草干姜汤方

甘草四两,炙 干姜二两

上二味，以水三升，煮取一升五合，去滓，分温再服。

芍药甘草汤方

芍药 甘草各四两,炙

上二味，以水三升，煮取一升五合，去滓，分温再服。

调胃承气汤方

大黄四两,去皮,清酒洗 甘草二两,炙 芒硝半升

---

1 谵语：神昏妄言，也就是说胡话。

上三味，以水三升，煮取一升，去滓，纳芒硝，更上火微煮令沸，少少温服之。

四逆汤方

甘草二两，炙　干姜一两半　附子一枚，生用，去皮，破八片

上三味，以水三升，煮取一升二合，去滓，分温再服。强人可大附子一枚，干姜三两。

甘草干姜汤方

甘草四两，炙　干姜二两

上二味，用二升水，煮至可取一升五合药汁时，去掉药渣，分两次，趁温服。

芍药甘草汤方

芍药　甘草炙，各四两

上二味，用三升水，煮至可取一升五合药汁时，去掉药渣，分两次，趁温服。

调胃承气汤方

大黄四两，去皮，用清澄的米酒洗　甘草二两，炙　芒硝半升

上三味，用三升水，煮至可取一升药汁时，去掉药渣，加入芒硝，再在小火上煮开，趁温少量服。

四逆汤方

甘草二两，炙　干姜一两半　附子一枚，生用，去皮，破成八片

上二味，用二升水，煮至可取一升二合药汁时，去掉药渣，分两次，趁温服。强壮的人可用大附子一枚，干姜三两。

问曰：证象阳旦，按法治之而增剧，厥逆，咽中干，两胫拘

急而谵语[1]。师曰：至夜半手足当温，两脚当伸。后如师言，何以知此？答曰：寸口脉浮而大，浮则为风，大则为虚，风则生微热，虚则两胫挛，病证象桂枝，因加附子参其间，增桂令汗出，附子温经，亡阳故也。厥逆咽中干，烦躁，阳明内结，谵语烦乱，更饮甘草干姜汤；夜半阳气还，两足当热，胫尚微拘急，重与芍药甘草汤，尔乃胫伸；以承气汤微溏，则止其谵语，故知病可愈。

问：病人的症状像桂枝汤证，按照桂枝汤证的治法进行治疗，结果反而病情加剧，出现四肢冰冷、咽喉干燥、两小腿肌肉拘急疼痛，甚至出现谵语等证，老师预测到了病人半夜手足应当温暖，两腿应当舒展，病情后来的发展果然如老师说的那样，这是怎么知道的呢？老师答：病人寸口脉搏浮而大，浮是感受风邪，大是虚的表现，感受风邪就会产生轻微发热，正气虚弱就会出现两小腿肌肉拘挛疼痛。虽然症状很像桂枝汤证，其实不是桂枝汤证，而是太阳中风兼阴阳两虚证。因此，在治疗上必须用桂枝汤加附子以温经发汗。但是医生却反而单用桂枝汤发汗，导致汗出亡阳，并兼阴液亏虚，从而有四肢冰冷、咽喉干燥、烦躁等症状出现。治疗先给予甘草干姜汤，服药后阳气于半夜恢复，两腿就由厥冷转温暖，而两小腿肌肉拘挛疼痛尚未解除，于是再给予芍药甘草汤，服药后，阴液得复，两脚则可自由伸展了。若误汗伤阴，导致阳明燥屎内结，就会出现谵语、心中烦乱不安等证，应当用承气汤攻下里实，服药后大便微见溏泻的，为燥屎得去，谵语等证则会停止，疾病即可痊愈。

---

1 谵语：神昏妄言，也就是说胡话。

卷第三

辨太阳病脉证并治中第六

太阳病，项背强几几，无汗恶风，葛根汤主之。第一。七味。

太阳阳明合病，必自利，葛根汤主之。第二。用前第一方。一云用后第四方。

太阳阳明合病，不下利，但呕者，葛根加半夏汤主之。第三。八味。

太阳病，桂枝证，医反下之，利不止，葛根黄芩黄连汤主之。第四。四味。

太阳病，头痛，发热，身疼，恶风，无汗而喘者，麻黄汤主之。第五。四味。

太阳阳明合病，喘而胸满，不可下，宜麻黄汤主之。第六。用前第五方。

太阳病，十日以去，脉浮细而嗜卧者，外已解。设胸满痛，与小柴胡汤。脉但浮者，与麻黄汤。第七。用前第五方。小柴胡汤，七味。

太阳中风，脉浮紧，发热恶寒，身疼痛，不汗出而烦躁者，大青龙汤主之。第八。七味。

伤寒，脉浮缓，身不疼，但重，乍有轻时，无少阴证者，大

青龙汤发之。第九。用前第八方。

伤寒表不解，心下有水气，干呕，发热而咳，小青龙汤主之。第十。八味，加减法附。

伤寒，心下有水气，咳而微喘，小青龙汤主之。第十一。用前第十方。

太阳病，外证未解，脉浮弱者，当以汗解，宜桂枝汤。第十二。五味。

太阳病，下之微喘者，表未解，桂枝加厚朴杏子汤主之。第十三。七味。

太阳病，外证未解，不可下也，下之为逆，解外，宜桂枝汤。第十四。用前第十二方。

太阳病，先发汗不解，复下之，脉浮者，当解外，宜桂枝汤。第十五。用前第十二方。

太阳病，脉浮紧，无汗发热，身疼痛，八九日不解，表证在，发汗已，发烦，必衄，麻黄汤主之。第十六。用前第五方。下有太阳病，并二阳并病四证。

脉浮者，病在表，可发汗，宜麻黄汤。第十七。用前第五方。一法用桂枝汤。

脉浮数者，可发汗，宜麻黄汤。第十八。用前第五方。

病常自汗出，荣卫不和也。发汗则愈，宜桂枝汤。第十九。用前第十二方。

病人藏无他病，时自汗出，卫气不和也，宜桂枝汤。第二十。用前第十二方。

伤寒，脉浮紧，不发汗，因衄，麻黄汤主之。第二十一。用前第五方。

伤寒，不大便六七日，头痛有热者，与承气汤。小便清者，知不在里，当发汗，宜桂枝汤。第二十二。用前第十二方。

伤寒，发汗已解，半日许，复热烦，脉浮数者，可更发汗，宜桂汁汤。第二十三。用前第十二方。下别有三病证。

下之后，复发汗，昼日烦躁不得眠，夜而安静，不呕，不渴，无表证，脉沉微者，干姜附子汤主之。第二十四。二味。

发汗后，身疼痛，脉沉迟者，桂枝加芍药生姜各一两人参三两新加汤主之。第二十五。六味。

发汗后，不可行桂枝汤，汗出而喘，无大热者，可与麻黄杏子甘草石膏汤。第二十六。四味。

发汗过多，其人叉手自冒心，心下悸欲得按者，桂枝甘草汤主之。第二十七。二味。

发汗后，脐下悸，欲作奔豚，茯苓桂枝甘草大枣汤主之。第二十八。四味。下有作甘澜水法。

发汗后，腹胀满者，厚朴生姜半夏甘草人参汤主之。第二十九。五味。

伤寒，吐下后，心下逆满，气上冲胸，头眩，脉沉紧者，茯苓桂枝白术甘草汤主之。第三十。四味。

发汗，病不解，反恶寒者，虚故也，芍药甘草附子汤主之。第三十一。二味。

发汗，若下之，不解，烦躁者，茯苓四逆汤主之。第三十二。五味。

发汗后，恶寒，虚故也。不恶寒，但热者，实也，与调胃承气汤。第三十三。三味。

太阳病，发汗后，大汗出，胃中干，躁不得眠，欲饮水，小便不利者，五苓散主之。第三十四。五味，即猪苓散是。

发汗已，脉浮数，烦渴者，五苓散主之。第三十五。用前第三十四方。

伤寒，汗出而渴者，五苓散；不渴者，茯苓甘草汤主之。第三十六。四味。

中风发热，六七日不解而烦，有表里证，渴欲饮水，水入则吐，名曰水逆，五苓散主之。第三十七。用前第三十四方。下别有三病证。

发汗吐下后，虚烦不得眠，心中懊侬，栀子豉汤主之。若少气者，栀子甘草豉汤主之。若呕者，栀子生姜豉汤主之。第三十八。栀子豉汤二味。栀子甘草豉汤、栀子生姜豉汤，并三味。

发汗，若下之，烦热，胸中窒者，栀子豉汤主之。第三十九。用上初方。

伤寒，五六日，大下之，身热不去，心中结痛者，栀子豉汤主之。第四十。用上初方。

伤寒，下后，心烦腹满，卧起不安者，栀子厚朴汤主之。第四十一。三味。

伤寒，医以丸药下之。身热不去，微烦者，栀子干姜汤主之。第四十二。二味。下有不可与栀子汤一证。

太阳病，发汗不解，仍发热，心下悸，头眩，身瞤动，真武汤主之。第四十三。五味。下有不可汗五证。

汗家重发汗，必恍惚心乱，禹余粮丸主之。第四十四。方本阙。下有吐蛔，先汗下二证。

伤寒，医下之，清谷不止，身疼痛，急当救里。后身疼痛，清便自调，急当救表。救里宜四逆汤，救表宜桂枝汤。第四十五。桂枝汤用前第十二方。四逆汤三味。

太阳病未解，脉阴阳俱停，阴脉微者，下之解，宜调胃承气汤。第四十六。用前第三十三方。一云，用大柴胡汤。前有太阳病一证。

太阳病，发热汗出，荣弱卫强，故使汗出。欲救邪风，宜桂枝汤。第四十七。用前第十二方。

伤寒五六日，中风，往来寒热，胸胁满，不欲食，心烦喜呕者，小柴胡汤主之。第四十八。再见柴胡汤，加减法附。

血弱气尽，腠理开，邪气因入，与正气分争，往来寒热，休作有时，小柴胡汤主之。第四十九。用前方。渴者属阳明证附，下有柴胡不中与一证。

伤寒，四五日，身热恶风，项强，胁下满，手足温而渴者，小柴胡汤主之。第五十。用前方。

伤寒，阳脉涩，阴脉弦，法当腹中急痛，先与小建中汤；不瘥者，小柴胡汤主之。第五十一。用前方。小建中汤六味。下有呕家不可用建中汤，并服小柴胡汤一证。

伤寒，二三日，心中悸而烦者，小建汤主之。第五十二。用前第五十一方。

太阳病，过经十余日，反二三下之，后四五日，柴胡证仍在，微烦者，大柴胡汤主之。第五十三。加大黄，八味。

伤寒，十三日不解，胸胁满而呕，日哺发潮热，柴胡加芒硝汤主之。第五十四。八味。

伤寒，十三日，过经谵语者，调胃承气主之。第五十五。用前第三十二方。

太阳病不解，热结膀胱，其人如狂，宜桃核承气汤。第五十六。五味。

伤寒八九日，下之，胸满烦惊，小便不利，谵语，身重者，柴胡加龙骨牡蛎汤主之。第五十七。十二味。

伤寒，腹满谵语，寸口脉浮而紧，此肝乘脾也，名曰纵，刺期门。第五十八。

伤寒，发热，啬啬恶寒，大渴欲饮水，其腹必满。自汗出，小便利，此肝乘肺也，名曰横，刺期门。第五十九。下有太阳病二证。

伤寒脉浮，医以火劫之，亡阳，必惊狂，卧起不安者，桂枝去芍药加蜀漆牡蛎龙骨救逆汤主之。第六十。七味，下有不可火五证。

烧针被寒，针处核起，必发奔豚气，桂枝加桂汤主之。第六十一。五味。

火逆下之，因烧针烦躁者，桂枝甘草龙骨牡蛎汤主之。第六十二。四味。下有太阳四证。

太阳病，过经十余日，温温欲吐，胸中痛，大便微溏，与调胃承气汤。第六十三。用前第三十三方。

太阳病，六七日，表证在，脉微沉，不结胸，其人发狂，以热在下焦，少腹满，小便自利者，下血乃愈，抵当汤主之。第六十四。四味。

太阳病，身黄，脉沉结，小腹硬，小便自利，其人如狂者，血证谛也，抵当汤主之。第六十五。用前方。

伤寒有热，少腹满，应小便不利，今反利者，有血也，当下之，宜抵当丸。第六十六。四味。下有太阳病一证。

太阳病，项背强几几，无汗恶风，葛根汤主之。方一。

太阳病，项背部拘紧不柔和，不能自如俯仰，且无汗畏风的，用葛根汤主治。

葛根四两　**麻黄**三两，去节　**桂枝**二两，去皮　**生姜**三两，切　**甘草**二两，炙　**芍药**二两　**大枣**十二枚，擘

上七味，以水一斗，先煮麻黄、葛根，减二升，去白沫，纳诸药，煮取三升，去滓，温服一升，覆取微似汗，余如桂枝法将息及禁忌，诸汤皆仿此。

葛根四两　麻黄三两，去节　桂枝二两，去皮　生姜三两，切片　甘草二两，炙　芍药二两　大枣十二枚，掰开

上七味，用一斗水，先煮麻黄、葛根，待药液减少二升时，去掉液面上的浮沫，加入其余药物，煮至可取三升药汁时，去掉药渣，趁温服一升，覆盖棉被使病人微微汗出，其他和服桂枝汤一样调养休息及禁忌。服用其他汤方都效仿这一注意事项。

太阳与阳明合病者[1]，必自下利，葛根汤主之。方二。用前第一方。一云，用后第四方。

太阳与阳明两经同时感受外邪而发病，出现发热、畏寒、头痛无汗等表证，又见腹泻的，用葛根汤主治。

太阳与阳明合病，不下利，但呕者，葛根加半夏汤主之。

1　合病：两经或三经症候同时出现，谓之合病。

方三。

太阳与阳明合病,没有下利,但有呕吐的,用葛根加半夏汤主治。

葛根四两 **麻黄**三两,去节 **甘草**二两,炙 **芍药**二两 **桂枝**二两,去皮 **生姜**三两,切 **半夏**半升,洗 **大枣**十二枚,擘

上八味,以水一斗,先煮葛根、麻黄,减二升,去白沫,纳诸药,煮取三升,去滓,温服一升,覆取微似汗。

葛根四两 麻黄三两,去节 甘草二两,炙 芍药二两 桂枝二两,去皮 生姜二两,切片 半夏半升,洗 大枣十二枚,掰开

上八味,用一斗水,先煮葛根、麻黄,待药液减少二升时,去掉液面上的白沫,加入其余药物,煮至可取三升药汁时,去掉药渣,趁温服一升,覆盖棉被使病人微微汗出。

太阳病,桂枝证,医反下之,利遂不止,脉促者[1],表未解也。喘而汗出者,葛根黄芩黄连汤主之。方四。 促,一作纵。

太阳病,证属桂枝汤证,本当用汗法,医生却反用下法,导致腹泻不止,脉象急促、短促的,是表证尚未解除的表现,若出现气喘、汗出等内热证的,用葛根黄芩黄连汤主治。

葛根半斤 **甘草**二两,炙 **黄芩**三两 **黄连**三两

上四味,以水八升,先煮葛根,减二升,纳诸药,煮取二升,去滓,分温再服。

葛根半斤 甘草二两,炙 黄芩三两 黄连三两

上四味,用八升水,先煮葛根,待药减少二升时,加入其余药

---

[1] 脉促:脉势急促。

物，煮至可取二升药汁时，去掉药渣，分两次，趁温服。

太阳病，头痛发热，身疼腰痛，骨节疼痛，恶风无汗而喘者，麻黄汤主之。方五。

太阳病，头痛、发热、身体疼痛、腰痛、关节疼痛，怕风，无汗而气喘，脉浮紧的，属太阳伤寒证，用麻黄汤主治。

麻黄三两，去节　**桂枝**二两，去皮　**甘草**一两，炙　**杏仁**七十个，去皮尖

上四味，以水九升，先煮麻黄，减二升，去上沫，纳诸药，煮取二升半，去滓，温服八合，覆取微似汗，不须啜粥，余如桂枝法将息。

麻黄三两，去节　桂枝二两，去皮　甘草一两，炙　杏仁七十个，去掉皮尖

上四味，用水九升，先煮麻黄，待药液减少二升时，去掉液面上浮沫，加入其余药物，煮至可取二升半药汁时，去掉药渣，趁温服八合，覆盖棉被使病人微微汗出，不必大口喝米粥，其他同服桂枝汤一样调养休息。

太阳与阳明合病，喘而胸满者，不可下，宜麻黄汤。六。

太阳与阳明同时感受外邪而发病，气喘而胸部出现胀闷者，表明表邪郁闭较甚，病情偏重于表，不可攻下，宜用麻黄汤发汗解表。

太阳病，十日以去，脉浮细而嗜卧者，外已解也。设胸满胁痛者[1]，与小柴胡汤。脉但浮者[2]，与麻黄汤。七。用前第五方。

太阳表证，已经过了十天，如果脉象由浮紧转浮细，总想睡眠

1　设：假使。谓脉细，不嗜卧而胸满胁痛，邪已入少阳，

2　脉但浮：脉浮而不细，不嗜卧，邪仍在太阳未解。

的，是表证已经解除的征象；如果出现胸胁满闷疼痛的，是病转少阳，可用小柴胡汤治疗；如果仅见脉浮等表证的，是病仍在太阳，可用麻黄汤治疗。

小柴胡汤方

柴胡半斤　**黄芩**　**人参**　**甘草**炙　**生姜**切，各三两　**大枣**十二枚，擘　**半夏**半升，洗

上七味，以水一斗二升，煮取六升，去滓，再煎取三升，温服一升，日三服。

小柴胡汤方

柴胡半斤　黄芩　人参　甘草炙　生姜切片，各三两　大枣十二枚，掰开　半夏半升，洗

上七味，用一斗二升水，煮至可取药汁六升，去掉药渣，药汁再煎浓缩至三升，趁温服一升，一天服三次。

太阳中风，脉浮紧，发热恶寒，身疼痛，不汗出而烦躁者，大青龙汤主之。若脉微弱，汗出恶风者，不可服之。服之则厥逆[1]，筋惕肉䐴[2]，此为逆也。大青龙汤。方八。

太阳中风证，脉象浮紧，发热，恶寒，周身疼痛，汗不得出而烦躁不安的，用大青龙汤主治之。假使脉象微弱，汗出恶风的，不可服大青龙汤；万一误服了，就会发生四肢厥冷，筋肉跳动，这是因误治而病情加剧的表现。大青龙汤。

麻黄六两，去节　**桂枝**二两，去皮　**甘草**二两，炙　**杏仁**四十枚，去皮尖

1　厥逆：四肢厥冷。

2　筋惕肉䐴：筋肉跳动，由于亡阳脱液，筋肉得不到煦濡所致。

生姜三两，切　大枣十二枚，擘　石膏如鸡子大，碎

上七味，以水九升，先煮麻黄，减二升，去上沫，纳诸药，煮取三升，去滓，温服一升，取微似汗。汗出多者，温粉粉之。一服汗者，停后服。汗多亡阳，遂虚，恶风烦躁，不得眠也。

麻黄六两，去节　桂枝二两，去皮　甘草二两，炙　杏仁四十枚，去皮尖
生姜三两，切片　大枣十枚，掰开　石膏如鸡子大，打碎

上七味，用水九升，先煮麻黄，待药液减少二升水时，去掉液面上浮沫，加入其余药物，煮至可取三升药汁，去掉药渣，趁温服一升，使病人微微汗出。如汗出过多，用温粉敷在身上。服一次药出汗的，则停药。如再服药，汗出过多造成阳虚。正气虚衰，就会出现恶风，烦躁不安，不能安睡。

伤寒，脉浮缓，身不疼，但重，乍有轻时[1]，无少阴证者[2]，大青龙汤发之。九。用前第八方。

外感风寒之邪，证见脉象浮缓，身体不疼痛，仅感沉重，偶有减轻，若有发热、畏寒、无汗、烦躁等大青龙汤证主证，而又无少阴阳衰阴盛征象的，可以用大青龙汤发汗解表兼以清里。

伤寒表不解[3]，心下有水气，干呕，发热而咳，或渴，或利，或噎[4]，或小便不利，少腹满，或喘者，小青龙汤主之。方十。

伤寒，表证未解，心胸之下有水饮之邪，病人干呕、发热、咳嗽，或兼口渴，或兼下利，或兼噎塞，或兼小便不利，少腹满，或

1　乍：助亚切，忽也，猝也。

2　无少阴证：没有少阴阴盛阳虚的证候。

3　表不解：表证还没有解除。

4　噎：食时发生噎塞。

兼气喘等，用小青龙汤主治。

麻黄去节　芍药　细辛　干姜　甘草炙　桂枝去皮,各三两　五味子半升　半夏半升,洗

上八味，以水一斗，先煮麻黄，减二升，去上沫，纳诸药，煮取三升，去滓，温服一升。若渴，去半夏加栝楼根三两。若微利，去麻黄加荛花，如一鸡子，熬令赤色。若噎者，去麻黄加附子一枚炮。若小便不利，少腹满者，去麻黄加茯苓四两。若喘，去麻黄加杏仁半升，去皮尖。且荛花不治利，麻黄主喘，今此语反之，疑非仲景意。臣亿等谨按：小青龙汤大要治水。又按《本草》，荛花下十二水，若水去，利则止也。又按《千金》，形肿者应内麻黄，乃内杏仁者，以麻黄发其阳故也。以此证之，岂非仲景意也。

麻黄去节　芍药　细辛　干姜　甘草炙　桂枝去皮,各三两　五味子半升　半夏半升,洗

上八味，用一斗水，先煮麻黄，待药液减少二升时，去掉液面上浮沫，加入其余药物，煮至可取三升药汁时，去掉药渣，趁温服一升。如兼口渴的，去掉半夏加瓜蒌根三两。如兼微微下利的，去掉麻黄加荛花如一鸡蛋大小并熬，使其颜色变红。若兼胸膈噎塞的，去掉麻黄加炮附子一枚。若兼小便不利，少腹胀满的，去掉麻黄加茯苓四两。如兼气喘的，去掉麻黄加杏仁半升并去皮尖。但是荛花不治下利，麻黄治喘，现在这话说得相反，所以怀疑这并非仲景原意。

伤寒，心下有水气，咳而微喘，发热不渴。服汤已，渴者，此寒去欲解也。小青龙汤主之。十一。用前第十方。

外感病，表证未解，水饮停聚，出现咳嗽、气喘、发热、畏

寒、口不渴的，可用小青龙汤主治。若服小青龙汤后口渴的，是外寒得去，内饮得化，为病情将要解除的征象。

太阳病，外证未解[1]，脉浮弱者，当以汗解，宜桂枝汤。方十二。

太阳病，在外的表证未解，脉象浮弱的，仍当解以汗法，宜用桂枝汤。

桂枝去皮　**芍药**　**生姜**各三两，切　**甘草**二两，炙　**大枣**十二枚，擘

上五味，以水七升，去滓，温服一升，须臾歠热稀粥一升，助药力，取微汗。

桂枝去皮　芍药　生姜各三两，切片　甘草二两，炙　大枣十二枚，掰开

上五味，用水七升，煮至可取药汁三升时，去掉药渣，趁温服一升，服药后片刻，大口喝热稀粥一升，以助药力，使病人微微汗出。

太阳病，下之微喘者，表未解故也，桂枝加厚朴杏仁汤主之。方十三。

太阳表证，误用攻下法，表证未除，而又出现轻度气喘的，这是表邪郁闭、内迫于肺的缘故，用桂枝加厚朴杏仁汤主治。

桂枝三两，去皮　**甘草**二两，炙　**生姜**三两，切　**芍药**三两　**大枣**十二枚，擘　**厚朴**二两，炙，去皮　**杏仁**五十枚，去皮尖

上七味，以水七升，微火煮取三升，去滓，温服一升，覆取

1　外证：就是表证。《淮南子·精神训》说："外为表而内为里。"有人认为外证的含义较广，表证的含义较狭。其实外与内相对而言，与表里并没有大的区别。

微似汗。

桂枝三两,去皮　甘草二两,炙　生姜三两,切片　芍药三两　大枣十二枚,掰开　厚朴二两,炙,去皮　杏仁五十枚,去皮尖

上七味,用水七升,用微火煮取药汁三升,去掉药渣,趁温服一升,覆盖棉被使病人微微汗出。

太阳病,外证未解,不可下也,下之为逆,欲解外者,宜桂枝汤。十四。用钱第十二方。

太阳病,当表证没有解除的时候,切不可用泻下的方法。如果使用下法,就违反了治疗规律而使病变加剧。想要解除表证,宜用桂枝汤。

太阳病,先发汗不解,而复下之,脉浮者不愈。浮为在外,而反下之,故令不愈。今脉浮,故在外,当须解外则愈。宜桂枝汤。十五。用前第十二方。

太阳病,先用了发汗的方法,病未解除。脉浮说明病在表,而反以泻下法治疗,所以不能使病痊愈。现在脉象仍浮,所以知道病仍在表,还应当解表,病证才能痊愈。适合用桂枝汤。

太阳病,脉浮紧,无汗发热、身疼痛,八九日不解,表证仍在,此当发其汗[1]。服药已微除[2],其人发烦,目瞑[3],剧者必衄[4],衄乃解。所以然者,阳气重故也。麻黄汤主之。十六。用前第五方。

1　麻黄汤之的证。

2　服药已:指服用麻黄汤后。

3　瞑:闭眼。

4　衄:鼻出血。

太阳病，脉象浮紧，无汗、发热，身体疼痛，病情迁延八九天而不除，表证证候仍然存在的，仍应当用发汗法治疗，可用麻黄汤主治。服了麻黄汤以后，病人病情已稍微减轻，出现心中烦躁、闭目懒睁的症状，严重的会出现鼻衄，衄血后，邪气得以外泄，其病才能解除。之所以出现这种情况，是因为邪气郁滞太甚的缘故，用麻黄汤主治。

太阳病，脉浮紧，发热，身无汗，自衄者愈。

太阳表证，脉象浮紧，发热，周身无汗，如果自动发生鼻衄的，就可以获得痊愈。

二阳并病，太阳初得病时，发其汗，汗先出不彻，因转属阳明，续自微汗出，不恶寒。若太阳病证不罢者，不可下，下之为逆，如此可小发汗。设面色缘缘正赤者，阳气怫郁在表[1]，当解之熏之[2]。若发汗不彻，不足言，阳气怫郁不得越，当汗不汗，其人躁烦，不知痛处，乍在腹中[3]，乍在四肢，按之不可得，其人短气但坐，以汗出不彻故也，更发汗则愈。何以知汗出不彻，以脉涩故知也[4]。

太阳与阳明并病，是在太阳病初起的时候，因发汗太轻，汗出不透彻，邪未尽解，内迫于里，邪气由太阳转属阳明，于是出现微微汗出，不怕冷的症状。如果二阳并病而太阳表证未解的，不能用

1　怫郁：郁而不宣之意。

2　熏：熏蒸，外治法之一。此处系用熏蒸助汗之意。

3　乍：忽然。

4　涩：涩脉，脉象的一种。脉搏往来而不流利，虚细而迟，三五不调，如轻刀刮竹之状。多由血少伤精，精液亏损，气滞血瘀所致。

发汗法治疗，误用攻下，就会引起变证，这种情况可以用轻微发汗法治疗。如果病人出现满面通红的，这是邪气郁滞在肌表，应当用发汗法及熏蒸法治疗。如果太阳病发汗太轻，汗出不透，本应当汗出却不能汗出，邪热郁滞而不能外泄，病人就会出现烦躁不安、短气，全身难受，不可名状，不知痛处，一时腹中疼痛，一时四肢疼痛，触按不到确切疼痛的部位，这都是汗出不透彻、邪气郁滞所致，应当再行发汗，汗解邪散，就可以治愈。怎么知道是汗出不透彻导致的呢？是因为病人脉象涩，为邪气郁滞在表之象，所以知道是汗出不透彻导致的。

脉浮数者，法当汗出而愈，若下之，身重心悸者，不可发汗，当自汗出乃解。所以然者，尺中脉微，此里虚，须表里实[1]，津液自和，便自汗出愈。

脉象浮数的，照理应当使邪气从汗出而解，假使误用下法，以致发生身体重、心悸动的，就不可再用发汗方法。应该是自动汗出，其病乃得解除。所以是这样，因为尺脉微弱，这是里气不足的标志，等待表里之气趋于恢复，津液通和，便会自动汗出而愈。

脉浮紧者，法当身疼痛，宜以汗解之。假令尺中迟者[2]，不可发汗。何以知其然，以荣气不足，血少故也。

脉象浮紧的是太阳伤寒证的脉象，照理应当出现身体疼痛等太阳伤寒见证，宜用发汗法来解表祛邪。如果尺部脉迟的，则不能发汗。为什么呢？因为迟脉主营气不足、阴血虚少，发汗会更伤营

---

1 须：等待的意思。
2 尺中迟者：尺脉的至数一息不足四至，与紧相较，应是迟而无力。

血，引起变证。

脉浮者，病在表，可发汗，宜麻黄汤。十七。用前第五方。法用桂枝汤。

脉象浮，是病邪在表，可以用麻黄汤以发其汗。

脉浮而数者，可发汗，宜麻黄汤。十八。用前第五方。

脉象浮而数的，主病在表，治疗可用发汗法，如见发热、畏寒、头身疼痛、无汗等太阳伤寒见证的，适宜用麻黄汤。

病常自汗出者，此为荣气和，荣气和者，外不谐，以卫气不共荣气谐和故尔。以荣行脉中，卫行脉外。复发其汗，荣卫和则愈，宜桂枝汤。十九。用前第十二方。

病人经常自汗出的，这是营气和，但营气虽和，而在外的卫气不和，由于卫气不能与营气谐和，所以常自汗出。因为营行于脉中，卫行于脉外，可以再用发汗的方法，使营卫趋于协调而愈，宜用桂枝汤。

病人藏无他病，时发热，自汗出而不愈者，此卫气不和也。先其时发汗则愈，宜桂枝汤。二十。用前第十二方。

病人内脏没有其他的疾病，时而发热，自汗出而不能痊愈的，原因是卫气不和，不能卫外为固。可在病人发热汗出之前，用桂枝汤发汗，使营卫重趋调和，病则可愈。

伤寒，脉浮紧，不发汗，因致衄者，麻黄汤主之。二十一。用前第五方。

太阳伤寒，脉象浮紧，没有及时发汗，因而发生鼻衄的，仍可用麻黄汤主治。

伤寒，不大便六七日，头痛有热者，与承气汤。其小便清

者[1]一云大便青，知不在里，仍在表也，当须发汗。若头痛者，必衄。宜桂枝汤。二十二。用前第十二方。

外感病，不解大便六七天，头痛发热，可用承气汤泄其在里的实热；如果小便清白的，是内无邪热，病不在里，仍然在表，应当用发汗法治疗。如果头痛发热等证持续不解，表示表邪郁滞较甚，可能会出现衄血证。可用桂枝汤。

伤寒，发汗已解，半日许复烦，脉浮数者，可更发汗，宜桂枝汤。二十三。用前第十二方。

伤寒发汗后，表证已经解除，过了半日，病人又发热烦扰，脉象浮数的，可以再发其汗，宜用桂枝汤。

凡病若发汗，若吐，若下，若亡血，亡津液，阴阳自和者，必自愈。

任何疾病，用发汗法，或涌吐法，或泻下法治疗，而致耗血、伤津液的，若阴阳能够自趋调和的，则一定会痊愈。

大下之后，复发汗，小便不利者，亡津液故也。勿治之，得小便利，必自愈。

经过峻烈的泻下之后，又用发汗的方法，以致小便不利的，这是损伤了津液的缘故。不可用利小便方法去治疗，得到津液复而小便利，就可自然痊愈。

下之后，复发汗，必振寒[2]，脉微细。所以然者，以内外俱虚故也。

---

1 小便清：一云大便清。
2 振寒：战栗恶寒的意思。

泻下之后，又行发汗，出现畏寒战栗、脉象微细的，这是误下复汗，导致阴阳俱虚的缘故。

下之后，复发汗，昼日烦躁不得眠，夜而安静，不呕，不渴，无表证，脉沉微，身无大热者，干姜附子汤主之。方二十四。

误用泻下之后，又误发其汗，致肾阳虚弱，病人出现白天烦躁、不能安静睡眠，夜晚精神萎靡昏昏欲睡而不烦躁；不作呕，无口渴，无表证，脉象沉微，身有微热的，用干姜附子汤主治。

干姜二两　**附子**一枚，生用，去皮，切八片

上二味，以水三升，煮取一升，去滓，顿服[1]。

干姜二两　附子一枚，生用，去皮，破成八片

上二味，用三升水，煮至可取一升药汁时，去掉药渣，药汁一次服完。

发汗后，身疼痛，脉沉迟者[2]**，桂枝加芍药生姜各一两人参三两新加汤主之。方二十五。**

太阳病用发汗法以后，身体疼痛，脉象沉迟的，用桂枝加芍药生姜各一两人参三两新加汤主治。

桂枝三两，去皮　**芍药**四两　**甘草**二两，炙　**人参**三两　**大枣**十二枚，擘　**生姜**四两

上六味，以水一斗二升，煮取三升，去滓，温服一升。本云，桂枝汤，今加芍药、生姜、人参。

1　顿服：煎成的药液，一次服完。

2　脉沉迟：沉是脉重按才得，迟是脉跳动的频率缓慢。

桂枝三两，去皮　芍药四两　甘草二两，炙　人参三两　大枣十二枚，掰开　生姜四两

上六味，用一斗二升水，煮至可取三升药汁时，去掉药渣，趁温服一升。原本说，桂枝汤方，现在加芍药、生姜、人参。

发汗后，不可更行桂枝汤[1]，汗出而喘，无大热者，可与麻黄杏仁甘草石膏汤。方二十六。

发汗以后，不能再用桂枝汤，出现汗出、气喘、不发热的，可以用麻黄杏仁甘草石膏汤治疗。

麻黄四两，去节　**杏仁**五十枚，去皮尖　**甘草**二两，炙　**石膏**半斤，碎，绵裹

上四味，以水七升，煮麻黄减二升，去上沫，纳诸药，煮取二升，去滓，温服一升。本云，黄耳杯。

麻黄四两，去节　杏仁五十个，去皮尖　甘草二两，炙　石膏半斤，打碎，棉布包裹

上四味，用七升水，先煮麻黄，待药液减少二升时，去掉液面上浮沫，加入其余药物，煮至可取二升药汁时，去掉药渣，趁温服一升。原本说，一黄耳杯即可。

发汗过多，其人叉手自冒心[2]，心下悸欲得按者[3]，桂枝甘草汤主之。方二十七。

发汗太甚，汗出太多，致心阳虚弱，病人出现双手交叉覆盖心

1　更行：就是再用的意思。行，施也，用也。
2　叉手自冒心：叉手即两手交叉，冒即覆盖之意。指病者双手交叉覆按于自己的心胸部位。
3　心下悸：即心悸，指心胸部悸动不安。

胸部位、心慌不宁症状的，须用手按捺方感舒适的，用桂枝甘草汤主治。

桂枝四两，去皮　**甘草**二两，炙

上二味，以水三升，煮取一升，去滓，顿服。

桂枝四两，去皮　甘草二两，炙

上二味，用三升水，煮至可取一升药汁时，去掉药渣，药汁一次服完。

发汗后，其人脐下悸者，欲作奔豚[1]，茯苓桂枝甘草大枣汤主之。方二十八。

发了汗以后，病人出现脐下跳动不宁，似奔豚将要发作的征象，用茯苓桂枝甘草大枣汤主治。

茯苓半斤　**桂枝**四两，去皮　**甘草**二两，炙　**大枣**十五枚，擘

上四味，以甘澜水[2]一斗，先煮茯苓，减二升，纳诸药，煮取三升，去滓，温服一升，日三服。作甘澜水法：取水二升，置大盆内，以杓扬之，水上有珠子五六千颗相逐，取用之。

茯苓半斤　桂枝四两，去皮　甘草二两，炙　大枣十五枚，掰开

上四味，用一斗甘澜水，先煮茯苓，待药液减少二升时，加入其余药物，煮至可取三升药汁时，去掉药渣，趁温服一升，一天服三次。做甘澜水法：取二升水，放入大盆里，用勺子扬之，当水面上有五六千颗水珠时，就可取来用。

发汗后，腹胀满者，厚朴生姜半夏甘草人参汤主之。方

1　奔豚：形容悸气自小腹上冲心胸之势。

2　甘澜水：又名劳水。

二十九。

发了汗以后,腹部出现胀满的,用厚朴生姜半夏甘草人参汤主治。

厚朴半斤,炙,去皮　**生姜**半斤,切　**半夏**半升,洗　**甘草**二两　**人参**一两

上五味,以水一斗,煮取三升,去滓,温服一升,日三服。

厚朴半斤,炙,去皮　生姜半斤,切　半夏半升,洗　甘草二两　人参一两

上五味,用一斗水,煮至可取三升药汁时,去掉药渣,趁温服一升,一天服三次。

伤寒,若吐若下后,心下逆满,气上冲胸,起则头眩[1],脉沉紧。发汗则动经,身为振振摇者[2],茯苓桂枝白术甘草汤主之。方三十。

伤寒病人,或经过涌吐或经过攻下的治疗以后,感觉胃脘部气逆闷满,并且气上冲胸膈,起立时就头晕目眩,脉象沉紧,此时再用汗法以发其汗,就会影响及于经脉,发生身体振动摇摆,宜用苓桂术甘汤主治。

茯苓四两　**桂枝**三两,去皮　**白术**　**甘草**各二两,炙

上四味,以水六升,煮取三升,去滓,分温三服。

茯苓四两　桂枝三两,去皮　白术　甘草各二两,炙

上四味,用六升水,煮至可取三升药汁时,去掉药渣,分三

1　头眩:头目昏眩。

2　身为振振摇:身体动摇不定。

次，趁温服。

发汗，病不解，反恶寒者，虚故也，芍药甘草附子汤主之。方三十一。

经过发汗治疗，病还没有解除，反而恶寒的，这是营卫虚弱的缘故，用芍药甘草附子汤主治。

芍药　甘草各三两，炙　**附子**一枚，炮，去皮，破八片

上三味，以水五升，煮取一升五合，去滓，分温三服。疑非仲景方。

芍药　甘草各三两，炙　附子一枚，炮，去皮，破成八片

上三味，用五升水，煮至可取一升五合药汁时，去掉药渣，分三次，趁温服。怀疑本方并非仲景方。

发汗，若下之，病仍不解，烦躁者，茯苓四逆汤主之。方三十二。

经用发汗，或泻下以后，病仍然未解除，出现烦躁不安等证的，用茯苓四逆汤主治。

茯苓四两　**人参**一两　**附子**一枚，生用，去皮，破八片　**甘草**二两，炙　**干姜**一两半

上五味，以水五升，煮取三升，去滓，温服七合，日二服。

茯苓四两　人参一两　附子一枚，生用，去皮，破成八片　甘草二两，炙　干姜一两半

上五味，用五升水，煮至可取三升药汁时，去掉药渣，趁温服七合，一天服两次。

发汗后，恶寒者，虚故也。不恶寒，但热者，实也，当和胃气，与调胃承气汤。方三十三。《玉函》云，与小承气汤。

发汗以后怕冷的,这是正气虚弱的原因;不怕冷,只有发热等症状的,是邪气盛实的表现,应当泻实和胃,可给予调胃承气汤治疗。

芒硝半升　**甘草**二两,炙　**大黄**四两,去皮,清酒洗

上三味,以水三升,煮取一升,去滓,纳芒硝,更煮两沸,顿服。

芒硝半升　甘草二两,炙　大黄四两,去皮,清酒洗

上三味,用三升水,煮至可取一升药汁时,去掉药渣,加入芒硝,再煮两开,一次服完。

太阳病,发汗后,大汗出,胃中干,烦躁不得眠,欲得饮水者,少少与饮之,令胃气和则愈。若脉浮,小便不利,微热消渴者[1],五苓散主之。方三十四。即猪苓散是。

太阳表证,使用发汗法,汗出很多,会使津液受到损伤,致胃中津液不足,出现烦躁不安、不能安静睡眠、口干想要喝水的,可以给予少量的水,使津液恢复,胃气调和,就可痊愈。若出现脉象浮、轻微发热、怕冷、小便不通畅、口干饮水而不止,是太阳蓄水证,用五苓散主治。

猪苓十八铢,去皮　**泽泻**一两六铢　**白术**十八铢　**茯苓**十八铢　**桂枝**半两,去皮

上五味,捣为散[2],以白饮和服方寸匕[3],日三服,多饮暖水,

1　消渴:形容口渴之甚,饮不解渴,此处是症状,不是病名。

2　散:将药制成粉末,叫作散。

3　白饮:米汤。方寸匕:古代食具之一,曲柄浅斗,状如今之羹匙。《名医别录》云:"方寸匕者,作匕正方一寸,抄散不落为度。"

汗出愈。如法将息。

猪苓十八铢，去皮　泽泻一两六铢　白术十八铢　茯苓十八铢　桂枝半两，去皮

上五味，共捣成散剂，以米汤混和方寸匕，一天服三次，多喝热水，汗出以后病证可以痊愈，按要求调养休息。

发汗已，脉浮数，烦渴者[1]，五苓散主之。三十五。 用前第三十四方。

发汗之后，脉象仍然浮数，并且烦渴的，用五苓散主治。

伤寒，汗出而渴者，五苓散主之；不渴者，茯苓甘草汤主之。方三十六。

外感病，发热汗出而又口渴的，用五苓散主治；口不渴，并见四肢冷、心悸等证的，用茯苓甘草汤主治。

茯苓二两　**桂枝**二两，去皮　**甘草**一两，炙　**生姜**三两，切

上四味，以水四升，煮取二升，去滓，分温三服。

茯苓二两　桂枝二两，去皮　甘草一两，炙　生姜三两，切片

上四味，用四升水，煮至可取二升药汁时，去掉药渣，分三次，趁温服。

中风发热，六七日不解而烦，有表里证，渴欲饮水，水入则吐者，名曰水逆[2]，五苓散主之。三十七。 用前第三十四方。

太阳中风证，经过六七天而不解除，既有发热、畏寒、头痛等表证，又有心烦、小便不利等证，若出现口渴想喝水，而喝水即呕

1　烦渴：因渴而烦，形容渴之甚。

2　水逆：因里有蓄水，以致饮水不能受纳，饮入随即吐出的，称为水逆证。

吐，这就叫水逆，用五苓散主治。

未持脉时，病人手叉自冒心[1]，师因教试令咳，而不咳者，此必两耳聋无闻也。所以然者，以重发汗，虚故如此[2]。发汗后，饮水多必喘，以水灌之亦喘。

在诊脉前，看到病人双手交叉复盖于心胸部位，假如医生叫病人咳嗽，而病人却无反应的，这一定是病人耳聋的缘故。之所以这样，是因为重复发汗，损伤心肾阳气所致。发过汗以后，饮冷水太多，冷饮伤肺，势必会引起气喘；用冷水洗浴，寒邪内迫，也会出现气喘。

发汗后，水药不得入口为逆。若更发汗，必吐下不止。发汗吐下后，虚烦不得眠。若剧者，必反复颠倒，音dào，下同。**心中懊憹[3]，栀子豉汤主之。若少气者，栀子甘草豉汤主之。若呕者，栀子生姜豉汤主之。三十八。**

发汗以后，出现服药即吐，水药不能下咽的，这是误治的变证。如果再进行发汗，一定会出现呕吐、腹泻不止的见证。发汗或涌吐，或泻下以后，心烦不能安眠，严重的，就会出现心中烦闷尤甚，翻来覆去，不可名状，用栀子豉汤主治。如果出现气少不足以息的，用栀子甘草豉汤主治；如果出现呕吐的，用栀子生姜豉汤主治。

栀子豉汤方

---

1 手叉：《玉函》作"叉手"。

2 以重发汗，虚故如此：重，重复，指一再出汗，汗出太多，而致心阳虚。

3 懊憹：胸膈间自觉有一种烧灼嘈杂感。

栀子十四个，擘　**香豉**四合，绵裹

上二味，以水四升，先煮栀子，得二升半，纳豉，煮取一升半，去滓，分二服，温进一服。得吐者，止后服。

栀子豉汤方

栀子十四个，掰开　香豉四合，棉布包裹

上二味，用四升水，先煮栀子，取得二升半药汁，再加豆豉，煮至可取一升半药汁时，去掉药渣，分两次，趁温服。服后出现呕吐的，应停药。

栀子甘草豉汤方

栀子十四个，擘　**甘草**二两，炙　**香豉**四合，绵裹

上三味，以水四升，先煮栀子、甘草，取两升半，纳豉，煮取一升半，去滓，分二服，温进一服。得吐者，止后服。

栀子甘草豉汤方

栀子十四个，掰开　甘草二两，炙　香豉四合，棉布包裹

上三味，用四升水，先煮栀子、甘草，取得二升半药汁，再加入豆豉，煮至可取一升半药汁时，去掉药渣，分两次，趁温服。服后出现呕吐的，应停药。

栀子生姜豉汤方

栀子十四个，擘　**生姜**五两　**香豉**四合，绵裹

上三味，以水四升，先煮栀子、生姜，取二升半，纳豉，煮取一升半，去滓，分二服，温进一服。得吐者，止后服。

栀子生姜豉汤方

栀子十四个，掰开　生姜五两　香豉四合，棉布包裹

上三味，用四升水，先煮栀子、生姜，取得二升半药汁，再加

入豆豉，煮至可取一升半药汁，去掉药渣，分两次，趁温服。服后出现呕吐的，应停药。

发汗，若下之。而烦热胸中窒者[1]，栀子豉汤主之。三十九。用上初方。

发汗过后，或泻下以后，出现心胸烦热不适、胸中窒塞不舒的，用栀子豉汤主治。

伤寒五六日，大下之后，身热不去，心中结痛者[2]，未欲解也，栀子豉汤主之。四十。用上初方。

外感病经过五六日，用了大剂泻下药以后，身热未退，且感觉心胸部结塞而痛，这是病未解除，可用栀子豉汤主治。

伤寒，下后，心烦腹满，卧起不安者，栀子厚朴汤主之。方四十一。

外感病，使用泻下药以后，有心烦不宁、腹部胀闷、坐卧不安症状出现的，是热郁胸膈、气滞于腹，用栀子厚朴汤主治。

栀子十四个，擘　**厚朴**四两，炙，去皮　**枳实**四枚，水浸，炙令黄

上三味，以水三升半，煮取一升半，去滓，分二服，温进一服。得吐者，止后服。

栀子十四个，掰开　厚朴四两，炙，去皮　枳实四枚，水中浸泡，炙成黄色

上三味，用三升半水，煮至可取一升半药汁时，去掉药渣，分两次，趁温服。服药后出现呕吐的，应停药。

伤寒，医以丸药大下之，身热不去，微烦者，栀子干姜汤主

1　烦热：心中烦闷而热。胸中窒：胸中塞闷不舒。

2　结痛：结塞且有痛感。

之。方四十二。

太阳伤寒证,医生误用泻下丸药峻猛攻下,出现身热不退,轻度心烦不安,并见腹满痛、便溏等中寒证的,用栀子干姜汤主治。

栀子十四个,擘　**干姜**二两

上二味,以水三升半,煮取一升半,去滓,分二服,温进一服。得吐者,止后服。

栀子十四个,掰开　干姜二两

上二味,用三升半水,煮至可取一升半药汁时,去掉药渣,分两次,趁温服。服药后出现呕吐的,应停药。

凡用栀子汤,病人旧微溏者[1],不可与服之。

凡是使用栀子豉汤,若平素病人大便稀溏的,应禁止使用。

太阳病发汗,汗出不解,其人仍发热,心下悸,头眩,身𥆙动,振振欲擗一作僻**地者[2],真武汤主之。方四十三。**

太阳病,经用发汗,汗出而病未除,病人仍然发热,心慌,头晕目眩,全身肌肉跳动,身体震颤摇晃,站立不稳,像要跌倒,用真武汤主治。

茯苓　芍药　生姜各三两,切　**白术**二两　**附子**一枚,炮,去皮,破八片

上五味,以水八升,煮取三升,去滓,温服七合,日三服。

茯苓　芍药　生姜各三两,切片　白术二两　附子一枚,炮,去皮,破成八片

1　旧微溏:病人平素大便略微溏薄。

2　振振欲擗地:身体震颤,站立不稳,欲扑倒于地。

上五味，用八升水，煮至可取三升药汁时，去掉药渣，趁温服七合，一天服三次。

咽喉干燥者，不可发汗。

病人咽喉干燥的，不可用辛温发汗的方法。

淋家[1]，不可发汗，汗出必便血。

患淋病很久的病人，不能用发汗法。若误用发汗，则会引起尿血的变证。

疮家，虽身疼痛[2]，不可发汗，汗出则痉[3]。

平素患有疮疡的病人，虽然有表证身疼痛，也不可用发汗方法，误发其汗，就会出现角弓反张，筋脉强急的变证。

衄家，不可发汗，汗出必额上陷脉急紧，直视不能眴[4]，一作瞬。**不得眠。**

衄血许久的病人，不能用发汗法。若误发其汗，就会出现额部两旁凹陷处的动脉拘急、两眼直视、眼球不能转动、不能睡眠的变证。

亡血家，不可发汗，发汗则寒栗而振。

平素有失血疾患的病人，不可使用发汗的方法，误发其汗，就会发生寒栗震颤。

---

1 淋家：素患小便淋漓、尿道疼痛的病人。

2 疮家：久患疮疡的人。

3 痉：《集韵》云："风病也。"《正字通》云："五痉之总名，其症卒口噤，背反张而瘈疭。"一作"痓"。

4 不能眴：眼睛不能转动。

汗家[1]，重发汗，必恍惚心乱[2]，小便已阴疼[3]，与禹余粮丸。四十四。 本方阙。

平素常常出汗的人，再用发汗方法，就会发生心神恍惚、慌乱不宁，小便以后尿道疼痛等变证，可治以禹余粮丸。

病人有寒，复发汗，胃中冷，必吐蛔。 一作逆。

素有内寒的病人，不能用发汗法。若反发其汗，就会使胃中虚寒更甚，出现吐蛔的症状。

本发汗，而复下之，此为逆也。若先发汗，治不为逆。本先下之，而反汗之，为逆。若先下之，治不为逆。

本来应该发汗，反而治以攻下，这样治疗是错误的；如果先用发汗解表，表解以后再用下法，就不错误了。本来应该先用下法，反而治以发汗，治法是错误的；如果先用攻下，治疗方法才不错误。

伤寒，医下之，续得下利，清谷不止[4]，身疼痛者，急当救里。后身疼痛，清便自调者，急当救表。救里宜四逆汤，救表宜桂枝汤。四十五。 用前第十二方。

患伤寒的病人，若医生误用泻下法，使得病人断续下利不止，且不断地泻下不消化的食物，身体疼痛，此时即使表邪未除，也应先祛里邪；里邪祛后，大便恢复正常，身体仍感疼痛者，此时当急救表。救里宜用四逆汤，而救表宜用桂枝汤。

---

1 汗家：平常惯会出汗的人，包括盗汗、自汗在内。

2 恍惚心乱：神迷意惑，慌乱不宁。

3 小便已阴疼：小便之后，尿道疼痛。

4 清谷：清，古与"圊"通，清谷，就是腹泻而食物不化的意思。

病发热头痛，脉反沉，若不瘥，身体疼痛，当救其里。四逆汤方。

病人发热头痛，脉不浮而反沉，如果症状不解，身体依然疼痛的，也应当先治其里虚，可用四逆汤方。

甘草二两，炙　干姜一两半　附子一枚，生用，去皮，破八片

上三味，以水三升，煮取一升二合，去滓，分温再服。强人可大附子一枚，干姜三两。

甘草二两，炙　干姜一两半　附子一枚，生用，去皮，破成八片

上三味，用三升水，煮至可取一升二合药汁时，去掉药渣，分两次，趁温服。身体强壮的人可用大的附子一枚，干姜三两。

太阳病，先下而不愈，因复发汗，以此表里俱虚，其人因致冒，冒家[1]汗出自愈。所以然者，汗出表和故也。里未和，然后复下之。

太阳表证，先使用泻下法治疗而未痊愈，再用发汗法治疗，因而导致内外皆虚，有昏冒的症状出现。昏冒的病人若正能胜邪，得到汗出，汗解邪散，则可自行痊愈。之所以这样，是因为汗出邪散表气得以调和的缘故。若里气尚未调和，然后再用泻下法治其里。

太阳病未解，脉阴阳俱停[2]，一作微。必先振栗汗出而解。但阳脉微者[3]，先汗出而解。但阴脉微一作尺脉实者[4]，下之而解。若欲下之，宜调胃承气汤。四十六。 用前第三十三方。一云用大柴胡汤。

1　冒家：头目昏冒的患者。

2　脉阴阳俱停：尺寸部的脉搏都停伏不见。

3　阳脉微：寸脉微见搏动。

4　阴脉微：尺脉微见搏动。

在太阳病还没有解除的时候,忽然尺寸部的脉搏都停止不动,这时必先作战栗,而后汗出病解。独寸脉微见搏动的,先汗出而病解;独尺脉微见搏动的,泻下后而病解。如要使用下法,调胃承气汤比较适宜。

太阳病,发热汗出者,此为荣弱卫强,故使汗出,欲救邪风者[1],宜桂枝汤。四十七。方用前法。

太阳表证,发热汗出的,即卫气浮盛于外与邪相争,卫外失固,营阴不能内守所致,治疗宜驱风散邪,用桂枝汤最为适宜。

伤寒五六日,中风,往来寒热[2],胸胁苦满[3],默默不欲饮食[4],心烦喜呕,或胸中烦而不呕,或渴,或腹中痛,或胁下痞硬,或心下悸,小便不利,或不渴,身有微热,或咳者,小柴胡汤主之。方四十八。

太阳病伤寒五六日,或是中风,出现寒来热往,交替发作,胸胁部苦于闷满,静默不语,不思饮食,时而心烦喜呕。或仅胸中烦扰却不呕吐,或口中作渴,或腹部疼痛,或胁下痞塞满硬,或心下动悸而小便不利,或无口渴而体表微热,或兼有咳嗽,都可用小柴胡汤主治。

柴胡半斤 **黄芩**三两 **人参**三两 **半夏**半升,洗 **甘草**炙 **生姜**各三两,切 **大枣**十二枚,擘

---

1 救:驱散的意思。邪风:风邪。因风必兼夹,实质属于风寒之邪。

2 往来寒热:恶寒时不知热,发热时不知寒,寒与热间代而作。

3 胸胁苦满:谓胸胁部有苦闷的感觉,因少阳脉循胸胁,邪入其经,经气不利,所以苦满。

4 默默:心中郁闷不爽。

上七味，以水一斗二升，煮取六升，去滓，再煎取三升，温服一升，日三服。若胸中烦而不呕者，去半夏、人参，加瓜蒌实一枚；若渴，去半夏加人参，合前成四两半，瓜蒌根四两；若腹中痛者，去黄芩加芍药一两；若胁下痞硬，去大枣加牡蛎四两；若心下悸，小便不利者，去黄芩加茯苓四两；若不渴，外有微热者，去人参加桂枝三两，温覆微汗愈；若咳者，去人参、大枣、生姜，加五味子半升，干姜二两。

柴胡半斤　黄芩三两　人参三两　半夏半升，洗　甘草炙　生姜各三两，切片　大枣十二枚，掰开

上七味，用一斗二升水，煮至可取六升药汁时，去掉药渣，药汁再煎浓缩至三升，趁温服一升，一天服三次。如仅胸中烦扰而不呕吐的，减去半夏、人参，加瓜蒌实一枚；如兼口渴的，减去半夏加重人参用量，人参总共用四两半，瓜蒌根四两；如兼腹中痛的，减去黄芩，加芍药三两；如兼胁下痞塞硬满的，减去大枣，加牡蛎四两；如兼心下悸动而小便不利的，减去黄芩，加茯苓四两；如无口渴而兼体表微热的，减去人参，加桂枝三两，覆盖棉被使病人微微出汗则病证痊愈；如兼咳嗽的，减去人参、大枣、生姜，加五味子半升，干姜二两。

血弱气尽[1]，**腠理开，邪气因入，与正气相搏，结于胁下。正邪分争，往来寒热，休作有时，默默不欲饮食。藏府相连，其痛必下，邪高痛下，故使呕也**。一云脏腑相违，其病必下，胁膈中痛。**小柴胡汤主之。服柴胡汤已，渴者属阳明，以法治之。四十九**。用

1　血弱气尽：气血不足，正气衰弱的意思。

前方。

气血虚弱，腠理开豁，邪气得以乘虚而入，与正气相抟结，留居在少阳经，正气与邪气相搏击，故发热、畏寒交替出现，发作与停止皆有其时；由于胆气内郁，影响脾胃，故表情沉默、不思饮食；脏与腑相互关联，肝木乘脾土，故出现腹痛。邪气在胆之上，疼痛在腹之下，这就叫邪高痛下。胆热犯胃，故出现呕吐，当用小柴胡汤主治。服了小柴胡汤后，出现口渴欲饮等阳明见证的，表示病已转属阳明，治疗必须按阳明的治法进行。

得病六七日，脉迟浮弱，恶风寒，手足温。医二三下之，不能食，而胁下满痛，面目及身黄，颈项强，小便难者，与柴胡汤，后必下重[1]。本渴，饮水而呕者，柴胡汤不中与也，食谷者哕[2]。

患病六七日，脉搏迟而浮弱，恶风寒，手足温暖。医生曾用泻下药两三次，因而出现不能饮食，胁下胀满而疼痛，面部、眼睛和周身皮肤均发黄，颈项强急，小便困难等。此时治以柴胡汤，必会感到肛部坠重；本来口渴饮水而呕的，或进食后发生呃逆，都不适于用柴胡汤。

伤寒，四五日，身热恶风，颈项强，胁下满，手足温而渴者，小柴胡汤主之。五十。 用前方。

外感病，四五天过后，身体发热，怕风，颈项拘急不舒，胁下胀满，手足温暖而又口渴的，用小柴胡汤主治。

---

1 后必下重：大便时肛门部重坠。

2 哕：呃逆。

伤寒，阳脉涩，阴脉弦，法当腹中急痛，先与小建中汤；不瘥者，小柴胡汤主之。五十一。用前方。

伤寒证，脉浮候滞涩，沉候弦劲，按理当有腹中拘急疼痛的症状，治疗应先用小建中汤；腹痛不除的，以小柴胡汤主治。

小建中汤方

桂枝三两，去皮　**甘草**二两，炙　**大枣**十二枚，擘　**芍药**六两　**生姜**三两，切　**胶饴**一升

上六味，以水七升，煮取三升，去滓，纳饴，更上微火消解，温服一升，日三服。呕家不可用建中汤，以甜故也。

小建中汤方

桂枝三两，去皮　甘草二两，炙　大枣十二枚，掰开　芍药六两　生姜三两，切片　胶饴一升

上六味，用七升水，煮至可取三升药汁时，去掉药渣，再加入饴糖，然后放到小火上消融化开。趁温服一升，一天服三次。经常呕吐的人，不要用建中汤，这是因为甜的缘故。

伤寒中风，有柴胡证，但见一证便是，不必悉具。凡柴胡汤病证而下之。若柴胡证不罢者，复与柴胡汤，必蒸蒸而振[1]，却复发热汗出而解。

外感寒邪或风邪，有柴胡汤证的证候，只要见到一两个主证的，则可确诊为柴胡汤证，不需要具备所有的证候。凡是柴胡汤证而用攻下的，若柴胡汤证尚存，可以仍给予柴胡汤进行治疗。服药后，借助药力正气与邪相争，一定会出现畏寒战栗，然后高热汗出

1　蒸蒸而振：气从内达，邪从外出，而周身战栗颤抖。

而病解的战汗现象。

伤寒，二三日，心中悸而烦者，小建中汤主之。五十二。用前第五十一方。

患伤寒病才两三日，就出现了心中动悸和烦扰不宁，这时可用小建中汤主治。

太阳病，过经十余日[1]，反二三下之，后四五日，柴胡证仍在者，先与小柴胡。呕不止，心下急[2]，一云呕止小安。**郁郁微烦者，为未解也，与大柴胡汤下之则愈。方五十三。**

太阳病，邪传少阳十多天，医生反而多次攻下，又经过四五天，若柴胡证尚存的，可先给予小柴胡汤治疗。若出现呕吐不止，上腹部拘急疼痛，心中郁闷烦躁的，是少阳兼阳明里实，病情未解的，用大柴胡汤攻下里实，就可痊愈。

柴胡半斤 **黄芩**三两 **芍药**三两 **半夏**半升，洗 **生姜**五两，切 **枳实**四枚，炙 **大枣**十二枚，擘

上七味，以水一斗二升，煮取六升，去滓再煎，温服一升，日三服。一方加大黄二两，若不加，恐不为大柴胡汤。

柴胡半斤 黄芩三两 芍药三两 半夏半斤，洗 生姜五两，切片 枳实四枚，炙 大枣十二枚，掰开

上七味，用一斗二升水，煮取六升药汁，去掉药渣后再煎，趁温服一升，一天服三次。有一方加大黄二两，如果不加大黄，恐怕就不是大柴胡汤了。

---

1 过经：超过了病愈的日期。经，作常字解，意指太阳病的病程。

2 心下急：胃脘部拘急窘迫。

伤寒十三日不解，胸胁满而呕，日晡所发潮热[1]，已而微利[2]。此本柴胡证，下之而不得利，今反利者，知医以丸药下之，此非其治也。潮热者，实也，先宜服小柴胡汤以解外，后以柴胡加芒硝汤主之。五十四。

外感病，十三天后仍不解的，胸胁满闷而呕吐，午后发潮热，接着出现轻微腹泻。这本来是大柴胡汤证，医生应当用大柴胡汤攻下，却反而用峻下的丸药攻下，这是错误的治法。结果导致实邪未去而正气受到损伤，出现潮热、腹泻等证。潮热，是内有实邪的见证，治疗应当先服小柴胡汤以解除少阳之邪，然后用柴胡加芒硝汤主治。

柴胡二两十六铢　**黄芩**一两　**人参**一两　**甘草**一两，炙　**生姜**一两，切　**半夏**二十铢，本云五枚，洗　**大枣**四枚，擘　**芒硝**二两

上八味，以水四升，煮取二升，去滓，纳芒硝，更煮微沸，分温再服，不解更作。臣亿等谨按：《金匮玉函》方中无芒硝，别一方云，以水七升。下芒硝二合，大黄四两，桑螵蛸五枚，煮取一升半，服五合，微下即愈。本云，柴胡再服，以解其外，余二升，加芒硝、大黄、桑螵蛸也。

柴胡二两十六铢　黄芩一两　人参一两　甘草一两，炙　生姜一两，切片　半夏二十铢，洗　大枣四枚，掰开　芒硝二两

上八味，用四升水，煮至可取二升药汁时，去掉药渣，加入芒硝，再在小火上煮微开，分两次，趁温服。病证不解的，可再制作一剂。

1　日晡所：日晡，即午后三时至五时。所，语尾，即今言"光景""上下""之谱"的意思。

2　已而：时间副词，第二事发生距第一事不久时用之。

辨太阳病脉证并治中第六

伤寒十三日，过经谵语者，以有热也，当以汤下之。若小便利者，大便当硬，而反下利，脉调和者，知医以丸药下之，非其治也。若自下利者，脉当微厥，今反和者，此为内实也，调胃承气汤主之。五十五。用前第三十三方。

病伤寒十三日，超过了病解的一般日程，见到谵语，乃里热熏蒸的缘故，应当服用攻下的汤药。一般情况是小便利的，大便应当坚硬，而反发生下利，脉象调和没有其他虚象，可见这是医生误用丸药攻下所致，属于治疗的错误。如果不是因误下而自动下利的，脉象应当微厥，现在脉象反而调和的，这是里实无疑，用调胃承气汤主治。

太阳病不解，热结膀胱，其人如狂[1]，血自下，下者愈。其外不解者，尚未可攻，当先解其外；外解已，但少腹急结者[2]，乃可攻之，宜桃核承气汤方。方五十六。后云，解外宜桂枝汤。

太阳表证未解，邪热内入与瘀血互结于下焦膀胱部位，出现有似发狂、少腹拘急硬痛等症状，若病人能自行下血的，就可痊愈。若表证还未解除的，尚不能攻里，应当先解表，待表证解除后，只有少腹拘急硬痛等里证的，才能攻里，适宜用桃核承气汤方。

桃仁五十个，去皮尖　**大黄**四两　**桂枝**二两，去皮　**甘草**二两，炙　**芒硝**二两

上五味，以水七升，煮取两升半，去滓，纳芒硝，更上火微沸，下火，先食温服五合[3]，日三服，当微利。

1　如狂：好像发狂，较发狂为轻。

2　少腹：亦称小腹。一说脐以下腹部为小腹，脐下两旁为少腹。

3　先食温服：在饭前服药。

桃仁五十个，去皮尖　大黄四两　桂枝二两，去皮　甘草二两，炙　芒硝二两

上五味，用七升水，煮至可取二升半药汁时，去掉药渣，加入芒硝，再在小火上煮至微开，离火，在吃饭前温服五合，一天服三次。应当出现轻微下利。

伤寒八九日，下之，胸满烦惊，小便不利，谵语，一身尽重，不可转侧者，柴胡加龙骨牡蛎汤主之。方五十七。

外感病，经过八九天，误用攻下，出现胸部满闷、烦躁惊惕不安、小便不通畅、谵语、全身沉重、不能转侧的，用柴胡加龙骨牡蛎汤主治。

柴胡四两　龙骨　黄芩　生姜切　铅丹　人参　桂枝去皮　茯苓各一两半　半夏二合半，洗　大黄二两　牡蛎一两半，熬　大枣六枚，擘

上十二味，以水八升，煮取四升，纳大黄切如棋子，更煮一两沸，去滓，温服一升。本云，柴胡汤今加龙骨等。

柴胡四两　龙骨　黄芩　生姜切片　铅丹　人参　桂枝去皮　茯苓各一两半　半夏二合半，洗　大黄二两　牡蛎一两半，熬　大枣六枚，掰开

上十二味，用八升水，煮取四升药汁，加入大黄如围棋子大小，再煮一两开，去掉药渣，趁温服一升。原本是说，用小柴胡汤方现在加龙骨等。

伤寒，腹满谵语，寸口脉浮而紧，此肝乘脾也，名曰纵[1]，刺期门[2]。五十八。

1　纵：五行顺次相克的形式。

2　期门：穴名，位在乳直下两寸处。

外感病，腹部胀满，谵语，寸口脉浮而紧，即肝木克伐脾土的征象，名"纵"，进行治疗用针刺期门的方法。

伤寒，发热，啬啬恶寒，大渴欲饮水，其腹必满。自汗出，小便利，其病欲解，此肝乘肺也，名曰横[1]，刺期门。五十九。

患伤寒病，发热，啬啬然厌恶风寒，大渴而想喝水，病人必定会感到腹满。如果自动汗出，小便通利，其寒热、渴饮、腹满等证就将要解除。这是肝木逆行克肺，叫作横，可治以针刺期门的方法。

太阳病二日，反躁，凡熨其背[2]，而大汗出，大热入胃，一作二日内烧瓦熨背，大汗出，火气入胃。**胃中水竭，躁烦，必发谵语，十余日振栗自下利者，此为欲解也。故其汗从腰以下不得汗，欲小便不得，反呕，欲失溲，足下恶风，大便硬，小便当数，而反不数及不多，大便已，头卓然而痛[3]，其人足心必热，谷气[4]下流故也。**

太阳病的第二天，病人出现烦躁不安，医生反而用热熨疗法来熨病人的背部，导致出汗很多，火热之邪乘虚内入于胃，胃中津液枯竭，于是出现躁扰不宁、谵语，病经十多天，若病人出现全身颤抖、腹泻的，这是正能胜邪，疾病即将解除。若火攻后病人腰以下部位不出汗，反见呕吐，足底下感觉冰凉，大便干硬，本应当小便频数，但反而不频数而量少，想解又解不出，解大便后，头猛然疼痛，并感觉

1　横：是五行逆次反克的形式。

2　熨：火疗法之一，《千金方》有熨背散，是以乌头、细辛、附子、羌活、蜀椒、桂心、川芎、芍药捣筛，醋拌绵裹，微火炙令暖，以熨背上。

3　卓然而痛：突然感到头痛。

4　谷气：水谷之气。

脚心发热，这是水谷之气向下流动的缘故。

太阳病中风，以火劫发汗，邪风被火热，血气流溢，失其常度。两阳[1]相熏灼，其身发黄。阳盛[2]则欲衄，阴虚[3]小便难。阴阳俱虚竭[4]，身体则枯燥。但头汗出，剂颈而还，腹满微喘，口干咽烂，或不大便，久则谵语，甚者至哕，手足躁扰，捻衣摸床[5]。小便利者，其人可治。

太阳中风证，用火法强迫发汗，风邪被火热所迫，血气运行失去正常规律，风与火相互熏灼，使肝胆疏泄失常，病人身体则会发黄，阳热亢盛，迫血上出就会出现衄血，热邪灼津，阴液亏虚就会出现小便短少。气血亏乏，不能滋润周身，就会出现身体枯燥、仅头部出汗、到颈部为止。阳盛而阴亏，则腹部胀满，微微气喘，口干咽喉溃烂，或者大便不通，时间久了就会出现谵语，严重的会出现呃逆、手足躁扰不宁、捻衣摸床等证，若小便尚通畅，示津液犹存，病人尚可救治。

伤寒脉浮，医以火迫劫之[6]，亡阳[7]，必惊狂，起卧不安者，桂枝去芍药加蜀漆牡蛎龙骨救逆汤主之。方六十。

太阳伤寒证，脉象浮，本应当发汗解表，医生却用火治法强迫

---

1 两阳：风为阳邪，火亦属阳，中风用火劫，故称两阳。

2 阳盛：邪热炽盛。

3 阴虚：津液不足。

4 阴阳俱虚竭：气血都亏乏。

5 捻衣摸床：手指不自觉地摸弄衣和床。

6 以火迫劫之：用火法强迫发汗。

7 亡阳：此处的阳，指心阳，亡阳即心阳外亡，神气浮越之谓。

发汗，导致心阳外亡、神气浮越，出现惊恐狂乱、坐卧不安的，主治用桂枝去芍药加蜀漆牡蛎龙骨救逆汤。

桂枝三两，去皮　**甘草**二两，炙　**生姜**三两，切　**大枣**十二枚，擘　**牡蛎**五两熬　**蜀漆**三两，洗去腥　**龙骨**四两

上七味，以水一斗两升，先煮蜀漆，减二升，纳诸药，煮取三升，去滓，温服一升。本云桂枝汤，今去芍药加蜀漆、牡蛎、龙骨。

桂枝三两，去皮　甘草二两，炙　生姜三两，切　大枣十二枚，掰开　牡蛎五内，熬　蜀漆二两，洗、去掉腥味　龙骨四两

上七味，用一斗二升水，先煮蜀漆，待药液减少二升时，加入其余药物，煮至可取三升药汁时，去掉药渣，趁温服一升。原本是桂枝汤方，现在去掉芍药，加蜀漆、牡蛎、龙骨。

形作伤寒，其脉不弦紧而弱，弱者必渴，被火者必谵语。弱者发热脉浮，解之，当汗出愈。

病的征象像太阳伤寒证，但脉搏不弦紧反而弱，并且出现口渴，若误用火攻，火邪内迫，就一定会出现谵语等变证。温病初起脉弱，一般并见发热脉浮，用辛凉发汗解表法治疗，汗出邪散，则疾病可愈。

太阳病，以火熏之，不得汗，其人必躁，到经不解，必清血[1]，名为火邪。

太阳病，治以火熏的方法，未得汗出，病人必发生烦躁，经过六七日，病如果仍未解除，可能发生便血。由于这些变证是因误用

1　清血：便血。

火法而致，所以名为火邪。

脉浮热甚，而反灸之，此为实。实以虚治，因火而动，必咽燥吐血。

脉象浮，发热甚，这是太阳表实证，治疗当用发汗解表法，却反用温灸法治疗，这是把实证当做虚证来治疗，火邪内攻，耗血伤阴，一定会出现咽喉干燥、吐血的变证。

微数之脉，慎不可灸。因火为邪，则为烦逆，追虚逐实[1]，血散脉中[2]，火气虽微，内攻有力，焦骨伤筋[3]，血难复也。脉浮，宜以汗解，用火灸之，邪无从出[4]，因火而盛[5]，病从腰以下必重而痹，名火逆也。欲自解者，必当先烦，烦乃有汗而解。何以知之？脉浮，故知汗出解。

病人脉象微数，治疗千万不可用灸法，若误用温灸，就成为火邪，火邪内迫，邪热内扰，烦乱不安的变证就会出现。阴血本虚反用灸法，使阴更伤；热本属实，用火法更增里热，血液流散于脉中，运行失其常度，灸火虽然微弱，但内攻非常有力，耗伤津液，损伤筋骨，血液难以恢复。脉象浮，治疗当用发汗解表法，若用灸法治疗，表邪不能从汗解，邪热反而因火法而更加炽盛，出现从腰以下沉重而麻痹，这就叫火逆。若病将自行痊愈的，一定会先出现

---

1 追虚逐实：血本虚而更用火法，劫伤阴分，是为追虚；热本实，而更用火法，增加里热，是为逐实。

2 血散脉中：火毒内攻，血液流溢，失其常度。

3 焦骨伤筋：形容火毒危害之烈，由于血为火灼，筋骨失去濡养，故曰焦骨伤筋。

4 邪无从出：误治后，表邪不得从汗而出。

5 因火而盛：因误用灸法，邪热愈加炽盛。

辨太阳病脉证并治中第六

心烦不安，而后汗出病解。这是怎么知道的呢？因为脉浮，浮主正气浮盛于外，故得知汗出而病解。

烧针令其汗[1]，针处被寒，核起而赤者，必发奔豚。气从少腹上冲心者，灸其核上各一壮，与桂枝加桂汤，更加桂二两也。方六十一。

用烧针的方法以发汗，针刺的部位受到寒邪侵袭，发生红色核块的，必然要发作奔豚。自感有气从少腹上冲心胸的，可外用艾火在其核上各灸一壮，内服桂枝加桂汤，就是桂枝汤原方再加桂二两。

桂枝五两，去皮　　**芍药**三两　　**生姜**三两，切　　**甘草**二两，炙　　**大枣**十二枚，擘

上五味，以水七升，煮取三升，去滓，温服一升。本云桂枝汤，今加桂满五两，所以加桂者，以能泄奔豚气也。

桂枝五两，去皮　　芍药三两　　生姜三两，切片　　甘草二两，炙　　大枣十二枚，掰开

上五味，用七升水，煮至可取三升药汁时，去掉药渣，趁温服一升。原本说，桂枝汤方，现在加重桂枝用量满五两。之所以要加重桂枝用量，是因为桂枝能泄奔豚气。

火逆下之，因烧针烦躁者，桂枝甘草龙骨牡蛎汤主之。方六十二。

误用火攻而又行攻下，因火攻发汗致损伤心阳，出现烦躁不安的，用桂枝甘草龙骨牡蛎汤主治。

1　烧针：用粗针外裹棉花，蘸油烧之，俟针红即去棉油而刺入，是古人取汗的一种治法。

桂枝一两，去皮　**甘草**二两，炙　**牡蛎**二两，熬　**龙骨**二两

上四味，以水五升，煮取二升半，去滓，温服八合，日三服。

桂枝一两，去皮　甘草二两，炙　牡蛎二两，熬　龙骨二两

上四味，用五升水，煮至可取二升半药汁时，去掉药渣，趁温服八合，一天服三次。

太阳伤寒者，加温针必惊也。

太阳伤寒证，如果用温针进行治疗，往往会导致惊惕不安的变证。

太阳病，当恶寒发热，今自汗出，反不恶寒发热，关上脉细数者[1]，以医吐之过也。一二日吐之者，腹中饥、口不能食。三四日吐之者，不喜糜粥，欲食冷食[2]，朝食暮吐。以医吐之所致也，此为小逆。

太阳表证，应当有畏寒发热的症状，现病人出现自汗，反而不见畏寒发热，关脉细数，这是医生误用吐法所引起的变证。在得病一、二天误用吐法的，就会出现腹中饥饿，却不能食；得病三四天误吐的，就会出现不喜欢吃稀粥，想吃冷的食物，早晨吃进的东西，晚上就吐出来。这是医生误用吐法所致的变证，其病变尚轻，所以叫作"小逆"。

太阳病，吐之，但太阳病当恶寒，今反不恶寒，不欲近衣，此为吐之内烦也。

太阳表证，应当有畏寒的见证，治疗当用汗法以解表，现却使

1　关上脉细数：关上，脾胃之部位，细为虚，数为热。误吐之后胃气受伤，津液受损，虚邪误入阳明，胃脘之阳虚躁，故细数。

2　欲食冷食：因误吐损伤胃液，较一二日为甚，胃阳虚躁，故反欲冷食。

用吐法，吐后病人反而出现不怕冷、不想穿衣服的，这是误用吐法所致的内热的变证。

病人脉数，数为热，当消谷引食。而反吐者，此以发汗，令阳气微，膈气虚，脉乃数也。数为客热，不能消谷，以胃中虚冷，故吐也。

病人脉象数，脉数一般为邪热所致，热能消化水谷，应当出现能食的症状，却反而出现不能食而呕吐的，这是发汗不当，导致阳气衰微，胃阳虚躁，因而出现脉数。这种脉数是假热的表现，不能消化水谷，所以不能食；因为胃中本虚冷、虚气上逆，所以出现呕吐。

太阳病，过经十余日，心下温温欲吐[1]，而胸中痛，大便反溏，腹微满，郁郁微烦。先此时自极吐下者[2]，与调胃承气汤。若不尔者，不可与。但欲呕，胸中痛，微溏者，此非柴胡汤证。以呕，故知极吐下也。调胃承气汤。六十三。用前第三十三方。

太阳病，病传阳明已经十余天，病人胃脘部烦闷不适，泛泛欲呕，胸部疼痛，大便反而稀溏，腹部微有胀满，心中郁闷烦躁，如果是误用峻猛涌吐或泻下药所致的，可用调胃承气汤治疗；如果不是吐下所致的，就不能用调胃承气汤。此证虽有只想呕吐，胸部疼痛，大便稍溏泄的症状，但不是柴胡汤证。因为病人泛泛想吐，所以可以推知是峻吐峻下所致的，用调胃承气汤。

太阳病六七日，表证仍在，脉微而沉，反不结胸，其人发狂者，以热在下焦，少腹当硬满，小便自利者，下血乃愈。所以然

---

1 温温：通愠愠，为烦躁愠闷之貌。

2 极吐下：言用瓜蒂、巴豆之类。

者，以太阳随经，瘀热在里故也，抵当汤主之。方六十四。**

太阳病，经六七天，表证仍然存在，脉象沉滞不起，没有结胸的见证，神志发狂的，这是邪热与瘀血互结于下焦的缘故，当有小腹部坚硬胀满、小便通畅等证，攻下瘀血就可痊愈。之所以出现这种情况，是因为太阳之邪随经入里，邪热与瘀血互结于下焦的缘故。用抵当汤主治。

水蛭熬　**虻虫**各三十个，去翅足，熬　**桃仁**二十五个，去皮尖　**大黄**三两，酒洗

上四味，以水五升，煮取三升，去滓，温服一升，不下更服。

水蛭熬　虻虫各三十个，去翅足，熬　桃仁二十五个，去皮尖　大黄三两，酒洗

上四味，用五升水，煮至可取三升药汁时，去掉药渣，趁温服一升，不下血的可再服。

太阳病，身黄，脉沉结，少腹硬，小便不利者，为无血也。小便自利，其人如狂者，血证谛也[1]，抵当汤主之。六十五。用前方。

太阳病，出现皮肤发黄，脉象沉结，小腹坚硬的症状，若小便不通畅的，则非蓄血证，而是湿热发黄证；若小便通畅，并有狂乱征兆的，则无疑是蓄血发黄证，用抵当汤主治。

伤寒有热，少腹满，应小便不利，今反利者，为有血也。当下之，不可余药[2]，宜抵当丸。方六十六。

1　谛：证据确实。

2　不可余药：有两种解释：一为不可用其他药物；二为连药滓一并服下。

伤寒，身上有热，少腹胀满，照理应当小便不利，现在反而通利，这是下焦蓄血的征象，治当下其瘀血，非其他药所能胜任，宜用抵当丸。

水蛭二十个，熬　**虻虫**二十个，去翅足，熬　**桃仁**二十五个，去皮尖　**大黄**三两

上四味，捣分四丸，以水一升，煮一丸，取七合服之。晬时当下血，血不下者更服。

水蛭二十个，熬　虻虫二十个，去翅足，熬　桃仁二十五个，去皮尖　大黄三两

上四味，捣碎后做成四丸，用一升水煮一丸，煮取七合药汁，连药渣一起服。服药一昼夜后应当出现下血，如无下血的，可再服。

太阳病，小便利者，以饮水多，必心下悸。小便少者，必苦里急也[1]。

太阳病，因为饮水过多，致水饮内停，若小便通利的是水停中焦，一定会有心悸不宁的见证出现；若小便短少不通畅的是水停下焦，一定会有小腹部胀满急迫不舒的症状出现。

1　苦里急：少腹内苦于急迫不舒。

卷第四

辨太阳病脉证并治下第七

结胸，项强，如柔痉状，下之则和，宜大陷胸丸。第一。六味。前后有结胸、脏结病六证。

太阳病，心中懊憹，阳气内陷，心下硬，大陷胸汤主之。第二。三味。

伤寒六七日，结胸热实，脉沉紧，心下痛，大陷胸汤主之。第三。用前第二方。

伤寒十余日，热结在里，往来寒热者，与大柴胡汤。第四。八味。水结附。

太阳病，重发汗，复下之，不大便五六日，舌燥而渴，潮热，从心下至少腹满痛，不可近者，大陷胸汤主之。第五。用前第二方。

小结胸病，正在心下，按之痛，脉浮滑者，小陷胸汤主之。第六。三味。下有太阳病二证。

病在阳，应以汗解，反以水灌，热不得去，益烦，不渴，服文蛤散。不瘥，与五苓散。寒实结胸，无热证者，与三物小陷胸汤，白散亦可服。第七。文蛤散一味。五苓散五味。小陷胸汤用前第六方。白散三味。

太阳少阳并病，头痛，眩冒，心下痞者，刺肺俞、肝俞，不可发汗。发汗则谵语，谵语不止，当刺期门。第八。

妇人中风，经水适来，热除脉迟，胁下满，谵语，当刺期门。第九。

妇人中风，七八日，寒热，经水适断，血结如疟状，小柴胡汤主之。第十。七味。

妇人伤寒，经水适来，谵语，无犯胃气及上二焦，自愈。第十一。

伤寒六七日，发热微恶寒，支节疼，微呕，心下支结，柴胡桂枝汤主之。第十二。九味。

伤寒五六日，已发汗，复下之，胸胁满，小便不利，渴而不呕，头汗出，往来寒热，心烦，柴胡桂枝干姜汤主之。第十三。七味。

伤寒五六日，头汗出，微恶寒，手足冷，心下满，不欲食，大便硬，脉细者，为阳微结，非少阴也，可与小柴胡汤。第十四。用前第十方。

伤寒五六日，呕而发热，以他药下之，柴胡证仍在，可与柴胡汤。蒸蒸而振，却发热汗出解。心满痛者，为结胸。但满而不痛，为痞，宜半夏泻心汤。第十五。

太阳中风，下利呕逆，表解乃可攻之，十枣汤主之。第十六。二味。下有太阳一证。

心下痞，按之濡者，大黄黄连泻心汤主之。第十七。二味。

心下痞，而复恶寒，汗出者，附子泻心汤主之。第十八。四味。

心下痞，与泻心汤，不解者，五苓散主之。第十九。用前第七证方。

伤寒，汗解后，胃中不和，心下痞，生姜泻心汤主之。第二十。八味。

伤寒中风，反下之，心下痞，医复下之，痞亦甚，甘草泻心汤主之。第二十一。六味。

伤寒服药，利不止，心下痞，与理中，利益甚，宜赤石脂禹余粮汤。第二十二。二味。下有痞一证。

伤寒，发汗，若吐下，心下痞，噫不除者，旋覆代赭汤主之。第二十三。七味。

下后，不可更行桂枝汤，汗出而喘，无大热者，可与麻黄杏子甘草石膏汤。第二十四。四味。

太阳病，外未除，数下之，遂协热而利，桂枝人参汤主之。第二十五。五味。

伤寒，大下后，复发汗，心下痞，恶寒者，不可攻痞，先解表，表解乃可攻痞。解表宜桂枝汤，攻痞宜大黄黄连泻心汤。第二十六。泻心汤用前第十七方。

伤寒发热，汗出不解，心中痞，呕吐下利者，大柴胡汤主之。第二十七。用前第四方。

病如桂枝证，头不痛，项不强，寸脉浮，胸中痞，气上冲不得息，当吐之，宜瓜蒂散。第二十八。三味。下有不可与瓜蒂散证。

病胁下素有痞，连脐痛，引少腹者，此名藏结。第二十九。

伤寒，若吐下后，不解，热结在里，恶风，大渴，白虎加人参汤主之。第三十。五味。

伤寒，无大热，口燥渴，背微寒者，白虎加人参汤主之。第三十一。用前方。

伤寒，脉浮，发热无汗，表未解，不可与白虎汤。渴者，白虎加人参汤主之。第三十二。用前第三十方。

太阳少阳并病，心下硬，颈项强而眩者，刺大椎、肺俞、肝俞，慎勿下之。第三十三。

太阳少阳合病，自下利，黄芩汤；若呕，黄芩加半夏生姜汤主之。第三十四。黄芩汤四味。加半夏生姜汤六味。

伤寒，胸中有热，胃中有邪气，腹中痛，欲呕者，黄连汤主之。第三十五。七味。

伤寒八九日，风湿相搏，身疼烦，不能转侧，不呕不渴，脉浮虚而涩者，桂枝附子汤主之。大便硬，一云脐下心下硬。小便自利者，去桂加白术汤主之。第三十六。桂附汤、加术汤并五味。

风湿相搏，骨节疼烦，掣痛不得屈伸，汗出短气，小便不利，恶风，或身微肿者，甘草附子汤主之。第三十七。四味。

伤寒，脉浮滑，此表有热，里有寒，白虎汤主之。第三十八。四味。

伤寒，脉结代，心动悸，炙甘草汤主之。第三十九。九味。

问曰：病有结胸[1]，有藏结[2]，其状何如？答曰：按之痛，寸脉浮，关脉沉，名曰结胸也。

问：病证有结胸，有脏结，它们会有什么样的表现呢？答：胸脘部按之疼痛，寸部脉象浮，关部脉象沉，即"结胸"。

---

[1] 结胸：病名，主要症状是心下硬痛。

[2] 藏结：病名，症状与结胸相似，而性质不同，为脏气虚寒而结。

何谓藏结？答曰：如结胸状，饮食如故，时时下利，寸脉浮，关脉小细沉紧，名曰藏结。舌上白胎滑者[1]，难治。

什么叫脏结证？答：和结胸证的症状相似，但饮食如常，时时下利，寸部脉浮，关部脉小细沉紧，叫作脏结证。舌上苔白而滑的，不容易治疗。

藏结无阳证[2]，不往来寒热，一云寒而不热。**其人反静，舌上苔滑者，不可攻也。**

脏结未表现出阳热证证候，不发往来寒热，病人不烦躁而安静，舌苔滑，治疗不能用泻下法。

病发于阳，而反下之，热入因作结胸；病发于阴，而反下之，一作汗出**因作痞也[3]。所以成结胸者，以下之太早故也。结胸者，项亦强，如柔痉状[4]，下之则和，宜大陷胸丸方。方一。**

太阳病，邪气盛实，误用下法，邪热内陷，就会成为结胸。病发于里，正气不足，误用下法，就会成为痞证。所以成为结胸，是因为攻下太早的缘故。结胸证，项部也会强直，如同柔痉一样，以攻下治疗，强直就可转为柔和，可用大陷胸丸。

大黄半斤 **葶苈子**半升，熬 **芒硝**半升 **杏仁**半升，去皮尖，熬黑

上四味，捣筛二味，纳杏仁、芒硝，合研如脂，和散，取如弹丸一枚，别捣甘遂末一钱匕，白蜜二合，水二升，煮取一升，温顿服之，一宿乃下，如不下，更服，取下为效，禁如药法。

---

1 舌上白胎滑：舌上白滑苔。

2 阳证：发热、口渴等热象。

3 痞：病名，主要症状是胃脘部痞塞不舒，按之不痛。

4 柔痉："痓"当作"痉"，是项背强直角弓反张的证候名称，有汗的叫柔痉。

大黄半斤　葶苈子半升，熬　芒硝半升　杏仁半升，去皮尖，熬黑

上四味，大黄、葶苈子两味捣细过筛，加入杏仁、芒硝，共同研磨像膏脂，充分和匀，取出如弹丸大小一个，另外捣甘遂末一钱匕，蜂蜜二合，用二升水，共同煮取一升药汁，趁温一次服完。过一夜后出现下利为效。其禁忌事项和通常用药方法一样。

结胸证，其脉浮大者，不可下，下之则死。

结胸证，脉象浮大的，治疗不能用攻下法，若攻下，就会导致病人死亡。

结胸证悉具，烦躁者亦死。

结胸证的临床证候都已具备，而烦躁不宁的，也属于死候。

太阳病，脉浮而动数，浮则为风，数则为热，动则为痛，数则为虚。头痛发热，微盗汗出，而反恶寒者，表未解也。医反下之，动数变迟，膈内拒痛，一云头痛即眩**。胃中空虚，客气动膈[1]，短气躁烦，心中懊憹，阳气内陷[2]，心下因硬，则为结胸，大陷胸汤主之。若不结胸，但头汗出，余处无汗，剂颈而还[3]，小便不利，身必发黄。大陷胸汤。方二。**

太阳病，脉象浮而动数，脉浮主风邪在表，数主有热，动脉主痛，数又主虚。证见头痛发热，轻微盗汗，反而怕冷，这是太阳表证未除。医生本应从表论治，却反而用攻下的方法治疗，所以出现脉动数变迟，胸胁心下疼痛拒按（也有说头痛眩晕）。由于胃中空

1　客气：邪气，因从外来，故叫客气。

2　阳气：表邪而言，不是指正气。

3　剂颈而还："剂"同"齐"，谓汗出到颈部而止。

虚而无实邪，误下后邪气内陷，邪热与水饮相结于胸膈，短气，烦躁不安，心中懊憹，热邪内陷，心下因而硬满疼痛，这样结胸证就形成了。主治用大陷胸汤。如果不形成结胸，只见头部汗出，到颈部为止，其他部位不出汗，小便不通畅，身体发黄的，则是湿热郁蒸发黄证。

大黄六两，去皮　**芒硝**一升　**甘遂**一钱匕

上三味，以水六升，先煮大黄，取二升，去滓，纳芒硝，煮一两沸，纳甘遂末，温服一升，得快利，止后服。

大黄六两，去皮　芒硝一升　甘遂一钱匕

上三味，用六升水，先煮大黄，煮至可取二升药汁时，去掉药渣，加入芒硝，煮一二开，再加入甘遂末，趁温服一升，很快出现下利后，即应停服后面的药。

伤寒六七日，结胸热实[1]，脉沉而紧，心下痛，按之石硬者，大陷胸汤主之。三。用前第二方。

外感病六七天过后，形成大结胸证，脉象沉而紧，胸脘部疼痛，触按像石头一样坚硬的，主治用大陷胸汤。

伤寒十余日，热结在里，复往来寒热者，与大柴胡汤。但结胸，无大热者[2]，此为水结在胸胁也，但头微汗出者，大陷胸汤主之。四。用前第二方。

患伤寒十多日，热邪结于里，而又往来寒热的，可用大柴胡汤。假如只有结胸症状，外表无大热的，这因水结于胸胁，仅头部

1　结胸热实：结胸证的性质属热属实，与寒实结胸证不同。

2　无大热：外表无大热。

微微汗出，可用大陷胸汤主治。

大柴胡汤方

柴胡半斤　**枳实**四枚，炙　**生姜**五两，切　**黄芩**三两　**芍药**三两　**半夏**半升，洗　**大枣**十二枚，擘

上七味，以水一斗二升，煮取六升，去滓再煎，温服一升，日三服。一方加大黄二两，若不加，恐不名大柴胡汤。

大柴胡汤方

柴胡半斤　枳实四枚，炙　生姜五两，切片　黄芩三两　半夏半升，洗　大枣十二枚，掰开

上七味，用一斗二升水，煮至可取六升药汁时，去掉药渣，药汁再煎，趁温服一升，一天服三次。另有一方加大黄二两，如果不加大黄，恐怕就不是大柴胡汤了。

太阳病，重发汗而复下之，不大便五六日，舌上燥而渴，日晡所小有潮热，一云日晡所发，心胸大烦。**从心下至少腹硬满而痛，不可近者，大陷胸汤主之。五。**用前第二方。

太阳表证，反复发汗而又行攻下，出现五六天不解大便，舌上干燥，口渴，午后微有潮热，从剑突下一直到少腹部坚硬胀满疼痛，不能用手触摸的，主治用大陷胸汤。

小结胸病，正在心下，按之则痛，脉浮滑者，小陷胸汤主之。方六。

小结胸的病位，正当心下胃脘部，以手按之则疼痛，脉象浮滑的，用小陷胸汤主治。

黄连一两　**半夏**半升，洗　**瓜蒌实**大者一枚

上三味，以水六升，先煮瓜蒌，取三升，去滓，纳诸药，煮

取二升，去滓，分温三服。

黄连一两　半夏半升，洗　瓜蒌实大的一枚

上三味，用六升水，先煮瓜蒌，煮至可取三升药汁时，去掉药渣，加入其余药物，煮取二升药汁，去掉药渣，分三次，趁温服。

太阳病，二三日，不能卧，但欲起，心下必结，脉微弱者，此本有寒分也¹。反下之，若利止，必作结胸；未止者，四日复下之，此作协热利也²。

得了太阳病两三天后，不能平卧，只想坐起，胃脘部痞结胀硬，脉象微弱的，这是素有寒饮结聚在里的缘故，治疗却反而用攻下法，因而腹泻形成。若腹泻停止的，结胸就会形成；若腹泻不停止，到第四天又再攻下，就会引起协热利。

太阳病，下之，其脉促一作纵，**不结胸者，此为欲解也。脉浮者，必结胸。脉紧者，必咽痛。脉弦者，必两胁拘急。脉细数者，头痛未止。脉沉滑者，协热利。脉浮滑者，必下血。**

太阳表证，误用了攻下方法，病人的脉象急促，但未见结胸症状，这是邪未内陷而欲外解的征象。脉象浮的，可能发作结胸。脉象紧的，可能发生咽痛。脉象弦的，大多伴有两胁拘急。脉细数的，头痛还未停止。脉沉紧的，必有气逆欲呕。脉沉滑的，会出现协热下利。脉浮滑的，必发生大便下血。

病在阳，应以汗解之，反以冷水潠之³，若灌之，其热被劫不

1　寒分：寒饮，以饮邪性寒，故曰寒分。

2　协热利：挟表热而下利。

3　潠：含水喷洒称"潠"，是古代的一种退热方法。

得去，弥更益烦，肉上粟起，意欲饮水，反不渴者，服文蛤散。若不瘥者，与五苓散。寒实结胸，无热证者，与三物小陷胸汤。用前第六方。白散亦可服。七。一云与三物小白散。

病在表，应用发汗法解表去邪，却反而用冷水喷洒浇洗来退热，热邪被水饮郁遏不能解除，使热更甚，怕冷，皮肤上起鸡皮疙瘩，想喝水，但又不是很口渴的，可给予文蛤散治疗。若服药后仍不愈的，可以用五苓散治疗。寒实结胸，有结胸主证，无热证证候表现的，治疗可用三物白散。

文蛤散方

文蛤五两

上一味为散，以沸汤和一方寸匕服，汤用五合。

五苓散方

猪苓十八铢，去黑皮　白术十八铢　泽泻一两六铢　茯苓十八铢　桂枝半两，去皮

上五味为散，更于臼中杵之，白饮和方寸匕服之，日三服，多饮暖水，汗出愈。

白散方

桔梗三分　巴豆一分，去皮心，熬黑，研如脂　贝母三分

上三味为散，纳巴豆，更于臼中杵之，以白饮和服，强人半钱匕，羸者减之。病在膈上必吐，在膈下必利。不利，进热粥一杯。利过不止，进冷粥一杯。身热皮粟不解，欲引衣自覆，若以水潠之洗之，益令热劫不得出，当汗而不汗则烦。假令汗出已，腹中痛，与芍药三两，如上法。

文蛤散方

文蛤五两

上一味药为散剂,用开水调和一方寸匕服下,开水用五合。

五苓散方

猪苓十八铢,去黑皮　白术十八铢　泽泻一两六铢　茯苓十八铢　桂枝半两,去皮

上五味做成散剂,再放在臼中杵研,用米汤调和服用方寸匕,一日服三次,多喝些热开水,使汗出病就会痊愈。

白散方

桔梗三分　巴豆一分,去皮心,熬黑,研磨成脂膏一般　贝母三分

上三味药做成散剂,加入巴豆后,再在石臼中杵捣。用米汤调和后服下。强壮的人一次服半钱匕,瘦弱的人适当减量。病邪在膈上的,药后多见呕吐。病邪在膈下的,药后多见下利。不见下利的,喝热粥一杯。下利太过而不见停止的,喝冷粥一杯。身体发热,肌肤起粟粒状小疙瘩不消失,想取衣被自盖,如果用水喷洒、淋浴,更使邪热被阻不得外出,理当出汗而不能出汗,就会感到烦热。假如汗出以后,出现腹中疼痛的,给服芍药三两,按上面的服法。

太阳与少阳并病,头项强痛,或眩冒,时如结胸,心下痞硬者,当刺大椎第一间[1]、肺俞[2]、肝俞[3],慎不可发汗。发汗则谵语,

---

[1] 大椎第一间:在第七颈椎和第一胸椎棘突之间,主治外感风寒疟疾,头项强痛,背膊拘急等证。

[2] 肺俞:当第三第四胸椎横突起间,在脊外方一寸五分,主治外感上气,喘满咳嗽等证。

[3] 肝俞:当第九第十胸椎横突起间,在脊椎外方一寸五分,主治气痛,呕酸,胸满,肋痛,黄疸等证。

脉弦，五日谵语不止，当刺期门[1]。八。

太阳与少阳两经皆病，出现头痛项强，或者眩晕昏冒，时而心下痞塞硬结、如结胸状的，应当针刺大椎、肺腧、肝腧，千万不能发汗。误用发汗就会出现谵语、脉弦，若经过五天，谵语仍然不止者，应当针刺期门，以泄其邪。

妇人中风，发热恶寒，经水适来，得之七八日，热除而脉迟身凉，胸胁下满，如结胸状，谵语者，此为热入血室也[2]，当刺期门，随其实而取之。九。

妇人患太阳中风证，发热恶寒，正值月经到来，七八日后，热退脉迟身凉，胸胁下胀满，好像结胸症状、语言错乱的，这是热邪进入血室所致，当刺期门穴，以祛其实邪。

妇人中风，七八日，续得寒热，发作有时，经水适断者，此为热入血室，其血必结，故使如疟状，发作有时，小柴胡汤主之。方十。

外感风邪的妇人，七八天过后，出现了发热怕冷定时发作的症状，月经恰在这时中止，这是热入血室。因为邪热内入血室与血相结，似疟疾，故发热怕冷定时发作，主治用小柴胡汤。

柴胡半斤　**黄芩**三两　**人参**三两　**半夏**半升，洗　**甘草**三两　**生姜**三两，切　**大枣**十二枚，擘

上七味，以水一斗二升，煮取六升，去滓，再煎取三升，温

1　期门：乳直下二肋间，主治热入血室，伤寒过经不解，胸胁疼痛，呕吐等证。
2　血室：各家见解不一，有的认为是冲脉，有的认为是肝脏，有的认为是子宫。据此病多见于月经期，自然与子宫有关，但其病理机转与肝脏、冲脉都有关系，不应偏执。

服一升，日三服。

柴胡半斤　黄芩三两　人参三两　半夏半升，洗　甘草三两　生姜三两，切片　大枣十二枚，掰开

上七味，用一斗二升水，煮取六升药汁，去掉药渣，药汁再煎浓缩至三升，趁温服一升，一天服三次。

妇人伤寒发热，经水适来，昼日明了，暮则谵语，如见鬼状者，此为热入血室。无犯胃气及上二焦，必自愈。十一。

妇人患伤寒证，发热，正值月经到来，白天神志清楚，晚间谵语妄见，这是热入血室，不可用损伤胃气及上二焦的方药，可能自动痊愈。

伤寒六七日，发热微恶寒，支节烦疼[1]，微呕，心下支结[2]，外证未去者，柴胡桂枝汤主之。方十二。

外感病六七天，发热，微微怕冷，四肢关节疼痛，微微作呕，胸脘部满闷如物支撑结聚，表证还未解除的，主治用柴胡桂枝汤。

桂枝一两半，去皮　黄芩一两半　人参一两半　甘草一两，炙　半夏二合半，洗　芍药一两半　大枣六枚，擘　生姜一两半，切　柴胡四两

上九味，以水七升，煮取三升，去滓，温服一升。本云，人参汤，作如桂枝法，加半夏、柴胡、黄芩，复如柴胡法。今用人参做半剂。

桂枝一两半，去皮　黄芩一两半　人参一两半　甘草一两，炙　半夏二合半，洗　芍药一两半　大枣六枚，掰开　生姜一两半，切片　柴胡四两

1　支节烦疼：支节指四肢关节，烦疼说明疼痛之甚。

2　心下支结：心下感觉支撑闷结。

上九味，用七升水，煮至可取三升药汁时，去掉药渣，趁温服一升。原本说，人参汤，制作如桂枝汤的方法，加半夏、柴胡、黄芩，又如柴胡汤的方法。现在用人参仅作半剂。

伤寒五六日，已发汗而复下之，胸胁满微结，小便不利，渴而不呕，但头汗出，往来寒热，心烦者，此为未解也，柴胡桂枝干姜汤主之。方十三。

外感病五六天后，已经发汗又用泻下，出现胸胁满闷微有硬结，小便不利，口渴，不呕，头部出汗，发热畏寒交替而作，心中烦躁不安的，这是病未除的缘故，主治用柴胡桂枝干姜汤。

柴胡半斤　**桂枝**三两，去皮　**干姜**二两　**瓜蒌根**四两　**黄芩**三两　**牡蛎**二两，熬　**甘草**二两，炙

上七味，以水一斗二升，煮取六升，去滓，再煎取三升，温服一升，日三服。初服微烦，复服汗出便愈。

柴胡半斤　桂枝三两，去皮　干姜二两　瓜蒌根四两　黄芩三两　牡蛎二两，熬　甘草二两，炙

上七味，用一斗二升水，煮至可取六升药汁时，去掉药渣，药汁再煎浓缩至三升，趁温服一升，一天服三次。第一次服药后会出现轻度的心烦，再次服药，汗出后病证就会痊愈。

伤寒五六日，头汗出，微恶寒，手足冷，心下满，口不欲食，大便硬，脉细者，此为阳微结[1]，必有表，复有里也。脉沉，亦在里也。汗出为阳微，假令纯阴结，不得复有外证，悉入在里，此为半在里半在外也。脉虽沉紧，不得为少阴病，所以然者，阴不

---

[1] 阳微结：因热结于里而大便秘，叫作阳结。热结的程度轻，叫作阳微结。

得有汗，今头汗出，故知非少阴也，可与小柴胡汤。设不了了者，得屎而解。十四。用前第十方。

外感病五六天后，头部出汗，微感畏寒，手足冷，脘腹部胀满，口中不想进食，大便坚硬，脉象沉紧而细，属阳微结证，必然既有表证又有里证。脉沉，主病在里，汗出是阳微结的表现。若是纯阴结证，病邪应完全入里，不应该再有表证，而此证是半在里半在表，表证仍然未解。脉虽然沉紧，却不是少阴病，因为阴证不应该有汗出，现有头部汗出，故可知不是少阴病。治疗可以用小柴胡汤。若服小柴胡汤后仍然不爽快的，可微通其大便，大便一通，即可痊愈。

伤寒五六日，呕而发热者，柴胡汤证具，而以他药下之，柴胡证仍在者，复与柴胡汤。此虽已下之，不为逆，必蒸蒸而振，却发热汗出而解。若心下满而硬痛者，此为结胸也，大陷胸汤主之。但满而不痛者，此为痞，柴胡不中与之。宜半夏泻心汤。方十五。

伤寒五六日，呕逆而且发热，小柴胡汤证的主证已经具备，而用了攻下方药，但只要柴胡仍在，就仍可用柴胡汤治疗。这虽然已经误下，也不是逆候，服小柴胡汤之后，定会发生蒸蒸振战，然后发热汗出而病解。假如下后发生心下满而硬痛的，这是结胸证，可用大陷胸汤主治。如果心下只是闷满而不疼痛的，这是痞证，柴胡汤是不适用的，宜用半夏泻心汤。

半夏半升，洗　**黄芩**　**干姜**　**人参**　**甘草**炙，各三两　**黄连**一两　**大枣**十二枚，擘

上七味，以水一斗，煮取六升，去滓，再煎取三升，温服一

升，日三服。须大陷胸汤者，方用前第二法。一方用半夏一升。

半夏半升，洗　黄芩　干姜　人参　甘草炙，各三两　黄连一两　大枣十二枚，掰开

上七味，用一斗水，煮至可取六升药汁时，去掉药渣，药汁再煎浓缩至三升，趁温服一升，一天服三次。必须服大陷胸汤的，方法使用前面的第二法。

太阳少阳并病，而反下之，成结胸，心下硬，下利不止，水浆不下，其人心烦。

太阳与少阳并病，反而用攻下治疗，使结胸形成，出现心下硬结，腹泻不止，汤水不能下咽，烦躁不安。

脉浮而紧，而反下之，紧反入里，则作痞。按之自濡[1]，但气痞耳。

脉象浮而且紧，主太阳表证，误用了下法以后，浮紧变为沉紧，遂成痞证。按之柔软，因为仅是气分的痞结。

太阳中风，下利呕逆，表解者乃可攻之。其人漐漐汗出，发作有时，头痛，心下痞硬满，引胁下痛，干呕短气，汗出不恶寒者，此表解里未和也，十枣汤主之。方十六。

太阳中风，表证未解，又见下利，呕逆等水饮证，证属表里同病，治当先解表，解表证后，才能攻逐在里的水饮。若见微微出汗，定时而发，头痛，胸脘部痞结胀硬，牵引胸胁疼痛，干呕、短气、汗出不怕冷的，这是表证已解，而水饮停聚胸胁，主治用十枣汤。

1　濡：与"软"同，柔软的意思。

芫花熬　**甘遂　大戟**

上三味，等分，各别捣为散，以水一升半，先煮大枣肥者十枚，取八合，去滓，纳药末，强人服一钱匕，羸人服半钱，温服之，平旦服。若下少，病不除者，明日更服，加半钱，得快下利后，糜粥自养。

芫花熬　甘遂　大戟

上三味，各等分，分别捣成散剂，用一升半水，先煮果肉肥厚的大枣十枚，煮至可取八合药汁时，去掉药渣，加入药末，强壮的人服一钱匕，瘦弱的人服半钱匕，趁温服，在清晨服。如泻下少，而病证未得解除的，第二天应再服，并增加半钱药末，出现畅快下利后，用烂粥调养。

太阳病，医发汗，遂发热恶寒。因复下之，心下痞。表里俱虚，阴阳气并竭[1]**，无阳则阴独**[2]**。复加烧针，因胸烦。面色青黄，肤𥆧者，难治；今色微黄，手足温者，易愈。**

太阳病，医生使用发汗法治疗，汗后仍然发热畏寒，于是又用攻下法治疗，误汗伤表，误下伤里，致表里正气均虚，阴阳之气同时虚竭，表证已无，而里证独存，故见心下痞满。医者治疗再用烧针法，使脏气大伤，出现心胸烦躁不安，面色青黄、筋肉跳动的，为难治之候；若面色微黄、手足温暖的，表明胃气尚存，较易治愈。

心下痞，按之濡，其脉关上浮者，大黄黄连泻心汤主之。方

1　阴阳气并竭：表里之气均受损。

2　无阳则阴独：表证已罢，而里证独具。

十七。

病人感到心下痞塞，但按之柔软，其脉象关部浮的，用大黄黄连泻心汤主治。

大黄二两　**黄连**一两

上二味，以麻沸汤二升渍之[1]，须臾绞去滓，分温再服。臣亿等看详大黄黄连泻心汤，诸本皆二味。又后附了泻心汤，用大黄、黄连、黄芩、附子，恐是前方中亦有黄芩，后但加附子也，故后云附子泻心汤，本云加附子也。

大黄二两　黄连一两

上二味，用滚开水二升浸泡，片刻后，绞去药渣，分两次，趁温服。

心下痞，而复恶寒，汗出者，附子泻心汤主之。方十八。

胃脘部痞满，而又畏寒汗出的，主治用附子泻心汤。

大黄二两　**黄连**一两　**黄芩**一两　**附子**一枚炮，去皮，破，别煮取汁

上四味，切三味，以麻沸汤二升渍之，须臾绞去滓，纳附子汁，分温再服。

大黄二两　黄连一两　黄芩一两　附子一枚，炮，去皮，破开，单独煮取药汁

上四味，切三味药，以滚开水二升浸泡，片刻后绞去药渣，加入另外煮好的附子药汁，分两次，趁温服。

本以下之，故心下痞，与泻心汤，痞不解，其人渴而口燥烦，小便不利者，五苓散主之。十九。一方云，忍之一日乃愈。

用前第七证方。

1　麻沸汤：沸水。汪苓友曰："麻沸汤者，熟汤也，汤将熟时，其面沸泡如麻，以故云麻。"

本来因为误下，形成胃脘部痞满，给予泻心汤治疗，痞满却不能消除，且见口干燥、心烦、小便不通畅，这是水饮内蓄所致，主治用五苓散。也有说，忍上一日也会缓解，或者用前述第七方。

伤寒，汗出解之后，胃中不和，心下痞硬，干噫食臭[1]，胁下有水汽，腹中雷鸣，下利者[2]，生姜泻心汤主之。方二十。

外感病，汗出表解之后，因胃中不和，而致胃脘部痞硬，嗳气有食臭味，胁下有水汽，肠中鸣响如雷而下利的，用生姜泻心汤主治。

生姜四两,切　**甘草**三两,炙　**人参**三两　**干姜**一两　**黄芩**三两　**半夏**半升,洗　**黄连**一两　**大枣**十二枚,擘

上八味，以水一斗，煮取六升，去滓，再煎取三升，温服一升，日三服。附子泻心汤，本云加附子。半夏泻心汤，甘草泻心汤，同体别名耳。生姜泻心汤，本云理中人参黄芩汤去桂枝、术，加黄连并泻肝法。

生姜四两,切片　甘草三两,炙　人参三两　干姜一两　黄芩三两　半夏半升,洗　黄连一两　大枣十二枚,掰开

上八味，用一斗水，煮至可取六升药汁时，去掉药渣，药汁再煎浓缩至三升，趁温服一升，一天服三次。附子泻心汤，原本说加附子。半夏泻心汤，甘草泻心汤，药物相同而名称有别罢了。生姜泻心汤，原本说理中人参黄芩汤方去桂枝、白术，加黄连，并是泻

1　干噫食臭："噫"同"嗳"，嗳气带有食臭味。

2　腹中雷鸣：形容肠间响声如雷。

肝的方法。

伤寒中风，医反下之，其人下利日数十行，谷不化[1]，腹中雷鸣，心下痞硬而满，干呕心烦不得安。医见心下痞，谓病不尽，复下之，其痞益甚。此非结热，但以胃中虚，客气上逆[2]，故使硬也，甘草泻心汤主之。方二十一。

太阳伤寒或中风证，医生本应发汗解表，反而用攻下法，损伤脾胃，导致病人一日腹泻数十次，泻下不消化食物，肠鸣厉害，胃脘部痞满硬结，干呕，心中烦躁不安，医生见胃部痞硬，认为是邪热内结，病邪未尽，又行攻下，致痞胀更甚。这种情况并非邪热内结，而是中气虚弱，浊气上逆，气结心下，故胃脘部痞硬，主治用甘草泻心汤。

甘草四两，炙　**黄芩**三两　**干姜**三两　**半夏**半升，洗　**大枣**十二枚，擘　**黄连**一两

上六味，以水一斗，煮取六升，去滓，再煎取三升，温服一升，日三服。臣亿等谨按：上生姜泻心汤法，本云理中人参黄芩汤，今详泻心以疗痞，痞气因发阴而生，是半夏、生姜、甘草泻心三方，皆本于理中也。其方必各有人参，今甘草泻心中无者，脱落之也。又按，《千金》并《外台秘要》治伤寒䘌食，用此方，皆有人参，知脱落无疑。

甘草四两，炙　黄芩三两　干姜三两　半夏半升，洗　大枣十二枚，掰开　黄连一两

上六味，用一斗水，煮至可取六升药汁时，去掉药渣，药汁再

1　谷不化：食物不消化。

2　客气上逆：不是人体正气，是胃虚而滞的病气上逆。

煎浓缩至三升，趁温服一升，一天服三次。

伤寒服汤药，下利不止，心下痞硬。服泻心汤已，复以他药下之，利不止，医以理中与之，利益甚。理中者，理中焦[1]，此利在下焦[2]，赤石脂禹余粮汤主之。复不止者，当利其小便。方二十二。

伤寒表证，泻下的汤药服后，导致腹泻不止，胃脘部痞胀硬结。医生用泻心汤治疗，又用其他药攻下，导致腹泻不止，医生又以理中汤投之，致腹泻更甚。究其原因，是因为理中汤是治疗中焦虚寒腹泻证之剂，而此种下利责在下焦不固，主治应当用赤石脂禹余粮汤。若用赤石脂禹余粮汤仍然腹泻不止的，则恐怕属水湿内盛之腹泻，治疗应当用分利小便法。

赤石脂一斤，碎　　**太一禹余粮**一斤，碎

上二味，以水六升，煮取两升，去滓，分温三服。

赤石脂一斤，打碎　　禹余粮一斤，打碎

上二味，用六升水，煮至可取二升药汁时，去掉药渣，分三次，趁温服。

伤寒，吐下后，发汗，虚烦，脉甚微，八九日心下痞硬，胁下痛，气上冲咽喉，眩冒，经脉动惕者，久而成痿[3]。

太阳伤寒证，误用吐下发汗，导致心烦不安，脉象十分微弱，病情迁延八九天，更见胃脘部痞结胀硬，胁下疼痛，气上冲咽喉，

1　理中焦：调理中焦脾胃。

2　下焦：病在下部。

3　痿：证候名称，主要症状是两足软弱无力不能行动。

眩晕昏冒，全身经脉跳动，时间久了，痿证则会形成。

伤寒，发汗，若吐若下，解后，心下痞硬，噫气不除者，旋覆代赭汤主之。方二十三。

伤寒病，经过发汗，或者涌吐或者攻下等法治疗，外邪已解之后，唯有心下痞硬、噫气不减的，用旋覆代赭汤主治。

旋覆花三两　**人参**二两　**生姜**五两　**代赭石**一两　**甘草**三两，炙　**半夏**半升，洗　**大枣**十二枚，擘

上七味，以水一斗，煮取六升，去滓，再煎取三升，温服一升，日三服。

旋覆花三两　人参二两　生姜五两　代赭石一两　甘草三两，炙　半夏半升，洗　大枣十二枚，掰开

上七味，用一斗水，煮至可取六升药汁时，去掉药渣，药汁再煎浓缩至三升，趁温服一升，一天服三次。

下后，不可更行桂枝汤，若汗出而喘，无大热者，可与麻黄杏子甘草石膏汤。方二十四。

表证攻下后，不能再用桂枝汤外邪内入，热邪壅肺，出现汗出、气喘；表热证已除的，可治疗用麻黄杏仁甘草石膏汤。

麻黄四两　**杏仁**五十个，去皮尖　**甘草**二两，炙　**石膏**半斤，碎，绵裹

上四味，以水七升，先煮麻黄，减二升，去白沫，纳诸药，煮取三升，去滓，温服一升。本云，黄耳杯。

麻黄四两　杏仁五十个，去皮尖　甘草二两，炙　石膏半斤，打碎，棉布包囊

上四味，用七升水，先煮麻黄，待药液减少二升时，去掉液面上的白沫，再加入其余药物，煮至可取三升药汁，去掉药渣，趁温服一升。原本说，一黄耳。

太阳病，外证未除，而数下之[1]，遂协热而利，利下不止，心下痞硬，表里不解者，桂枝人参汤主之。方二十五。

太阳病，在外的表证还未解除，却屡用攻下，于是就发生挟表热而下利的症状；如果下利继续不断，胃脘部痞塞硬满，这是表证与里证并见，用桂枝人参汤主治。

桂枝四两，别切　**甘草**四两，炙　**白术**三两　**人参**三两　**干姜**三两

上五味，以水九升，先煎四味，取五升，纳桂，更煮取三升，去滓，温服一升，日再夜一服。

桂枝四两，单独切片　甘草四两，炙　白术三两　人参三两　干姜三两

上五味，用九升水，先煮四味药，取五升药汁，加入桂枝，再至可煮取三升药汁时，去掉药渣，趁温服一升，白天服两次，夜间服一次。

伤寒，大下后，复发汗，心下痞，恶寒者，表未解也。不可攻痞[2]，当先解表，表解乃可攻痞。解表宜桂枝汤，攻痞宜大黄黄连泻心汤。二十六。 泻心汤用前第十七方。

伤寒表证，用泻药攻下后，再发其汗，导致心下痞塞，若出现发热畏寒等见证的，是表证仍未解除，不能先泄热消痞，而应先解表，表证解除以后才能泄热消痞。桂枝汤适宜解表，而大黄黄连泻心汤适宜泄热消痞。

伤寒发热，汗出不解，心中痞硬，呕吐而下利者，大柴胡汤主之。二十七。

1　数下："数"读音如"朔"，即屡用攻下的意思。

2　攻痞：即治疗痞证。此处的"攻"字，含有治疗的意思。

伤寒发热，汗出而热不退，胃脘部痞硬，上则呕吐，下则腹泻的，用大柴胡汤主治。

病如桂枝证，头不痛，项不强，寸脉微浮，胸中痞硬，气上冲喉咽，不得息者，此为胸有寒也[1]。当吐之，宜瓜蒂散。方二十八。

病的表现像桂枝证，但头不痛，项部不拘急，寸部脉微浮，胸脘痞胀硬结，气上冲咽喉，呼吸不畅，这是痰实之邪停滞胸中，应当采用吐法，可用瓜蒂散。

瓜蒂一分，熬黄　**赤小豆**一分

上二味，各别捣筛，为散已，合治之，取一钱匕，以香豉一合，用热汤七合，煮作稀糜，去滓，取汁和散，温顿服之。不吐者，少少加，得快吐乃止。诸亡血虚家，不可与瓜蒂散。

瓜蒂一分，熬黄　赤小豆一分

上二味，分别捣碎过筛，制成散剂后，充分混匀，取一钱匕，用香豉一合和热水七合，合煮成糊状，去掉药渣，取药汁调和散剂，趁温一次服完。服药后不出现呕吐的，可逐渐加大药量，出现畅快的呕吐后，即应停药。凡是经常出血及虚证患者，都不可给服瓜蒂散。

病胁下素有痞，连在脐旁，痛引少腹，入阴筋者[2]，此名藏结，死。二十九。

病人胁下宿有痞块，连及脐旁，疼痛牵引少腹，甚至痛彻阴

1　胸有寒：这里的"寒"字作"邪"字解，即胸中有邪气阻滞的意思。凡痰涎宿食等，都属于邪的范围。

2　入阴筋：阴茎缩入。

茎，即脏结，为死候。

伤寒，若吐若下后，七八日不解，热结在里，表里俱热，时时恶风，大渴，舌上干燥而烦，欲饮水数升者，白虎加人参汤主之。方三十。

伤寒，或用吐法或用下法后，经过七八日病未解除，蕴热于里，表里都热，时时感觉恶风，大渴，舌苔干燥而心烦不安，想喝大量的水，用白虎加人参汤主治。

知母六两　**石膏**一斤，碎　**甘草**二两，炙　**人参**二两　**粳米**六合

上五味，以水一斗，煮米熟汤成，去滓，温服一升，日三服。此方立夏后立秋前，乃可服，立秋后不可服，正月、二月、三月尚凛冷，亦不可与服之。与之则呕利而腹痛，诸亡血虚家，亦不可与，得之则腹痛利者，但可温之，当愈。

知母六两　石膏一升，打碎　甘草二两，炙　人参二两　粳米六合

上五味，用一斗水，煮到米熟时，药汁就煎成了，去掉药渣，趁温服一升，一天服三次。这个方剂在立夏后立秋前才可以服，立秋以后就不可以服用了。正月、二月、三月天气还很冷，也不可以给予服这药方。如果误用这个方剂，就会出现呕吐、下利、腹痛等证。所有失血、体质虚的，也不可以服用。服后出现腹痛下利的，可以用温法治疗，即可痊愈。

伤寒，无大热，口燥渴，心烦，背微恶寒者，白虎加人参汤主之。三十一。用前方。

外感病，表无大热而里热炽盛，出现口干燥而渴，心中烦躁不安，背部微感畏冷的，主治用白虎加人参汤。

伤寒，脉浮，发热无汗，其表不解，不可与白虎汤。渴欲饮

水，无表证者，白虎加人参汤主之。三十二。用前方。

伤寒病，脉象浮，发热无汗，是表证未解，不可用白虎汤。如果口渴要喝水，表证已罢，可用白虎加人参汤主治。

太阳少阳并病，心下硬，颈项强而眩者，当刺大椎、肺俞、肝俞，慎勿下之。三十三。

太阳病未解，又并发少阳病，有胃脘部痞结胀硬，颈项拘急不舒，头晕目眩等证出现的，应当针刺大椎、肺腧、肝腧诸穴，而攻下的方法千万不可用。

太阳与少阳合病，自下利者，与黄芩汤。若呕者，黄芩加半夏生姜汤主之。三十四。

太阳与少阳同时有病，自动下利的，用黄芩汤；如兼见呕吐的，用黄芩加半夏生姜汤主治。

黄芩汤方

黄芩三两　**芍药**二两　**甘草**二两，炙　**大枣**十二枚，擘

上四味，以水一斗，煮取三升，去滓，温服一升，日再夜一服。

黄芩加半夏生姜汤方

黄芩三两　**芍药**二两　**甘草**二两，炙　**大枣**十二枚，擘　**半夏**半升，洗　**生姜**一两半，一方三两，切

上六味，以水一斗，煮取三升，去滓，温服一升，日再夜一服。

黄芩汤方

黄芩三两　芍药二两　甘草二两，炙　大枣十二枚，掰开

上四味，用一斗水，煮至可取三升药汁时，去掉药渣，趁温服

一升，白天服两次，夜间服一次。

黄芩加半夏生姜汤方

黄芩三两　芍药二两　甘草二两，炙　大枣十二枚，掰开　半夏半升，洗　生姜一两半，另一方为三两，切片

上六味，用一斗水，煮至可取三升药汁时，去掉药渣，趁温服一升，白天服两次，夜间服一次。

伤寒，胸中有热，胃中有邪气，腹中痛，欲呕吐者，黄连汤主之。方三十五。

外感病，胸脘部有热，腹中有寒，腹中疼痛，想呕吐的，主治用黄连汤。

黄连三两　**甘草**三两，炙　**干姜**三两　**桂枝**三两，去皮　**人参**二两　**半夏**半升，洗　**大枣**十二枚，擘

上七味，以水一斗，煮取六升，去滓，温服，昼三夜二，疑非仲景方。

黄连三两　甘草三两，炙　干姜三两　桂枝三两，去皮　人参二两　半夏半升，洗　大枣十二枚，掰开

上七味，用一斗水，煮至可取六升药汁时，去掉药渣，趁温服，白天服三次，夜间服两次，怀疑本方不是仲景的方子。

伤寒八九日，风湿相搏，身体疼烦，不能自转侧，不呕不渴，脉浮虚而涩者，桂枝附子汤主之。若其人大便硬，一云脐下心下硬。**小便自利者，去桂加白术汤主之。三十六。**

外感病八九天后，风湿相互抟结，出现身体疼痛剧烈，不能自行转侧，不作呕，口不渴，脉象浮虚而涩症状的，主治用桂枝附子汤，若病人大便硬结、小便通畅，主治则用去桂加白术汤。

桂枝附子汤方

桂枝四两，去皮　**附子**三枚，炮，去皮，破　**生姜**三两，切　**大枣**十二枚，擘　**甘草**二两，炙

上五味，以水六升，煮取二升，去滓，分温三服。

去桂加白术汤方

附子三枚，炮，去皮，破　**白术**四两　**生姜**三两，切　**甘草**二两，炙　**大枣**十二枚，擘

上五味，以水六升，煮取二升，去滓，分温三服。初一服，其人身如痹，半日许复服之，三服都尽，其人如冒状，勿怪，此以附子、术并走皮内，逐水气未得除，故使之耳，法当加桂四两，此本一方二法，以大便硬，小便自利，去桂也。以大便不硬，小便不利，当加桂。附子三枚恐多也，虚弱家及产妇，宜减之。

桂枝附子汤方

桂枝四两，去皮　**附子**三枚，炮，去皮，破开　**生姜**三两，切片　**大枣**十二枚，掰开　**甘草**二两，炙

以上五味药物，用六升水，煮至可取二升药汁时，去掉药渣，分三次，趁温服。

去桂加白术汤方

附子三枚，炮，去皮，破开　**白术**四两　**生姜**三两，切片　**甘草**二两，炙　**大枣**十二枚，掰开

以上五味药物，用六升水，煮至可取二升药汁，去掉药渣，分三次，趁温服。第一次服药后，病人全身有麻木不仁的感觉，半天后再次服药，三服药都服完后，病人出现头目昏冒的感觉，并不奇

怪，这是附子与白术都走皮肉，所祛逐的水气还没有完全得以解除的缘故，依法加用桂枝四两，这本来是一张方子两种用法。患者大便硬结，小便爽利，去掉桂枝。患者大便不硬，小便不利，则应当加上桂枝。附子三枚，恐怕用多了，对虚弱的人及产妇，应适当减少。

风湿相搏，骨节烦疼，掣痛不得屈伸[1]，近之则痛剧，汗出短气，小便不利，恶风不欲去衣，或身微肿者，甘草附子汤主之。方三十七。

风湿相互抟结，周身关节剧烈疼痛，牵引拘急不能屈伸，触按则疼痛更甚，汗出，短气，小便不通畅，畏风不愿减衣，或者身体轻度浮肿的，主治用甘草附子汤。

甘草二两，炙　**附子**二枚，炮，去皮，破　**白术**二两　**桂枝**四两，去皮

上四味，以水六升，煮取三升，去滓，温服一升，日三服。初服得微汗则解，能食汗止复烦者，将服五合。恐一升多者，宜服六七合为始。

甘草二两，炙　附子二枚，炮，去皮，破开　白术二两　桂枝四两，去皮

以上四味药物，用六升水，煮至可取三升药汁时，去掉药渣，趁温服一升，一天服三次。第一次服药后汗出则病邪解除，能进饮食，汗止后又出现心烦的，再服五合。恐怕服一升量太大，开始时服六七合为宜。

伤寒，脉浮滑，此表有热，里有寒，白虎汤主之。方三十八。

1　掣痛：疼痛有牵引拘急的感觉。

外感病，脉象浮滑的，这是表有热，里也有热，主治用白虎汤。

知母六两　**石膏**一斤，碎　**甘草**二两，炙　**粳米**六合

上四味，以水一斗，煮米熟汤成，去滓，温服一升，日三服。臣亿等谨按：前篇云，热结在里，表里俱热者，白虎汤主之。又云，其表不解，不可与白虎汤。此云脉浮滑，表有热，里有寒者，必表里字差矣。又阳明一证云，脉浮迟，表热里寒，四逆汤主之。又少阴一证云，里寒外热，通脉四逆汤主之，以此表里自差明矣。《千金方》云白通汤，非也。

知母八两　石膏一斤，打碎　甘草二两，炙　粳米六合

以上四味药物，用一斗水，煮至米熟时，药汁即成，去掉药渣，趁温服一升，一天服三次。

伤寒，脉结代[1]，心动悸[2]，炙甘草汤主之。方三十九。

外感病，脉象结代，心中悸动不宁的，主治用炙甘草汤。

甘草四两，炙　**生姜**三两，切　**人参**二两　**生地黄**一斤　**桂枝**三两，去皮　**阿胶**二两　**麦门冬**半升，去心　**麻仁**半斤　**大枣**三十枚，擘

上九味，以清酒七升，水八升，先煮八味，取三升，去滓，纳胶烊消尽，温服一升，日三服。一名复脉汤。

甘草四两，炙　生姜三两，切片　人参二两　生地黄一斤　桂枝三两，去皮　阿胶二两　麦冬半升，去心　火麻仁半斤　大枣三十枚，瓣开

以上九味药物，用七升清酒和八升水，先煮八味药，取三升药汁，去掉药渣，加入阿胶烊尽，趁温服一升，一天服三次。本方又

1　脉结代：结脉和代脉并称，张景岳说："脉来忽止，止而复起，总谓之结。"代者，更代之意，于平脉中忽见软弱，或乍疏乍数，或断而复起，均名为代。

2　心动悸：心脏跳动得很厉害。

名复脉汤。

脉按之来缓，时而一止复来者，名曰结。又脉来动而中止，更来小数，中有还者反动，名曰结，阴也。脉来动而中止，不能自还，因而复动者，名曰代，阴也。得此脉者，必难治。

脉象按之见缓，时而一止而又继续跳动的，即结脉。又有脉象跳动中一止，能够自还，脉搏停止间歇时间短，复跳的脉稍快的，名"结"，属于阴脉。脉象跳动中一止，不能自还，良久方再搏动的，名"代"，属于阴脉。有这种脉象出现的，大多不易治疗。

卷第五

辨阳明病脉证并治第八

阳明病，不吐不下，心烦者，可与调胃承气汤。第一。三味。前有阳明病二十七证。

阳明病，脉迟，汗出不恶寒，身重短敢，腹满潮热，大便硬，大承气汤主之。若腹大满不通者，与小承气汤。第二。大承气四味，小承气三味。

阳明病，潮热，大便微硬者，可与大承气汤。若不大便六七日，恐有燥屎，与小承气汤。若不转矢气，不可攻之，后发热复硬者，小承气汤和之。第三。用前第二方，下有二病证。

伤寒若吐下不解，至十余日，潮热，不恶寒，如见鬼状，微喘直视，大承气汤主之。第四。用前第二方。

阳明病，多汗，胃中燥，大便硬，谵语，小承气汤主之。第五。用前第二方。

阳明病，谵语，潮热，脉滑疾者。小承气汤主之。第六。用前第二方。

阳明病，谵语，潮热，不能食，胃中有燥屎，宜大承气汤下之。第七。用前第二方，下有阳明病一证。

汗出谵语，有燥屎在胃中。过经乃可下之，宜大承气汤。第八。用前第二方，下有伤寒病一证。

三阳合病，腹满身重，谵语遗尿，白虎汤主之。第九。四味。

二阳并病，太阳证罢，潮热汗出，大便难，谵语者，宜大承气汤。第十。用前第二方。

阳明病，脉浮紧，咽燥口苦，腹满而喘，发热汗出，恶热身重。若下之，则胃中空虚，客气动膈，心中懊憹，舌上胎者，栀子豉汤主之。第十一。二味。

若渴欲饮水，舌燥者，白虎加人参汤主之。第十二。五味。

若脉浮发热，渴欲饮水，小便不利者，猪苓汤主之。第十三。五味。下有不可与猪苓汤一证。

脉浮迟，表热里寒，下利清谷者，四逆汤主之。第十四。三味。下有二病证。

阳明病下之，外有热，手足温，不结胸，心中懊憹，饥不能食，但头汗出，栀子豉汤主之。第十五。用前第十一方。

阳明病，发潮热，大便溏，小便自可，胸胁满不去者，与小柴胡汤。第十六。七味。

阳明病，胁下满，不大便而呕，舌上苔者，与小柴胡汤。第十七。用上方。

阳明中风，脉弦浮大，短气腹满，胁下及心痛，鼻干不得汗，嗜卧，身黄，小便难，潮热而哕，与小柴胡汤。第十八。用上方。

脉但浮，无余证者，与麻黄汤。第十九。四味。

阳明病，自汗出，若发汗，小便利，津液内竭，虽硬，不可攻之。须自大便，蜜煎导而通之。若土瓜根、猪胆汁。第二十。

一味。猪胆方附，二味。

阳明病，脉迟，汗出多，微恶寒，表未解，宜桂枝汤。第二十一。五味。

阳明病，脉浮，无汗而喘，发汗则愈，宜麻黄汤。第二十二。用前第十九方。

阳明病，但头汗出，小便不利，身必发黄，茵陈蒿汤主之。第二十三。三味。

阳明病，喜忘，必有畜血，大便黑，宜抵当汤下之。第二十四。四味。

阳明病，下之，心中懊憹而烦，胃中有燥屎者，宜大承气汤。第二十五。下有一病证。

病人烦热，汗出解，如疟状，日晡发热。脉实者，宜大承气汤；脉浮虚者，宜桂枝汤。第二十六。大承汤用前第二方。桂枝汤用前第二十一方。

大下后，六七日不大便，烦不解，腹满痛，本有宿食，宜大承气汤。第二十七。用前第二方。

病人小便不利，大便乍难乍易，时有微热，宜大承气汤。第二十八。用前第二方。

食谷欲呕，属阳明也，吴茱萸汤主之。第二十九。四味。

太阳病，发热，汗出恶寒，不呕，心下痞，此以医下之也。如不下，不恶寒而渴，属阳明，但以法救之，宜五苓散。第三十。五味。下有二病证。

趺阳脉浮而涩，小便数，大便硬，其脾为约，麻子仁丸主之。第三十一。六味。

太阳病三日，发汗不解，蒸蒸热者，属胃也，调胃承气汤主之。第三十二。用前第一方。

伤寒吐后，腹胀满者，与调胃承气汤。第三十三。用前第一方。

太阳病，若吐下发汗后，微烦，大硬硬，与小承气汤和之。第三十四。用前第二方。

得病二三日，脉弱，无太阳、柴胡证，烦躁，心下硬，小便利，屎定硬，宜大承气汤。第三十五。用前第二方。

伤寒六七日，目中不了了，睛不和，无表里证，大便难，宜大承气汤。第三十六。用前第二方。

阳明病，发热汗多者，急下之，宜大承气汤。第三十七。用前第二方。

发汗不解，腹满痛者，急下之，宜大承气汤。第三十八。用前第二方。

腹满不减，减不足言，当下之，宜大承气汤。第三十九。用前第二方。

阳明少阳合病，必下利，脉滑而数，有宿食也，当下之，宜大承气汤。第四十。用前第二方。

病人无表里证，发热七八日，脉烽，可下之。假令已下，不大便者，有瘀血，宜抵当汤。第四十一。用前第二十四方，下有二病证。

伤寒七八日，身黄如橘色，小便不利，茵陈蒿汤主之。第四十二。用前第二十三方。

伤寒身黄发热，栀子柏皮汤主之。第四十三。三味。

伤寒瘀热在里，身必黄，麻黄连轺赤小豆汤主之。第四十四。八味。

辨阳明病脉证并治第八

问曰：病有太阳阳明，有正阳阳明，有少阳阳明，何谓也？答曰：太阳阳明者，脾约一云络**是也[1]；正阳阳明者，胃家实是也[2]；少阳阳明者，发汗，利小便已，胃中燥烦实，大便难是也。**

问：三种不同的病证，有太阳阳明、有正阳阳明、有少阳阳明，各是指的什么？答：太阳阳明证，就是指脾约证，即胃燥津伤而引起的便秘证。正阳阳明，就是指胃家实证，即肠胃燥热积滞成实证。少阳阳明，是指误用发汗、利小便之法，使津液损伤，致津枯肠燥而成实，则形成大便难以解出的病证。

阳明之为病，胃家实一作寒**是也。**

阳明热实证的病机，主要是胃肠燥实。

问曰：何缘得阳明病？答曰：太阳病，若发汗，若下，若利小便，此亡津液，胃中干燥，因转属阳明。不更衣[3]，内实[4]，大便难者，此名阳明也。

问：阳明病是怎么得的呢？答：患太阳表证，若太过地发汗，或误用攻下，或误用利小便之法，导致津液损伤，肠胃干燥，病邪因而传入阳明，出现不解大便、肠胃燥结成实、大便困难的，即所谓的阳明病。

问曰：阳明病，外证[5]云何？答曰：身热，汗自出，不恶寒，反恶热也。

---

1 脾约：因胃热乏津，脾之输布功能为胃热所约，以致肠燥便结的，名脾约。
2 胃家实：胃家包括胃与大肠，指胃肠燥实。
3 不更衣：不大便。古人登厕，托言更衣，因此，更衣又为大便的通称。
4 内实：肠内有燥屎结滞。
5 外证：表现在外面的证候。

问：阳明病的外在证候有何特点？答：是身热，汗自出，不厌恶寒冷，反而怕热。

问曰：病有得之一日，不发热而恶寒者，何也？答曰：虽得之一日，恶寒将自罢，即自汗出而恶热也。

问：有这种情况，在刚患阳明病的第一天，出现不发热而怕冷的，是什么原因呢？答：虽然是阳明病开始的第一天，这种怕冷也会自行停止，旋即有自汗而怕热的证候出现。

问曰：恶寒何故自罢？答曰：阳明居中，主土也[1]，万物所归，无所复传，始虽恶寒，二日自止，此为阳明病也。

问：恶寒症状，为什么能够自罢？答：阳明为中央戊土，土者，万物所归，也就是说诸经的病证，都可传并阳明。阳明病已是阳热亢极的阶段，所以很少传变他经。因此，开始虽有怕冷，第二日自会停止，这种情况就是阳明病。

本太阳初得病时，发其汗，汗先出不彻，因转属阳明也。伤寒发热无汗，呕不能食，而反汗出濈濈然者[2]，是转属阳明也。

本来属太阳病，在刚起病的时候，使用了发汗的方法，由于汗出不透彻，因而导致邪气内传阳明。患外感病，有发热无汗、呕吐、不能进食症状出现，是伤寒邪热亢盛的表现，若反而出现不断汗出的，是邪传阳明的标志。

伤寒三日，阳明脉大。

---

1 主土：土是五行之一，脾胃隶属于土，由于脾和胃的生理功能以及病理表现的不同，所以有脾属阴土、胃属阳土的分别。又因土的方位在中央，所以说阳明居中主土。

2 濈濈然：汗出连绵不断貌。

伤寒第三日，病在阳明则脉大。

伤寒，脉浮而缓，手足自温者，是为系在太阴[1]。太阴者，身当发黄，若小便自利者，不能发黄；至七八日，大便硬者，为阳明病也。

外感病，脉象浮而缓，手足温暖的，这是病属太阴。太阴寒湿内郁，患者身体应当发黄，若小便通畅的，则湿有出路，而不会发黄；到了第七八天，若大便是硬结的，则是湿邪化燥，已转成为阳明病。

伤寒转系阳明者[2]，其人濈然微汗出也。

伤寒由他经转属而为阳明病的，病人就会连绵不断地微微汗出。

阳明中风，口苦，咽干，腹满微喘，发热恶寒，脉浮而紧，若下之，则腹满小便难也。

阳明感受风邪，出现口苦、咽喉干燥、腹部胀满、微微气喘、发热怕冷、脉象浮紧症状的，不能攻下。若误行攻下，就会使腹部胀满更加厉害，小便不易解出。

阳明病，若能食，名中风；不能食，名中寒。

阳明病，如果能食，称为中风；不能食的，称为中寒。

阳明病，若中寒者，不能食，小便不利，手足濈然汗出，此欲作固瘕[3]，必大便初硬后溏；所以然者，以胃中冷[4]，水谷不别

1 系在太阴：即病属太阴。系，联系、关系。
2 转系阳明：转属阳明的意思。
3 固瘕：寒气结积的症候名称。
4 胃中冷：胃阳不足，胃中寒冷。

故也[1]。

阳明中寒证，不能饮食，小便不通畅，手足不断汗出的，这是将要形成固瘕的征兆，大便初出干硬，后见稀溏。这是胃中寒冷，不能泌别水谷的缘故。

阳明病，初欲食，小便反不利，大便自调，其人骨节疼，翕翕如有热状，奄然发狂[2]，濈然汗出而解者，此水不胜谷气[3]，与汗共并，脉紧则愈。

阳明病，起初食欲正常，大便通畅，小便反而不利。病人感到骨节疼痛，好像有翕翕发热的症状，突然发生狂躁不安，不断地出汗，随之而病解除，这是水湿之邪不胜谷气，邪随汗出，脉见紧象，所以知为病愈。

阳明病，欲解时，从申至戌上。

阳明病，将解的时间，是下午四时到八时之间。

阳明病，不能食，攻其热必哕。所以然者，胃中虚冷故也。以其人本虚，攻其热必哕。

阳明中寒证，不能进食，若误用苦寒药泄热，呃逆就会产生。这是胃中虚寒的缘故。由于病人胃气本虚，又再用苦寒泄热，必使胃气更虚而产生呃逆的变证。

阳明病，脉迟[4]，食难用饱，饱则微烦，头眩[5]，必小便难，此

---

1 水谷不别：因水湿不能从小便而去，易与不消化的谷物相混。

2 奄然：突然。

3 谷气：水谷的精气，在这里相当于正气。

4 脉迟：脉搏跳动得慢。

5 头眩：头晕眼花。

欲作谷疸。虽下之，腹满如故，所以然者，脉迟故也。

阳明病，脉迟，进食不敢过饱，饱食就会微烦不适，头晕眼花，小便必然困难不畅，这是将要发作谷疸。虽然服用泻下方药，而腹部胀满仍和原来一样。所以会这样，是因为脉迟的缘故。

阳明病，法多汗，反无汗，其身如虫行皮中状者，此以久虚故也。

阳明病，本应当汗出多，却反而无汗，病人身痒好像虫在皮内爬行一样的，这是长期正气虚弱的缘故。

阳明病，反无汗，而小便利，二三日呕而咳，手足厥者，必苦头痛；若不咳，不呕，手足不厥者，头不痛。 一云冬阳明。

阳明病，若属实热证，应当汗多，现却反而无汗，并见小便通畅，是属阳明中寒证。病至二三日，出现呕吐、咳嗽、手足冷的，为寒邪上逆，一定会发头痛；如果不咳嗽，不呕吐，手足不冷的，为寒邪不上逆，就不会发头痛。

阳明病，但头眩，不恶寒，故能食而咳，其人咽必痛。若不咳者，咽不痛。 一云冬阳明。

阳明病，头目昏眩，不怕冷，是属阳明中风证，所以能够饮食。如果出现咳嗽的，为热邪上攻，病人咽喉一定疼痛；如果不咳嗽的，则热邪不上攻，咽喉就不会疼痛。

阳明病，无汗，小便不利，心中懊憹者，身必发黄。

阳明病，无汗，小便不通畅，心中烦闷至极的，是阳明湿热内郁，一定会出现肌肤发黄。

阳明病，被火，额上微汗出，而小便不利者，必发黄。

阳明病，误用火法治疗，火邪内迫，出现微微汗出，小便不通畅的，一定会出现肌肤发黄。

阳明病，脉浮而紧者，必潮热，发作有时；但浮者，必盗汗出。

阳明病，脉象浮而紧的，主胃燥成实，所以一定会出现潮热定时发作；只见脉浮的，主邪热内盛、实邪未成，所以一定会出现盗汗。

阳明病，口燥，但欲漱水，不欲咽者，此必衄。

阳明病，口中干燥，但只想用水漱口，却不想吞咽下去的，这是热在血分的表现，一定会出现衄血。

阳明病，本自汗出，医更重发汗，病已瘥[1]，尚微烦不了了者，此必大便硬故也。以亡津液，胃中干燥，故令大便硬。当问其小便日几行，若本小便日三四行，今日再行，故知大便不久出。今为小便数少，以津液当还入胃中，故知不久必大便也。

阳明病，本来是自汗出，医生又重用发汗方法，病证已经差解，还有些微烦不爽适的，这必定是大便干硬未得排解的缘故。因为汗出过多而津液耗伤，肠中干燥，所以使得大便干硬。这时应当询问病人一日小便几次，如果小便本来一日三四次，现在一日只有两次，就可知道大便不久自出。现据小便次数减少，推知津液当还入肠中，所以知道不久必解大便。

伤寒呕多，虽有阳明证，不可攻之[2]。

伤寒病，呕吐剧烈的，虽然有风温·神闭腑实证，治疗时也不

---

1 瘥：临床症状已经解除，而尚未康复。

2 攻之：此处是指泻下方法。

能用攻下法。

阳明病，心下硬满者，不可攻之；攻之利遂不止者死，利止者愈。

阳明病，胃脘部硬满的，不可用泻下方药。误用泻下，而致腹泻不止的，有生命危险；腹泻停止的，还能痊愈。

阳明病，不吐不下，心烦者，可与调胃承气汤。方一。

阳明病，没有经过催吐和泻下治疗，而心烦不安的，可以给予调胃承气汤。

甘草二两，炙　**芒硝**半斤　**大黄**四两，清酒洗

上三味，切，以水三升，煮二物至一升，去滓，纳芒硝，更上微火一两沸，温顿服之，以调胃气。

甘草二两，炙　芒硝半斤　大黄四两，清酒洗

上三味，切碎，用水三升，煮二药倒一升，去掉药渣，加入芒硝，再放在小火上烧一二滚，趁温时，一次服下。用本方可调畅胃气。

阳明病，脉迟，虽汗出不恶寒者，其身必重，短气，腹满而喘，有潮热者，此外欲解，可攻里也。手足濈然而汗出者，此大便已硬也，大承气汤主之。若汗多，微发热恶寒者，外未解也，一法与桂枝汤**其热不潮，未可与承气汤；若腹大满不通者，可与小承气汤微和胃气，勿令至大泄下。大承气汤。方二。**

阳明病，脉象迟，汗出而不怕冷，身体沉重，短气，腹部胀满，喘息，若发潮热的，这是表证即将解除而已成里实，可以攻下里实；若手足不断汗出的，这表面大便已经硬结，用大承气汤主治。若出汗较多，轻微发热而怕冷的，这是表证未解，病人不发潮

热，不能用承气汤攻下。若腹部胀满厉害、大便不通的，可用小承气汤轻微泻下来和畅胃气，而峻泻药攻下不可用。

大承气汤方

大黄四两，酒洗　厚朴半斤，炙，去皮　枳实五枚，炙　芒硝三合

上四味，以水一斗，先煮二物，取五升，去滓，纳大黄，更煮取二升，去滓，纳芒硝，更上微火一两沸，分温再服。得下，余勿服。

小承气汤方

大黄四两　厚朴二两，炙，去皮　枳实三枚大者，炙

上三味，以水四升，煮取一升二合，去滓，分温两服。初服汤当更衣，不尔者尽饮之。若更衣者，勿服之。

大承气汤方

大黄四两，酒洗　厚朴半斤，炙，去皮　枳实五枚，炙　芒硝三合

上四味，用水一斗，先煮其中两种药，得药液五升左右，去掉药渣，加入大黄，再煮，得药液二升，去掉药渣，放入芒硝，再放上小火烧一二滚，分次趁温热时服两次。如大便得解，剩下的不需服用。

小承气汤方

大黄四两，酒洗　厚朴二两，炙，去皮　枳实大的三枚，炙

上三味，用水四升，煮后得一升二合药液，去掉药渣，分两次温服。首次服后当解大便，如果不解，则全部喝完剩下的药液。如果大便得通，不要再服。

阳明病，潮热，大便微硬者，可与大承气汤；不硬者，不可与之。若不大便六七日，恐有燥屎，欲知之法，少与小承气汤，

汤入腹中转矢气者[1]**，此有燥屎也，乃可攻之。若不转矢气者，此但初头硬，后必溏，不可攻之，攻之必胀满不能食也。欲饮水者，与水则哕。其后发热者，必大便复硬而少也，以小承气汤和之，不转矢气者，慎不可攻也。小承气汤**。三。用前第二方。

阳明病，发潮热，大便微有硬结的，可以用大承气汤攻下里实；若大便不硬结的，则大承气汤不能用。若六七天不解大便，恐有燥屎内阻，预测的方法，可给予少量小承气汤。服药后若屎气转动而放屁的，即为有燥屎的征象，才能够攻下；若服药后不放屁的，则是大便初出硬结、后部稀溏，不能攻下，若攻下就会形成腹部胀满，不能进食，甚至饮水就呃逆的变证。若攻下后又出现发热的，这一定是燥屎复结，大便再次变硬而量较少，此时，应当用小承气汤和畅胃气而攻下。可见，若服小承气汤不转屎气的，千万不能攻下。

夫实则谵语[2]**，虚则郑声**[3]**。郑声者，重语也。直视谵语，喘满者死，下利者亦死。**

凡阳热实邪，多为谵语；精气虚怯，多为郑声。所谓郑声，就是语言重复。如果两目直视而谵语，又兼见气喘胀满的，多为死候；如兼有下利的，也是死候。

发汗多，若重发汗者，亡其阳[4]**，谵语。脉短者死**[5]**，脉自和者**

---

1 转矢气：肠中屎气下趋，俗言放屁。

2 谵语：语言错乱，没有伦次，声音粗壮。

3 郑声：语言重复，没有变化，说过又说，声音低微。

4 亡其阳：应指亡心阳。

5 脉短：脉形短，是上不至寸，下不至尺，只有关脉搏动。

不死[1]。

发汗太过，或重复发汗，大伤阳气，出现谵语，脉象短的，属于死候；若脉与证相应的，不属死候。

伤寒若吐若下后不解，不大便五六日，上至十余日，日晡所发潮热，不恶寒，独语如见鬼状。若剧者，发则不识人，循衣摸床，惕而不安，一云顺衣妄撮，怵惕不安。**微喘直视，脉弦者生，涩者死。微者，但发热谵语者，大承气汤主之。若一服剂，则止后服。四。**用前第二方。

伤寒表证，误用吐法或下法之后，病仍然不解除，出现五六天甚至十余天不解大便，午后发潮热，不怕冷，谵言妄语，如见鬼神一样。病情严重的，就会出现神志昏糊、目不识人、两手无意识地乱摸衣被床帐、惊惕不安、微微喘息、两目直视，如果脉象弦的，尚有生机；如果脉象涩的，属于死候。如果病情较轻，只见发潮热、谵语等证，用大承气汤主治。服药后，如果大便已通的，应停止服剩下的药。

阳明病，其人多汗，以津液外出，胃中燥，大便必硬，硬则谵语，小承气汤主之；若一服谵语止者，更莫复服。五。用前第二方。

阳明病，因病人出汗太多，以致津液外泄，肠中的津液减少而干燥，大便必定结硬，大便硬则会发生谵语，可用小承气汤主治。假使一服后谵语停止，就不要再服。

阳明病，谵语，发潮热，脉滑而疾者，小承气汤主之。因与

---

[1] 脉自和：与脉短相对而说，也就是脉象平和。

辨阳明病脉证并治第八

承气汤一升，腹中转气者，更服一升，若不转气者，勿更与之。明日又不大便，脉反微涩者，里虚也，为难治，不可更与承气汤也。六。用前第二方。

阳明病，谵语，发潮热，脉象滑而疾的，用小承气汤主治。于是给病人服小承气汤一升，服药后腹中转矢气而放屁的，可以再服一升；服药后腹中不转矢气的，就不要再服。如果第二天又不解大便，脉象反见微弱而滞涩的，这是正气虚弱而实邪阻滞，正虚邪实，攻补两难，治疗十分棘手，不能再用承气汤了。

阳明病，谵语有潮热，反不能食者，胃中必有燥屎五六枚也；若能食者，但硬耳，宜大承气汤下之。七。用前第二方。

阳明病，谵语，发潮热，反而不能进食的，是肠中燥屎已成，应用大承气汤攻下燥屎；若尚能进食的，只是大便硬结，应用小承气汤和畅胃气。

阳明病，下血谵语者，此为热入血室，但头汗出者，刺期门，随其实而写之，濈然汗出则愈。

阳明病，下血并有谵语，这是热入血室，只是头部出汗，当刺期门穴，以泄去实邪，如能周身濈然汗出，就可痊愈。

汗汗一作卧。**出谵语者，以有燥屎在胃中，此为风也。须下者，过经乃可下之[1]。下之过早，语言必乱，以表虚里实故也。下之愈，宜大承气汤。**八。用前第二方。一云大柴胡汤。

汗出谵语的，这是外有太阳中风，内有燥屎阻结。燥屎内结必须用泻下法治疗，但是须待太阳表证解除后才能攻下。若过早攻

---

1 过经：意指太阳经表证已解。

下，则会导致表邪尽陷而里实益甚，出现神昏语言错乱。若表证已解而里实未除，用攻下法治疗则会痊愈，可用大承气汤。

伤寒四五日，脉沉而喘满，沉为在里，而反发其汗，津液越出，大便为难，表虚里实，久则谵语。

病伤寒四五日，脉象沉而气喘胀满。沉脉是病在里，而反治以发汗法，以致津液随汗越出，大便因而困难。汗出为表虚，便难为里实，时间延久，就会发生谵语。

三阳合病[1]，腹满身重，难以转侧，口不仁[2]，面垢[3]，又作枯，一云向经。**谵语遗尿。发汗则谵语，下之则额上生汗，手足逆冷。若自汗出者，白虎汤主之。方九。**

太阳、阳明、少阳三经合病，腹部胀满，身体沉重，转侧困难，口中麻木不仁，面部垢浊，谵语，小便失禁，若用发汗法治疗，就会使谵语更甚；若妄行攻下，就会造成额上出汗，四肢冰冷的变证。如见身热、自汗出的，是邪热偏重于阳明，主治用白虎汤。

知母六两　**石膏**一斤，碎　**甘草**二两，炙　**粳米**六合

上四味，以水一斗，煮米熟汤成，去滓。温服一升，日三服。

知母六两　石膏一斤，打碎　甘草二两，炙　粳米六合

上四味，用水一斗，煮米熟汤成，去掉药渣，趁温服一升，一天服三次。

1　三阳合病：太阳、少阳、阳明三经同时发病。

2　口不仁：言语不利，食不知味。

3　面垢：面部油垢污浊。

二阳并病，太阳证罢，但发潮热，手足漐漐汗出，大便难而谵语者，下之则愈，宜大承气汤。十。用前第二方。

太阳、阳明两经并病，太阳表证已解，仅只见发潮热，手足微微出汗，大便解出困难而谵语的，是属阳明里实，攻下里实则可痊愈，适宜用大承气汤治疗。

阳明病，脉浮而紧，咽燥口苦，腹满而喘，发热汗出，不恶寒，反恶热，身重。若发汗则躁，心愦愦公对切[1]**，反谵语；若加温针，必怵惕，烦躁不得眠**[2]**；若下之，则胃中空虚，客气动膈，心中懊憹。舌上胎者**[3]**，栀子豉汤主之。方十一。**

阳明病，脉象浮而且紧，咽中干，口味苦，腹部胀满而气喘，发热汗出，不恶寒，反恶热，身体沉重。如误用发汗，就会心中烦乱，反而言语谵妄；如误用温针，就会怵惕烦躁不得安眠；如误用泻下，则胃气损伤，邪热扰于胸膈，引起心中懊憹。若舌有黄白薄腻苔，可用栀子豉汤主治。

肥栀子十四枚，擘　**香豉**四合，绵裹

上二味，以水四升，煮栀子取二升半，去滓，纳豉更煮取一升半，去滓。分二服，温进一服，得快吐者，止后服。

肥栀子十四枚，擘　香豉四合，绵裹

上二味，用水四升，煮栀子取药汁二升半，除去药渣，加入香豉，再煮取药汁一升半，除去药渣，分二次服，先温服一次，服后

1　愦愦：形容词，烦乱的意思。

2　怵惕：恐惧貌。

3　舌上胎者：舌上有黄白薄腻苔垢。

若见呕吐的，就停止服用。

若渴欲饮水，口干舌燥者，白虎加人参汤主之。方十二。

如果误下后热盛津伤，出现口渴想喝水，口干舌燥的，主治用白虎加人参汤。

知母六两　**石膏**一斤，碎　**甘草**二两，炙　**粳米**六合　**人参**三两

上五味，以水一斗，煮米熟汤成，去滓，温服一升，日三服。

知母六两　石膏一斤，打碎　甘草二两，炙　粳米六合　人参三两

上五味，用水一斗，煮至米熟则药汤成，去掉药渣，趁温服一升，一天服三次。

若脉浮发热，渴欲饮水，小便不利者，猪苓汤主之。方十三。

如果误下后出现脉浮、发热、口渴想喝水、小便不通畅的，主治用猪苓汤。

猪苓去皮　**茯苓**　**泽泻**　**阿胶**　**滑石**碎，各一两

上五味，以水四升，先煮四味，取二升，去滓，纳阿胶烊消，温服七合，日三服。

猪苓去皮　茯苓　泽泻　阿胶　滑石打碎，各一两

上五味，用水四升，先煮其中四种药，去药液二升，去掉药渣，加入阿胶烊化，趁温服七合，一日服三次。

阳明病，汗出多而渴者，不可与猪苓汤，以汗多胃中燥，猪苓汤复利其小便故也。

阳明病，汗出多而口渴的，不能用猪苓汤治疗。因为汗多津伤，胃津不足，猪苓汤能够通利病人小便，而进一步损伤津液。

辨阳明病脉证并治第八

脉浮而迟，表热里寒，下利清谷者，四逆汤主之。方十四。

病人脉浮而迟，表有热象，泄泻完谷不化的，用四逆汤主治。

甘草二两，炙　干姜一两半　附子一枚，生用，去皮，破八片

上三味，以水三升，煮取一升二合，去滓，分温二服。强人可大附子一枚，干姜三两。

甘草二两，炙　干姜一两半　附子一枚，生用，去皮，破八片

上三味，用水三升，煮取药汁一升二合，除去药渣，分二次温服。身体强壮的人可用大的附子一枚，干姜三两。

若胃中虚冷，不能食者，饮水则哕。

如果胃中虚寒不能进食的，饮水后，呃逆则会出现。

脉浮发热，口干鼻燥，能食者，则衄。

脉浮发热，口干鼻燥，能进食的，将要发生鼻衄。

阳明病下之，其外有热，手足温，不结胸，心中懊憹，饥不能食[1]，但头汗出者，栀子豉汤主之。十五。 用前第十一方。

阳明病，经用泻下法治疗，身热未除，手足温暖，无结胸的表现，心中烦躁异常，嘈杂似饥而不能进食，仅头部汗出的，主治用栀子豉汤。

阳明病，发潮热，大便溏，小便自可[2]，胸胁满不去者，与小柴胡汤。方十六。

阳明病，发潮热，大便溏薄（不硬），小便还较正常，胸胁部闷满依然不除的，可治以小柴胡汤。

---

[1] 饥不能食：言懊憹之甚，似饥非饥，心中嘈杂似饥，而又不能进食。

[2] 小便自可：小便还较正常的意思。

柴胡半斤　黄芩三两　人参三两　半夏半升，洗　甘草三两，炙　生姜三两，切　大枣十二枚，擘

上七味，以水一斗二升，煮取六升，去滓，再煎取三升。温服一升，日三服。

柴胡半斤　黄芩三两　人参三两　半夏半升，洗　甘草三两，炙　生姜三两，切　大枣十二枚，擘

上七味，用水一斗二升，煮取药汁六升，除去药渣，再煎取药汁三升，趁温热时服一升，一日服三升。

阳明病，胁下硬满，不大便而呕，舌上白苔者，可与小柴胡汤。上焦得通，津液得下，胃气因和[1]**，身濈然而汗出而解。十七**。用上方。

阳明病，胁下痞硬胀满，不解大便，呕吐，舌苔是白的，治疗可用小柴胡汤。用药后，上焦经气得以畅通，津液能够下达，胃肠机能得以恢复，全身就会畅汗而病解。

阳明中风，脉弦浮大，而短气，腹都满，胁下及心痛，久按之气不通，鼻干，不得汗，嗜卧，一身及目悉黄，小便难，有潮热，时时哕，耳前后肿，刺之小瘥，外不解，病过十日，脉续浮者，与小柴胡汤。十八。用上方。

阳明中风，脉象弦浮而大，短气，全腹胀满，两胁及心下疼痛，按压很久而气仍不畅通，鼻中干燥，无汗，嗜睡，全身及面目都发黄，小便解出困难，发潮热，呃逆不断，耳前后部肿胀，治疗当先用针刺法以泄里热。刺后里热得泄，病情稍减，而未除太阳、

---

[1]　胃气因和：胃的正常功能得到恢复。

少阳证，病邪经过了十余天，脉象弦浮的，可用小柴胡汤以解少阳之邪。

脉但浮，无余证者，与麻黄汤。若不尿，腹满加哕者，不治。麻黄汤。方十九。

脉但见浮象，而没有其他里证的，可用麻黄汤治疗。如果没有小便，而腹满与呃逆更加严重的，是属不治的死候。

麻黄三两，去节　**桂枝**二两，去皮　**甘草**一两，炙　**杏仁**七十个，去皮尖

上四味，以水九升，煮麻黄，减二升，去白沫，纳诸药，煮取二升半，去滓。温服八合，覆取微似汗。

麻黄三两，去节　桂枝二两，去皮　甘草一两，炙　杏仁七十个，去皮尖

上四味，用水九升，先煮麻黄，待药水减去二升时，除去上沫，加入其余各药，煮取药汁二升半，除去药渣，温服八合，盖被使稍微出汗。

阳明病，自汗出，若发汗，小便自利者，此为津液内竭，虽硬不可攻之，当须自欲大便，宜蜜煎导而通之。若土瓜根及大猪胆汁，皆可为导。二十。

阳明病，自汗出，若再行发汗，而又小便通畅的，则更伤津液，导致肠中津液枯竭，引起大便硬结。此时大便虽硬结，泻下药攻下法也不宜用，必须待病人自己想解大便时，用蜜煎导引通便，或土瓜根及大猪胆汁，皆可作为导药，以引导大便解出。

蜜煎方

食蜜七合

上一味，于铜器内微火煎，当须凝如饴状，搅之勿令焦着，欲可丸，并手捻作挺，令头锐，大如指，长二寸许。当热时急

作，冷则硬，以纳谷道中，以手急抱，欲大便时乃去之。疑非仲景意，已试甚良。

蜜煎方

蜂蜜七合

上一味，在铜器内用微火煎，煎至状态如饴糖状，不断搅拌以防焦结于锅底，等到可制成丸剂时，用手搓成长条状，使头部尖，大小如指状，长二寸左右。注意需在热时急做，冷后则变硬。做成后放入肛门中，等到要大便时去掉。怀疑不是仲景的处方，但试用效果良好。

又大猪胆一枚，泻汁，和少许法醋，以灌谷道内，如一食顷，当大便出宿食恶物，甚效。

另：用大猪胆一枚，放出胆汁，加入少许醋和匀，灌入肛门中，大约需吃一顿饭工夫，必定会随大便排出停食与腐浊物，效果十分好。

阳明病，脉迟，汗出多，微恶寒者，表未解也，可发汗，宜桂枝汤。二十一。

阳明病，脉象迟，汗出很多，微微怕冷的，这是表证仍未解除，可发汗，适宜用桂枝汤。

桂枝三两，去皮　　**芍药**三两　　**生姜**三两　　**甘草**二两，炙　　**大枣**十二枚，擘

上五味，以水七升，煮取三升，去滓，温服一升，须臾歠热粥一升，以助药力取汗。

桂枝三两，去皮　　芍药三两　　生姜三两　　甘草二两，炙　　大枣十二枚，擘

上五味，用水七升，煮取药汁三升，除去药渣，温服一次，随后喝热稀粥一升，以帮助药力使之发汗。

阳明病，脉浮，无汗而喘者，发汗则愈，宜麻黄汤。二十二。用前第十九方。

阳明病，呈现浮脉，无汗而又喘促的，发汗，就可痊愈。用麻黄汤。

阳明病，发热汗出者，此为热越[1]，不能发黄也；但头汗出，身无汗，剂颈而还，小便不利，渴引水浆者，此为瘀热在里[2]，身必发黄，茵陈蒿汤主之。方二十三。

阳明病，发热汗出的，这是热邪能够发越于外，故发黄证不可形成。若仅见头部出汗，到颈部为止，身上无汗，小便不通畅，口渴想喝汤水，这是湿热郁滞在里，势必出现肌肤发黄。主治用茵陈汤。

茵陈汤方

茵陈六两　栀子十四枚，擘　大黄二两，去皮

上三味，以水一斗二升，先煮茵陈，减六升，纳二味，煮取三升，去滓，分三服。小便当利，尿如皂角汁状，色正赤，一宿腹满，黄从小便去也。

茵陈汤方

茵陈六两　栀子十四枚，擘　大黄二两，去皮

上三味，用水一斗二升，先煮茵陈，熬至六升时，加入后二

1　热越：里热发越于外。

2　瘀热：邪热郁滞的意思。

味,煮后得三升,去掉药渣,分三次服。小便当利,小便好像皂荚汁一样,呈正红色,过一宿后腹满减轻,是黄从小便排出的缘故。

阳明病,其人喜忘者[1],必有畜血[2]。所以然者,本有久瘀血,故令喜忘,屎虽硬,大便反易,其色必黑者,宜抵当汤下之。方二十四。

阳明病,健忘的病人,则体内一定有蓄血。由于瘀血久停,气血阻滞,故使人健忘。其大便虽然硬结,但易解出,且颜色一定是黑的,宜用抵当汤攻下瘀血。

水蛭熬　**虻虫**去翅足,熬,各三十个　**大黄**三两,酒洗　**桃仁**二十个,去皮尖及两仁者

上四味,以水五升,煮取三升,去滓,温服一升,不下更服。

水蛭熬　虻虫去翅足,熬,各三十个　大黄三两,酒洗　桃仁二十个,去皮尖及两仁者

上四味,用水五升,煮取药汁三升,除去药渣,温服一升,如大便不解,再服。

阳明病,下之,心中懊憹而烦,胃中有燥屎者,可攻。腹微满,初头硬,后必溏,不可攻之。若有燥屎者,宜大承气汤。二十五。用前第二方。

阳明病,泻下之后,心中嘈杂烦闷,肠中有燥屎的,可用攻下法。如果腹部微满,大便必然只是初硬后溏,就不可攻下。如果有

1　喜忘:喜,作"善"字解。言语动静随过随忘,即健忘之意。
2　畜血:畜,与"蓄"字同,瘀血停留叫蓄血。

燥屎内结的，可以用大承气汤。

病人不大便五六日，绕脐痛，烦躁，发作有时者，此有燥屎，故使不大便也。

病人五六日未大便，环绕脐周疼痛，烦躁不安，发作有一定时间，这是因肠中有燥屎阻结，所以大便不通。

病人烦热，汗出则解，又如疟状，日晡所发热者，属阳明也。脉实者，宜下之；脉浮虚者，宜发汗。下之与大承气汤。发汗宜桂枝汤。二十六。 大承气汤用前第二方。桂枝汤用前第二十一方。

病人心烦发热，汗出之后已经解除。可是病又发作，且像疟疾一样，每至午后定时发热，这是属于阳明里热。脉实有力的，治宜下法；脉象浮虚的，治宜汗法。攻下可与大承气汤，发汗可用桂枝汤。

大下后，六七日不大便，烦不解，腹满痛者，此有燥屎也。所以然者，本有宿食故也，宜大承气汤。二十七。 用前第二方。

用峻泻药攻下后，病人又出现六七天不解大便，烦躁不解，腹部胀满疼痛的，这是肠中有燥屎的缘故。这样的原因是下后余热未尽，与肠内宿食相结合而成燥屎，治疗时适宜用大承气汤。

病人小便不利，大便乍难乍易，时有微热，喘冒一作怫郁。**不能卧者[1]，有燥屎也，宜大承气汤。二十八。** 用前第二方。

病人小便不利，大便忽而困难，忽而容易，体表时有轻微发热，喘息昏冒不能安卧的，这是因燥屎阻结所致，治宜大承气汤。

---

[1] 喘冒：喘，因实邪壅滞，气息不畅而喘；冒，因浊气上逆，而头目昏冒。

食谷欲呕[1]，**属阳明也，吴茱萸汤主之。得汤反剧者，属上焦也。吴茱萸汤。方二十九。**

病人进食后想呕吐的，属阳明胃寒证，主治可用吴茱萸汤。若服吴茱萸汤后呕吐反而增剧的，则不属胃中虚寒，而是上焦有热。

吴茱萸汤方

吴茱萸一升，洗　　**人参**三两　　**生姜**六两，切　　**大枣**十二枚，擘

上四味，以水七升，煮取二升，去滓，温服七合，日三服。

吴茱萸汤方

吴茱萸一升，洗　　人参三两　　生姜六两，切　　大枣十二枚，擘

上四味，用水七升，煮后得两生，去掉药渣。趁温热时服七合，一日三次。

太阳病，寸缓关浮尺弱，其人发热汗出，复恶寒，不呕，但心下痞者，此以医下之也。如其不下者，病人不恶寒而渴者，此转属阳明也。小便数者，大便必硬，不更衣十日，无所苦也。渴欲饮水，少少与之，但以法救之。渴者宜五苓散。方三十。

太阳病，寸部脉缓，关部脉浮，尺部脉弱，病人发热，汗出，怕冷，不呕吐，心下痞满不适的，这是医生误用攻下所致。若无误下，病人出现不怕冷而口渴的，这是邪传阳明。若小便次数多的，大便一定干硬，其人虽然十余天不解大便，也不会有什么痛苦。若是胃中津液不足所致口渴想要喝水的，可以给予少量汤水，以补充津液，津液恢复，则病可愈。若是水饮内蓄、气不化津所致的口渴的，宜用五苓散通阳化气行水。

---

[1] 食谷欲呕：当进食时气逆要呕。

辨阳明病脉证并治第八

猪苓_{去皮}　白术　茯苓_{各十八铢}　泽泻_{一两六铢}　桂枝_{半两,去皮}

上五味，为散，白饮和服方寸匕，日三服。

猪苓_{去皮}　白术　茯苓_{各十八铢}　泽泻_{一两六铢}　桂枝_{半两,去皮}

上五味，做成散，用米汤调和服用散剂一方寸匕，一日服三次。

脉阳微而汗出少者[1]，为自和也；汗出多者，为太过。阳脉实[2]，因发其汗，出多者，亦为太过。太过者，为阳绝于里[3]，亡津液，大便因硬也。

脉象浮虚无力，而微有汗出的，是邪去表和，病将向愈。如果汗出得多，就是太过。脉象浮盛有力，由于发其汗而汗出多的，也是太过。太过则阴液耗伤，致阳气独盛于里，胃肠津液缺乏，大便因而干硬。

脉浮而芤[4]，浮为阳，芤为阴，浮芤相搏，胃气生热，其阳则绝。

脉浮而芤，浮主阳气盛，芤主阴血虚，浮脉与芤脉相合，胃气偏亢则生热，阳热亢盛至极，阴液亏虚，因而大便硬结之证便形成了。

趺阳脉浮而涩[5]，浮则胃气强，涩则小便数，浮涩相搏，大便则硬，其脾为约，麻子仁丸主之。方三十一。

1　脉阳微：脉浮虚无力。

2　阳脉实：脉浮盛有力。

3　阳绝于里：阳气独盛于里。

4　芤：脉中空无力，状如葱管，因名为芤，主治阴血不足。

5　趺阳：冲阳穴，在足背第二、第三跖骨间，属足阳明胃经。

趺阳脉浮而涩，浮主胃热盛，涩因小便数而津液偏渗，浮脉与涩脉同时并见，表明肠燥便硬，这是脾的功能被胃热所约束，不得正常输布，用火麻仁丸主治。

火麻仁二升　**芍药**半斤　**枳实**半斤，炙　**大黄**一斤，去皮　**厚朴**一尺，炙，去皮　**杏仁**一升去皮、尖，熬，别作脂

上六味，蜜和丸，如梧桐子大，饮服十丸，日三服，渐加，以知为度。

火麻仁二升　芍药半斤　枳实半斤，炙　大黄一斤，去皮　厚朴一尺，炙，去皮　杏仁一升，去皮、尖，熬，别做成脂

上六味，用蜜制成丸，大小像梧桐子大，每次服十丸，一天服三次，并可逐渐加量，以通下大便为度。

太阳病三日，发汗不解，蒸蒸发热者[1]**，属胃也，调胃承气汤主之。三十二**。用前第一方。

太阳病，三天过后，用发汗法治疗而病不除的，高热炽盛的，是转属阳明，主治则用调胃承气汤。

伤寒吐后，腹胀满者，与调胃承气汤。三十三。用前第一方。

伤寒，用过吐法以后，腹部胀满的，可治以调胃承气汤。

太阳病，若吐若下若发汗后，微烦，小便数，大便因硬者，与小承气汤和之愈。三十四。用前第二方。

太阳表证，用催吐、攻下或发汗后，出现轻微心烦、小便频数、大便硬结的，用小承气汤和畅胃气、攻下里实，则可痊愈。

得病二三日，脉弱，无太阳、柴胡证，烦躁，心下硬。至

1　蒸蒸发热：高热炽盛貌。

四五日，虽能食，以小承气汤，少少与微和之，令小安。至六日，与承气汤一升。若不大便六七日，小便少者，虽不能食，但初头硬，后必溏，未定成硬，攻之必溏；须小便利，屎定硬，乃可攻之，宜大承气汤。三十五。用前第二方。

得病两三日，脉弱，没有太阳证和柴胡证，烦躁不安，胃脘部胀硬。到了四五日，虽然能食，可用小承气汤，但只能少少给予小量以微和胃气，使病人得到小安。到了第六日，再给服小承气汤一升。如果六七日未解大便，小便少的，虽然不能食，也不可大剂攻下，因为仅是初头硬，后必溏薄，未完全燥硬，误用攻下，必解溏薄大便。必须小便利，粪便始完全燥硬，才可攻下，宜用大承气汤。

伤寒六七日，目中不了了[1]，睛不和[2]，无表里证[3]，大便难，身微热者，此为实也，急下之，宜大承气汤。三十六。用前第二方。

外感病六七天，出现视物模糊不清，眼球转动不灵活，既无头痛畏寒等表证，又无谵语、腹满痛等里证，大便不易解出，体表有轻微发热的，这是燥热内结成实，而又真阴欲涸，应急下存阴，适宜用大承气汤。

阳明病，发热汗多者，急下之，宜大承气汤。三十七。用前第二方。一云大柴胡汤。

阳明燥实证，里热熏蒸而发热汗出很多的，治当用大承气汤

1　目中不了了：视物不清楚。

2　睛不和：眼珠转动不灵活。

3　无表里证：没有典型的表证和里实证。也有认为无少阳半表半里证。

急下。

发汗不解，腹满痛者，急下之，宜大承气汤。三十八。用前第二方。

发汗以后，不仅病未除，反而出现腹部胀满疼痛的，应急下存阴，宜用大承气汤。

腹满不减，减不足言，当下之，宜大承气汤。三十九。用前第二方。

腹部胀满持续不减，即使有时略有轻减，也是微不足道，应当治宜下法，可用大承气汤。

阳明少阳合病，必下利，其脉不负者[1]，为顺也。负者[2]，失也，互相克贼，名为负也。脉滑而数者，有宿食也，当下之，宜大承气汤。四十。用前第二方。

阳明、少阳两经合病，邪热下迫大肠，势必发生腹泻。若木不克土，而见实大滑数之脉，与阳明实热相符的，为顺证；若木邪克土，纯见少阳弦脉的，为逆证。现脉象滑而数，是阳明有宿食内停、宿滞内阻，应当攻下宿滞，可用大承气汤。

病人无表里证，发热七八日，虽脉浮数者，可下之。假令已下，脉数不解，合热则消谷喜饥，至六七日不大便者，有瘀血，宜抵当汤。四十一。用前第二十四方。

病人没有典型的表证和里证，发热已经七八日，虽然脉象浮数，也可以用下法。假使用泻下法后，脉数没有改变，并且消谷善

---

1 其脉不负：阳明属土，少阳属木，若木不克土，未见少阳之脉，而见阳明之脉，是为"其脉不负"。

2 负者：木邪克土，而纯见少阳弦脉，为负、为逆。

饥，这是邪不在胃而热合于血分。到六七日不大便的，有瘀血内结，宜用抵当汤治疗。

若脉数不解，而下不止，必协热便脓血也。

若攻下后脉数不解，而又腹泻不止的，为热邪下迫，势必会出现协热下利、解脓血便的变证。

伤寒发汗已，身目为黄，所以然者，以寒湿一作温**在里不解故也。以为不可下也，于寒湿中求之。**

伤寒，发汗以后，皮肤与眼睛都发黄色，之所以会这样，是因为里有寒湿未得解除的缘故。治疗这种发黄，不可以用下法，应当在寒湿的治法内去寻求。

伤寒七八日，身黄如橘子色，小便不利，腹微满者，茵陈蒿汤主之。四十二。用前第二十三方。

外感病七八天，皮肤发黄如橘子色，小便不通畅，腹部稍感胀满的，主治宜用茵陈蒿汤。

伤寒，身黄发热，栀子柏皮汤主之。方四十三。

伤寒，周身发黄，并伴有发热，用栀子柏皮汤主治。

肥栀子十五个，擘　**甘草**一两，炙　**黄柏**二两

上三味，以水四升，煮取一升半，去滓，分温再服。

肥栀子十五个，擘　甘草一两，炙　黄柏二两

上三味，用水四升，煮得一升半药汁，去掉药渣，分两次温服。

伤寒瘀热在里，身必黄，麻黄连轺赤小豆汤主之。方四十四。

外感病，湿热郁滞在里，身体必定发黄，若兼有头痛、畏寒、

无汗、身痒等表证的,主治宜用麻黄连轺赤小豆汤。

麻黄二两,去节　**连轺**二两,连翘根是　**杏仁**四十个,去皮尖　**赤小豆**一升　**大枣**十二枚,擘　**生梓白皮**切,一升　**生姜**二两,切　**甘草**二两,炙

上八味,以潦水一斗,先煮麻黄再沸,去上沫,纳诸药,煮取三升,去滓,分温三服,半日服尽。

麻黄二两,去皮　连轺二两,即连翘根　杏仁四十个,去皮、尖　赤小豆一升　大枣十二枚,擘　生梓白皮切,一升　生姜二两,切　甘草二两,炙

上八味,以雨水一斗,先煮麻黄二沸,去掉浮着的沫,加入其他药,煮得三升药液,去掉药渣,分三次温服,半天之内服完。

辨少阳病脉证并治第九

太阳病不解,转入少阳,胁下硬满,干呕不能食,往来寒热,尚未吐下,脉沉紧者,与小柴胡汤。第一。七味。

少阳之为病,口苦,咽干,目眩也[1]。

少阳病的主要证候,是口苦、咽喉干燥、头晕目眩。

少阳中风[2],两耳无所闻,目赤,胸中满而烦者,不可吐下,吐下则悸而惊。

少阳感受了风邪,两耳聋听不到声音,眼睛发红,胸中满闷而烦扰不宁的,不可用吐法和下法;如误用吐下,会引起心悸和惊惕的变证。

伤寒脉弦细,头痛发热者,属少阳。少阳不可发汗,发汗则谵语,此属胃。胃和则愈;胃不和,烦而悸。 一云躁。

外感病,脉象弦细,头痛发热的,是证属少阳。少阳病不能用发汗法治疗,误发其汗,津液受损,津伤胃燥,邪传阳明,就会出

---

1 目眩:头晕目眩,视物昏花。
2 中风:此处当是感受风热之邪。

现谵语。若通过治疗，胃气得以调和，则会痊愈；若胃气不和，则会出现烦躁、心悸的变证。

本太阳病不解，转入少阳者，胁下硬满，干呕不能食，往来寒热，尚未吐下，脉沉紧者，与小柴胡汤。方一。

原患太阳病，未解除，病邪传入少阳，出现胁下痞硬胀满，干呕，不能进食，发热怕冷交替而作，若未使用涌吐或攻下法，而见脉沉紧的，治疗时可用小柴胡汤。

柴胡八两　**人参**三两　**黄芩**三两　**甘草**三两，炙　**半夏**半升，洗　**生姜**三两，切　**大枣**十二枚，擘

上七味，以水一斗二升，煮取六升，去滓，再煎取三升。温服一升，日三服。

柴胡八两　人参三两　黄芩三两　甘草三两，炙　半夏半升，洗　生姜三两，切　大枣十二枚，擘

上七味药，用水一斗二升，煮取药汁六升，去掉药渣，再煎煮后取药汁三升，趁药汁尚温时服用一升，一天服三次。

若已吐、下、发汗、温针，谵语，柴胡汤证罢，此为坏病。知犯何逆，以法治之。

假使已用过催吐、泻下、发汗、温针等治疗方法，病人言语谵妄，而柴胡汤证全不存在，这已成为坏病。应详审其属于何种误治的病变特点，选择适当的方法来治疗。

三阳合病，脉浮大，上关上[1]，但欲眠睡，目合则汗。

太阳、阳明、少阳三经同时皆病，其脉浮大而弦直，只想睡

1　上关上：脉象浮大而长，从关部上至寸口的意思。

眠，眼睛闭合则会出汗。

伤寒六七日，无大热，其人躁烦者，此为阳去入阴故也[1]。

病伤寒六七日，体表没有大热，病人躁扰心烦不安的，这是外邪去表入里的缘故。

伤寒三日，三阳为尽，三阴当受邪，其人反能食而不呕，此为三阴不受邪也。

外感病第三天，邪气已传尽三阳经，应当传入三阴经。此时，若病人反而能够饮食而不呕吐，是邪气未传入三阴经。

伤寒三日，少阳脉小者，欲已也。

伤寒三日，病在少阳，脉象小的，为病将转愈。

少阳病，欲解时，从寅至辰上。

少阳病即将解除的时间，多在早晨三时至九时之间。

---

1 阳去入阴：去表入里的意思。

卷第六

辨太阴病脉证并治第十

太阴病，脉浮，可发汗，宜桂枝汤。第一。 五味。前有太阴病三证。

自利不渴者，属太阴，以其藏寒故也，宜服四逆辈。第二。 下有利自止一证。

本太阳病，反下之，因腹满痛，属太阴，桂枝加芍药汤主之；大实痛者，桂枝加大黄汤主之。第三。 桂枝加芍药汤，五味。加大黄汤，六味。减大黄、芍药法附。

太阴之为病，腹满而吐，食不下，自利益甚[1]，时腹自痛。若下之，必胸下结硬[2]。

太阴病的主要症候特征是，腹部胀满，呕吐，吃不进饮食，腹泻特别厉害，腹部时时疼痛。若误用攻下，则会导致胃脘部痞结胀硬。

---

[1] 自利：不因攻下而自泻利。

[2] 胸下结硬：胃脘部痞结胀硬。

辨太阴病脉证并治第十

太阴中风，四肢烦疼，阳微阴涩而长者[1]，为欲愈。

太阴中风，四肢疼痛而烦扰无措，脉搏由微涩而转变为长脉的，这是将要向愈的征象。

太阴病，欲解时，从亥至丑上[2]。

太阴病即将解除的时间，大多在二十二时至深夜二时之间。

太阴病，脉浮者，可发汗，宜桂枝汤。方一。

太阴病，如果见到表证而脉浮的，可用桂枝汤解肌发汗。

桂枝三两，去皮　**芍药**三两　**甘草**二两，炙　**生姜**三两，切　**大枣**十二枚，擘

上五味，以水七升，煮取三升，去滓，温服一升。须臾，啜热稀粥一升，以助药力，温覆取汗。

桂枝三两，去皮　芍药三两　甘草二两，炙　生姜三片，切　大枣十二枚，擘

上五味，用水七升，煮取药汁三升，除去药渣，温服一升。一会儿后，喝热粥一升，以帮助药力，并盖上被子使人发汗。

自利不渴者，属太阴，以其藏有寒故也[3]，当温之，宜服四逆辈[4]。二。

腹泻而口不渴的，这是属于太阴病，因为脾脏虚寒的缘故，应当以温里法进行治疗，宜服用四逆汤一类的方药。

1　阳微阴涩：此处阴阳作浮沉释，即浮取而微，沉取而涩。

2　从亥至丑上：夜晚十时至深夜二时。

3　藏有寒：太阴脾脏虚寒。

4　四逆辈：四逆汤一类的方药，应包括理中汤在内。

伤寒脉浮而缓，手足自温者，系在太阴[1]；太阴当发身黄，若小便自利者，不能发黄；至七八日，虽暴烦下利日十余行，必自止，以脾家实[2]，腐秽当去故也[3]。

外感病，脉象浮而缓，手足自然温暖的，是病属太阴。太阴寒湿内郁，全身应显发黄，若小便通畅的，则湿能下泄，不会形成发黄证。到了七八天，病人突然出现心烦、一日腹泻十多次，故其腹泻一定会自行停止。这是脾阳恢复，胃肠机能恢复正常，推荡腐秽积滞之物从下而去所致。

本太阳病，医反下之，因尔腹满时痛者，属太阴也，桂枝加芍药汤主之；大实痛者，桂枝加大黄汤主之。三。

本是太阳病，医生反用攻下药，因而引起腹中胀满，并时时腹痛的，这是因误下邪陷太阴，当用桂枝加芍药汤主治；假使肠中有积滞而大实痛的，当用桂枝加大黄汤治疗。

桂枝加芍药汤方

桂枝三两，去皮　**芍药**六两　**甘草**二两，炙　**大枣**十二枚，擘　**生姜**三两，切

上五味，以水七升，煮取三升，去滓，温分三服。本云，桂枝汤，今加芍药。

桂枝加大黄汤方

桂枝三两，去皮　**大黄**二两　**芍药**六两　**生姜**三两，切　**甘草**二两，炙

1　系在太阴：属于太阴。

2　脾家实：此处"实"字非指邪实，乃是脾阳恢复的意思。

3　腐秽：肠中腐败秽浊的物质。

大枣十二枚，擘

上六味，以水七升，煮取三升，去滓，温服一升，日三服。

桂枝加芍药汤方

桂枝三两，去皮　芍药六两　甘草二两，炙　大枣十二枚，擘　生姜三两，切

上五味，用水七升，煮取三升，去掉药渣，趁温时分三次服。本是桂枝汤，现在加了芍药。

桂枝加大黄汤方

桂枝三两，去皮　大黄二两　芍药六两　生姜三两，切　甘草二两，炙　大枣十二枚，擘

上六味，用水七升，煮后取三升，去药渣，趁温服一升，一天服三次。

太阴为病，脉弱，其人续自便利，设当行[1]大黄、芍药者，宜减之，以其人胃气弱，易动故也。 下利者，先煎芍药二沸。

太阴病，脉象弱，病人虽暂时没有腹泻，其后一定续发腹泻。对于此类患者，若应当使用大黄、芍药的，也应当减量使用。这是病人脾胃之气虚弱，容易受到损伤的缘故。

1　行：此处作"用"字解。

辨少阴病脉证并治第十一

　　少阴病，始得之，发热脉沉者，麻黄细辛附子汤主之。第一。三味。前有少阴病二十证。

　　少阴病，二三日，麻黄附子甘草汤微发汗。第二。三味。

　　少阴病，二三日以上，心烦不得卧，黄连阿胶汤主之。第三。五味。

　　少阴病，一二日，口中和，其背恶寒，附子汤主之。第四。五味。

　　少阴病，身体痛，手足寒，骨节痛，脉沉者，附子汤主之。第五。用前第四方。

　　少阴病，下利便脓血者，桃花汤主之。第六。三味。

　　少阴病，二三日至四五日，腹痛，小便不利，便脓血者，桃花汤主之。第七。用前第六方，下有少阴病一证。

　　少阴病，吐利，手足逆冷，烦躁欲死者，吴茱萸汤主之。第八。四味。

　　少阴病，下利咽痛，胸满心烦者，猪肤汤主之。第九。三味。

　　少阴病，二三日，咽痛，与甘草汤。不瘥，与桔梗汤。第十。甘草汤，一味。桔梗汤，二味。

　　少阴病，咽中生疮，不能语言，声不出者，苦酒汤主之。第

十一。三味。

少阴病，咽痛，半夏散及汤主之。第十二。三味。

少阴病，下利，白通汤主之。第十三。三味。

少阴病，下利脉微，与白通汤。利不止，厥逆无脉，干呕者，白通加猪胆汁汤主之。第十四。白通汤用前第十三方。加猪胆汁汤，五味。

少阴病，至四五日，腹痛，小便不利，四肢沉重疼痛，自下利，真武汤主之。第十五。五味，加减法附。

少阴病，下利清谷，里寒外热，手足厥逆，脉微欲绝，恶寒，或利止脉不出，通脉四逆汤主之。第十六。三味，加减法附。

少阴病，四逆，或咳，或悸，四逆散主之。第十七。四味，加减法附。

少阴病，下利六七日，咳而呕渴，烦不得眠，猪苓汤主之。第十八。五味。

少阴病，二三日，口燥咽干者，宜大承气汤。第十九。四味。

少阴病，自利清水，心下痛，口干者，宜大承气汤。第二十。用前第十九方。

少阴病，六七日，腹满不大便，宜大承气汤。第二十一。用前第十九方。

少阴病，脉沉者，急温之，宜四逆汤。第二十二。二味。

少阴病，食入则吐，心中温温欲吐，手足寒，脉弦迟，当温之，宜四逆汤。第二十三。用前第十九方，下有少阴病一证。

少阴之为病，脉微细[1]，但欲寐也[2]。

少阴病的症候特征，为脉象微细，精神萎靡、神志迷糊欲睡。

少阴病，欲吐不吐[3]，心烦，但欲寐。五六日自利而渴者，属少阴也，虚故引水自救，若小便色白者，少阴病形悉具，小便白者，以下焦虚有寒[4]，不能制水，故令色白也。

病人欲吐而又不能吐，心里发烦，精神萎靡，只想睡觉。到了第五、第六日，腹泻而口渴的，属于少阴病证，这种口渴，是因津液不足而引水以自救。如果小便色白，则少阴病阳虚的证情完全具备。小便色白，是因为下焦虚寒，不能化气制水，所以会颜色清白。

病人脉阴阳俱紧，反汗出者，亡阳也，此属少阴，法当咽痛而复吐利。

寸关尺三部脉都沉紧，紧脉主寒，病人本应当无汗，却反而汗出的，是阳气外亡的征象，这属于少阴亡阳证，理应呈现呕吐、腹泻、咽喉疼痛等证。

少阴病，咳而下利谵语者，被火气劫故也，小便必难，以强责少阴汗也[5]。

患少阴病的人，咳嗽，腹泻，又有谵语的症状，这是因误用火

---

1 脉微细：微是脉的搏动轻微无力，属于阳气衰弱；细是脉的形态细小，属于营血不足。

2 但欲寐：迷迷糊糊似睡非睡的状态。

3 欲吐不吐：要吐而又不得吐出之状态。

4 下焦：这里指肾脏。

5 强责：过分强求的意思。强责少阴汗，是不当发汗而强用发汗的方法。

法，强发少阴之汗，劫耗津液的缘故，小便必然是艰涩难下。

少阴病，脉细沉数，病为在里，不可发汗。

少阴病，脉象沉细数，是病在里，治疗时不宜用发汗法。

少阴病，脉微，不可发汗，亡阳故也；阳已虚，尺脉弱涩者，复不可下之。

少阴病，脉搏呈现若有若无的微象，这是阳气大虚，不可用发汗药治疗。阳已虚，而尺部脉搏弱涩的，是阴亦虚，也不可用泻下剂。

少阴病，脉紧，至七八日，自下利，脉暴微，手足反温，脉紧反去者，为欲解也，虽烦下利，必自愈。

少阴病，脉象紧，到了七八天，出现腹泻，脉象忽然由紧转微弱，手足反而变温暖的，这是阳复阴去、疾病将要解除的征象。此时虽然出现心烦、腹泻，势必会自行恢复。

少阴病，下利，若利自止，恶寒而蜷卧，手足温者，可治。

少阴病，腹泻，如果腹泻自行停止，畏寒蜷曲而卧，手足转温暖的，也属于可治之证。

少阴病，恶寒而蜷，时自烦，欲去衣被者，可治。

少阴病，怕冷而蜷卧，时而自觉心胸烦热，想减去衣被的，这是阳气来复之兆，其病可治。

少阴中风，脉阳微阴浮者，为欲愈。

少阴感受风邪，寸部脉微尺部脉浮的，是风邪已去、阳气回复之象，疾病将要痊愈。

少阴病，欲解时，从子至寅上。

少阴病将要解除的时间，多在二十三时至五时之间。

少阴病，吐利，手足不逆冷，反发热者，不死。脉不至者，至一作足。**灸少阴七壮。**

少阴病，呕吐，腹泻，本应畏寒、手足冷，现手足不冷，反而发热的，示阳气尚在，不属死候。如果脉搏一时不至的，可以急灸少阴经穴七个艾柱以通阳复脉。

少阴病，八九日，一身手足尽热者，以热在膀胱，必便血也。

患少阴病，到了八九日，全身和手足都发热，这是热在膀胱，必将引起小便下血。

少阴病，但厥无汗，而强发之，必动其血，未知从何道出，或从口鼻，或从目出，是名下厥上竭[1]，为难治。

少阴病，仅见四肢厥冷和无汗，却强行发汗，势必伤经动血而引起出血，其出血部位难以预测，有的从鼻出，有的从眼睛出，即所谓的下厥上竭，属难治之证。

少阴病，恶寒身蜷而利，手足逆冷者，不治。

少阴病，恶寒怕冷，身体蜷卧而下利，手足逆冷的，预后不良。

少阴病，吐利躁烦，四逆者死。

少阴病，呕吐，腹泻，神昏躁扰不宁的，属于死候。

少阴病，下利止而头眩，时时自冒者[2]，死。

少阴病，下利虽然停止，而头部发生眩晕，并且时时自冒的，

---

1 下厥上竭：厥逆因下焦阳虚，故称下厥；阴血因上出而耗竭，故称上竭。
2 自冒：冒者，如以物冒首之状，这里是指眼发昏黑，目无所见的昏晕而言。

为死候。

少阴病，四逆恶寒而身蜷，脉不至，不烦而躁者死。 一作吐利而躁逆者死。

少阴病，四肢冰冷，怕冷而身体蜷卧，脉搏不来，心中不烦，手足躁扰不宁的，属于死候。

少阴病，六七日，息高者死。

少阴病，病延六七天，呼吸表浅，呼多吸少的，属于死候。

少阴病，脉微细沉，但欲卧，汗出不烦，自欲吐，至五六日自利，复烦躁不得卧寐者死。

少阴病，脉微细沉，精神萎靡不振，总欲睡眠，汗出，心中不烦，想呕吐，到了五六天，又出现腹泻，并且烦躁不能安卧的，属于死候。

少阴病，始得之，反发热，脉沉者，麻黄细辛附子汤主之。方一。

少阴病，刚开始得病，既有发热等表证，又见脉沉的，是少阴阳虚兼太阳表证，主治宜用麻黄细辛附子汤。

麻黄二两，去节　**细辛**二两　**附子**一枚，炮、去皮、破八片

上三味，以水一斗，先煮麻黄，减二升，去上沫，纳诸药，煮取三升，去滓，温服一升，日三服。

麻黄二两，去掉节　细辛二两，炙　附子一枚，炮、去皮、破为八片

上三味，用水七升，先煮麻黄一两滚，去掉浮着的药沫，加入余下的二药，煮后取得一升药液，去掉药渣。趁温时服入一升，一日服三次。

少阴病，得之二三日，麻黄附子甘草汤微发汗。以二三日无

证，故微发汗也。方二。

少阴病，得病两三天时，既有发热等表证，亦有少阴阳虚证，用麻黄附子甘草汤温阳微汗解表。因为病才两三天，尚无吐、利等里证，故用温阳微汗解表法。

麻黄二两，去节　**甘草**二两，炙　**附子**一枚，炮，去皮，破八片

上三味，以水七升，先煮麻黄一两沸，去上沫，纳诸药，煮取三升，去滓，温服一升，日三服。

麻黄二两，去掉节　甘草二两，炙　附子一枚，炮，去皮，破为八片

上三味，用水七升，先煮麻黄一两滚，去掉浮着的药沫，加入余下的二药，煮后取得一升药液，去掉药渣。趁温时服入一升，一日服三次。

少阴病，得之二三日以上，心中烦，不得卧，黄连阿胶汤主之。方三。

少阴病，得病两三天以上，心中烦躁不安，不能够安眠的，主治宜用黄连阿胶汤。

黄连四两　**黄芩**二两　**芍药**二两　**鸡子黄**二枚　**阿胶**三两，一云三挺

上五味，以水六升，先煮三物，取二升，去滓，纳胶烊尽，小冷，纳鸡子黄，搅令相得，温服七合，日三服。

黄连四两　黄芩二两　芍药二两　鸡子黄二枚　阿胶三两，一说三挺

上五味药，用六升水，先煮其中三味药，得煎液二升，去掉药渣，加入阿胶烊化，稍冷后，再加入鸡蛋黄，搅匀后，趁温时服七合，一天服三次。

辨少阴病脉证并治第十一

少阴病，得之一二日，口中和[1]，其背恶寒者，当灸之，附子汤主之。方四。

少阴病，患病一两天，口中不苦不燥不渴，病人背部怕冷的，当用艾灸灸少阴经穴，主治宜用附子汤。

附子二枚，炮、去皮、破八片　**茯苓**三两　**人参**二两　**白术**四两　**芍药**三两

上五味，以水八升，煮取三升，去滓，温服一升，日三服。

附子二枚，炮，去皮，破成八片　茯苓三两　人参二两　白术四两　芍药三两

上五味，用水八升，煮后得三升，去药渣，趁温服一升，一日服三次。

少阴病，身体痛，手足寒，骨节痛，脉沉者，附子汤主之。五。 用前第四方。

少阴病，身体疼痛，手足冷，骨关节疼痛，脉象沉的，主治宜用附子汤。

少阴病，下利便脓血者，桃花汤主之。方六。

少阴病，下利滑脱而有脓血的，用桃花汤主治。

赤石脂一斤，一半全用，一半筛末　**干姜**一两　**粳米**一升

上三味，以水七升，煮米令熟，去滓，温服七合，纳赤石脂末方寸匕，日三服。若一服愈，余勿服。

赤石脂一斤，半全用，半筛末　干姜一两　粳米一升

上三味，用水七升，煮到米熟时，去掉药渣，趁温时在七合

1　口中和：口不苦，亦不燥渴。

药液中加入赤石脂末方寸匕，一日服三次。若服一次即愈的则不要再服。

少阴病，二三日至四五日，腹痛，小便不利，下利不止，便脓血者，桃花汤主之。七。用前第六方。

少阴虚寒证，得病两三天至四五天时，腹中疼痛，小便不通畅，腹泻滑脱不尽，大便带脓血的，主治宜用桃花汤。

少阴病，下利便脓血者，可刺[1]。

少阴病，腹泻、大便有脓血的，可以用针刺法治疗。

少阴病，吐利，手足逆冷，烦躁欲死者，吴茱萸汤主之。方八。

少阴虚寒证，呕吐频剧，腹泻，手足发凉，烦躁不安、心中难受的，主治宜用吴茱萸汤。

吴茱萸一升　**人参**二两　**生姜**六两，切　**大枣**十二枚，擘

上四味，以水七升，煮取二升，去滓，温服七合，日三服。

吴茱萸一升　人参二两　生姜六两，切　大枣十二枚，擘

上四味，用水七升，煮取药汁二升，除去药渣，温服七合，一日服三次。

少阴病，下利，咽痛，胸满，心烦，猪肤汤主之。方九。

少阴病，腹泻，咽喉疼痛，胸部闷满而心烦的，用猪肤汤主治。

猪肤一斤

上一味，以水一斗，煮取五升，去滓，加白蜜一升，白粉五

1　可刺：可以用针刺的方法。

合，熬香，和令相得，温分六服。

猪肤一斤

上一味药，用水一斗，煮后取得药液五升，去掉药渣，加入蜂蜜一升，白米粉五合炒香后，加在一起和匀，趁温时分六次服。

少阴病，二三日，咽痛者，可与甘草汤；不瘥[1]，与桔梗汤。十。

少阴病，得病两三天，咽喉疼痛的，可用甘草汤；若服药后仍不见好的，用桔梗汤治疗。

甘草汤方

甘草二两

上一味，以水三升，煮取一升半，去滓，温服七合，日二服。

桔梗汤方

桔梗一两　**甘草**二两

上二味，以水三升，煮取一升，去滓，温分再服。

甘草汤方

甘草二两

上一味，用水三升，煮后得一升半药液，去掉药渣，趁温服七合，一天服二次。

桔梗汤方

桔梗　两　甘草二两

上二味药，用水三升，煮后得药液一升，去掉药渣，趁温时分

1　瘥：病势减轻的意思。

二次服。

少阴病，咽中伤，生疮[1]，不能语言，声不出者，苦酒汤主之[2]。方十一。

少阴病，咽喉部受到创伤，发生破溃，不可言语，且说话发不出声音者，用苦酒汤主治。

半夏洗，破如枣核，十四枚　**鸡子**一枚，去黄，内上苦酒，着鸡子壳中

上二味，纳半夏着苦酒中，以鸡子壳置刀环中，安火上，令三沸，去滓，少少含咽之。不瘥，更作三剂。

半夏洗，破开后大小如枣核，十四枚　鸡蛋一枚，去蛋黄，将苦酒放于鸡蛋壳

上二味药，放半夏于苦酒中，将鸡蛋壳放于刀环上，安置于火上，烧煮滚三滚后，去掉药渣。用时少量含咽。如病不愈，再做三剂。

少阴病，咽中痛，半夏散及汤主之。方十二。

少阴病，咽喉中疼痛，主治可用半夏散或半夏汤。

半夏洗　**桂枝**去皮　**甘草**炙

上三味，等分。各别捣筛已，合治之，白饮和，服方寸匕，日三服。若不能服散者，以水一升，煎七沸，纳散两方寸匕，更煮三沸，下火令小冷，少少咽之。半夏有毒，不当散服。

半夏洗　桂枝去皮　甘草炙

上三味药，各用等量，分别捣碎过筛后，放在一起调匀后，用米汤调，每次服方寸匕，一日三次。如不能用散剂，用水一升，煎

1　生疮：咽喉部创伤破溃。

2　苦酒：酸醋。

七滚后，加入散剂两方寸匕；再煮三滚，离开火让药稍冷，少量频频咽入。半夏有毒，不能制成散用。

少阴病，下利，白通汤主之。方十三。

少阴虚寒证，腹泻的，主治宜用白通汤。

葱白四茎　**干姜**一两　**附子**一枚，生，去皮，破八片

上三味，以水三升，煮取一升，去滓，分温再服。

葱白四根　干姜一两　附子一枚，生，去皮，破开成八片

上三味，用水三升，煮得药液一升，去掉药渣，趁温时分两次服。

少阴病，下利，脉微者，与白通汤。利不止，厥逆无脉，干呕烦者，白通加猪胆汁汤主之。服汤脉暴出者死，微续者生。白通加猪胆汤。方十四。白通汤用上方。

少阴病，腹泻，脉象微的，可用白通汤。若服药后腹泻不止，四肢冰冷，且摸不到脉搏，干呕，心中烦躁不安的，用白通加猪胆汁汤主治。服药后，脉搏突然出现的，是阴液枯竭、孤阳外脱的征象，预后不良；服药后脉搏逐渐恢复的，用白通加猪胆方。

葱白四茎　**干姜**一两　**附子**一枚，生，去皮，破八片　**人尿**五合　**猪胆汁**一合

上五味，以水三升，煮取一升，去滓，纳胆汁、人尿，和令相得，分温再服。若无胆，亦可用。

葱白四根　干姜一两　附子一枚，生，去掉皮，破成八片　人尿五合　猪胆汁一合

上五味，用水三升，煮得药液一升，去掉药渣，加入猪胆汁、人尿，充分搅拌混匀后，趁温分二次服。如无胆汁亦可使用。

少阴病，二三日不已，至四五日，腹痛，小便不利，四肢沉重疼痛，自下利者，此为有水气，其人或咳，或小便利，或下利，或呕者，真武汤主之。方十五。

少阴病，两三天未好，到了四五天，出现腹中疼痛，小便不通畅，四肢沉重疼痛，自行腹泻的，这是肾阳虚弱，水气泛滥。患者亦可出现咳嗽，或者小便通畅，或者腹泻更甚，或者呕吐等，主治宜用真武汤。

茯苓三两　**芍药**三两　**白术**二两　**生姜**三两,切　**附子**一枚,炮,去皮,破八片

上五味，以水八升，煮取三升，去滓。温服七合，日三服。若咳者，加五味子半升，细辛一两，干姜一两。若小便利者，去茯苓。若下利者，去芍药，加干姜二两。若呕者，去附子，加生姜，足前为半斤。

茯苓三两　芍药三两　白术二两　生姜三两,切片用　附子一枚,炮,去掉皮,破为八片

上五味药，用水八升，煮后得三升药液，去掉药渣，趁温服七合，一日服三次。如病人兼咳嗽，加五味子半升，细辛一两，干姜一两；如小便通利则去茯苓；如兼大便稀溏去芍药，加干姜二两；兼有呕吐的去掉附子，加生姜用量至半斤。

少阴病，下利清谷，里寒外热，手足厥逆，脉微欲绝，身反不恶寒，其人面色赤，或腹痛，或干呕，或咽痛，或利止脉不出者，通脉四逆汤主之。方十六。

少阴病，腹泻完谷不化，手足冰冷，脉象微弱似有若无，身上反而不怕冷，病人面部发红，或者腹中疼痛，或者咽喉疼痛，或者

辨少阴病脉证并治第十一

腹泻过度而停止,摸不到脉搏,这是内真寒外假热的真寒假热证,主治宜用通脉四逆汤。

甘草二两,炙　**附子**大者一枚,生用,去皮,破八片　**干姜**三两,强人可四两

上三味,以水三升,煮取一升二合,去滓,分温再服,其脉即出者愈。面赤色者,加葱九茎。腹中痛者,去葱,加芍药二两。呕者,加生姜二两。咽痛者,去芍药,加桔梗一两。利止脉不出者,去桔梗,加人参二两。病皆与方相应者,乃服之。

甘草二两,炙　附子大者一枚,生用,去掉皮,破成八片　干姜三两,体质壮实者可用四两

上三味,用水三升,煮后得药液一升二合,去掉药渣,趁温时分二次服,病人脉出现的话为病将向愈。面现浮红色,加葱九根。腹痛的病人,去掉葱,加入芍药二两。有呕吐的加生姜二两。咽喉痛的,去掉芍药,加入桔梗一两。大便稀溏止而脉不现的,去掉桔梗,加入人参二两。需病证与方相符才可服用。

少阴病,四逆,其人或咳,或悸,或小便不利,或腹中痛,或泄利下重者,四逆散主之。方十七。

少阴病,四肢冷,病人或有咳嗽,或见心悸,或见小便不通畅,或见腹中疼痛、腹泻、下利兼后重的,皆因肝郁气滞所致,主治宜用四逆散。

甘草炙　**枳实**破,水渍,炙干　**柴胡**　**芍药**

上四味,各十分,捣筛,白饮和服方寸匕,日三服。咳者,加五味子、干姜各五分,并主下利。悸者,加桂枝五分。小便不利者,加茯苓五分。腹中痛者,加附子一枚,炮令坼。泄利下重

者，先以水五升，煮薤白三升，煮取三升，去滓，以散三方寸匕，纳汤中，煮取一升半，分温再服。

甘草炙　枳实破开，用水浸渍，炙干　柴胡　芍药

上四味药，各用十分，捣碎后过筛，取方寸匕以米汤调服，一天三次。如兼咳嗽，加五味子、干姜各五分，并可治下利稀溏。心下悸的，加桂枝五分。小便不畅利的，加茯苓五分。腹中疼痛的，加附子一枚，炮后使其破裂。大便稀溏且有后重感的，先用水五升，加入薤白三升煮，煎得药液三升，去掉药渣，用四逆散三方寸匕加入薤白煎液中，再煮得一升半药液，趁温分二次服。

少阴病，下利，六七日，咳而呕渴，心烦不得眠者，猪苓汤主之。方十八。

少阴病，腹泻六七天，咳嗽，呕吐，口渴，心中烦躁，不能安眠的，是阴虚水热互结，主治宜用猪苓汤。

猪苓去皮　**茯苓　泽泻　阿胶　滑石**各一两

上五味，以水四升，先煮四物，取二升，去滓，纳阿胶烊消尽，温服七合，日三服。

猪苓去皮　茯苓　泽泻　阿胶　滑石各一两

上五味，用水四升，先煮猪苓、茯苓、泽泻、滑石，取二升药汁，除去药渣，加入阿胶，待其完全烊化，趁温服七合，一日服三次。

少阴病，得之二三日，口燥咽干者，急下之，宜大承气汤。方十九。

得了少阴病，才两三日，就口燥咽喉干。治当急下，宜用大承气汤。

辨少阴病脉证并治第十一

枳实五枚,炙　厚朴半斤,去皮,炙　大黄四两,酒洗　芒硝三合

上四味,以水一斗,先煮二味,去五升,去滓,纳大黄,更煮取二升,去滓,纳芒硝,更上火,令一二沸,分温再服。一服得利,止后服。

枳实五枚,炙　厚朴半斤,去皮,炙　大黄四两,酒洗　芒硝三合

上四味,用水一斗,先煮枳实、厚朴二味,取药汁五升,除去药渣,加入大黄,再煮取药汁二升,除去药渣,加入芒硝,再放火上煮一二开,分二次温服,如果第一服后大便通利,就停止服第二服。

少阴病,自利清水,色纯青,心下必痛,口干燥者,可下之,宜大承气汤。方二十。用前第十九方。一法用大柴胡汤。

少阴病,腹泻稀水,颜色青黑,脘腹疼痛,口干燥的,应当急以攻下,宜用大承气汤主治。

少阴病,六七日,腹胀,不大便者,急下之,宜大承气汤。二十一。用前第十九方。

少阴病,经过六七日的时间,腹部胀满,大便不通,治当急下,宜用大承气汤。

少阴病,脉沉者,急温之,宜四逆汤。方二十二。

少阴虚寒证,脉见沉的,当急用温法治疗,适宜用四逆汤主治。

甘草二两,炙　干姜一两半　附子一枚,生用,去皮,破八片

上三味,以水三升,煮取一升二合,去滓,分温再服。强人可大附子一枚,干姜三两。

甘草二两,炙　干姜一两半　附子一枚,生用,去掉皮,破成八片

上三味药，用水三升，煮后得一升二合，去掉药渣，趁温分二次服，体质强壮的用大附子一枚，干姜三两。

少阴病，饮食入口则吐，心中温温欲吐[1]，复不能吐，始得之，手足寒，脉弦迟者，此胸中实，不可下也，当吐之。若膈上有寒饮，干呕者，不可吐也，急温之，宜四逆汤。二十三。方依上法。

少阴病，若饮食进口就吐，心中蕴结不适，想呕吐却又吐不出，初得病时，即见四肢冷，脉象弦迟的，这是痰实阻塞胸中，不能攻下，治疗应当用涌吐法。若是肾阳虚弱、不能气化，寒饮停聚膈上，而致干呕的，不能用涌吐法，治疗应当用温法，可用四逆汤主治。

少阴病，下利，脉微涩，呕而汗出，必数更衣，反少者[2]，当温其上，灸之。

少阴病，腹泻，脉微涩，呕吐出汗，必频频欲解大便而数量反而很少，当用灸法以温其上。

---

1 温温："温"同"愠"，欲吐不吐，心中自觉泛泛不适。
2 必数更衣，反少者：大便次数多，而量反少。

辨厥阴病脉证并治第十二

伤寒病，蛔厥，静而时烦，为藏寒。蛔上入膈，故烦。得食而呕吐蛔者，乌梅丸主之。第一。十味。前后有厥阴病四证，哕逆。一十九法。

伤寒，脉滑而厥，里有热，白虎汤主之。第二。四味。

手足厥寒，脉细欲绝者，当归四逆汤主之。第三。七味。

若内有寒者，宜当归四逆加吴茱萸生姜汤。第四。九味。

大汗出，热不去，内拘急，四肢疼，下利厥逆，恶寒者，四逆汤主之。第五。三味。

大汗，若大下利而厥冷者，四逆汤主之。第六。用前第五方。

病人手足厥冷，脉乍紧，心下满而烦，宜瓜蒂散。第七。三味。

伤寒厥而心下悸，宜先治水，当服茯苓甘草汤。第八。四味。

伤寒六七日，大下后，寸脉沉迟，手足厥逆，麻黄升麻汤主之。第九。十四味。下有欲自利一证。

伤寒本自寒下，医复吐下之，若食入口即吐，干姜黄芩黄连人参汤主之。第十。四味。下有下利一十病证。

下利清谷，里寒外热，汗出而厥者，通脉四逆汤主之。第十一。三味。

热利下重者，白头翁汤主之。第十二。四味。

下利腹胀满，身疼痛者，先温里，乃攻表。温里宜四逆汤，攻表宜桂枝汤。第十三。四逆汤，用前第五方。桂枝汤，五味。

下利欲饮水者，以有热也，白头翁汤主之。第十四。用前第十二方。

下利谵语者，有燥屎也，宜小承气汤。第十五。三味。

下利后更烦，按之心下濡者，虚烦也，宜栀子豉汤。第十六。二味。

呕而脉弱，小便利，身有微热，见厥者难治，四逆汤主之。第十七。用前第五方。前有呕脓血证。

干呕，吐涎沫，头痛者，吴茱萸汤主之。第十八。四味。

呕而发热者，小柴胡汤主之。第十九。七味。下有哕二证。

厥阴之为病，消渴[1]，气上撞心[2]，心中疼热[3]，饥而不欲食，食则吐蛔[4]。下之利不止。

厥阴上热下寒证的主要证候特征，是口渴能饮水，气逆上冲心胸，胃脘部灼热疼痛，腹中虽饥饿，但又不想进食，倘若进食就会出现呕吐或吐出蛔虫。若误用攻下，就会导致腹泻不止。

厥阴中风，脉微浮为欲愈，不浮为未愈。

---

1 消渴：饮水多而渴仍不解。
2 气上撞心：此处之心，泛指心胸部位。病人自觉有气向心胸部冲逆。
3 心中疼热：胃脘部疼痛，伴有灼热感。
4 食则吐蛔：进食时吐出蛔虫。

厥阴中风的病，脉见到微浮，这是好转的征兆；如果未见到脉浮，这是病还没有好转。

厥阴病，欲解时，从丑至卯上[1]。

厥阴病即将解除的时间，一般在夜间二时至早晨六时之间。

厥阴病，渴欲饮水者，少少与之，愈。

厥阴虚寒证，出现口渴想要喝水时，是阴寒邪去、阳气回复之象，可以给病人喝少量汤水，就可痊愈。

诸四逆厥者，不可下之，虚家亦然。

凡属虚寒厥逆证，不能用攻下药治疗，凡是身体虚弱的，也不能用攻下药治疗。

伤寒先厥，后发热而利者，必自止，见厥复利。

伤寒病，先出现四肢厥冷，以后转为发热的，为阴去阳复之象，此时，虽有腹泻，一定会自行停止。如果再转为四肢厥冷的，为阴进阳退，就会再出现腹泻。

伤寒始发热六日，厥反九日而利。凡厥利者，当不能食，今反能食者，恐为除中。一云消中。**食以索饼，不发热者，知胃气尚在，必愈，恐暴热来出而复去也。后日脉之，其热续在者，期之旦日夜半愈。所以然者，本发热六日，厥反九日，复发热三日，并前六日，亦为九日，与厥相应，故期之旦日夜半愈。后三日脉之，而脉数，其热不罢者，此为热气有余，必发痈脓也。**

伤寒病，开始发热六天，四肢厥冷及腹泻反有九天。凡是四肢厥冷而腹泻的，一般为阳衰阴盛，应当不能饮食，现在反而能

---

1 从丑至卯上：丑、寅、卯三个时辰，约夜间二时至早晨六时之间。

够饮食，恐怕是中气败绝的除中证。此时，可给病人吃一些面条之类的食物以作试探。如果吃后突然发热而又猝然退去的，是除中证；如果吃后不出现这种发热的，可以断定胃气仍然存在，其能食是阳复的表现，就一定会痊愈。第二天进行诊查，病人发热继续存在的，可以推测第二天半夜痊愈。之所以这样，是因为原先发热六天，其后四肢厥冷九天，再发热三天，与原先发热的六天相加，也是九天，与四肢厥冷的日期相等，所以预测第二天半夜痊愈。三天后再进行诊查，如果出现脉数不除、发热不退的，这是阳复太过，阳热有余，一定会产生疮痈脓疡的变证。

伤寒，脉迟六七日，而反与黄芩汤彻其热[1]，脉迟为寒，今与黄芩汤，复除其热，腹中应冷，当不能食，今反能食，此为除中，必死。

伤寒，脉迟，病经六七日，而反用黄芩汤除其热。脉迟本属寒证，现在用黄芩汤再除其热，腹中会更加寒冷，按理应当不能饮食，现在反而能食的，这种症候名为除中，预后必然不好。

伤寒先厥后发热，下利必自止，而反汗出，咽中痛者，其喉为痹[2]。发热无汗，而利必自止，若不止，必便脓血，便脓血者，其喉不痹。

外感病，先见四肢厥冷而又腹泻，以后转为发热的，是阳复阴退，其腹泻一定会自然停止。若发热反见汗出、咽喉红肿疼痛的，是阳复太过、邪热上迫，则会产生喉痹的变证。若发热无汗、腹泻

---

1 彻：治疗。

2 其喉为痹：咽部肿痛闭塞。

不止的，是阳复太过、邪热下迫，就会出现下利脓血的变证。若出现下利脓血，则不会发生喉痹。

伤寒一二日至四五日，厥者必发热。前热者后必厥，厥深者热亦深，厥微者热亦微。厥应下之，而反发汗者，必口伤烂赤[1]。

伤寒病，一两日至四五日，如四肢厥冷的，厥冷前必曾发热。如先前发热的，其后必然会出现四肢厥冷，厥冷程度严重的，郁伏的热邪就深重，厥冷程度轻微的，郁伏的热邪也就轻微。这种厥逆，是由于热郁于里，所以治宜泻下法，如果误用汗法，势必导致口舌生疮、红肿糜烂等变证。

伤寒病，厥五日，热亦五日，设六日当复厥，不厥者自愈。厥终不过五日，以热五日，故知自愈。

伤寒病，四肢厥冷五天，发热也是五天，若到了第六天，四肢厥冷应当再现，若不出现四肢厥冷的，则会自行痊愈。这是因为四肢厥冷总共只有五天，而发热也是五天，四肢厥冷与发热时间相等，阴阳趋于平衡，故得知会自行痊愈。

凡厥者，阴阳气不相顺接，便为厥。厥者，手足逆冷者是也。

所有厥证，都是由于阴气和阳气不能相互地顺利交接，便会发生厥证。厥的主要表现为手足逆冷。

伤寒脉微而厥，至七八日肤冷，其人躁无暂安时者，此为藏

---

[1] 口伤烂赤：口舌生疮，红肿糜烂。

厥[1],非蛔厥也[2]。蛔厥者,其人当吐蛔。令病者静而复时烦者,此为藏寒[3],蛔上入其膈,故烦,须臾复止,得食而呕,又烦者,蛔闻食臭出,其人常自吐蛔。蛔厥者,乌梅丸主之。又主久利。方一。

外感病,脉象微而四肢厥冷,时至七八天,出现周身肌肤都冰冷,病人躁扰不安,没有片刻安静,这是内脏阳气极虚所致的脏厥证,并非蛔厥证。蛔厥证的症候,是病人有发作性的心烦腹痛,让病人安静却又时而发作心烦腹痛,这是肠中有寒,蛔虫不安其位向上钻入膈内(胆道)所致,过一会儿烦痛就会缓解。进食后,又出现呕吐、腹痛而烦的,是蛔虫闻到食物气味上扰而致。此外,病人常有呕吐蛔虫的表现。蛔厥证,可用乌梅丸主治,乌梅丸还可主治久泻。

乌梅三百枚　**细辛**六两　**干姜**十两　**黄连**十六两　**当归**四两　**附子**六两,炮,去皮　**蜀椒**四两,出汗　**桂枝**六两,去皮　**人参**六两　**黄柏**六两

上十味,异捣筛,合治之,以苦酒渍乌梅一宿,去核,蒸之五斗米下,饭熟捣成泥,和药令相得,纳臼中,与蜜杵二千下,丸如梧桐子大。先食饮服十丸,日三服,稍加至二十丸。禁生冷、滑物、臭食等。

乌梅三百枚　细辛六两　干姜十两　黄连十六两　当归四两　附子六两,炮,去掉皮　蜀椒四两,炒出水分及油　桂枝六两,去掉皮　人参六两　黄

1　藏厥:内脏真阳极虚而引起的四肢厥冷。

2　蛔厥:因蛔虫窜扰而引起的四肢厥冷。

3　藏寒:这里指肠中虚寒。

辨厥阴病脉证并治第十二

柏六两

上十味,分别捣碎后过筛,合在一起调匀,用苦酒(食醋)泡乌梅一夜,去掉乌梅核,蒸于五斗米之下,待饭熟时捣成泥状,与药末一起调匀,放于药臼中,加蜜适量捣两千次左右,做成梧桐子大小的丸药。吃饭前 服十颗丸药,一天三次,逐渐加量至二十颗,服药时禁食生冷、滑物及味不正的食品。

伤寒热少微厥,指一作稍。**头寒,嘿嘿不欲食,烦躁。数日小便利,色白者,此热除也,欲得食,其病为愈。若厥而呕,胸胁烦满者,其后必便血。**

外感病、邪热郁遏较轻,四肢厥冷轻微,病人仅指头发凉,神情沉默,不想进食,烦躁不安。经过几天,出现小便通畅、颜色清亮的,这是里热已经解除的征象,此时,病人如想进食,表明胃气已和,其病即将痊愈。若热邪加重出现四肢厥冷并见呕吐、胸胁满闷而烦躁的,此后则会出现便血的变证。

病者手足厥冷,言我不结胸,小腹满,按之痛者,此冷结在膀胱关元也[1]。

病人手足厥冷,自己说胸部不觉痞痛,只是小腹胀满,用手按之疼痛的,这是寒气结在下焦的缘故。

伤寒发热四日,厥反三日,复热四日,厥少热多者,其病当愈;四日至七日,热不除者,必便脓血。

外感病,发热四天,四肢厥冷仅只三天,又发热四天,四肢厥冷的时间少而发热的时间多,疾病理应痊愈。若到了第四天至第

---

1 膀胱关元:关元,在脐下三寸,属任脉经穴。膀胱关元并举,指小腹部位。

七天,发热仍不退的,是阳复太过,热伤血络的缘故,必致下利脓血。

伤寒厥四日,热反三日,复厥五日,其病为进。寒多热少,阳气退,故为进也。

伤寒先厥冷四日,而发热仅有三日,接着又厥冷五日,这是病势在进展。因为寒多热少,表示阳气衰退,所以说是病情进展。

伤寒六七日,脉微,手足厥冷,烦躁,灸厥阴[1],厥不还者,死。

外感病六七天时,脉微,手足厥冷,烦躁不安,应当急灸厥阴的经穴。若灸后四肢厥冷仍不转温的,属死证。

伤寒发热,下利厥逆,躁不得卧者,死。

伤寒病,发热,腹泻,手足厥冷,假使再见到躁扰不能安卧的,是死候。

伤寒发热,下利至甚,厥不止者,死。

外感病发热,腹泻十分严重,四肢厥冷一直不回复的,为阳气脱绝的征象,属死候。

伤寒六七日,不利,便发热而利,其人汗出不止者,死,有阴无阳故也[2]。

伤寒病六七日,本来并不腹泻,以后忽然发热腹泻,同时汗出不止的,属于死候,因为阴邪独盛,阳气亡越,所谓有阴无阳故也。

---

1 灸厥阴:灸厥阴经的孔穴。张令韶谓可灸厥阴经的行间和章门穴。

2 有阴无阳:只有阴邪而无阳气。

辨厥阴病脉证并治第十二

伤寒五六日，不结胸，腹濡[1]，脉虚复厥者，不可下，此亡血[2]，下之死。

外感病五六天，无结胸证的表现，腹部柔软，脉象虚软而又四肢厥冷的，这是血虚所致，不能用攻下法治疗，若误用攻下，其血则更伤，可导致死亡。

发热而厥，七日下利者，为难治。

发热而四肢厥冷，到第七日又发生腹泻的，为难治之证。

伤寒脉促，手足厥逆者，可灸之。 促，一作纵。

外感病，脉象促而四肢厥冷，治疗可用温灸法。

伤寒，脉滑而厥者，里有热，白虎汤主之。方二。

伤寒病，脉象滑利而手足厥冷的，是为里热所致，应当用白虎汤主治。

知母六两　**石膏**一斤，碎，绵裹　**甘草**二两，炙　**粳米**六合

上四味，以水一斗，煮米熟汤成，去滓，温服一升，日三服。

知母六两　石膏一斤，打碎，棉布包裹　甘草二两，炙　粳米六合

上四味，用水一斗，煮米熟，药汤成，去掉药渣，趁温服一升，一天服三次。

手足厥寒，脉细欲绝者，当归四逆汤主之。方三。

手足厥冷，脉象很细，好像要断绝一样的，主治用当归四逆汤。

1　腹濡：腹部按之柔软。

2　亡血：阴血亏虚。

当归三两　桂枝三两，去皮　芍药三两　细辛三两　甘草二两，炙　**通草**二两　**大枣**二十五枚，擘。一法，十二枚

上七味，以水八升，煮取三升，去滓，温服一升，日三服。

当归三两　桂枝三两，去皮　芍药三两　细辛三两　甘草二两，炙　通草二两　大枣二十五枚，擘开。另有一法十二枚

上七味，用水八升，煮后得三升，去掉药渣，趁温服一升，一天服三次。

若其人内有久寒者，宜当归四逆加吴茱萸生姜汤。方四。

若病人体内素有寒饮停滞，而又见上证的，治疗可用当归四逆加吴茱萸生姜汤。

当归三两　**芍药**三两　**甘草**二两，炙　**通草**二两　**桂枝**三两，去皮　**细辛**三两　**生姜**半斤，切　**吴茱萸**二升　**大枣**二十五枚，擘

上九味，以水六升，清酒六升和，煮取五升，去滓，温分五服。另有一方。水酒各四升。

当归三两　芍药三两　甘草二两，炙　通草二两　桂枝三两，去皮　细辛三两　生姜半斤，切片　吴茱萸二升　大枣二十五枚，掰开

上九味，用水六升，清酒六升和匀，煮后得五升，去掉药渣，趁温分五次服。另有一方，水酒各四升

大汗出，热不去，内拘急[1]，四肢疼，又下利厥逆而恶寒者，四逆汤主之。方五。

大汗淋漓，而发热仍不退，腹中拘急，四肢疼痛，又见腹泻、四肢厥冷而怕冷的，是阴盛阳亡的征象，主治用四逆汤。

1　内拘急：腹中挛急不舒。

甘草二两，炙　**干姜**一两半　**附子**一枚，生用，去皮，破八片

上三味，以水三升，煮取一升二合，去滓，分温再服。若强人可用大附子一枚，干姜三两。

甘草二两，炙　干姜一两半　附子一枚，生用，去皮，破成八片

上三味药，用水三升，煮后得一升二合，去掉药渣，乘温分二次服。体质强壮的用大附子一枚，干姜三两。

大汗，若大下利，而厥冷者，四逆汤主之。六。用前第五方。

因大汗出，或严重腹泻，而手足厥冷的，用四逆汤主治。

病人手足厥冷，脉乍紧者，邪结在胸中[1]，心下满而烦，饥不能食者，病在胸中，当须吐之，宜瓜蒂散。方七。

病人手足厥冷，脉忽然出现紧象的，这是实邪结在胸中所致，应有胸脘部胀满不适，虽然饥饿却不能进食等症状，病在胸部，治疗当用涌吐法，可用瓜蒂散。

瓜蒂　赤小豆

上二味，各等分，异捣筛，合纳臼中，更治之，别以香豉一合，用热汤七合，煮作稀糜，去滓取汁，和散一钱匕，温顿服之。不吐者，少少加，得快吐乃止。诸亡血虚家，不可与瓜蒂散。

瓜蒂　赤小豆

上二味，各等分，分别捣碎过筛，放臼中合研匀成散，另外用香豉一合，用热开水七合，煮成糊状，去掉药渣，取药汁调和散剂一钱匕，趁温热一次服完。服药后不吐的，可逐渐加大药量，出现

---

[1] 邪：这里指停痰食积等致病因素。胸中：概指胸胃。

畅快的呕吐后，即应停药。凡是经常出血及虚证患者，都不可给服瓜蒂散。

伤寒厥而心下悸，宜先治水，当服茯苓甘草汤，却治其厥；不尔，水渍入胃[1]，必作利也。茯苓甘草汤。方八。

伤寒病，四肢厥冷，而又心下悸动，是因水饮所致。应先治其水饮，当服茯苓甘草汤，然后再治其厥。如果不这样，则水饮浸渍渗入肠中，必致发生腹泻。

茯苓二两　**甘草**一两，炙　**生姜**三两，切　**桂枝**二两，去皮

上四味，以水四升，煮取二升，去滓，分温三服。

茯苓甘草汤方

茯苓二两　甘草一两，炙　生姜三两，切　桂枝二两，去皮

上四味，用水四升，煮成药汁二升，去掉药渣，分三次温服。

伤寒六七日，大下后，寸脉沉而迟，手足厥逆，下部脉不至[2]，咽喉不利[3]，唾脓血，泄利不止者，为难治，麻黄升麻汤主之。方九。

外感病六七天，峻下以后，出现寸部脉沉而迟，尺部脉不现，手足厥冷，咽喉疼痛，吞咽困难，唾吐脓血，腹泻不停的，属难治之证，主治用麻黄升麻汤。

麻黄二两半，去节　**升麻**一两一分　**当归**一两一分　**知母**十八铢　**黄芩**十八铢　**萎蕤**十八铢，一作菖蒲　**芍药**六铢　**天门冬**六铢，去心　**桂枝**六铢，去皮　**茯苓**六铢　**甘草**六铢，炙　**石膏**六铢，碎，绵裹　**白术**六铢　**干**

1　水渍入胃：此处胃实指肠，即水饮渗入肠中。

2　下部脉：尺脉而言。亦有称足部脉。

3　喉咽不利：咽喉疼痛，吞咽困难。

辨厥阴病脉证并治第十二

姜六铢

上十四味，以水一斗，先煮麻黄一两沸，去上沫，纳诸药，煮取三升，去滓，分温三服。相去如炊三斗米顷，令尽，汗出愈。

麻黄二两半，去节 升麻一两一分 当归一两一分 知母十八铢 黄芩十八铢 萎蕤十八铢，一作菖蒲 芍药六铢 天门冬六铢，去掉心 桂枝六铢，去皮 茯苓六铢 甘草六铢，炙 石膏六铢，打碎，棉布包裹 白术六铢 干姜六铢

上十四味，用水一斗，先煮麻黄一两滚，去掉浮沫，加入其他药，煮后得三升，去掉药渣，分三次趁温服用，服药间隔大约为烧三斗米饭的时间。全部喝完，病人汗出后病即痊愈。

伤寒四五日，腹中痛，若转气下趣少腹者，此欲自利也。

外感病四五天，腹中疼痛，若腹内有气转动下行趋向小腹的，这是即将腹泻的先兆。

伤寒本自寒下，医复吐下之，寒格更逆吐下[1]，若食入口即吐，干姜黄芩黄连人参汤主之。方十。

伤寒病本因虚寒而腹泻，医生又误用吐、下的方法治疗，以致中焦虚寒更甚，反而格热于上，因之吐泻更加厉害。假使饮食入口即吐的，用干姜黄芩黄连人参汤主治。

干姜　黄芩　黄连　人参各三两

上四味，以水六升，煮取二升，去滓，分温再服。

干姜　黄芩　黄连　人参各三两

上四味，用水六升，煮后得二升，去掉药渣，分两次趁温服。

---

1 寒格：上热为下寒所格，致饮食入口即吐，故称"寒格"。

下利，有微热而渴，脉弱者，今自愈。

虚寒腹泻，有轻微发热，口渴症状出现，且脉象弱的，是邪气已衰，阳气来复，预示疾病即将痊愈。

下利，脉数，有微热汗出，今自愈，设复紧为未解。 一云，设脉浮复紧。

腹泻脉数，并有轻度发热汗出的，病即将痊愈；假使又见脉紧，为病仍未解。

下利，手足厥冷，无脉者，灸之不温，若脉不还，反微喘者死。少阴负趺阳者，为顺也[1]。

豆瓣还阳腹泻，手足厥冷，无脉搏跳动的，急用灸法以回阳复脉。若灸后手足仍不转温，脉搏跳动仍不恢复，反而微微喘息的，属于死候。若足部的太溪脉和趺阳脉仍有搏动，而趺阳脉大于太溪脉的，为胃气尚旺，属可治的顺证。

下利，寸脉反浮数，尺中自涩者，必清脓血。

腹泻反而见到寸脉浮数，尺部脉独涩的，大便必下脓血。

下利清谷，不可攻表，汗出必胀满。

腹泻完谷不化，多属阴盛阳衰，此时，即使兼有表证，也不能发汗解表，若误发其汗，则会转变为腹部胀满的变证。

下利，脉沉弦者，下重也[2]；脉大者，为未止；脉微弱数者，为欲自止，虽发热，不死。

下利而脉沉弦的，多有后重的感觉；若脉象大的，是腹泻还在

---

1 少阴负趺阳：少阴即太溪脉，趺阳即冲阳脉。少阴负趺阳，谓太溪脉小于趺阳脉。

2 下重：肛门部有重滞之感。

继续发展；若脉象微弱而数的，是腹泻将要痊愈，虽然发热，也不会有危险。

下利，脉沉而迟，其人面少赤，身有微热，下利清谷者，必郁冒汗出而解[1]，病人必微厥。所以然者，其面戴阳[2]，下虚故也[3]。

腹泻食物不化，脉象沉而迟，病人面部微发潮红，体表轻度发热，这是下焦阳虚阴盛，虚阳上浮。若病人四肢厥冷轻，则阳虽虚而不甚，阳与阴争，故眩晕昏冒、随之汗出而病解的现象就一定会出现。

下利，脉数而渴者，今自愈。设不瘥，必清脓血，以有热故也。

下利脉数而口渴的，即将自然痊愈，假使不愈，可能发生大便脓血，这是因为里有热邪的缘故。

下利后脉绝，手足厥冷，晬时脉还[4]，手足温者生，脉不还者死。

腹泻频剧，一时摸不到脉搏，手足厥冷，经过一昼夜，脉搏恢复，手足转温的，是阳气恢复，尚存生机；若一昼夜后脉搏仍不恢复的，则没有了生还的希望。

伤寒下利，日十余行，脉反实者[5]，死。

伤寒脉泻，一日十多次，脉搏反实而有力的，为死候。

下利清谷，里寒外热，汗出而厥者，通脉四逆汤主之。方

---

1 郁冒：郁闷眩冒，乃虚阳奋与邪争，邪将从汗解的先兆。
2 其面戴阳：病人的面色发红，红色为阳，犹如阳气戴在上面，故称戴阳。
3 下虚：下焦虚寒。
4 晬时：一昼夜的时间。
5 脉反实：实，谓脉来坚实有力，多见于大实证。虚证而见脉实，所以说反。

十一。

腹泻完谷不化，证属里真寒、外假热，发热、汗出而四肢厥冷，主治宜用通脉四逆汤。

甘草二两，炙　**附子**大者一枚，生用，去皮，破成八片　**干姜**三两，强人可四两

上三味，以水三升，煮取一升二合，去滓，分温再服。其脉即出者愈。

甘草二两，炙　附子大者一枚，生用，去皮，破成八片　干姜三两，体质强健的人可四两

上三味，用水三升，煮成药汁一升二合，去掉药渣，分二次温服。服药后脉立即出现的病就会愈。

热利下重者，白头翁汤主之。方十二。

热证下利，里急后重的，用白头翁汤主治。

白头翁二两　**黄柏**三两　**黄连**三两　**秦皮**三两

上四味，以水七升，煮取两升，去滓，温服一升。不愈，更服一升。

白头翁二两　黄柏三两　黄连三两　秦皮三两

上四味，用水七升，煮后得二升，去掉药渣，趁温服一升。病不愈，再服一升。

下利腹胀满，身体疼痛者，先温其里，乃攻其表，温里宜四逆汤，攻表宜桂枝汤。十三。四逆汤，用前第五方。

虚寒腹泻，腹部胀满，身体疼痛的，是表里皆病，应当先温里寒，而后再解表邪。温里宜用四逆汤，解表宜用桂枝汤。四逆汤用前面第五个方子。

桂枝汤方

桂枝三两，去皮　**芍药**三两　**甘草**二两，炙　**生姜**三两，切　**大枣**十二枚，擘

上五味，以水七升，煮取三升，去滓，温服一升，须臾，啜热粥一升，以助药力。

桂枝汤方

桂枝三两，去皮　芍药三两　甘草二两，炙　生姜三两，切片　大枣十二枚，掰开

上五味，用水七升，煮成药汁三升，去掉药渣，温服一升，片刻后再吃热粥一升，以帮助药物发挥作用。

下利欲饮水者，以有热故也，白头翁汤主之。十四。用前第十二方。

下利证，见到口渴要喝水的，是里有热的缘故，用白头翁汤主治。

下利谵语者，有燥屎也，宜小承气汤。方十五。

腹泻并见谵语、腹部硬痛的，是肠中有燥屎阻结，治疗可用小承气汤。

大黄四两，酒洗　**枳实**三枚，炙　**厚朴**二两，去皮，炙

上三味，以水四升，煮取一升二合，去滓，分二服。初一服谵语止，若更衣者，停后服。不尔，尽服之。

大黄四两，酒洗　枳实三枚，炙　厚朴二两，去皮，炙

上三味，用水四升，煮成药汁一升二合，去掉药渣，分二次服。第一次服后谵语停止，如果大便得通的，就停止第二次服药，如果不是这样，就将第二服也服完。

下利后更烦，按之心下濡者，为虚烦也，宜栀子豉汤。方十六。

腹泻以后，更加心烦，胃脘部按之柔软的，这是虚烦的症候，宜治以栀子豉汤。

肥栀子十四个，擘　**香豉**四合，绵裹

上二味，以水四升，先煮栀子，取二升半，纳豉，更煮取一升半，去滓，分再服。一服得吐，止后服。

肥栀子十四个，掰开　香豉四合，棉布包裹

上二味，用水四升，先煮栀子，取药汁二升半，加入豆豉，再煮取药汁一升半，去掉药渣，分二次服。第一次服后会出现呕吐，就不要再服第二服。

呕家有痈脓者，不可治呕，脓尽自愈。

病人，宿有呕吐的，若是内有痈脓而引起的，不应见呕而止呕，应解毒排脓，脓尽则呕吐自然痊愈。

呕而脉弱，小便复利，身有微热，见厥者，难治，四逆汤主之。十七。用前第五方。

呕吐而脉弱，小便反而清利，身上有轻度的发热，如果又见到手足厥冷，这是难治的症候，可用四逆汤主治。

干呕，吐涎沫[1]，头痛者，吴茱萸汤主之。方十八。

干呕，吐涎沫，头痛的，是肝寒犯胃、浊阴上逆所致，主治宜用吴茱萸汤。

吴茱萸一升，汤洗七遍　**人参**三两　**大枣**十二枚，擘　**生姜**六两，切

上四味，以水七升，煮取二升，去滓，温服七合，日三服。

---

1 吐涎沫：吐出清稀涎沫。

吴茱萸一升，开水洗七次　人参三两　大枣十二枚，掰开　生姜六两，切片

上四味，用水七升，煮后得二升，去掉药渣，趁温服七合，一天三次。

呕而发热者，小柴胡汤主之。方十九。

呕吐而见发热的，主治可用小柴胡汤。

柴胡八两　**黄芩**三两　**人参**三两　**甘草**三两，炙　**生姜**三两，切　**半夏**半升，洗　**大枣**十二枚，擘

上七味，以水一斗二升，煮取六升，去滓，更煎取三升，温服一升，日三服。

柴胡八两　黄芩三两　人参三两　甘草三两，炙　生姜三片，切片　半夏半升，洗　大枣十二个，掰开

上七味，用水一斗二升，煮成六升，去掉药渣，再煎取药汁三升，趁温服一升，一天服三次。

伤寒大吐大下之，极虚，复极汗者，以其人外气怫郁，复与之水，以发其汗，因得哕。所以然者，胃中寒冷故也。

伤寒病，用峻吐峻下法治疗，导致胃气极度虚弱，而又表气郁滞不畅，医生再与饮水以发汗，使汗出很多，胃气重虚，胃中寒冷，气机上逆，因而发生呃逆，造成这一现象的根本原因是胃中寒冷。

伤寒哕而腹满，视其前后，知何部不利，利之即愈。

伤寒病哕逆而又腹部胀满的，应察看病人的大小便，是哪一方面不通利，采取因势利导的方法，病就可以获得痊愈。

卷第七

辨霍乱病脉证并治第十三

恶寒脉微而利，利止者，亡血也，四逆加人参汤主之。第一。四味，前有吐利三证。

霍乱，头痛，发热，身疼，热多饮水者，五苓散主之。寒多不用水者，理中丸主之。第二。五苓散，五味。理中丸，四味。作加减法附。

吐利止，身痛不休，宜桂枝汤小和之。第三。五味。

吐利汗出，发热恶寒，四肢拘急，手足厥冷者，四逆汤主之。第四。三味。

吐利，小便利，大汗出，下利清谷，内寒外热，脉微欲绝，四逆汤主之。第五。用前第四方。

吐已下断，汗出而厥，四肢不解，脉微绝，通脉四逆加猪胆汤主之。第六。四味。下有不胜谷气一证。

问曰：病有霍乱者何[1]？答曰：呕吐而利，此名霍乱。

问：什么叫霍乱？答：呕吐与腹泻并作，病势急骤，倾刻间有

---

1 霍乱：病名，形容病势急而变化快，挥霍之间便致撩乱，因而名为霍乱。

挥霍撩乱之势的，即所谓的霍乱。

问曰：病发热头痛，身疼恶寒，吐利者，此属何病？答曰：此名霍乱。霍乱自吐下，又利止，复更发热也。

问：病有发热头痛，身疼恶寒，上吐下泻的，这是什么病？答：这名叫霍乱。霍乱自以吐泻为主证，又有吐泻止后，再次发热的。

伤寒，其脉微涩者，本是霍乱，今是伤寒，却四五日，至阴经上，转入阴必利，本呕下利者，不可治也。欲以大便，而反矢气，仍不利者，此属阳明也，便必硬，十三日愈，所以然者，经尽故也。下利后当便硬，硬则能食者愈，今反不能食，到后经中，颇能食，复过一经能食，过之一日当愈，不愈者，不属阳明也。

伤寒病，脉象微涩，这是因为原先患霍乱，吐泻太甚、津液大伤的缘故。经过四五天，病邪由阳经传入阴经，势必会发生腹泻。如果起病就吐泻的，是霍乱病吐泻，不可按伤寒论治。如果病人想解大便，反而只打屁，却解不出大便的，这是病已转属阳明，大便一定硬结，估计十三天可以痊愈。之所以这样，是因为腹泻后津伤肠燥，大便应当变硬。如果病人能够饮食的，为胃气恢复，则病即可痊愈。现在病人反而不能饮食，为胃气未复。经过六天，邪气行至下一经，此时病人稍能进食，为胃气稍复。那么再过一天，疾病就会痊愈。如果到时不痊愈的，就不是阳明病了。

恶寒脉微一作缓**。而复利，利止亡血也**[1]**，四逆加人参汤主之。方一。**

恶寒脉微而又下利，恶寒脉微依然，而下利停止，这是津液涸

---

[1] 亡血：这里作亡津液解。

竭，宜用四逆加人参汤主治。

甘草二两，炙　**附子**一枚，生，去皮，破八片　**干姜**一两半　**人参**一两

上四味，以水三升，煮取一升二合，去滓，分温再服。

甘草二两，炙　附子一枚，生用，去掉皮，破成八片　干姜一两半　人参一两

上四味，用水三升，煮后取一升二合，去掉药渣，趁温分二次服。

霍乱，头痛，发热，身疼痛，热多欲饮水者，五苓散主之；寒多不用水者，理中丸主之。二。

霍乱病，头痛发热，身疼痛，若表热较甚而想喝水的，主治宜用五苓散；若中焦寒湿偏盛而不想喝水的，主治宜用理中丸。

五苓散方

猪苓去皮　**白术**　**茯苓**各十八铢　**桂枝**半两，去皮　**泽泻**一两六铢

上五味，为散，更治之，白饮和，服方寸匕，日三服。多饮暖水，汗出愈。

理中丸方下有作汤加减法

人参　干姜　甘草炙　**白术**各三两

上四味，捣筛，蜜和为丸，如鸡子黄许大。以沸汤数合，和一丸，研碎，温服之，日三四，夜二服。腹中未热，益至三四丸，然不及汤。汤法，以四物依两数切，用水八升，煮取三升，去滓，温服一升，日三服。若脐上筑者，肾气动也，去术，加桂四两；吐多者，去术，加生姜三两；下多者，还用术；悸者，加茯苓二两；渴欲得水者，加术，足前成四两半；腹中痛者，加人参，足前成四两半；寒者，加干姜，足前成四两半；腹满者，去

术，加附子一枚。服汤后，如食顷，饮热粥一升许，微自温，勿发揭衣被。

五苓散方

猪苓去皮　白术　茯苓各十八铢　桂枝半两，去皮　泽泻一两六铢

上五味，做成散剂，再合治一处，用米汤和，每服方寸匕，一天服三次。多饮热水，使汗出就愈。

理中丸方

人参　干姜　甘草炙　白术各三两

上四味，捣碎后过筛，用蜜和做成蜜丸，如鸡蛋黄一般大。用滚开水数合，和匀芜荽的一粒药丸，趁温服，白天服三四次，夜里服两次。腹中为感到发热，可加量用至三四丸，但效果不如汤剂那样快捷。制汤剂的方法：将上四味药按比例配齐，用水八升，煮后取三升药液，去掉药渣，趁温服一升，一如服三次。如病人感觉脐上跳动的，这是肾气妄动，去掉白术，加入桂枝（或肉桂）四两；呕吐明显，去白术，加生姜三两；泻利甚，仍用白术；心悸，加茯苓二两；口渴欲喝水的，加白术用量到四两半；腹中疼痛的，加用人参用量至四两半；中寒盛加干姜用量至四两半；腹部胀满的病人需去白术，加附子一枚。服汤剂后，大约经过一顿饭的工夫后，再饮入热粥一升左右，使周身温暖，不要揭去衣被以防着凉。

吐利止，而身痛不休者，当消息和解其外[1]，宜桂枝汤小和之[2]。方三。

1　消息：斟酌的意思。

2　小和：犹微和。

呕吐腹泻停止，而身体疼痛仍不解的，是里和表未解，应当斟酌使用解表的方法，可用桂枝汤解肌去风，微微和解表邪。

桂枝三两，去皮　**芍药**三两　**生姜**三两　**甘草**二两，炙　**大枣**十二枚，擘

上五味，以水七升，煮取三升，去滓，温服一升。

桂枝三两，去皮　芍药三两　生姜三两　甘草二两，炙　大枣十二枚，掰开

上五味，用水七升，煮取药汁三升，去掉药渣，趁温服一升。

吐利汗出，发热恶寒，四肢拘急，手足厥冷者，四逆汤主之。方四。

呕吐腹泻，汗出，发热畏寒，四肢拘挛紧急，手足厥冷的，是阴盛阳亡的表现，急用四逆汤回阳救逆。

甘草二两，炙　**干姜**一两半　**附子**一枚，生，去皮，破八片

上三味，以水三升，煮取一升二合，去滓，分温再服。强人可大附子一枚，干姜三两。

甘草二两，炙　干姜一两半　附子一枚，生，去皮，破城八片

上三味，用水三升，煮成药汁一升二合，去掉药渣，分两次温服。身体强壮的人可用大附子一枚、干姜三两。

既吐且利，小便复利，而大汗出，下利清谷，内寒外热，脉微欲绝者，四逆汤主之。五。用前第四方。

呕吐、腹泻交作，而小便又通畅，大汗淋漓，所泻之物完谷不化，体表发热，脉微弱至极、似有似无，即内真寒外假热的真寒假热证，急用四逆汤回阳救逆。

吐已下断，汗出而厥，四肢拘急不解，脉微欲绝者，通脉四

辨霍乱病脉证并治第十三

逆加猪胆汤主之。方六。

吐下虽止,但汗出厥冷,四肢拘挛劲急不解,而且脉微欲绝的,用通脉四逆加猪汁汤主治。

甘草二两,炙　**干姜**三两,强人可四两　**附子**大者一枚,生,去皮,破八片
猪胆汁半合

上四味,以水三升,煮取一升二合,去滓,纳猪胆汁,分温再服,其脉即来。无猪胆,以羊胆代之。

甘草二两,炙　干姜三两,强壮的人可用四两　附子大的一枚,生用去皮后破成八片　猪胆汁半合

上四味,用水三升,趁温分两次服后,病人脉搏即可自然恢复。如没有猪胆,可用羊胆代。

吐利发汗,脉平[1],小烦者,以新虚不胜谷气故也[2]。

呕吐、腹泻、汗出以后,脉搏呈平和之象,还感觉微烦不适的,是病后新虚,脾胃之气尚弱,食物不能消化所致。只要适当节制饮食,则可痊愈。

1　脉平:脉象平和。

2　谷气:食物之气。

辨阴阳易差后劳复病脉证并治第十四

伤寒阴易病，身重，少腹里急，热上冲胸，头重不欲举，眼中生花，烧裈散主之。第一。一味。

大病瘥后，劳复者，枳实栀子汤主之。第二。三味。下有宿食，加大黄法附。

伤寒瘥以后，更发热，小柴胡汤主之。第三。七味。

大病瘥后，从腰以下有水气者，牡蛎泽泻散主之。第四。七味。

大便瘥后，喜唾，久不了了，胸上有寒，当以丸药温之，宜理中丸。第五。四味。

伤寒解后，虚羸少气，气逆欲吐，竹叶石膏汤主之。第六。七味。下有病新差一证。

伤寒阴阳易之为病，其人身体重，少气，少腹里急，或引阴中拘挛[1]，热上冲胸，头重不欲举，眼中生花，花一作眵。膝胫拘急者，烧裈散主之。方一。

---

1 引阴中拘挛：牵引阴部拘急痉挛。

辨阴阳易差后劳复病脉证并治第十四

伤寒病后因男女交接而发生的阴阳易病,出现身体沉重,气少不足以息,小腹挛急疼痛的症状,甚至牵引阴部挛急疼痛,热气上冲至胸部,头重不能抬起,眼睛发花,膝与小腿肚拘急痉挛,主治宜用烧裈散。

妇人中裈,近隐处取,烧作灰。

上一味,水服方寸匕,日三服,小便即利,阴头微肿,此为愈矣。妇人病,取男子烧服。

妇女中裈靠近阴部的部位,取下后烧成灰。

上一味,用水服方寸匕,一日三次,小便就会畅利,阴头微微肿起,这是欲愈的征兆。如果是妇女生病,则取男子裈烧服。

大病瘥后,劳复者[1],枳实栀子豉汤主之。方二。

伤寒大病初愈,因劳累过度而复发的,主治用枳实栀子豉汤。

枳实三枚,炙　**栀子**十四个,擘　**豉**一升,绵裹

上三味,以清浆水七升,空煮取四升,纳枳实、栀子,煮取二升,下豉,更煮五六沸,去滓,温分再服,覆令微似汗。若有宿食者,纳大黄如博棋子五六枚,服之愈。

枳实三枚,炙　栀子十四个,掰开　豆豉一升,以棉布包裹

上三味,用清浆水七升,空煮取四升,后加入枳实、栀子,煮后得二升,再放入豆豉,复煮五六滚,去掉药渣,趁温分二次服,适量覆盖衣被,使稍稍出汗。如夹有宿食内停的,加入大黄如博棋子人小五八枚,服后宿食必除。

伤寒瘥以后,更发热,小柴胡汤主之。脉浮者,以汗解之,

---

[1] 大病:《巢氏病源》:大病者,中风、伤寒、热劳、温疟之类是也。劳复:疾病新愈,因劳累而又发的,叫劳复。

脉沉实一作紧**者，以下解之。方三。**

伤寒病，病已痊愈，又再发热，若兼见少阳脉证的，主治宜用小柴胡汤；若也兼见脉浮的，用发汗法以解表祛邪；若兼见脉沉实有力的，用攻下法去除里实。

柴胡八两　**人参**二两　**黄芩**二两　**甘草**二两，炙　**生姜**二两　**半夏**半升，洗　**大枣**十二枚，擘

上七味，以水一斗二升，煮取六升，去滓，再煎取三升，温服一升，日三服。

柴胡八两　人参二两　黄芩二两　甘草二两，炙　生姜二两　半夏半升，洗　大枣十二枚，掰开

上七味，用水一斗二合，煮成药汁六升，去掉药渣，再煎取药汁三升，温服一升，一天服三次。

大病瘥后，从腰以下有水气者，牡蛎泽泻散主之。方四。

患伤寒大病，痊愈后，自腰以下出现水肿、小便不通畅的，用牡蛎泽泻散主治。

牡蛎熬　**泽泻**　**蜀漆**暖水洗，去腥　**葶苈子**熬　**商陆根**熬　**海藻**洗，去咸　**栝楼根**各等份

上七味，异捣，下筛为散，更于臼中治之，白饮和服方寸匕，日三服。小便利，止后服。

牡蛎炒　泽泻　蜀漆温水洗去腥味　葶苈子炒　商陆根炒　海藻洗去咸　瓜蒌根各等份

上七味，分别捣碎，过筛为散，再放入药臼中调匀，用米汤送服方寸匕，一日三次，小便通利则可停服。

辨阴阳易差后劳复病脉证并治第十四

大病瘥后，喜唾[1]，久不了了[2]，胸上有寒，当以丸药温之，宜理中丸。方五。

大病愈后，总爱泛吐唾沫，不能自制，长期迁延不愈的，这是脾虚不能摄津、寒饮停聚胸膈所致，应当用丸药温补，可用理中丸。

人参　白术　甘草炙　干姜各三两

上四味，捣筛，蜜和为丸，如鸡子黄许大，以沸汤数合，和一丸，研碎，温服之，日三服。

人参　白术　甘草炙　干姜各三两

上四味，捣碎过筛，用蜜调和做成丸，像鸡蛋黄那样大小，用开水数合，调和一粒研碎的丸药，趁温服下，一天服三次。

伤寒解后，虚羸少气[3]，气逆欲吐，竹叶石膏汤主之。方六。

伤寒病解以后，身体虚弱消瘦，气息不足，气逆欲吐，用竹叶石膏汤主治。

竹叶两把　石膏一斤　半夏半升，洗　麦门冬一升，去心　人参二两　甘草二两，炙　粳米半升

上七味，以水一斗，煮取六升，去滓，纳粳米，煮米熟汤成，去米，温服一升，日三服。

竹叶二把　石膏一斤　半夏半升，洗　麦冬一升，去心　人参二两　甘草二两，炙　粳米半升

1　喜唾：频频泛吐唾沫。

2　久不了了：延绵不断的意思。

3　虚羸：虚弱消瘦。

上七味，用水一斗，煮后得六升，去掉药渣，加入粳米，煮到米熟则汤告煎成，去掉其中的米粒，趁温服一升，一天三次。

病人脉已解[1]，而日暮微烦，以病新瘥，人强与谷，脾胃气尚弱，不能消谷，故令微烦，损谷则愈[2]。

病人病脉已解，脉呈平和之象，却每于傍晚时分出现轻微的心烦，这是疾病刚愈，脾胃机制还很虚弱，消化力差，由于勉强进食，不能消化的缘故。此时，只需适当减少饮食，疾病则会痊愈。

---

1 脉已解：病脉已除，脉象正常。
2 损谷：控制进食的数量。

辨不可发汗病脉证并治第十五

汗家不可发汗，发汗必恍惚心乱，小便已阴疼，宜禹余粮丸。第一。

夫以为疾病至急，仓卒寻按，要者难得，故重集诸"可"与"不可"方治，比之三阴三阳篇中，此易见也。又时有不止是三阴三阳，出在诸"可"与"不可"中也。

我以为疾病发展迅速，病情十分危急，要想在仓促间寻求到辨证治疗的要领，是不容易做到的，故重新收集各种可与不可的诊治原则和方法，整理成可与不可诸篇。这与三阴、三阳篇中相比，更容易查找。同时，还有三阴、三阳篇中没有的内容，也补充在可与不可各篇中。

少阴病，脉细沉数，病为在里，不可发汗。

脉浮紧者，法当身疼痛，宜以汗解之。假令尺中迟者，不可发汗，何以知然？以荣气不足，血少故也。

少阴病，脉微，不可发汗，亡阳故也。

患少阴病，脉象细沉而数，这是病在里，不可用发汗的方法治疗。

脉象浮紧的，理应身体疼痛，可以用发汗的方法解表祛邪。假使尺中的脉象迟的，就不可用发汗的方法。为什么不可发汗？因为荣气不足，血液亏少的缘故。

少阴病，脉象微的，不可用发汗法治疗，因为阳气大虚的缘故。

脉濡而弱[1]，弱反在关，濡反在巅[2]，微反在上[3]，涩反在下[4]。微则阳气不足，涩则无血[5]，阳气反微，中风汗出，而反躁烦，涩则无血，厥而且寒。阳微发汗，躁不得眠。

关脉濡而弱，寸脉反见微，尺脉反见涩。微主阳气不足，涩主阴血亏虚。阳气虚弱而又阴亏，则易出现中风多汗、烦躁不安、形寒怕冷、四肢厥冷。阳虚发汗，就会引起亡阳，出现烦躁、不得安眠的变证。

动气在右[6]，不可发汗，发汗则衄而渴，心苦烦，饮即吐水。

腹部的右边有气筑筑地跳动，不可用发汗法，误用发汗就会发生鼻子出血、口渴、心中苦烦、喝水则吐等症状。

动气在左，不可发汗。发汗则头眩，汗不止，筋惕肉瞤。

脐左有气筑筑然跳动，是肝气虚，不能发汗。误发其汗，则会引起头晕目眩、汗出不止、筋肉跳动的变证。

动气在上，不可发汗。发汗则气上冲，正在心端。

---

1 濡：脉搏浮而无力。弱：脉搏沉而无力。

2 巅：这里是指关脉的部位，即高骨也，故名曰"巅"。

3 上：寸脉的部位。

4 下：尺脉的部位。

5 无血：阴虚血不足，不是谓没有血。

6 动气：气筑筑然跳动。

动气在脐的上部，不可发汗。误发其汗就会发生气上攻冲，正当心端。

动气在下，不可发汗。发汗则无汗，心中大烦，骨节苦疼，目运恶寒，食则反吐，谷不得前。

脐下有气筑筑然跳动，是肾气虚，不能发汗。误发其汗，则会出现汗闭不出、心中烦躁厉害、骨节疼痛、头晕目眩、怕冷、进食即吐、食物不能进的变证。

咽中闭塞，不可发汗。发汗则吐血，气微绝，手足厥冷，欲得蜷卧，不能自温。

咽中闭塞不利，不可发汗。误发其汗会发生吐血，气微欲绝，手足厥冷，喜欢蜷卧，不能自动回复温暖。

诸脉得数动微弱者，不可发汗。发汗则大便难，腹中干一云小便难，胞中干，**胃躁而烦[1]。其形相象，根本异源。**

凡是见到动数微弱脉象的，不能发汗。误发其汗，就会导致肠胃干燥，出现大便难以解出、心烦不安等变证。其表现虽然相似于风温·神闭腑实证，但病源却有本质的区别。

脉濡而弱，弱反在关，濡反在巅，弦反在上，微反在下。弦为阳运[2]，微为阴寒，上实下虚，意欲得温。微弦为虚，不可发汗。发汗则寒栗，不能自还。

脉濡而弱，都见关部，弦脉见于寸部，微脉见于尺部。弦脉见于寸部为阳气运动于外，微脉见于尺部为阴寒在下，是上实下虚，

---

1 胃躁：成本作"胃燥"。躁通燥，《释名》："燥，燥也。"
2 阳运：指阳气运动的意思。

所以意欲得到温暖。微脉、弦脉都为虚，不可用汗法，误用汗法就会发生形寒战栗，很难自己恢复温暖。

咳者则剧，数吐涎沫，咽中必干，小便不利，心中饥烦，晬时而发，其形似疟，有寒无热，虚而寒栗。咳而发汗，蜷而苦满，腹中复坚。

咳嗽剧烈，频频吐出涎沫，咽喉干燥，小便不通畅，腹中感觉饥饿，心中烦躁不安，一昼夜一发，似疟疾，但只有畏寒甚至寒战而并不发热，这是肺虚寒饮内停所致。若把咳嗽当作表寒而发汗，就会出现身体蜷曲而卧、胸中满闷、腹中坚硬的变证。

厥，脉紧，不可发汗。发汗则声乱咽嘶[1]，舌萎[2]，声不得前。

手足厥而脉紧，不可用发汗法。误用发汗，就会语声散乱，咽喉嘶哑。舌体痿软无力，声音不能发出。

诸逆发汗，病微者难瘥，剧者言乱，目眩者死，一云谵言目眩，睛乱者死。**命将难全。**

各种四肢厥冷证，不能发汗。若误发其汗，病变轻的，不易治愈；病加重的，就会导致神昏语言错乱、目眩等变证，难以保全其性命。

太阳病，得之八九日，如疟状，发热恶寒，热多寒少，其人不呕，清便续自可，一日二三度发，脉微而恶寒者，此阴阳俱虚，不可更发汗也。

太阳病，发热恶寒，热多寒少，脉微弱者，无阳也，不可

---

1 声乱咽嘶：语声散乱，咽喉嘶哑。

2 舌萎：舌体痿软无力。

发汗。

咽喉干燥者，不可发汗。

亡血不可发汗，发汗则寒栗而振。

衄家不可发汗，汗出必额上陷脉紧急，直视不能眴，不得眠。

太阳病，经过八九天，发热恶寒好像疟疾一样，发热的时间长，恶寒的时间短，但病人并不呕吐，大便也正常，一天要发二三次，如果脉微而怕冷的，这是阴阳都虚，不可用发汗法治疗。

太阳病，发热恶寒，发热时间长，恶寒时间短，脉象微弱的，是阳气虚，不可用发汗法治疗。

咽喉干燥的，不可用发汗法。

失血的人，不可用发汗法，误发其汗，就会发生寒栗振战的变证。

经常鼻子出血的病人，不可用发汗法，误发其汗就会使额上陷脉拘急而紧，并见两眼直视，眼珠不能转动，不得安眠等变证。

汗家不可发汗，发汗必恍惚心乱，小便已阴疼，宜禹余粮丸。一。方本阙

淋家不可发汗，发汗必便血。

疮家虽身疼痛，不可发汗，汗出则痉。

下利不可发汗，汗出必胀满。

平素经常出汗的人，不可用发汗法，误发其汗就必然会发生心神恍惚，慌乱不宁，小便后尿道疼痛等证，可以用禹余粮丸治疗。

素患小便淋沥，尿道疼痛的人，不可用发汗法，误发其汗必然会发生便血的变证。

久患疮疡的人，虽然有表证身疼痛，也不可用发汗法治疗，误发其汗就会发生角弓反张，筋脉强急的变证。

虚寒下利，不可用发汗法，误发其汗必然会引起腹中胀满的变证。

咳而小便利，若失小便者，不可发汗。汗出则四肢厥逆冷。

咳嗽而小便多，或小便失禁的，不可用发汗方药。如误用发汗而汗出，就会四肢厥逆。

伤寒一二日至四五日，厥者必发热，前厥者后必热，厥深者热亦深，厥微者热亦微。厥应下之，而反发汗者，必口伤烂赤。

伤寒，脉弦细，头痛发热者，属少阳。少阳不可发汗。

伤寒头痛，翕翕发热，形象中风，常微汗出，自呕者，下之益烦，心懊憹如饥；发汗则致痉，身强难以伸屈；熏之则发黄，不得小便；久则发咳唾[1]。

伤寒病，一二天至四五天，如果四肢厥冷的，必然要发热，先前出现四肢厥冷的，气候必见发热，厥冷程度严重的，郁伏的热邪就深重；厥冷程度轻微的，郁伏的热邪也就轻微。热郁于里所致的厥证应该用下法来治疗，如果反用汗法来治疗，势必导致口舌生疮，红肿糜烂等变证。

伤寒病，头痛发热，脉象弦细的，属于少阳病。治疗少阳病，不可用发汗法。

伤寒病，头痛，翕翕发热，像太阳中风一样，常微微汗出，而且有自呕症状的，误用下法就会更加烦闷，心中懊憹像饥饿一样；

---

[1] 久则发咳唾：成本作"灸则发咳唾"，可从。

误用发汗就会发生痉证，身体强直难以屈伸；误用火熏法治疗，就会引起全身发黄，小便不利等证。误用灸法治疗，就会发生咳嗽唾脓的变证。

太阳与少阳并病，头项强痛，或眩冒，时如结胸，心下痞硬者，不可发汗。

太阳病，发汗，因致痉。

少阴病，咳而下利，谵语者，此被火气劫故也。小便必难，以强责少阴汗也。

少阴病，但厥无汗，而强发之，必动去血，未知从何道出，或从口鼻，或从目出者，是名下厥上竭，为难治。

太阳与少阳并病，头项强痛，或者头目眩晕昏冒，有时好像结胸证，心下痞硬的，不可用发汗法。

太阳病，发汗太多，因而会导致痉证。

患少阴病的人，咳嗽，腹泻，又见谵语的，是因为误用火法，强发少阴之汗，劫耗了津液的缘故，其小便必然艰涩难下。

少阴病，但四肢厥冷而没有汗出，如果勉强发汗，必将引起出血，但不知道血从哪里出，或者从耳鼻出，或者从眼睛出，这种情况就叫作下厥上竭，是很难治疗的。

辨可发汗病脉证并治第十六

太阳病，外证未解，脉浮弱，当以汗解，宜桂枝汤。第一。五味，前有四法。

脉浮而数者，可发汗，属桂枝汤证。第二。用前第一方。一法用麻黄汤。

阳明病，脉迟，汗出多，微恶寒，表未解也，可发汗，属桂枝汤证。第三。用前第一方。下有可汗二证。

病人烦热，汗出解，又如疟状，脉浮虚者，当发汗，属桂枝汤证。第四。用前一方。

病常自汗出，此荣卫不和也，发汗则愈，属桂枝汤证。第五。用前第一方。

病人藏无他病，时发热自汗出，此卫气不和也。先其时发汗则愈，属桂枝汤证。第六。用前第一方。

脉浮紧，浮为风，紧为寒，风伤卫，寒伤荣，荣卫俱病，骨节烦疼，可发汗，宜麻黄汤。第七。四味。

太阳病不解，热结膀胱，其人如狂，血自下愈。外未解者，属桂枝汤证。第八。用前第一方。

太阳病，下之微喘者，表未解，宜桂枝汤加厚朴杏子汤。第九。七味。

伤寒，脉浮紧，不发汗，因衄者，属麻黄汤证。第十。用前第七方。

阳明病，脉浮，无汗而喘者，发汗愈，属麻黄汤证。第十一。用前第七方。

太阴病，脉浮者，可发汗，属桂枝汤证。第十二。用前第一方。

太阳病，脉浮紧，无汗，发热，身疼痛，八九日表证在，当发汗，属麻黄汤证。第十三。用前第七方。

脉浮者，病在表，可发汗，属麻黄汤证。第十四。用前第七方。一法用桂枝汤。

伤寒，不大便六七日，头痛有热者，与承气汤。其小便清者，知不在里，续在表，属桂枝汤证。第十五。用前第一方。

下利腹胀满，身疼痛者，先温里，乃攻表。温里宜用四逆汤，攻表宜桂枝汤。第十六。四逆汤三味。桂枝汤用前第一方。

下利后，身疼痛，清便自调者，急当救表，宜桂枝汤。第十七。用前第一方。

太阳病，头痛发热，汗出恶风者，属桂枝汤证。第十八。用前第一方。

太阳中风，阳浮阴弱，发热汗出，恶寒恶风，鼻鸣干呕者，属桂枝汤证。第十九。用前第一方。

太阳病，发热汗出者，此为荣弱卫强，属桂枝汤证。第二十。用前第一方。

太阳病下之，气上冲者，属桂枝汤证。第二十一。用前第一方。

太阳病，服桂枝汤反烦者，先刺风池风府，却与桂枝汤愈。第二十二。用前第一方。

烧针被寒，针处核起者，必发奔豚气，与桂枝加桂汤。第二十三。五味。

太阳病，项背强几几，汗出恶风者，宜桂枝加葛根汤。第二十四。七味。注见第二卷中。

太阳病，项背强几几，无汗恶风者，属葛根汤证。第二十五。用前方。

太阳阳明合病，自利，属葛根汤证。第二十六。用前方。一云用后第二十八方。

太阳阳明合病，不利，但呕者，属葛根加半夏汤。第二十七。八味。

太阳病，桂枝证，反下之，利遂不止，脉促者，表未解也；喘而汗出，宜葛根黄芩黄连汤。第二十八。四味。

太阳病，头痛发热，身疼，恶风无汗，属麻黄汤证。第二十九。用前第七方。

太阳阳明合病，喘而胸满者，不可下，属麻黄汤证。第三十。用前第七方。

太阳中风，脉浮紧，发热恶寒，身疼痛，不汗出而烦躁者，大青龙汤主之。第三十一。七味。下有一病证。

阳明中风，脉弦浮大，短气，腹满，胁下及心痛，鼻干，不得汗，嗜卧，身黄，小便难，潮热，外不解。过十日，脉浮者，与小柴胡汤；脉但浮，无余证者，与麻黄汤。第三十二。小柴胡汤七味。麻黄汤用前第七方。

太阳病，十日以去，脉浮细，嗜卧者，外解也。设胸满胁痛者，与小柴胡汤；脉但浮，与麻黄汤。第三十三。共用前方。

辨可发汗病脉证并治第十六

伤寒，脉浮缓，身不痛，但重，乍有轻时，无少阴证，可与大青龙汤发之。第三十四。用前第三十一方。

伤寒表不解，心下有水气，干呕，发热而咳，或渴，或利，或噎，或小便不利，或喘，小青龙汤主之。第三十五。八味。加减法附。

伤寒，心下有水气，咳而微喘，发热不渴，属小青龙汤证。第三十六。用前方。

伤寒五六日中风，往来寒热，胸胁苦满，不欲饮食，心烦喜呕者，属小柴胡汤证。第三十七。用前第三十二方。

伤寒四五日，身热恶风，颈项强，胁下满，手足温而渴，属小柴胡汤证。第三十八。用前第三十二方。

伤寒六七日，发热微恶寒，支节烦疼，微呕，心下支结，外证未去者，柴胡桂枝汤主之。第三十九。九味。

少阴病，得之二三日，麻黄附子甘草汤，微发汗。第四十。三味。

脉浮，小便不利，微热消渴者，与五苓散。第四十一。五味。

大法，春夏宜发汗。

在春夏季节，适宜发汗，这是使用汗法的一般原则。

凡发汗，欲令手足俱周，时出似漐漐然，一时间许益佳，不可令如水流离。若病不解，当重发汗。汗多者必亡阳，阳虚不得重发汗也。

凡服汤发汗，中病即止，不必尽剂也。

大凡发汗，要使汗出周遍全身，手足都应有汗，汗出时如小雨微微不断,一个时辰最好。不可使出得太多好像水流出一样。如果汗出而病不解,应当再行发汗。汗出过多,会使阳气外亡,因此,阳气素虚的,不可再次发汗。

大凡服汤药发汗,汗出病愈就应停止服药,无须一剂药都服完。

凡云可发汗,无汤者,丸散亦可用,要以汗出为解。然不如汤随证良验。

凡是应该发汗,如没有汤剂,丸剂和散剂也可以使用,总需要得到汗出,病始可解。然而毕竟不如汤剂那样,便于随证加减效果良好。

太阳病,外证未解,脉浮弱者,当以汗解,宜桂枝汤。方一。

桂枝三两,去皮 **芍药**三两 **甘草**二两,炙 **生姜**三两,切 **大枣**十二枚,擘

上五味,以水七升,煮取三升,去滓,温服一升。啜粥,将息如初法。

脉浮而数者,可发汗,属桂枝汤证。二。用前第一方。一法用麻黄汤。

太阳病,表证未解,脉象浮弱的,应当以汗法来治疗,宜用桂枝汤。

桂枝三两,去皮 芍药三两 甘草二两,炙 生姜三两,切 大枣十二枚,擘

上五味,用水七升,煎至能取三升药汁为度,除去药渣,趁温热时服下一升,并喝热稀粥,调摄和护理和原来一样。

辨可发汗病脉证并治第十六

脉浮而数的，可以用发汗的方法治疗，属于桂枝汤证。

阳明病，脉迟，汗出多，微恶寒者，表未解也，可发汗，属桂枝汤证。三。用前第一方。

夫病脉浮大，问病者，言但便硬耳。设利者，为大逆。硬为实，汗出而解。何以故？脉浮，当以汗解。

阳明病，脉象迟，汗出多而微觉怕冷的，这是表邪尚未解除，可以用发汗法治疗，属于桂枝汤证。

证见脉浮大，询问病人，回答道只有大便硬结。若使用泻下法，即为严重错误的治疗方法。这是因为脉浮主表，大便硬为实，证属表里皆病，应当发汗解表，汗出邪散则里自和。

伤寒，其脉不弦紧而弱。弱者必渴，被火必谵语。弱者发热脉浮，解之，当汗出愈。

病人烦热，汗出即解，又如疟状，日晡所发热者，属阳明也。脉浮虚者，当发汗，属桂枝汤证。四。用前第一方。

病常自汗出者，此为荣气和，荣气和者，外不谐，以卫气不共荣气谐和故尔。以荣行脉中，卫行脉外，复发其汗，荣卫和则愈，属桂枝汤证。五。用前第一方。

病伤寒，但他的脉象不是弦紧而是弱。脉弱的必然口渴，如果误用火法治疗，必然会发生谵语。如果弱脉兼见发热脉浮，要祛除病邪，当用汗法，使邪随汗出而解。

病人心烦发热，得汗出已经解除。可是病又发作，而且像疟疾一样，下午三到五时左右发热的，属于阳明病。脉象浮虚的，应当用汗法治疗，属于桂枝汤证。

病人经常自汗出的，这是荣气和，荣气虽和，而在外的卫气不和，由于卫气不能与荣气和谐，所以经常自汗出。由于荣气行于脉中，卫气行于脉外，再用发汗的方治疗，使荣卫之气调和，病就可愈，属于桂枝汤证。

病人藏无他病，时发热自汗出而不愈者，此卫气不和也。先其时发汗则愈，属桂枝汤证。六。_{用前第一方。}

脉浮而紧，浮则为风，紧则为寒，风则伤卫，寒则伤荣，荣卫俱病，骨节烦疼，可发其汗，宜麻黄汤。方七。

麻黄_{三两，去节}　**桂枝**_{二两}　**甘草**_{一两，炙}　**杏仁**_{七十个，去皮尖}

上四味，以水八升，先煮麻黄，减二升，去上沫，纳诸药，煮取二升半，去滓，温服八合。温覆取微似汗，不须啜粥，余如桂枝将息。

太阳病不解，热结膀胱，其人如狂，血自下，下者愈。其外未解者，尚未可攻，当先解其外，属桂枝汤证。八。_{用前第一方。}

病人内脏没有其他的疾病，只是经常有发热自汗出，长时间不能愈的，这是卫气不和，在发热之前先用发汗的药物治疗就可以痊愈，属于桂枝汤证。

脉象浮而紧，脉浮为感受风邪，脉紧为感受寒邪，风邪会伤卫气，寒邪会伤荣气，荣气和卫气都感受病邪而发病，就会出现周身骨节烦疼，其治疗可用发汗的方法，宜用麻黄汤。

麻黄_{三两，去节}　桂枝_{二两}　甘草_{一两，炙}　杏仁_{七十个，去皮尖}

上面四味药，用水八升，先煎煮麻黄，待药液减少二升时，除去上面的白沫，加入其他药，继续煮至可取二升半药汁时，除去药渣，趁药汁温时服八合，盖上衣被使其轻微得到汗出，除不须要吃热粥外，其于和桂枝汤一样调息护理。

辨可发汗病脉证并治第十六

太阳病表证未解，邪热结于膀胱部位，病人好像发狂一样，如果自动下血的，血下之后就可以痊愈。病人表证未解的，还不可以用攻下法，应当先解其表，属于桂枝汤证。

太阳病，下之微喘者，表未解也，宜桂枝加厚朴杏子汤。方九。

桂枝三两，去皮　**芍药**三两　**生姜**三两，切　**甘草**二两，炙　**厚朴**二两，炙，去皮　**杏仁**五十个，去皮尖　**大枣**十二枚，擘

上七味，以水七升，煮取三升，去滓，温服一升。

伤寒，脉浮紧，不发汗，因致衄者，属麻黄汤证。十。用前第七方。

阳明病，脉浮，无汗而喘者，发汗则愈，属麻黄汤证。十一。用前第七方。

太阴病，脉浮者，可发汗，属桂枝汤证。十二。用前第一方。

太阳病，误用下法之后，发生气逆微喘的，这是表邪未解，宜用桂枝加厚朴杏子汤。

桂枝三两，去皮　芍药三两　生姜三两，切　甘草二两，炙　厚朴二两，炙，去皮　杏仁五十个，去皮尖　大枣十二枚，擘

上面七味药，用水七升，煮至能取三升药汁时，除去药渣，趁药汁温热时服用一升。

伤寒，脉象浮紧，没有及时发汗，因而引起鼻子出血的，属于麻黄汤证。

阳明病，脉象浮，无汗而又喘促的，用发汗法治疗就可痊愈，属于麻黄汤证。

太阴病，脉象浮的，可用发汗法治疗，属于桂枝汤证。

太阳病，脉浮紧，无汗发热，身疼痛，八九日不解，表证仍在，当复发汗。服汤已微除，其人发烦目瞑，剧者必衄，衄乃解。所以然者，阳气重故也。属麻黄汤证。十三。用前第七方。

脉浮者，病在表，可发汗，属麻黄汤证。十四。用前第七方。一法用桂枝汤。

伤寒，不大便六七日，头痛有热者，与承气汤。其小便清者，一云，大便青。知不在里，续在表也，当须发汗。若头痛者，必衄，属桂枝汤证。十五。用前第一方。

下利腹胀满，身体疼痛者，先温其里，乃攻其表，温里宜四逆汤，攻表宜桂枝汤。十六。用前第一方。

四逆汤方

甘草二两，炙　干姜一两半　附子一枚，生，去皮，破八片

上三味，以水三升，煮取一升二合，去滓，分温再服。强人可大附子一枚，干姜三两。

下利后，身疼痛，清便自调者，急当救表，宜桂枝汤发汗。十七。用前第一方。

太阳病，脉象浮紧，无汗发热，身体疼痛，经过八九天病还没解，表证仍然存在，应当再发汗，用麻黄汤。服麻黄汤以后，病情略有好转，病人感觉心烦难受，眼睛闭合而不想睁开，严重的就会鼻子出血，出血后病就可以得到解除。为什么会这样呢？这是因为阳气闭郁太甚的缘故。

脉象浮的，是病邪在表，可用发汗法治疗，属于麻黄汤证。

伤寒，六七日不大便，头痛发热的，可以用承气汤治疗。如果病人小便清白，也有说是大便呈青色。为病不在里而仍然在表，应

当用发汗法治疗，如果头痛不解的，就会引起鼻子出血，宜用桂枝汤。

下利腹部胀满，而又身体疼痛的，治疗应当先温里寒，然后再解表邪。温里宜用四逆汤，解表宜用桂枝汤。

四逆汤方

甘草二两，炙　干姜一两半　附子一枚，生，去皮，破八片

上面三味药，用水三升，煮至可取一升二合药汁时，除去药渣，分二次温服。身体强壮的人可用大附子一枚，干姜三两。

腹泻以后，身体疼痛，经治疗后大便正常的，这时治疗就应当急于解表，宜用桂枝汤发汗。

太阳病，头痛发热，汗出恶寒者，属桂枝汤证。十八。 用前第一方。

太阳中风，阳浮而阴弱，阳浮者，热自发，阴弱者，汗自出，啬啬恶寒，淅淅恶风，翕翕发热，鼻鸣干呕者，属桂枝汤证。十九。 用前第一方。

太阳病，发热汗出者，此为荣弱卫强，故使汗出，欲救邪风，属桂枝汤证。二十。 用前第一方。

太阳病，下之后，其气上冲者，属桂枝汤证。二十一。 用前第一方。

太阳病，初服桂枝汤，反烦不解者，先刺风池风府，却与桂枝汤愈。二十二。 用前第一方。

太阳病，头痛发热，汗出而怕风的，属于桂枝汤的适应证。

太阳中风证，脉象寸浮而尺弱，寸脉浮的，自有发热，迟脉弱的，自会出汗。病人啬啬然恶寒，淅淅然恶风，翕翕然发热，鼻息

鸣响而干呕，属于桂枝汤的适应证。

太阳病，发热汗出的，这是因为荣气弱而卫气强，所以会有汗出，要想解除风邪，宜用桂枝汤。

太阳病，误用下法之后，病人自觉胸中有逆气上冲的，属于桂枝汤的适应证。

太阳中风证，在服桂枝汤第一服后，反而心烦不解的，可先刺风池、风府穴，再继续服用桂枝汤，病就可以痊愈。

烧针令其汗，针处被寒，核起而赤者，必发奔豚。气从少腹上冲心者，灸其核上各一壮，与桂枝加桂汤。方二十三。

桂枝五两，去皮　**甘草**二两，炙　**大枣**十二枚，擘　**芍药**三两　**生姜**三两，切

上五味，以水七升，煮取三升，去滓，温服一升。本云，桂枝汤，今加桂满五两。所以加桂者，以能泄奔豚气也。

太阳病，项背强几几，反汗出恶风者，宜桂枝加葛根汤。方二十四。

葛根四两　**麻黄**三两，去节　**甘草**二两，炙　**芍药**三两　**桂枝**二两　**生姜**三两　**大枣**十二枚，擘

上七味，以水一斗，煮麻黄、葛根，减二升，去上沫，纳诸药，煮取三升，去滓，温服一升。覆取微似汗，不须啜粥助药力，余将息依桂枝法。注见第二卷中。

用烧针的方法使病人发汗，针刺的穴位受到寒邪侵袭，发生红色肿块的，必然会发生奔豚证，自觉有气从少腹上冲心胸，可用艾炷在红色肿块上各灸一壮，并内服桂枝加桂汤。

桂枝五两，去皮　**甘草**二两，炙　**大枣**十二枚，擘　**芍药**三两　**生姜**三

两，切

上面五味药，用水七升，煮至能取三升药汁时，除去药渣，趁温热时服用一升。原本是桂枝汤，现在加桂枝达到五两，所以要加桂枝，因为桂枝能泄奔豚气。

太阳病，项部连及背部强直拘急，俯仰不能自如，反而汗出恶风的，宜用桂枝加葛根汤治疗。

葛根四两　麻黄三两，去节　甘草五两，炙　芍药三两　桂枝二两　生姜三两　大枣十二枚，擘

上面七味药，用水一斗，先煮麻黄、葛根，待药液减少二升时，除去上面白沫，加入其余药，继续煮至能取三升药汁时，除去药渣，趁热服一升，盖上衣被使微汗出，不要吃热粥助药力，其余按照桂枝汤方进行调息护理。注解见第二卷中。

太阳病，项背强几几，无汗恶风者，属葛根汤证。二十五。用前第二十四方。

太阳与阳明合病，必自下利，不呕者，属葛根汤证。二十六。用前方，一云，用后第二十八方。

太阳与阳明合病，不下利，但呕者，宜葛根加半夏汤。方二十七。

葛根四两　半夏半升，洗　大枣十二枚，擘　桂枝去皮，二两　芍药二两　甘草二两，炙　麻黄三两，去节　生姜三两

上八味，以水一斗，先煮葛根、麻黄，减二升，去上沫，纳诸药，煮取三升，去滓，温服一升。覆取微似汗。

太阳病，桂枝证，医反下之，利遂不止，脉促者，表未解也；喘而汗出者，宜葛根黄芩黄连汤。方二十八。促作纵。

葛根八两　**黄连**三两　**黄芩**三两　**甘草**二两，炙

上四味，以水七升，先煮葛根，减二升，纳诸药，煮取二升，去滓，分温再服。

太阳病，项背连及背部强直拘急，俯仰不能自如，没有汗出而恶风的，属于葛根汤的主治证。

太阳与阳明两经合病的，必然会发生腹泻，不呕的，属于葛根汤的主治证。

太阳与阳明两经合病的，不腹泻，但有呕吐的，宜用葛根加半夏汤治疗。

葛根四两　半夏半升，洗　大枣十二枚，擘　桂枝去皮，二两　芍药二两　甘草二两，炙　麻黄三两，去节　生姜三两

上面八味药，用水一斗，先煮葛根、麻黄，待药液减少二升时，除去上面白沫，加入其余药，继续煮至能取三升药汁时，除去药渣，趁热服用一升，盖上衣被使微微好像有汗出。

太阳病桂枝证，医生反而用下法治疗，于是就下利不止，脉象急促的，为表邪尚未解除，气喘而汗出的，宜用葛根黄芩黄连汤治疗。

葛根八两　黄连三两　黄芩三两　甘草二两，炙

上面四味药，用水七升，先煮葛根，使水减少二升，加入其余药，煮取药汁二升，去掉药渣，分二次温服。

太阳病，头痛发热，身疼腰痛，骨节疼痛，恶风无汗而喘者，属麻黄汤证。二十九。用前第七方。

太阳与阳明合病，喘而胸满者，不可下，属麻黄汤证。三十。用前第七方。

辨可发汗病脉证并治第十六

太阳中风，脉浮紧，发热恶寒，身疼痛，不汗出而烦躁者，大青龙汤主之。若脉微弱，汗出恶风者，不可服之；服之则厥逆，筋惕肉𥆧，此为逆也。大青龙汤。方三十一。

太阳病，头痛，发热，身疼痛，腰痛，骨节疼痛，恶风，没有汗而喘的，属于麻黄汤的主治证。

太阳与阳明二经合病，气喘而胸部满闷的，不可用下法，属于麻黄汤的主治证。

太阳感受风寒之邪，脉象浮紧，发热恶寒，身体疼痛，汗不得出而烦躁不安的，用大青龙汤主治。如果脉象微弱，汗出而恶风的，就不可服用大青龙汤；服了大青龙汤就会发生四肢厥逆，筋脉肌肉跳动，这是因误治而致病情加剧的表现。

麻黄_{六两，去节} 桂枝_{二两，去皮} 杏仁_{四十枚，去皮尖} 甘草_{二两，炙} 石膏_{如鸡子大，碎} 生姜_{三两，切} 大枣_{十二枚，擘}

上七味，以水九升，先煮麻黄，减二升，去上沫，纳诸药，煮取三升，温服一升。覆取微似汗。汗出多者，温粉粉之。一服汗者，勿更服。若复服，汗出多者，亡阳遂一作逆虚，恶风，烦躁，不得眠也。

阳明中风，脉弦浮大而气短，腹都满，胁下及心痛，久按之气不通，鼻干，不得汗，嗜卧，一身及目悉黄，小便难，有潮热，时时哕，耳前后肿。刺之小瘥，外不解。过十日，脉续浮者，与小柴胡汤；脉但浮，无余证者，与麻黄汤。_{用前第七方}。不溺，腹满加哕者，不治。三十二。

小柴胡汤方

柴胡_{八两} 黄芩_{三两} 人参_{三两} 甘草_{三两，炙} 生姜_{三两，切} 半

夏半升，洗　大枣十二枚，擘

上七味，以水一斗二升，煮取六升，去滓，再煎取三升，温服一升，日三服。

太阳病，十日以去，脉浮而细，嗜卧者，外已解也。设胸满胁痛者，与小柴胡汤；脉但浮者，与麻黄汤。三十三。 并用前方。

大青龙汤方

麻黄六两，去节　桂枝二两，去皮　杏仁四十枚，去皮尖　甘草二两，炙　石膏如鸡子大，碎　生姜三两，切　大枣十二枚，擘

上面七味药，用水九升，先煮麻黄，待药液减少二升时，除去上面的白沫，加入其余药，继续煮至能去三升药汁时，趁热服一升，盖上衣被使微微出汗。汗出得太多，用温粉朴；吃了一次就汗出的，就不要再继续服了。如果再服，汗出太多，阳气就会受伤，就会出现恶风、烦躁、不能睡眠等证。

阳明中风，脉象弦而浮大，短气，腹部胀满，两胁及心下疼痛，按之稍久更觉气闷不通，鼻腔干燥，没有汗，嗜睡，全身和眼睛都发黄，小便不通畅，发潮热，经常呕逆，耳部前后肿，用针刺法治疗，病势稍减而表证不解，虽然病经十天，脉象继续呈现浮象的，可用小柴胡汤治疗。脉象但浮，而没有其他里证的，可用麻黄汤治疗。如果没有小便，而腹满严重更见呃逆的，是属于不治的病证。

小柴胡汤方

柴胡八两　黄芩三两　人参三两　甘草三两，炙　生姜三两，切　半夏半升，洗　大枣十二枚，擘

上面七味药，用水一斗二升，煮至可取六升药液时，除去药

渣，再继续煎煮浓缩至取三升药汁时为度。趁热服一升，一日服三次。

太阳病，已经过了十天，脉象浮而细，喜欢睡眠的，说明表证已解。假使胸部满闷而胁部疼痛的，可用小柴胡汤治疗。如果脉象但浮而不细的，可用麻黄汤治疗。

伤寒，脉浮缓，身不痛，但重，乍有轻时，无有阴证者，可与大青龙汤发之。三十四。用前第三十一方。

伤寒表不解，心下有水气，干呕，发热而咳，或渴，或利，或噎，或小便不利，少腹满，或喘者，宜小青龙汤。方三十五。

麻黄二两，去节　**芍药**二两　**桂枝**二两，去皮　**甘草**二两，炙　**细辛**二两　**五味子**半升　**半夏**半升，洗　**干姜**三两

上八味，以水一斗，先煮麻黄，减二升，去上沫，纳诸药，煮取三升，去滓，温服一升。若渴，去半夏，加栝楼根三两；若微利，去麻黄，加荛花如一鸡子，熬令赤色；若噎，去麻黄，加附子一枚，炮；若小便不利，少腹满，去麻黄，加茯苓四两；若喘，去麻黄，加杏仁半升，去皮尖。且荛花不治利，麻黄主喘，今此语反之，疑非仲景意。注见第三卷中。

伤寒，心下有水气，咳而微喘，发热不渴，服汤已渴者，此寒去欲解也，属小青龙汤证。三十六。用前方。

伤寒，脉象浮缓，身体并不疼痛，但觉得沉重，有时较轻，没有少阴病证的，可以用大青龙汤发表清里。

伤寒，表证未解，心下有寒饮，病人干呕，发热，咳嗽，或口渴，或腹泻，或噎塞不舒，或小便不利，少腹胀满，或气喘的，宜用小青龙汤治疗。

麻黄二两,去节　芍药二两　桂枝二两,去皮　甘草二两,炙　细辛二两　五味子半升　半夏半升,洗　干姜三两

上面八味药,用水一斗,先煮麻黄,待药液减去二升时,除去上面的白沫,加入其余药,继续煮至可取三升药汁时,除去药渣。趁热服一升。如兼口渴,去半夏,加瓜蒌根三两；如兼轻微腹泻,去麻黄,加荛花一个鸡蛋大,用火熬使它发红；如兼噎塞不通,去麻黄,加附子一枚,炮；如小便不通,少腹胀满,去麻黄,加茯苓四两；如气喘,去麻黄,加杏仁半升,去掉皮和尖。荛花没有治腹泻作用,而麻黄主治喘证,现在这里说法相反,怀疑不是张仲景的意思。注解见第三卷中。

伤寒,由于心下有水气,而致咳嗽,轻微作喘,发热,口不渴,服小青龙汤后口渴的,这是寒饮已除,病将向愈的表现。属小青龙汤主治。

中风往来寒热,伤寒五六日以后,胸胁苦满,默默不欲饮食,烦心喜呕,或胸中烦而不呕,或渴,或腹中痛,或胁下痞硬,或心下悸,小便不利,或不渴,身有微热,或咳者,属小柴胡汤证。三十七。用前第三十二方。

伤寒四五日,身热恶风,颈项强,胁下满,手足温而渴者,属小柴胡汤证。三十八。用前第三十二方。

伤寒六七日,发热微恶寒,支节烦疼,微呕,心下支结,外证未去者,柴胡桂枝汤主之。方三十九。

柴胡四两　黄芩一两半　人参一两半　桂枝一两半,去皮　生姜一两半,切　半夏二合半,洗　芍药一两半　大枣六枚,擘　甘草一两,炙

上九味,以水六升,煮取三升,去滓,温服一升,日三服。

辨可发汗病脉证并治第十六

本云，人参汤，作如桂枝法，加半夏、柴胡、黄芩，如柴胡法。今着人参，作半剂。

少阴病，得之二三日，麻黄附子甘草汤微发汗，以二三日无证，故微发汗也。四十。

出现中风往来寒热，伤寒五六天以后，胸胁部苦于满闷，静默不语，不思饮食，心中烦而喜呕，或者胸中烦而不呕，或见口渴，或腹中疼痛，或胁下痞塞硬满，或心下动悸而小便不利，或口不渴而体表微有发热，或兼咳嗽的，属于小柴胡汤的主治证。

伤寒四五天，身上发热，恶风，颈项强急，胁下胀满，手足温暖而口渴的，属于小柴胡汤的主治证。

伤寒六七天，发热，轻微怕冷，四肢关节疼痛较甚，微呕，心下支撑闷结，表证还没解除的，用柴胡桂枝汤主治。

柴胡四两　黄芩一两半　人参一两半　桂枝一两半，去皮　生姜一两半，切　半夏二合半，洗　芍药一两半　大枣六枚，擘　甘草一两，炙

上面九味药，用水六升，煮至能取三升药汁，除去药渣，趁温热时服一升，一天服三次。本来叫人参汤，而其方剂组成又同桂枝汤法，加半夏、柴胡、黄芩，又如柴胡汤，现在用了人参，故剂量都减半。

患少阴病二三天，兼有表证的，可用麻黄附子甘草汤轻微地发汗。因为病才二三天，里寒证还不明显，所以可以兼以微发汗。

麻黄二两，去根节　甘草二两，炙　附子一枚，炮，去皮，破八片

上三味，以水七升，先煮麻黄一二沸，去上沫，纳诸药，煮取二升半，去滓，温服八合，日三服。

脉浮，小便不利，微热消渴者，与五苓散，利小便，发汗。

四十一。

猪苓十八铢，去皮　茯苓十八铢　白术十八铢　泽泻一两六铢　桂枝半两，去皮

上五味，捣为散，以白饮和服方寸匕，日三服。多饮暖水，汗出愈。

麻黄二两，去根节　甘草二两，炙　附子一枚，炮，去皮，破八片

上面三味药，用水七升，先煮麻黄一二沸，去掉上面的白沫，加入其余药，煮至可取二升半药汁时，除去药渣，趁温服八合，一天服三次。

脉象浮，小便利，微有发热，口渴而饮水不能止的，用五苓散治疗，以利小便发汗。

猪苓十八铢，去皮　茯苓十八铢　白术十八铢　泽泻一两六铢　桂枝半两，去皮

上面五味药，捣碎为散剂，用米汤调和，每次服一方寸匕，一天服三次，多喝热水，汗出就会痊愈。

卷第八

辨发汗后病脉证并治第十七

太阳病，发汗，遂漏不止，恶风，小便难，四肢急，难以屈伸者，属桂枝加附子汤。第一。六味，前有八病证。

太阳病，服桂枝汤，烦不解，先刺风池、丰富，却与桂枝汤。第二。五味。

服桂枝汤，汗出，脉洪大者，与桂枝汤。若形似疟，一日再发者，属桂枝二麻黄一汤。第三。七味。

服桂枝汤，汗出后，烦渴不解，脉洪大者，属白虎加人参汤。第四。五味。

伤寒，脉浮，自汗出，小便数，心烦，恶寒，脚挛急，与桂枝攻表，得之便厥，咽干，烦躁吐逆，作甘草干姜汤，厥愈，更作芍药甘草汤，其脚即伸；若胃气不和，与调胃承气汤；若重发汗，加烧针者，与四逆汤。第五。甘草干姜汤、芍药甘草汤并二味。调胃承气汤、四逆汤并三味。

太阳病，脉浮紧，无汗发热，身疼痛，八九日不解，服汤已，发烦必衄，宜麻黄汤。第六。四味。

伤寒发汗已解，半日许复烦，脉浮数者，属桂枝汤证。第七。用前第二方。

发汗后，身疼，脉沉迟者，属桂枝加芍药生姜各一两人参三两新加汤。第八。六味。

发汗后，不可更行桂枝汤，汗出而喘，五大热者，可与麻黄杏子甘草石膏汤。第九。四味。

发汗过多，其人叉手自冒心，心下悸，欲得按者，属桂枝甘草汤。第十。二味。

发汗后，脐下悸，欲作奔豚，属茯苓桂枝甘草大枣汤。第十一。四味。甘澜水法附。

发汗后，腹胀满者，属厚朴生姜半夏甘草人参汤。第十二。五味。

发汗，病不解，反恶寒者，虚也，属芍药甘草附子汤。第十三。三味。

发汗后，不恶寒，但热者，实也，当和胃气，属调胃承气汤证。第十四。用前第五方。

太阳病，发汗后，大汗出，胃中干，烦躁不得眠。若浮脉，小便不利，渴者，属五苓散。第十五。五味。

发汗已，脉浮数，烦渴者，属五苓散证。第十六。用前第十五方。

伤寒汗出而渴者，宜五苓散；不渴者，属茯苓甘草汤。第十七。四味。

太阳病，发汗不解，发热，心悸，头眩，身润动，欲擗一作僻。地者，属真武汤。第十八。五味。

伤寒汗出解之后，胃中不和，心下痞，干噫，腹中雷鸣，下利者，属生姜泻心汤。第十九。八味。

伤寒，汗出不解，心中痞。呕吐下利者，属大柴胡汤。第二十。八味。

阳明病，自汗，若发其汗，小便自利，虽硬不可攻。须自欲大便，宜蜜煎，若土瓜根、猪胆汁为导。第二十一。蜜煎一味，猪胆方二味。

太阳病三日，发汗不解，蒸蒸发热者，属调胃承气汤证。第二十二。用前第五方。

大汗出，热不去，内拘急。四肢疼，又下利厥逆恶寒者，属四逆汤证。第二十三。用前第五方。

发汗后不解，腹满痛者，急下之，宜大承气汤。第二十四。四味。

发汗多，亡阳谵语者，不可下，与柴胡桂枝汤和其荣卫，后自愈。第二十五。九味。

二阳并病，太阳初得病时，发其汗，汗先出不彻，因转属阳明，续自微汗出，不恶寒。若太阳病证不罢者，不可下，下之为逆，如此可小发汗。设面色缘缘正赤者，阳气怫郁在表，当解之熏之。若发汗不彻，不足阳，阳气怫郁不得越，当汗不汗，其人烦躁，不知痛处，乍在腹中，乍在四肢，按之不可得，其人短气，但坐以汗出不彻故也，更发汗则愈。何以知汗出不彻？以脉涩故知也。

木持脉时，病人叉手自冒心，师因教试令咳，而不即咳者，此必两耳聋无闻也。所以然者，以重发汗，虚故如此。

发汗后，饮水多必喘，以水灌之亦喘。

发汗后，水药不得入口为逆。若更发汗，必吐下不止。

阳明病，本自汗出，医更重发汗，病已瘥，尚微烦不了了者，必大便硬故也。以亡津液，胃中干燥，故令大便硬。当问小便日几行，若本小便日三四行，今日再行，故知大便不久出。今为小便数少，以津液当还入胃中，故知不久必大便也。

发汗过多，导致阳气外亡而谵语的，不可攻下，可用柴胡桂枝汤，以调和营卫、和解少阳，使邪气得散，经气得畅，且通津液，疾病则可愈。

太阳与阳明并病，在太阳病初起的时候，就应用发汗的方法治疗，但汗出得不透彻，因而病邪内传成阳明病，证见微自汗出，不恶寒。如果太阳表证未罢的，不可用下法治疗，这时只可用小发汗的方法进行治疗。假使病人的面色不断地发红，是阳气郁遏在表，应当用熏法解除病邪，如果发汗不透彻，虽有汗也微不足道，阳气郁遏在表而不得解除，当汗出而不汗出，病人烦躁不安，不知何处疼痛，一会儿在腹中，一会儿在四肢，却摸不到，病人气息短促，这只是因为汗出不透彻的缘故，再发其汗就可痊愈。怎么知道是汗出不透的呢？因为脉象涩而不畅，所以知是汗出不透。

还未开始诊脉的时候，就看到病人两手交叉覆按在心胸部，因而医生叫病人试咳几声，但病人却毫无反应，不作咳嗽，这必定是两耳聋而未听到医生讲话的缘故，为什么会这样？因为发汗太过，阳气极虚，以致耳聋而听不到。

发汗以后，饮水过多，就可能导致喘证；过多地用水洗浴，也能导致喘证。

发汗以后，水药入口就吐的，这是胃虚气逆，如果再行发汗，就会导致吐泻不止。

阳明病，本来就有自汗，医生又再用发汗的方法治疗，病已基本解除，但还有些微烦不爽，必是大便硬结的缘故。因为过汗而津液耗伤，肠中干燥，所以使得大便干硬。这时应当询问病人一天小便几次，如果原来一天小便三四次，现在一天只有两次，就可知道不久即可大便。现在小便次数变少，津液就会还入肠中，所以知道不久必解大便。

发汗多，若重发汗者，亡其阳，谵语。脉短者死，脉自和者不死。

伤寒发汗已，身目为黄，所以然者，以寒湿一作温。**在里不解故也。为不可下也，与寒湿中求之。**

病人有寒，复发汗，胃中冷，必吐蛔。

太阳病，发汗，遂漏不止，其人恶风，小便难，四肢微急，难以屈伸者，属桂枝加附子汤。方一。

桂枝三两，去皮　**芍药**三两　**甘草**二两，炙　**生姜**三两，切　**大枣**十二枚，擘　**附子**一枚，炮

上六味，以水七升，煮取三升，去滓，温服一升。本云，桂枝汤，今加附子。

太阳病，初服桂枝汤，反烦不解者，先刺风池、风府，却与桂枝汤则愈。方二。

发汗过多，如果再次发汗，就会引起亡阳谵语的变证，脉象短的，多属死证，如果脉象不短而平和的，尚有生机。

伤寒，发汗以后，周身皮肤和眼睛都发黄，为什么会这样？因为寒湿在里不得解除的缘故，治疗这种病，不可以用攻下法，应当在治疗寒湿的方法中寻求其治疗方法。

病人平素体质虚寒，再用发汗，胃肠就会更加寒冷，必致胃逆呕吐，甚则还会吐出蛔虫。

太阳病，发汗太过，以致汗出不止，病人怕风，解小便困难，四肢自觉拘急而屈伸困难的，属于用桂枝加附子汤治疗。

桂枝三两,去皮　芍药三两　甘草二两,炙　生姜三两,切　大枣十二枚,擘　附子一枚,炮

上面六味药，用水七升，煮至能取三升药汁时，除掉药滓，趁热服一升。本来是桂枝汤，现在加附子。

太阳中风证，服了桂枝汤第一服后，反而心烦而病不解的，这时可以先行针刺风池、风府，再继续服用桂枝汤，病就可痊愈。

桂枝三两,去皮　芍药三两　生姜三两,切　甘草二两,炙　大枣十二枚,擘

上五味，以水七升，煮取三升，去滓，温服一升。须臾啜热稀粥一升，以助药力。

服桂枝汤，大汗出，脉洪大者，与桂枝汤，如前法。若形似疟，一日再发者，汗出必解，属桂枝二麻黄一汤。方三。

桂枝一两十七铢　芍药一两六铢　麻黄十六铢,去节　生姜一两六铢　杏仁十六个,去皮尖　甘草一两二铢,炙　大枣五枚,擘

上七味，以水无声，先煮麻黄一二沸，去上沫，纳诸药，煮取二升，去滓，温服一升，日再服。本云，桂枝汤二分，麻黄汤一分，合为二升，分再服，今合为一方。

服桂枝汤，大汗出后，大烦渴不解，脉洪大者，属白虎加人参汤。方四。

桂枝三两,去皮　芍药三两　生姜三两,切　甘草二两,炙　大枣十二

枚，掰

上面五味药，用水七升，煮至能取三升药汁时，除去药渣，趁热服一升，服药后一会儿喝热稀粥一升，以助药力。

服用桂枝汤后，汗出较多，脉象洪大，仍可用桂枝汤，服用的方法和以前一样。如果怕冷、发热，好像疟疾，一天发作二次的，得汗就可解除，属于桂枝二麻黄一汤治疗。

桂枝一两十七铢　芍药一两六铢　麻黄十六铢，去节　生姜一两六铢　杏仁十六个，去皮尖　甘草一两二铢，炙　大枣五枚，掰

上面七味药，用水五升，先将麻黄煮一二开，去掉上面白沫，加入其余药，煮至能取二升药汁时，除去药滓，温热时服一升，一天服两次。本来是桂枝汤二分，麻黄汤一分，合在一起为二升，分二次服，现在合为一方。

服用桂枝汤，大汗出以后，心烦口渴很厉害，脉象洪大的，属于白虎加人参汤主治。

知母六两　石膏一斤，碎，绵裹　甘草二两，炙　粳米六合　人参二两

上五味，以水一斗，煮米熟汤成，去滓，温服一升，日三服。

伤寒脉浮，自汗出，小便数，心烦，微恶寒，脚挛急，反与桂枝欲攻其表，此误也。得之便厥，咽中干，烦躁吐逆者，作甘草干姜汤与之，以复其阳；若厥愈足温者，更作芍药甘草汤与之，其脚即伸；若胃气不和，谵语者，少于调胃承气汤；若重发汗，复加烧针者，与四逆汤。五。

知母六两　石膏一斤，碎，棉布裹　甘草二两，炙　粳米六合　人参二两

上面五味药，用水一斗，煮到米熟时即成，除去药滓，温热时服用一升，一天服三次。

伤寒，脉象浮，自汗，小便次数增多，心烦不安，怕冷，两脚拘急难伸，反用桂枝汤解表，这是错误的。服用桂枝汤以后，就会四肢逆冷，咽喉干燥，烦躁不安，呕吐气逆，用甘草干姜汤治疗，以先恢复其阳气；服药后如果手足厥逆消除而转温暖的，再用芍药甘草汤来治疗，两脚拘挛就能伸开；如果胃中不和而谵语的，可少少给予调胃承气汤；如果重发汗，又用烧针，因致阳气衰亡的，用四逆汤治疗。

甘草干姜汤方

甘草四两，炙　**干姜**二两

上二味，以水三升，煮取一升五合，去滓，分温再服。

芍药甘草汤方

白芍药四两　**甘草**四两，炙

上二味，以水三升，煮取一升五合，去滓，分温再服。

调胃承气汤方

大黄四两，去皮，清酒洗　**甘草**二两，炙　**芒硝**半升

上三味，以水三升，煮取一升，去滓，纳芒硝，更上微火煮，令沸，少少温服之。

四逆汤方

甘草二两，炙　**干姜**一两半　**附子**一枚，生用，去皮，破八片

上三味，以水三升，煮取一升二合，去滓，分温再服。强人可大附子一枚，干姜三两。

太阳病，脉浮紧，无汗发热，身疼痛，八九日不解，表证仍

在，此当发其汗。服汤已，微除，其人发烦目瞑，剧者必衄，衄乃解。所以然者，阳气重故也。宜麻黄汤。方六。

甘草干姜汤方

甘草四两，炙　干姜二两

上面二味药，用水三升，煮至能取一升五合药汁时，除去药滓，分两次温服。

芍药甘草汤方

白芍四两　甘草四两，炙

上面二味药，用水三升，煮至能取一升五合药汁时，除去药滓，分两次温服。

调胃承气汤方

大黄四两，去皮，清酒洗　甘草二两，炙　芒硝半升

上面三味药，用水三升，煮至能取一升药汁时，除去药滓，加入芒硝再用微火煮沸，少少给予温服。

四逆汤方

甘草二两，炙　干姜一两半　附子一枚，生用，去皮，破八片

上面三味药，用水三升，煮至能取一升二合药汁时，除去药滓，分两次温服。身体强壮的人可用大附子一枚，干姜三两。

太阳病，脉象浮紧，发热，无汗，身体疼痛，经过八九天病还没解，表证仍然存在，这时应当再用发汗方法，宜用麻黄汤。服药以后，症状略有减轻，但病人感觉心烦难过，眼睛闭合不欲睁开，严重的就会发生鼻子出血，鼻子出血病就会得以解除，为什么会这样呢？这是阳气郁闭太严重的缘故，应该服用麻黄汤。

麻黄三两，去节　**桂枝**二两，去皮　**甘草**一两，炙　**杏仁**七十个，去皮尖

上四味，以水九升，先煮麻黄，减二升，去上沫，纳诸药，煮取二升半，去滓，温服八合，覆取微似汗，不须啜粥。

伤寒发汗已解，半日许复烦，脉浮数者，可更发汗，属桂枝汤证。七。用前第二方。

发汗后，身疼痛，脉沉迟者，属桂枝加芍药生姜各一两人参三两新加汤。方八。

桂枝三两，去皮　**芍药**四两　**生姜**四两　**甘草**二两，炙　**人参**三两　**大枣**十二枚，擘

上六味，以水一斗二升，煮取三升，去滓，温服一升。本云，桂枝汤，今加芍药、生姜、人参。

发汗后，不可更行桂枝汤，汗出而喘，无大热者，可与麻黄杏子甘草石膏汤。方九。

麻黄三两，去节　桂枝二两，去皮　甘草一两，炙　杏仁七十个，去皮尖

上面四味药，用水九升，先煮麻黄，待药液减去二升时，去掉上面的白沫，加入其余药，继续煮至能取二升半药汁时，除去药滓，趁温服八合，盖上衣被使微微出汗，不需要吃热粥。

伤寒，发汗以后，表证已解除，过了半天左右，病人又发热心烦，脉象浮数的，可以再发汗，属于桂枝汤的主治证。

发汗以后，身体疼痛，脉象沉迟的，属于桂枝加芍药生姜各一两人参三两新加汤的主治证。

桂枝三两，去皮　芍药四两　生姜四两　甘草二两，炙　人参三两　大枣十二枚，掰

上面六味药，用水一斗二升，煮至能取三升药汁时，除去药滓，温服一升。本来叫桂枝汤，现在加了芍药、生姜、人参。

发汗以后，不可再用桂枝汤治疗，证见汗出而喘，体表发热不甚的，可用麻黄杏仁甘草石膏汤治疗。

麻黄_{四两,去节}　杏仁_{五十个,去皮尖}　甘草_{二两,炙}　石膏_{半斤,碎}

上四味，以水七升，先煮麻黄，减二升，去上沫，纳诸药，煮取二升，去滓，温服一升。本云，黄耳杯。

发汗过多，其人叉手自冒心，心下悸，欲得按者，属桂枝甘草汤。方十。

桂枝_{二两,去皮}　甘草_{二两,炙}

上二味，以水三升，煮取一升，去滓，顿服。

发汗后，其人脐下悸者，欲作奔豚，属茯苓桂枝甘草大枣汤。方十一。

茯苓_{半斤}　桂枝_{四两,去皮}　甘草_{一两,炙}　大枣_{十五枚,擘}

上四味，以甘澜水一斗，先煮茯苓，减二升，纳诸药，煮取三升，去滓，温服一升，日三服。

作甘澜水法：取水二斗，置大盆内，以杓扬之，水上有珠子五六千颗相逐，取用之。

发汗后，腹胀满者，属厚朴生姜半夏甘草人参汤。方十二。

麻黄_{四两,去节}　杏仁_{五十个,去皮尖}　甘草_{二两,炙}　石膏_{半斤,碎}

上面四味药，用水七升，先煮麻黄，待药液减去二升时，去掉上面的白沫，加入其余药，继续煮至能取二升药汁时，除去药滓，温服一升。本来叫黄耳杯。

发汗而汗出过多，病人两手交叉覆盖在心胸部，心下悸动，欲得按护的，属于桂枝甘草汤治疗。

桂枝_{二两,去皮}　甘草_{二两,炙}

上面二味药,用水三升,煮至能取一升药汁时,除去药滓,立即一次服下。

发汗以后,病人自觉脐下悸动,这是将要发生奔豚的先兆,属于茯苓桂枝甘草大枣汤主治。

茯苓半斤　桂枝四两,去皮　甘草一两,炙　大枣十五枚,擘

上面四味药,用甘澜水一斗,先煮茯苓,待药液减少二升时,加入其余药,继续煮至能取三升药汁时,除去药滓,温服一升,一天服三次。

做甘澜水的方法:取水二斗,放大盆内,用勺子扬水待到水面上有五六千颗水珠时,就可取用了。

发汗以后腹部胀满的,用厚朴生姜半夏甘草人参汤主治。

厚朴半斤,炙　**生姜**半斤　**半夏**半升,洗　**甘草**二两,炙　**人参**一两

上五味,以水一斗,煮取三升,去滓,温服一升,日三服。

发汗,病不解,反恶寒者,虚故也,属芍药甘草附子汤。方十三。

芍药三两　**甘草**三两　**附子**一枚,炮,去皮,破六片

上三味,以水三升,煮取一升二合,去滓,分温三服。疑非仲景方。

发汗后,恶寒者,虚故也;不恶寒,但热者,实也,当和胃气,属调胃承气汤证。十四。用前第五方,一法用小承气汤。

太阳病,发汗后,大汗出,胃中干,烦躁不得眠,欲得饮水者,少少与饮之,令胃气和则愈。若脉浮,小便不利,微热消渴者,属五苓散。方十五。

厚朴半斤,炙　生姜半斤　半夏半升,洗　甘草二两,炙　人参一两

上面五味药，用水一斗，煮至能取三升药汁时，除去药滓，趁温服一升，一天服三次。

用发汗法治疗，病不解除，反而怕冷的，这是正气虚的缘故，用芍药甘草附子汤主治。

芍药三两　甘草三两　附子一枚，炮，去皮，破八片

上面三味药，用水三升，煮至能取一升二合药汁时，除去药滓，分三次温服。怀疑不是张仲景的方子。

发汗以后，怕冷的，属于正气虚；不怕冷，但发热的，属于里有实邪，当用和胃泻实的方法治疗，属于调胃承气汤证。用前面第五个方子，还有一种方法用小承气汤。

太阳病，发汗以后，由于汗出太多以致胃中干燥，发生烦躁不得眠之证，想要喝水的，可少量给他喝，胃气和病就可愈。如果脉象浮，微有发热，口渴饮水也不能止的，用五苓散主治。

猪苓十八铢，去皮　泽泻一两六铢　白术十八铢　茯苓十八铢　桂枝半两，去皮

上五味，捣为散，以白饮和服方寸匕，日三服，多饮暖水，汗出愈。

发汗已，脉浮散，烦渴者，属五苓散。十六。用前第十五方。

伤寒汗出而渴者，宜五苓散；不渴者，属茯苓甘草汤。方十七。

茯苓二两　桂枝二两　甘草一两，炙　生姜一两

上四味，以水四升，煮取二升，去滓，分温三服。

太阳病发汗，汗出不解，其人仍发热，心下悸，头眩，身瞤动，振振欲擗一作僻。**地者，属真武汤。方十八。**

猪苓十八铢，去皮　泽泻一两六铢　白术十八铢　茯苓十八铢　桂枝半两，去皮

上面五味药，捣为散剂，用米汤调和，每次服一方寸匕，一天服三次，多喝热水，汗出就痊愈。

发汗以后，脉象浮数，口渴很严重的，属于五苓散主治。

伤寒发汗以后，如口渴的，宜用五苓散治疗；如果口不渴的，用茯苓甘草汤主治。

茯苓二两　桂枝二两　甘草一两，炙　生姜一两

上面四味药，用水四升，煮至能取二升药汁时，除去药滓，分三次温服。

太阳病，用发汗法治疗，汗虽出而病不解，病人仍然发热，心下悸动，头目眩晕，全身筋肉跳动，振颤而站立不稳，欲仆倒在地的，用真武汤主治。

茯苓三两　**芍药**三两　**生姜**三两，切　**附子**一枚，炮，去皮，破八片　**白术**二两

上五味，以水八升，煮取三升，去滓，温服七合，日三服。

伤寒汗出解之后，胃中不和，心下痞硬，干噫食臭，胁下有水气，腹中雷鸣下利者，属生姜泻心汤。方十九。

生姜四两　甘草三两，炙　人参三两　干姜一两　黄芩三两　半夏半升，洗　黄连一两　大枣十二枚，擘

上八味，以水一斗，煮取六升，去滓，再煎取三升，温服一升，日三服。生姜泻心汤，本云：理中人参黄芩汤去桂枝、术，加黄连，并泻肝法。

伤寒发热，汗出不解，心中痞硬，呕吐而下利者，属大柴胡

汤。方二十。

茯苓三两　芍药三两　生姜三两，切　附子一枚，炮，去皮，破八片　白术二两

上面五味药，用水八升，煮至能取三升药汁时，除去药滓，趁热服七合，一天服三次。

伤寒汗出表解之后，因胃中不和，而致胃脘部痞硬，嗳气有食臭味，胁下有水气，肠中雷鸣作响而腹泻的，用生姜泻心汤主治。

生姜四两　甘草三两，炙　人参三两　干姜一两　黄芩三两　半夏半升，洗　黄连一两　大枣十二枚，擘

上面八味药，用水一斗，煮至能取六升药汁时，除去药滓，继续再煎，使浓缩至三升时，温服一升，一天服三次。生姜泻心汤，本来叫理中人参黄连汤，去桂枝、白术，加黄连，并用泻肝方法。

伤寒发热，汗出而发热不解，胃脘部痞硬，呕吐而腹泻的，用大柴胡汤主治。

柴胡半斤　**枳实**四枚，炙　**生姜**五两　**黄芩**三两　**芍药**三两　**半夏**半升，洗　**大枣**十二枚，擘

上七味，以水一斗二升，煮取六升，去滓，再煎取三升，温服一升，日三服。一方加大黄二两，若不加，恐不明大柴胡汤。

阳明病，自汗出，若发汗，小便自利者，此为津液内竭，虽硬不可攻之。须自欲大便，宜蜜煎导而通之。若土瓜根及大猪胆汁，皆为可导。二十。

蜜煎方

食蜜七合

上一味，于铜器内，微火煎，当须凝如饴状，搅之勿令焦

着，欲可丸，并手捻作挺，令头锐，大如指许，长二寸。当热时急作，冷则硬。以纳谷道中，以手急抱，欲大便时，乃去之。疑非仲景方，已试甚良。

又，大猪胆一枚，泻汁，和少许法醋，以灌谷道内，如一食顷，当大便出宿食恶物，甚效。

太阳病三日，发汗不解，蒸蒸发热者，属胃也，属调胃承气汤证。二十二。用前第五方。

大汗出，热不去，内拘急，四肢疼；又下利厥逆而恶寒者，属四逆汤证。二十三。用前第五方。

柴胡半斤　枳实四枚，炙　生姜五两　黄芩三两　芍药三两　半夏半升，洗　大枣十二枚，擘

上面七味药，用水一斗二升，煮至能取六升药汁时，除去药滓，再继续煎煮浓缩至三升时，温服一升，一天服三次。另一方加大黄二两，如果不加，恐怕就不叫大柴胡汤了。

阳明病，自汗出，如果再行发汗而小便自利的，这时体内津液必然亏耗，大便虽然干硬，也不可使用攻下剂，应当待病人想大便时，用蜜煎润而导之。另外，如土瓜根以及大猪胆汁，都可用作外导之剂。

蜜煎方

蜂蜜七合

上面一味，放在铜器内，用微火煎，煎到凝固好像饴糖一样，要经常搅动使它不要烧焦或滞底，可以作丸药的时候，用两手将它捻成挺子状，一头尖锐，手指粗，二寸左右长，应趁热时做，冷了就要发硬。把做成的挺状物放入肛门，用手固定，待到想要大便

时，才可去掉。怀疑不是张仲景的意思，但经试用很有效。

另外，用大猪胆一枚，取出胆汁，加一点酸醋，灌到肛门内，一顿饭的时间就能排除宿食和积滞，很有效。

太阳病已经三天，发汗后病仍不解，身上发热如蒸，这是邪传阳明，属于调胃承气汤证。

大汗出而热仍不退，腹内拘急不舒，四肢疼痛，又有腹泻，手足厥逆的，怕冷的，用四逆汤主治。

发汗后不解，腹满痛者，急下之，宜大承气汤。方二十四。

大黄四两，酒洗　**厚朴**半斤，炙　**枳实**五枚，炙　**芒硝**三合

上四味，以水一斗，先煮二物，取五升，纳大黄，更煮取二升，去滓，纳芒硝，哽住一二沸，分再服。得利者，止后服。

发汗多，亡阳谵语者，不可下，与柴胡桂枝汤，和其荣卫，以通津液，后自愈。方二十五。

柴胡四两　**桂枝**一两半，去皮　**黄芩**一两半　**芍药**一两半　**生姜**一两半　**大枣**六个，擘　**人参**一两半　**半夏**二合半　**甘草**一两，炙

上九味，以水六升，煮取三升，去滓，温服一升，日三服。

发汗以后，病仍不解，腹部胀满疼痛的，宜用大承气汤治疗。

大黄四两，酒洗　厚朴半斤，炙　枳实五枚，炙　芒硝三合

上面四味药，用水一斗，先煮厚朴、枳实，煮至能取五升药汁时，加入大黄，再煎至能取二升药汁时，除去药滓，加入芒硝，再煎一二沸，分二次服。有人便排出，就停止后服。

发汗过多，阳气外亡而谵语的，不可用攻下的药，可用柴胡桂枝汤，调和其荣卫，以通调津液，病就可痊愈。

柴胡四两　桂枝一两半，去皮　黄芩一两半　芍药一两半　生姜一两半

大枣六个,掰　人参一两半　半夏二合半,洗　甘草一两,炙

上面九味药,用水六升,煮至能取三升药汁时,除去药滓,温服一升,一天服三次。

辨不可吐第十八

太阳病，当恶寒发热，今自汗出，反不恶寒发热，关上脉细数者，以医吐之过也，若得病一二日吐之者，腹中饥，口不能食；三四日吐之者，不喜糜粥，欲食冷食，朝食暮吐。以医吐之所致也，此为小逆。

太阳病，吐之，但太阳病当恶寒，今反不恶寒，不欲近衣者，此为吐之内烦也。

少阴病，饮食入口即吐，心中温温欲吐，复不能吐，始得之，手足寒，脉弦迟者，此胸中实，不可下也。若膈上有寒饮，干呕者，不可吐也，当温之。

诸四逆厥者，不可吐之，虚家亦然。

太阳病，应当恶寒发热，现在自汗出，反而不恶寒发热，关部脉象细数的，是医生误用吐法的过错。在得病一二天误吐的，腹中饥饿，口不想吃；在得病三四天误吐的，不喜欢吃糜烂的稀饭，想吃冷的食物；早上吃进去，晚上吐出来。此为医生误用吐法所导致，这些错误尚不甚严重。

太阳病，治以吐法，但太阳病应当有恶寒症状，现在反而不恶寒，并且不想多穿衣服的，是误用吐法而产生内烦的缘故。

少阴病，饮食吃下去就吐，心中泛泛欲吐，又吐不出来，初得病时，四肢发冷，脉象弦迟的，是胸中有实邪，不可使用下法；如果胸膈以上有寒饮，干呕的，不可使用吐法，应当用温法治疗。

多数四肢逆冷的，都不可用吐法治疗，因虚而致四肢逆冷的，也是不可使用吐法。

辨可吐第十九

大法，春宜吐。
就一般的治疗规则而言，春季宜使用吐法。
凡用吐汤，中病便止，不必尽剂也。
大凡服用涌吐的汤药，取得效果后，便当停药，不必将全剂服完。

病如桂枝证，头不痛，项不强，寸脉微浮，胸中痞硬，气上撞咽喉不得息者，此为有寒，当吐之。 一云，此以内有久痰，宜吐之。

病胸上诸实， 一作寒。**胸中郁郁而痛，不能食，欲使人按之，而反有涎唾，下利日十余行，其脉反迟，寸口脉微滑，此可吐之，吐之，利则止。**

病人的证状类似桂枝证，但头不痛，项部不强，寸部脉象微浮，胸部痞塞硬满，气上冲咽喉，不得正常地呼吸，这是有痰涎阻塞，应当用吐法治疗。另有一种说法，这是因为体内长时间聚积有痰，应该吐出来。

证见胸中郁闷疼痛，不能饮食，想让人按压胸部，按后反而有痰涎唾出，一日腹泻十余次，脉象反迟，寸口脉微滑，这是实邪壅塞胸中，治疗可用涌吐法，吐后实邪得去，则腹泻就会停止。

少阴病，饮食入口则吐，心中温温欲吐，复不能吐者，宜

吐之。

宿食在上管者[1]，当吐之。

少阴病，饮食吃下去就吐，心中泛泛欲吐，又吐不出来的，宜用吐法治之。

宿食滞留于胃的上端，应当治以涌吐方法。

病手足逆冷，脉乍结[2]，以客气在胸中[3]，心下满而烦，欲食不能食者，病在胸中，当吐之。

病人手足厥冷，脉象突然现结的，这是实邪壅塞在胸中。由于实邪结于胸中，所以胸脘满闷、烦躁，想饮食却又吃不进东西的，这是病在胸部，治疗时应当用吐法。

---

1 上管：上脘，就是胃的上端。

2 乍结：忽然见到结脉。

3 客气：邪气。

卷第九

辨不可下病脉证并治第二十

阳明病，潮热，大便微硬者，可与大承气汤；若不大便六七日，恐有燥屎，与小承气汤和之。第一。大承气四味，小承气三味，前有四十病证。

伤寒，中风，反下之，心下痞，医复下之，痞益甚，属甘草泻心汤。第二。六味。

下利脉大者，虚也，以强下之也。设脉浮革，肠鸣者，属当归四逆汤。第三。七味。下有阳明病二证。

阳明病，汗自出，若发汗，小便利，津液内竭，虽硬，不可攻，须自大便，宜蜜煎，若土瓜根，及猪胆汁导之。第四。蜜煎一味，猪胆汁二味。

脉濡而弱，弱反在关，濡反在巅，微反在上，涩反在下。微则阳气不足，涩则无血。阳气反微，中风汗出，而反躁烦；涩则无血，厥而且寒。阳微则不可下，下之则心下痞硬。

关脉濡而弱，寸脉反见微，尺脉反见涩。微主阳气不足，涩主阴血亏虚。阳气不足，就容易出现中风多汗，烦躁；阴血不足，就会出现形寒怕冷、四肢厥冷。阳虚不能用攻下法，误用攻下，就会导致心下痞结胀硬的变证。

动气在右,不可下。下之则津液内竭,咽燥鼻干,头眩心悸也。

动气在左,不可下。下之则腹内拘急,食不下,动气更剧,虽有身热,卧则欲蜷。

肚脐的右边有气筑筑然跳动,不可攻下。误用攻下就会使在内的津液耗竭,发生咽喉和鼻腔干燥,头眩心悸等变证。

脐左有气筑筑然跳动,是肝气虚,不能攻下。误用攻下,就会形成腹中拘挛疼痛,饮食不进,气筑筑然跳动更加厉害,身体虽发热,却要蜷曲而卧。

动气在上,不可下。下之则掌握热烦,身上浮冷[1],热汗自泄,欲得水自灌[2]。

动气在脐的上面,不可用攻下。误下则会掌心烦热,身体表面发冷,热汗外泄,想要用水浇洗。

动气在下,不可下。下之则腹胀满,卒起头眩,食则下清谷,心下痞也。

脐下有气筑筑然跳动,是肾气虚,故不能用攻下法。若误用攻下法,则可导致肾阳更虚,阴寒更甚,出现腰部胀满、骤然站起即感头晕、饮食不消化、泻下的全是不消化的食物、心下痞塞等证。

咽中闭塞,不可下。下之则上轻下重,水浆不下,卧则欲蜷,身急痛,下利日数十行。

---

1 浮冷:体表发冷。

2 欲得水自灌:想要用水浇洗。

辨不可下病脉证并治第二十

诸外实者,不可下。下之则发微热,亡脉厥者,当齐握热[1]。
诸虚者,不可下。下之则大渴,求水者易愈,恶水者剧。

咽中闭塞不利,不可攻下。误用攻下就会头重脚轻,汤水不下,蜷缩而卧,身体拘急疼痛,腹泻严重,一天多达数十次。

凡是实邪在表的,不可攻下。误用攻下就会发低热,无脉而手足厥冷的,肚脐部有一块拳头大小的地方发热。

凡属虚证,都不可用下法。如误用下法,就会发生大渴,要喝水的,容易治愈;厌恶饮水的,病情严重。

脉濡而弱,弱在反关,濡反在巅,弦反在上,微反在下。弦为阳运,微为阴寒,上实下虚,意欲得温。微弦为虚,虚者不可下也。微则为咳,咳则吐涎。下之则咳止,而利因不休,利不休,则胸中如虫啮,粥入则出,小便不利,两胁拘急,喘息为难,颈背相引,臂则不仁,极寒反汗出,身冷若冰,眼睛不慧,语言不休,而谷气多入,此为除中,亦云消中。口虽欲言,舌不得前。

脉濡而弱,弱反在关,濡反在巅,浮反在上,数反在下。浮为阳虚,数为无血。浮为虚,数生热[2]。浮为虚,自汗出而恶寒;数为痛,振而寒栗。微弱在关,胸下为急,喘汗而不得呼吸,呼吸之中,痛在于胁,振寒相搏,形如疟状。医反下之,故令脉数发热,狂走见鬼,心下为痞,小便淋漓,少腹甚硬,小便则尿血也。

---

1 齐:成本作"脐",可从。
2 数生热:成本作"数为热",可从。

关部脉象濡而弱，寸部脉弦，尺部脉微。寸脉弦为阳动于上，尺脉微为阴寒在下，这是上实下虚，所以想要得到温暖。微脉、弦脉都属虚，正虚不可攻下。脉微而咳嗽，咳时吐出涎沫，误用攻下，咳嗽虽止，但腹泻因此而不得停止，腹泻不止，就会并发胸中如虫子咬一样的疼痛。稀饭一吃进去就吐出，小便不通畅，两胁拘挛急迫，喘气困难，颈与背相互牵引，臂膊麻木不知疼痛。虚寒至极反有汗出，身体寒冷如冰，眼睛视物不清，讲话叨叨不断，但进食反多，这是除中证，虽然想把话说清楚，舌头却动转不灵。

关脉濡而弱，寸脉反见微，尺脉反见涩。关脉浮濡沉弱，寸脉反浮，尺脉反数。寸脉浮是阳气虚，尺脉数是血气虚。寸脉阳气虚，尺脉血气虚。寸脉浮是阳气虚，故自汗出而恶寒；尺脉数是血虚生热，故身体痛，震颤而寒栗。微弱脉见于关部，胸部以下感到急迫，气喘汗出，而呼吸困难，呼吸之间，胁部作痛，振寒发作，形似疟状。医生反用下法，以致脉数发热，发狂奔跑如见鬼状，心下痞硬，小便淋漓不爽，少腹甚硬，小便则有血尿出。

脉濡而紧，濡则卫气微，紧则荣中寒。阳微卫中风，发热而恶寒，荣紧胃气冷，微呕心内烦。医谓有大热，解肌而发汗，亡阳虚烦躁，心下苦痞坚，表里俱虚竭，卒起而头眩，客热在皮肤，怅怏不得眠[1]。不知胃气冷，紧寒在关元，技巧无所施，汲水灌其身。客热应时罢，栗栗而振寒，重被而覆之，汗出而冒巅[2]，体惕而又振，小便为微难。寒气因水发，清谷不容间，呕变反肠

---

[1] 怅怏：失意不乐的神态。

[2] 冒巅：头目昏晕眩冒。

出[1]，颠倒不得安，手足为微逆，身冷而内烦，迟欲从后救，安可复追还。

脉象濡而紧，濡是卫气虚弱，紧是营中受寒。阳气不足，卫中风邪，故发热、怕冷；营受寒邪，胃中虚冷，故微微呕吐、心烦不安。医生却认为肌表热甚，治疗时单用解肌发表药，致汗出亡阳，故烦躁不安，胃脘部痞胀硬结；表里皆虚，故骤然站起即感头晕，自觉肌表发热，苦闷不能安眠。医生仍不知道胃中虚寒、下焦寒甚，不循辨证论治规律，反而误用冷水浇灌病人身上，体表之热虽然可立即消退，却又引起寒栗震颤，须盖几床棉被。结果又导致汗出、头目昏晕、全身筋肉跳动、身体震颤。里寒因用冷水浇灌治疗而更甚，故出现腹泻不止，腹泻完谷不化，脱肛，呕吐，起卧不安，手足微有厥冷，身上发冷而心中烦躁。若治疗稍迟，后果不堪设想。

脉浮而大，浮为气实，大为血虚。血虚为无阴，孤阳独下阴部者，小便当赤而难，胞中当虚[2]，今反小便利，而大汗出，法应卫家当微，今反更实，津液四射，荣竭血尽，干烦而不眠，血薄肉消，而成暴一云黑。**液[3]。医复以毒药攻其胃，此为重虚，客阳去有期，必下如污泥而死。**

脉浮而紧，浮则为风，紧则为寒，风则伤卫，寒则伤荣，荣卫俱病，骨节烦疼，当发其汗，而不可下也。

---

1 呕变：呕吐带有异味。反肠出：直肠脱出，就是脱肛。

2 胞中：这里指膀胱。

3 暴液：是指火气煎熬津液。

趺阳脉迟而缓，胃气如经也。趺阳脉浮而数，浮则伤胃，数则动脾，此非本病，医特下之所为也。荣卫内陷，其数先微，脉反但浮，其人必大便硬，气噫而除。何以言之？本以数脉动脾，其数先微，故脾气不治，大便硬，气噫而除。今脉反浮，其数改微，邪气独留，心中则饥，邪热不杀谷，潮热发渴。脉数当缓迟，脉因前后度数如法，病者则饥。数脉不时，则生恶疮也。

脉象浮而大，浮而有力属于气实，大而中空属于血虚，血虚就是阴虚，阴虚就是阳亢，如孤阳下入阴部的，小便应当黄赤而短涩，排尿不畅，膀胱中也应当空虚，现在反而小便通利而大汗出，理应卫阳虚微，现在反而是邪实的样子，津液大量外泄，营血受到严重消耗，口干心烦而不得眠，血液少而肌肉消瘦，阴液受耗，犹如火热煎熬。医生再用峻下药攻其胃，这是更虚其虚，虚阳无所依附，势必立即就会外脱，泻下如污泥样的粪便而死亡。

脉象浮而紧，浮为感受风邪，紧为感受寒邪，风邪会伤卫气，寒邪会上荣气，荣气和卫气都受邪发病，周身关节疼烦，应当用发汗法治疗，不可用攻下法治疗。

趺阳部的脉象迟而缓，说明胃气正常。趺阳部脉象浮而数，浮为胃气受伤，数因脾气被扰，这不是脾胃本身病变，而是医生误用下法所致。误下伤中，荣卫之气内陷，数脉先不太甚，反见浮甚，病人必然大便硬结，得噫气才感舒适。为什么这样说呢？趺阳脉数本来与脾病有关，脉见微数，所以知脾的输运功能失常，而有大便硬结，得噫气才感到舒适等证。现在脉象反浮，数脉变微，为邪气独留，胃中既有饥饿感，但邪热又不能消化食物，里热津伤，以致潮热口渴。如果医生前后治疗得当，浮数之脉自当变为迟缓，病人就能知道饥饿而能食，假使数脉持续不变，就会发生恶疮。

脉数者，久数不止。止则邪结，正气不能复，正气却结于藏，故邪气浮之，与皮毛相得。脉数者不可下，下之必烦，利不止。

少阴病，脉微，不可发汗，亡阳故也。阳已虚，尺中弱涩者，复不可下之。

脉浮大，应发汗，医反下之，此为大逆也。

脉浮而大，心下反硬，有热属藏者，攻之，不令发汗；属府者，不令溲数，溲数则大便硬。汗多则热愈，汗少则便难。脉迟，尚未可攻。

二阳并病，太阳初得病时，而发其汗，汗先出不彻，因转属阳明，续自微汗出，不恶寒。若太阳证不罢者，不可下，下之为逆。

数脉主热，热久延不退，脉也就会久数不止。如果脉数而热止，这是邪气阻结，正气未能恢复，结于内脏，邪气反而外浮，相合于皮毛。脉数的不可攻下法，误用攻下就是发生心烦而腹泻不止。

少阴病，脉象微，不可用发汗法治疗，这是阳虚的缘故；阳气已虚，尺中脉象弱涩的，又不可用攻下法。

脉象浮大，治当发汗解表，医生反用攻下法治疗，这是极大的治疗错误。

脉象浮而大，心下部反而硬满，如属热结于里，应当用攻下法，不可使用发汗法。热邪炽盛的，不可使用利小便法，小便多就会使大便硬。汗出多就邪去热退，汗出少就邪不得去，热邪伤津就会大便难。脉迟，还不可使用攻下法。

太阳与阳明并病，太阳刚开始发病时，用发汗法治疗，但汗出得不透彻，因而病邪被传转属阳明，出现微汗出，不恶寒等症状。如果太阳病证未解除，不可用攻下法治疗，用攻下法就是治疗错误。

结胸证，脉浮大者，不可下，下之即死。

太阳与阳明合病，喘而胸满者，不可下。

太阳与少阳合病者，心下硬，颈项强而眩者，不可下。

诸四逆厥者，不可下之，虚家亦然。

病欲吐者，不可下。

太阳病，有外证未解，不可下，下之为逆。

病发于阳，而反下之，热入因作结胸；病发于阴，而反下之，因作痞。

脉浮而紧，而复下之，紧反入里，则作痞。

夫病阳多者热，下之则硬。

本虚，攻其热必哕。

无阳阴强，大便硬者，下之，必清谷腹满。

结胸证，脉象浮大的，不可攻下，误用攻下就会使病情恶化，甚至死亡。

太阳与阳明同时发病，气喘而胸部满闷的，不可用攻下法。

太阳与少阳同时发病的，证见管部痞硬，颈项强急而目眩的，不可用攻下法。

凡四肢厥冷的，不可使用攻下方药，身体虚弱而致四肢厥冷的，也同样不可使用攻下方药。

辨不可下病脉证并治第二十

病人泛泛欲吐的，不可用攻下法。

太阳病，表证没有解除的时候，不可用攻下法，如果使用下法，就违反了治疗规律而会使病情加剧。

病发于表，误用下法，邪热内陷，就是变成结胸；病发于里，误用下法，就会变成痞证。

患者脉象浮而紧，误用了下法以后，浮紧变为沉紧，就成了痞证。

凡病人阳气偏盛的，大多为热证，误用下法，可致心下痞硬。

患者本来中气虚，误用下法攻其热，必然会发生呃逆。

阳虚阴盛而大便硬的，误用下法，必致下利清谷和腹中胀满。

太阴之为病，腹满而吐，食不下，自利益甚，时腹自痛，下之，必胸下结硬。

厥阴之为病，消渴，气上撞心，心中疼热，饥而不欲食，食则吐蛔，下之利不止。

少阴病，饮食入口则吐，心中温温欲吐，复不能吐，始得之，手足寒，脉弦迟者，此胸中实，不可下也。

伤寒五六日，不结胸，腹濡，脉虚，复厥者，不可下。此亡血，下之死。

伤寒，发热头痛，微汗出，发汗则不识人；熏之则喘，小便不利，心腹满；下之则短气，小便难，头痛背强；加温针则衄。

人患了太阴病，就会出现腹中胀满而呕吐，饮食不下，腹泻很厉害，时时腹痛等证。如果误用攻下，必然会导致胃脘部痞结胀硬。

患了厥阴病，就会出现饮水多而渴仍不解，逆气上冲撞心，胃脘部疼痛且有灼热感，似有饥饿但又不想吃，进食时会吐出蛔虫等证状，误用攻下，就会腹泻不止。

少阴病，饮食吃下去就吐，心中感到泛泛欲吐，又吐不出来。开始得病时，四肢发冷，脉象弦迟的，这是胸中有实邪，不可使用下法。

伤寒病，经过五六天，无结胸证象，腹部饮，脉象虚而又四肢厥冷的，不可使用下法，因为这是血虚，如误用攻下，易引起死亡。

伤寒，发热头痛，微有汗出。误用辛温发汗，就会神志昏迷不识人；误用火熏，就会气喘不得小便，脘腹胀满；误用攻下，就会短气而小便困难，头痛，项背强；误用温针，就会引起鼻子出血。

伤寒，脉阴阳俱紧，恶寒发热，则脉欲厥。厥者，脉初来大，渐渐小，更来渐大，是其候也。如此者，恶寒，甚者翕翕汗出，喉中痛；若热多者，目赤脉多，睛不慧。医复发之，咽中则伤；若复下之，则两目闭，寒多便清谷，热多便脓血；若熏之，则身发黄；若熨之，则咽燥。若小便利者，可救之；若小便难者，为危殆。

伤寒发热，口中勃勃气出[1]，头痛，目黄，衄不可制，贪水者，必呕，恶水者厥。若下之，咽中生疮，假令手足温者，必下重便脓血。头痛目黄者，若下之，则目闭。贪水者，若下之，其脉必厥，其声嘤[2]，咽喉塞；若发汗，则战栗，阴阳俱虚。恶水

---

[1] 口中勃勃气出：形容口中气喷勃外出之意。

[2] 声嘤：声音不明了之意。嘤，鸟叫声。

者，若下之，则里冷不嗜食，大便完谷出；若发汗，则口中伤，舌上白胎，烦躁。脉数实，不大便六七日，后必便血；若发汗，则小便自利也。

得病二三日，脉弱，无太阳柴胡证，烦躁，心下痞，至四日，虽能食，以承气汤少少与微和之，令小安，至六日，与承气汤一升。若不大便六七日，小便少，虽不大便，但头硬，后必溏，未定成硬，攻之必溏，须小便利，屎定硬，乃可攻之。

藏结无阳证，不往来寒热，其人反静，舌上苔滑者，不可攻也。

伤寒，寸关尺三部脉象都紧，证见恶寒发热，就会有脉欲厥现象。脉厥，就是脉初来大，渐渐变小，再来又渐渐变大，这就是脉欲厥。出现这种脉象，就会怕冷，严重的就翕翕出汗，喉中疼痛。如果发热甚的，严重多红色筋脉，视物不清。医生反发其汗，因而咽伤疼痛；如果用下法，就会使两目闭尔懒开，寒多的下利清谷，热多的大便脓血；如用火熏，就会使身体发黄；如用火熨，就会咽喉干燥。如果小便利的，还有治疗的希望；如果小便难的，那就非常危险了。

伤寒，发热，口中热气勃勃冲出，头痛目黄，鼻子出血难以制止，多饮水的必然发生呕吐，延误饮水的就会手足厥冷。如误用攻下，就会导致咽中生疮，假使手足温的，会有里急后重而大便脓血。头痛目黄的，如误下就会眼睛闭着而懒于睁开。喜欢饮水的，如误下就会出现脉厥，声音细小，咽喉闭塞；如误汗就会振寒栗，阴阳均虚。厌恶饮水的，如误下就会使中焦虚寒而不想饮食，大便完谷不化；如误发汗，就会口中生疮，舌生白苔，烦躁不安。病人脉象数而有力，不大便六七天，以后可能会出现大便下血；如果发汗，就会小便自利。

得病二三天，脉象弱，没有太阳病证和小柴胡汤证，烦躁不安，胃脘部痞闷，到第四天，虽然能食，用承气汤少少与服以微和胃气，使病人稍微爽适些。到了第六天，与承气汤一升。如果六七天没有解过大便，小便少，虽然不大便，仅是初头硬，后边必然溏薄，没有完全燥硬，误用攻下，必然会解溏薄的大便。必须小便利，大便才可能完全燥结，才可用攻下法。

脏结没有阳证的见证，没有往来寒热，病人反而安静，舌上苔滑的，不可用攻下法治疗。

伤寒呕多，虽有阳明证，不可攻之。

阳明病，潮热，大便微硬者，可与大承气汤；不硬者，不可与之。若不大便六七日，恐有燥屎，欲知之法，少与小承气汤，汤入腹中，转矢气者，此有燥屎也，乃可攻之。若不转矢气者，此但初头硬，后必溏，不可攻之，攻之必胀满不能食也，欲饮水者，与水则哕。其后发热者，大便必复硬而少也，宜小承气汤和之。不转矢气者，慎不可攻也。大承气汤。方一。

大黄四两　**厚朴**八两，炙　**枳实**五枚，炙　**芒硝**三合

上四味，以水一斗，先煮二味，取五升，下大黄，煮取二升，去滓，下芒硝，再煮一二沸，分二服，利则止后服。

小承气汤方

大黄四两，酒洗　**厚朴**二两，炙，去皮　**枳实**三枚，炙

上三味，以水四升，煮取一升二合，去滓，分温再服。

伤寒中风，医反下之，其人下利日数十行，谷不化，腹中雷

鸣，**心下痞硬而满，干呕，心烦不得安。医见心下痞，谓病不尽，复下之，其痞益甚。此非结热，但以胃中虚，客气上逆，故使硬也。属甘草泻心汤。方二。**

伤寒，呕吐严重的，虽然有风温·神闭腑实证，也不可用攻下法治疗。

阳明病，法潮热，大便微硬的，可用大承气汤。大便不硬的，就不可用大承气汤。假如六七天来没有解大便，唯恐有燥屎阻结，要知是否有燥屎阻结，可先给少量的小承气汤，服汤后如腹中转气下趋，这是有燥屎的征象，才可用大承气汤攻之；如无屎气转动，这仅是初头硬，后必溏，不可使用攻下法，误用攻下必然会引起腹部胀满而不能进食，想要喝水的，水喝下去就会发生呃逆。病人后来发热的，大便必然又有轻度硬结，适宜用小承气汤和下。总之，不转屎气的，必须慎用峻下的大承气汤。

大承气汤方

大黄四两　厚朴八两，炙　枳实五枚，炙　芒硝三合

上面四味药，用水一斗，先煮厚朴、枳实二味，煮至能取五升药液时加入大黄，继续煮至能取二升药汁时，除去药滓，加入芒硝，再煮一二开，分二次服，得大便通利就停止服药。

小承气汤方

大黄四两，酒洗　厚朴二两，炙，去皮　枳实三枚，炙

上面三味药，用水四升，煮至能取一升二合药汁时，除去药滓，分二次温服。

伤寒或者中风，医生误用攻下法，以致腹泻一天有数十次之多，饮食不能消化，腹中鸣响如雷，胃脘部痞硬而胀满，干呕，心

烦不安。医生见到胃脘部痞硬，误认为病邪没有尽，再次便用攻下，以致胃脘部痞硬更严重。这不是热结，而是因为胃中虚，病气上逆，所以出现胃脘部痞硬，用甘草泻心汤治疗。

甘草四两,炙　**黄芩**三两　**干姜**三两　**大枣**十二枚,擘　**半夏**半升,洗　**黄连**一两

上六味，以水一斗，煮取六升，去滓，再煎取三升，温服一升，日三服。有人参，见第四卷中。

下利脉大者，虚也，以强下之故也。设脉浮革，因而肠鸣者，属当归四逆汤。方三。

当归三两　**桂枝**三两,去皮　**细辛**三两　**甘草**二两,炙　**通草**二两　**芍药**三两　**大枣**二十五枚,擘

上七味，以水八升，煮取三升，去滓，温服一升，半日三服。

阳明病，身合色赤[1]，不可攻之，必发热，色黄者，小便不利也。

甘草四两,炙　黄芩三两　干姜三两　大枣十二枚,掰　半夏半升,洗　黄连一两

上面六味药，用水一斗，煮至能取六升药汁时，除去药滓，再继续煎煮至能取三升药汁时，温服一升，一天服三次。方中当有人参，见第四卷中。

腹泻而脉象大的，是正气虚，由于勉强攻下的缘故。如果脉象浮革，因而肠鸣的，用当归四逆汤治疗。

1　身合色赤：阳明病篇206条作"面合色赤"，可从。

当归三两　桂枝三两，去皮　细心三两　甘草二两，炙　通草二两　芍药三两　大枣二十五枚，擘

上面七味药，用水八升，煮至能取三升药汁时，除去药滓，温服一升，半天服三次。

阳明病，面部通红，不可用攻下法。若误用攻下，必然发热，皮肤发黄，小便不利。

阳明病，心下硬满者，不可攻之。攻之，利遂不止者，死，利止者愈。

阳明病，自汗出，若发汗，小便自利者，此为津液内竭，虽硬不可攻之，须自欲大便，宜蜜煎导而通之。若土瓜根及猪胆汁，皆可为导。方四。

食蜜七合

上一味，于铜器内，微火煎，当须凝如饴状，搅之令焦着，欲可丸，并手捻作挺，令头锐，大如指，长二寸许。当热时急作，冷则硬。以纳谷道中，以手急抱，欲大便时，乃去之。疑非仲景意，已试甚良。又，大猪胆一枚，泻汁，和少许法醋，以灌谷道内，如一食顷，当大便出宿食恶物，甚效。

阳明病，胃脘部硬满的，不可用攻下法，误用攻下，而致腹泻不止的，有生命危险；腹泻停止的，还能痊愈。

阳明病，自汗出，如果再发其汗，或小便通利的，这是体内津液亏竭，大便虽然干硬，也不可用攻下法，应当等待病人想解大便的时候，用蜜煎润而导之。其他如土瓜根、大猪胆汁，都可以作为外导之剂。

蜂蜜七合

上面一味药，放在铜器内，用小火煎，应当使它像饴糖一样，要不停地搅动，不要发生沉淀而烧焦，待到可以作丸子时，用两手捻作挺子状，一头尖锐，手指那么粗，长二寸左右，乘热操作，冷了就要变硬。把做成的挺状物放到肛门内，用手固定，待到想大便时，才可松开手。怀疑这不是张仲景的药方，但经试用很好。另外，用大猪胆一个，取汁，加少量酸醋，用于灌入肛门，一顿饭时间，当排出宿食积滞等物，很有疗效。

辨可下病脉证并治第二十一

阳明病，汗多者，急下之，宜大柴胡汤。第一。加大黄，八味。一法用小承气汤。前别有二法。

少阴病，得之二三日，口燥咽干者，急下之，宜大承气汤。第二。四味。

少阴病，六七日，腹满不大便者，急下之，宜大承气汤。第三。用前第二方。

少阴病，下利清水，心下痛，口干者，可下之，宜大柴胡、大承气汤。第四。大柴胡汤用前第一方。大承气汤用前第二方。

下利，三部脉平，心下硬者，急下之，宜大承气汤。第五。用前第二方。

下利，脉迟滑者，内实也。利未止，当下之，宜大承气汤。第六。用前第二方。

阳明少阳合病，下利，脉不负者，顺也。脉滑数者，有宿食，当下之，宜大承气汤。第七。用前第二方。

寸脉浮大反涩，尺中微而涩，故知有宿食，当下之，宜大承气汤。第八。用前第二方。

下利，不欲饮食，以有宿食，当下之，宜大承气汤。第九。用前第二方。

下利瘥，至其年月日时复发者，以病不尽，当下之，宜大承气汤。第十。用前第二方。

病腹中满痛，此为实，当下之，宜大承气汤、大柴胡汤。第十一。大承气汤用前第二方，大柴胡用前第一方。

下利，脉反滑，当有所去，下乃愈，宜大承气汤。第十二。用前第二方。

腹满不减，减不足言，当下之，宜大柴胡汤、大承气汤。第十三。大柴胡汤用前第一方，大承气汤用前第二方。

伤寒后，脉沉。沉者，内实也，下之解，宜大柴胡汤。第十四。用前第一方。

伤寒六七日，目中不了了，睛不和，无表里证，大便难，身微热者，实也，急下之，宜大承气汤、大柴胡汤。第十五。大柴胡汤用前第一方，大承气汤用前第二方。

太阳病未解，脉阴阳俱停，先振栗汗出而解。阴脉微者，下之解，宜大柴胡汤。第十六。用前第一方。一法用调胃承气汤。

脉双弦而迟者，心下硬；脉大而紧者，阳中有阴也，可下之，宜大承气汤。第十七。用前第二方。

结胸者，项亦强，如柔痉状，下之和。第十八。结胸门用大陷胸丸。

病人无表里证，发热七八日，虽脉浮数者，可下之，宜大柴胡汤。第十九。用前第一方。

太阳病，表证仍在，脉微而沉，不结胸，发狂，少腹满，小便利，下血愈。宜下之，以抵当汤。第二十。四味。

太阳病，身黄，脉沉结，少腹硬，小便自利，其人如狂，血证谛，属抵当汤证。第二十一。用前第二十方。

伤寒有热，少腹满，应小便不利，今反利，为有血，当下之，宜抵当丸。第二十二。四味。

阳明病，但头汗出，小便不利，身必发黄，宜下之，茵陈蒿汤。第二十三。三味。

阳明病，其人喜忘，必有蓄血，大便色黑，宜抵当汤下之。第二十四。用前第二十方。

汗出谵语，以有燥屎，过经可下之，宜大柴胡、大承气汤。第二十五。大柴胡汤用前第一方，大承气汤用前第二方。

病人烦热，汗出，如疟状，日晡发热，脉实者，可下之，宜大柴胡、大承气汤。第二十六。大柴胡汤用第一方，大承气汤用第二方。

阳明病，谵语，潮热，不能食，胃中有燥屎。若能食，但硬耳。属大承气汤证。第二十七。用前第二方。

下利谵语者，有燥屎也，属小承气汤。第二十八。三味。

得病二三日，脉弱，无太阳、柴胡证，烦躁，心下痞。小便利，屎定硬，宜大承气汤。第二十九。用前第二方。一云大柴胡汤。

太阳中风，下利呕逆，表解，乃可攻之。属十枣汤。第三十。二味。

太阳病不解，热结膀胱，其人如狂，宜桃核承气汤。第三十一。五味。

伤寒七八日，身黄如橘子色，小便不利，腹微满者，属茵陈蒿汤证。第三十二。用前第二十三方。

伤寒发热，汗出不解，心中痞硬，呕吐而下利者，属大柴胡汤证。第三十三。用前第一方。

伤寒十余日，热结在里，往来寒热者，属大柴胡汤证。第三十四。用前第一方。

但结胸，无大热，水结在胸胁也，头微汗出者，属大陷胸汤。第三十五。三味。

伤寒六七日，结胸热实，脉沉紧，心下痛者，属大陷胸汤证。第三十六。用前第三十五方。

阳明病，多汗，津液外出，胃中燥，大便必硬，谵语，属小承气汤证。第三十七。用前第二十八方。

阳明病，不吐下，心烦者，属调胃承气汤。第三十八。三味。

阳明病，脉迟，虽汗出不恶寒，身必重，腹满而喘，有潮热，大便硬，大承气汤主之。若汗出多，微发热恶寒，桂枝汤主之。其热不潮，腹大满不通，与小承气汤。第三十九。大承气汤用前第二方，小承气汤用前第二十八方，桂枝汤五味。

阳明病，潮热，大便微硬者，与大承气汤。若不大便六七日，恐有燥屎，与小承气汤。若不转气，不可攻之。后发热，大便复硬者，宜以小承气汤和之。第四十。并用前方。

阳明病，谵语，潮热，脉滑疾者，属小承气汤证。第四十一。用前第二十八方。

二阳并病，太阳证罢，但发潮热，汗出，大便难，谵语者，下之愈，宜大承气汤。第四十二。用前第二方。

病人小便不利，大便乍难乍易，微热喘冒者，属大承气汤证。第四十三。用前第二方。

大下，六七日不大便，烦不解，腹满痛者，属大承气汤证。第四十四。用前第二方。

辨可下病脉证并治第二十一

大法，秋宜下。

就一般的治疗原则而言，秋季适宜使用攻下法。

凡可下者，用汤胜丸散[1]，中病便止，不必尽剂也。

凡可以用攻下药的病证，采用汤剂，比丸散剂力量大，疗效速。服攻下药得大便一通，就当停止后服，不需要服完全剂。

阳明病，发热，汗多者，急下之，宜大柴胡汤。方一。 一法用小承气汤。

柴胡八两　枳实四枚，炙　生姜五两　黄芩三两　芍药三两　大枣十二枚，擘　半夏半升，洗

上七味，以水一斗二升，煮取六升，去滓，更煎取三升，温服一升，日三服。一方云，加大黄二两。若不加，恐不成大柴胡汤。

少阴病，得之二三日，口燥咽干者，急下之，宜大承气汤。方二。

大黄四两，酒洗　厚朴半斤，炙，去皮　枳实五枚，炙　芒硝三合

上四味，以水一斗，先煮二物，取五升，纳大黄，更煮取二升，去滓，纳芒硝，更上微火一两沸，分温再服。得下余勿服。

少阴病，六七日，腹满不大便者，急下之，宜大承气汤。三。 用前第二方。

阳明病，发热汗多者，当急用下法治疗，宜用大柴胡汤。另有一种方子用小承气汤。

柴胡八两　枳实四枚，炙　生姜五两　黄芩三两　芍药三两　大枣

1　汤：煎剂。丸散：丸（或作圆），即丸剂；散，即散剂。

十二枚，掰　半夏半升，洗

上面七味药，用水一斗二升，煮至能取六升药汁时，除去药滓，继续再煎煮浓缩至可取三升药汁时，温服一升，一天服三次。另有一方：加大黄二两，如果不加，恐怕就不成为大柴胡汤。

少阴病，才得病二三天，就出现口中干、咽中燥的，当急用下法治疗，宜用大承气汤。

大黄四两，酒洗　厚朴半斤，炙，去皮　枳实五枚，炙　芒硝三合

上面四味药，用水一斗，先煮厚朴、枳实，煎至能取五升药汁时，除去药渣，加入大黄，再煮至能取二升药汁时，除去药滓，加入芒硝，再用微火煮一二沸，分二次服，得大便则余下的药汁就不要再服。

少阴病，发病六七天，出现腹部胀满，大便不通的，当急用下法治疗，宜用大承气汤。

少阴病，下利清水，色纯青，心下必痛，口干燥者，可下之，宜大柴胡、大承气汤。四。用前第二方。

下利，三部脉皆平，按之心下硬者，急下之，宜大承气汤。五。用前第二方。

下利，脉迟而滑者，内实也。利未欲止，当下之，宜大承气汤。六。用前第二方。

阳明少阳合病，必下利，其脉不负者，为顺也；负者，失也，互相克贼，名为负也。脉滑而数者，有宿食，当下之，宜大承气汤。七。用前第二方。

问曰：人病有宿食，何以别之？师曰：寸口脉浮而大，按之反涩，尺中亦微而涩，故知有宿食，当下之，宜大承气汤。八。

用前第二方。

少阴病，泻下稀水，颜色纯青，胃脘部必然疼痛，如果口中干燥的，可用下法治疗，宜用大柴胡汤或大承气汤。

腹泻，寸关尺三部脉象都比较正常，心下按之硬的，当急用下法治疗，宜用大承气汤。

腹泻，脉象迟而滑的，是内有实邪所致。如果腹泻没有止，当用下法治疗，宜用大承气汤。

阳明与少阳同时发病，必然发生腹泻，病人脉象没有出现木邪克土的，是为顺证。如果出现木邪克土的，就是逆证。脉滑而数的，是胃肠有食积停滞，当用下法治疗，宜用大承气汤。

问：人生病有食积停滞，怎样来辨认区别？答：寸口脉象浮而大，重按反而为涩，尺部的脉象也见微而涩，所以知道有食积停滞，当用下法治疗，宜用大承气汤。

下利，不欲食者，以有宿食故也，当下之，宜大承气汤。九。 用前第二方。

腹泻，不想进食，因为里有宿食的缘故，应当治以下法，宜用大承气汤。

下利瘥，至其年月日时复发者，以病不尽故也，当下之，宜大承气汤。十。 用前第二方。

腹泻愈后，到了次年的同一时间又复发的，这是病邪未除尽的缘故，应当攻下，宜用大承气汤。

病腹中满痛者，此为实也，当下之，宜大承气、大柴胡汤。十一。 用前第一、第二方。

病腹部胀满疼痛的，这是因为里有实邪阻滞，应当治以攻下，宜用大承气汤或大柴胡汤。

下利，脉反滑，当有所去，下乃愈，宜大承气汤。十二。用前第二方。

腹泻，脉反见滑的，为宿食停滞于内的征象，攻下宿食就可痊愈，宜用大承气汤。

腹满不减，减不足言，当下之，宜大柴胡、大承气汤。十三。用前第一、第二方。

伤寒后，脉沉，沉者，内实也，下之解，宜大柴胡汤。十四。用前第一方。

腹部胀满而不减轻，即使减轻也微不足道，当用下法治疗，宜用大柴胡汤或大承气汤。

伤寒病好以后，脉沉有力，脉沉，标志着内有实邪，用下法可解，宜用大柴胡汤。

伤寒六七日，目中不了了，睛不和，无表里证，大便难，身微热者，此为实也。急下之，宜大承气、大柴胡汤。十五。用前第一、第二方。

太阳病未解，脉阴阳俱停，一作微。**必先振栗，汗出而解。但阴脉微**一作尺脉实。**者，下之而解，宜大柴胡汤。十六。**用前第一方。一法，用调胃承气汤。

脉双弦而迟者，必心下硬；脉大而紧者，阳中有阴也，可下之，宜大承气汤。十七。用前第二方。

结胸者，项亦强，如柔痉状，下之则和。十八。结胸门用大陷胸丸。

病人无表里证，发热七八日，虽脉浮数者，可下之，宜大柴

胡汤，十九。用前第一方。

伤寒病得了六七天，眼睛看东西模糊不清，眼球转动不灵活，虽然没有严重的里实见证，只是大便困难，肌表微热，也可确诊为里实证，应当急用下法治疗，宜用大承气汤或大柴胡汤。

太阳病没有解除，尺寸部脉搏都停止不动，必然先作振抖战栗，然后汗出而病解。如果独见尺部微有搏动的，泻下以后病就可解，宜用大柴胡汤。

两手脉象都弦而迟的，必然伴有心下痞硬；如脉象大而紧的，不仅热盛于外，而且里有实热壅滞，可用下法治疗，宜用大承气汤。

结胸证，项部也强直，入通柔痉一样，用下法治疗，项部强直就可转为柔和。

病人没有典型的表证和里证，发热已经七八天，虽然脉象浮数，也可用下法治疗，宜用大柴胡汤。

太阳病六七日，表证仍在，脉微而沉，反不结胸，其人发狂者，以热在下焦，少腹当硬满，而小便自利者，下血乃愈。所以然者，以太阳随经，瘀血在里故也。宜下之，以抵当汤。方二十。

水蛭三十枚，熬　**桃仁**二十枚，去皮尖　**虻虫**三十枚，去翅足，熬　**大黄**三两，去皮，破六片

上四味，以水五升，煮取三升，去滓，温服一升，不下者，更服。

太阳病，身黄，脉沉结，少腹硬满，小便不利者，为无血也；小便自利，其人如狂者，血证谛，属抵当汤证。二十一。用

前第二十方。

伤寒有热，少腹满，应小便不利，今反利者，为有血也，当下之，宜抵当丸。方二十二。

大黄三两　桃仁二十五个，去皮尖　虻虫去翅足，熬　水蛭各二十个，熬

上四味，捣筛，为四丸，以水一升，煮一丸，取七合服之。晬时当下血，若不下者，更服。

阳明病，发热汗出者，此为热越，不能发黄也。但头汗出，身无汗，剂颈而还，小便不利，渴引水浆者，以瘀热在里，身必发黄，宜下之，以茵陈蒿汤。方二十三。

患太阳病六七天，表证仍然存在，脉微而沉，反而没有变成结胸证，病人发生精神狂乱的，因为热邪和血结在下焦，少腹部应当坚硬胀满，而小便通畅的，必须下血才可以痊愈。所以会这样，是因为太阳邪热入里与瘀血相结的缘故。宜于用下法治疗，用抵当汤。

水蛭三十枚，熬　桃仁二十枚，去皮尖　虻虫三十枚，去翅足，熬　大黄三两，去皮，破六片

上面四味药，用水五升，煮至能取三升药汁时，除去药滓，温服一升，没有腹泻的，再服。

太阳病，身上皮肤发黄，脉象沉结，少腹部坚硬胀满，小便不同利的，不适蓄血证；小便自行通利，病人精神发生狂乱的，蓄血证的证据确实，属于抵当汤证。

伤寒，发热，少腹胀满，应该小便不通利，现在反而通利的，为有血热结于下焦，应当用下法治疗，宜抵当丸。

大黄三两　桃仁二十五个，去皮尖　虻虫去翅足，熬　水蛭二十个，熬

上面四味药，捣细过筛，做成四颗丸，用水一升，煮一丸，取七合药汁服。二十四小时后应当下血，如果不下血，再服。

阳明病，发热汗出的，这是里热能够随汗外出，不会导致发黄；如果只有头部出汗，身上没有汗，头上出汗到颈部就停止了，而且小便不通利，口渴要喝糖水的，这是邪热郁滞在里，身体皮肤必然会发黄，宜用下法治疗，用茵陈汤。

茵陈蒿六两　**栀子**十四个，擘　**大黄**二两，破

上三味，以水一斗二升，先煮茵陈，减六升，纳二味，煮取三升，去滓，分温三服，小便当里，尿如皂角汁状，色正赤，一宿腹减，黄从小便去也。

阳明病，其人喜忘者，必有畜血。所以然者，本有久瘀血，故令喜忘。屎虽硬，大便反易，其色必黑，宜抵当汤下之。二十四。用前第二十方。

汗一作卧**。出谵语者，以有燥屎在胃中，此为风也。须下者，过经乃可下之。下之若早者，语言必乱，以表虚里实故也。下之愈，宜大柴胡、大承气汤。二十五。**用前第一、第二方。

病人烦热，汗出则解，又如疟状，日晡所发热者，属阳明也。脉实者，可下之，宜大柴胡、大承气汤。二十六。用前第一、第二方。

茵陈六两　**栀子**十四个，掰　**大黄**二两，破

上面三味药，用水一斗二升，先煮茵陈，待药液减去六升时，再加其余二味，煎至能取三升药汁时，除去药滓，分三次温服。服药后小便当利，小便如皂角汁一样，颜色发红，一夜后腹满好转，黄从小便排出。

阳明病，病人健忘的，体内必有瘀血停留，所以会这样，因为很早就有瘀血，才导致健忘，大便虽然坚硬，但排便却很容易，粪便的颜色必然是黑的，宜用抵当汤攻下瘀血。

病人汗出而言语谵妄的，是因为燥屎阻结于肠中，又有太阳中风未罢，里实治当攻下，但须待表证解除，才可攻下。如果攻下太早，必致语言错乱，这是因为表虚里实的缘故。单纯里实的，便用攻下就可治愈，宜用大柴胡汤或大承气汤。

病人心烦发热，汗出之后就可解除，可是病又发作，如疟疾一样，每至下午三到五时左右就定时发热的，这属于阳明病。脉象实而有力的，可用下法治疗，宜用大柴胡汤或大承气汤。

阳明病，谵语，有潮热，反不能食者，胃中有燥屎五六枚也；若能食者，但硬耳，属大承气汤证。二十七。 用前第二方。

下利谵语者，有燥屎也，属小承气汤。方二十八。

大黄四两　厚朴二两，炙，去皮　枳实三枚，炙

上三味，以水四升，煮取一升二合，去滓，分温再服，若更衣者，勿服之。

得病二三日，脉弱，无太阳、柴胡证，烦躁，心下痞，至四五日，虽能食，以承气汤少少与微和之，令小安，至六日，与承气汤一升。若不大便六七日，小便少者，虽不大便，但初头硬，后必溏，此未定成硬也，攻之必溏，须小便利，屎乃硬，乃可攻之，宜大承气汤。二十九。用前第二方、一云大柴胡汤。

太阳病中风，下利呕逆，表解者，乃可攻之。其人漐漐汗出，发作有时，头痛，心下痞硬满，引胁下痛，干呕则短气，汗出不恶寒者，此表解里未知也，属十枣汤。方三十。

阳明病，言语谵妄，有潮热，反而不能进食的，肠中必有燥屎阻结，可能有五六枚，宜用大承气汤攻下燥屎。如果能食的，只是大便干硬，燥结还不太甚。

腹泻而有言语谵妄的，这是肠中有燥屎内结，属于小承气汤治疗范围。

大黄四两　厚朴二两半，炙，去皮　枳实三枚，炙

上面三味药，用水四升，煮至能取一升二合药汁时，除去药滓，分二次服。服药后若大便通利，就不要再服第二服。

得病二三天，脉象弱，没有太阳病证和柴胡汤证，烦躁不安，胃脘部痞闷，到了四五天，虽然能进食，可用小承气汤，少少给予，以微和胃气，使病人得到稍微安稳。到了第六天，再给服小承气汤一升。如果六七天未解大便，小便少的，不大便，但仅是开始硬，后必溏薄，未完全燥硬，误用攻下，必致大便溏薄，必待到小便通利，大便才会完全燥硬，才可用攻下法治疗，宜用大承气汤。

太阳中风，腹泻，呕逆，表证解除的才可用攻下法治疗。病人微微汗出，发作有一定时间，头痛，胃脘部痞闷而硬满，牵引到胁部疼痛，干呕时就呼吸短促，虽有汗出却不怕冷的，这是表邪解而里未和，属于十枣汤主治证。

芫花熬赤　**甘遂**　**大戟**各等分

上三味，各异捣筛，称已，合治之，以水一升半，煮大肥枣十枚，取八合，去枣，纳药末，强人服重　钱匕，羸人半钱，温服之，平旦服。若下少，病不除者，明日更服，加半钱。得快下利后，糜粥自养。

太阳病不解，热结膀胱，其人如狂，血自下，下者愈。其外

未解者，尚未可攻，当先解其外；外解已，但少腹急结者，乃可攻之，宜桃核承气汤。方三十一。

桃仁五十枚，去皮尖　大黄四两　甘草二两，炙　芒硝二两　桂枝二两，去皮

上五味，以水七升，煮四物，取二升半，去滓，纳芒硝，更上火煎微沸，先食温服五合，日三服，当微利。

伤寒七八日，身黄如橘子色，小便不利，腹微满者，属茵陈蒿汤证。三十二。用前第二十三方。

芫花熬赤　甘遂　大戟各等分

上面三味药，分别捣细过筛完毕，合在一起，用水一半，煮大而肥的红枣十个，取八合枣汤，去掉枣子，加入药末，身体强壮的人加一钱匕药末，身体虚弱的人加半钱匕药末，温服，早晨服。服药后下得少，病未除的，明天再服，且增加半钱匕药末，直到大便畅快后为止，用煮得很烂的浓稠的稀粥调养。

太阳病表证未解，邪热结于膀胱部位，病人出现像发狂一样的症状，如果自动下血，血下后病就可以痊愈。病人表邪未解的，还不可用攻下法，应当先解其表，待表证解除后，之后少腹部拘挛结急的，才可使用攻下法，宜用桃核承气汤。

桃仁五十枚，去皮尖　大黄四两　甘草二两，炙　芒硝二两　桂枝二两，去皮

上面五味药，用水七升，煮四味药，煮至能取二升半药汁时，除去药滓，加入芒硝，再煮微沸，饭钱温服五合，一天服三次，应当有轻微下利。

伤寒七八天，周身皮肤发黄好像橘子色一样，小便不利，腹部

微有胀满的，属于茵陈蒿汤的主治证。

伤寒发热，汗出不解，心中痞硬，呕吐而下利者，属大柴胡汤证。三十三。用前第一方。

伤寒十余日，热结在里，复往来寒热者，属大柴胡汤证。三十四。用前第一方。

但结胸，无大热者，以水结在胸胁也，但头微汗出者，属大陷胸汤。方三十五。

大黄六两　芒硝一升　甘遂末一钱匕

上三味，以水六升，先煮大黄，取二升，去滓，纳芒硝，更煮一二沸，纳甘遂末，温服一升。

伤寒六七日，结胸热实，脉沉而紧，心下痛，按之石硬者，属大陷胸汤证。三十六。用前第三十五方。

阳明病，其人多汗，以津液外出，胃中燥，大便必硬，硬则谵语，属小承气汤证。三十七。用前第二十八方。

阳明病，不吐不下，心烦者，属调胃承气汤。方三十八。

伤寒发热，汗出而热不退，胃脘部痞硬，呕吐，腹泻的，属于大柴胡汤的主治证。

伤寒十多天，热邪结于里，而又往来寒热的，属于大柴胡汤主治证。

只有结胸症状，外表无大热的，这是因为水结在胸胁，仅头部微有汗出的，属于大陷胸汤主治证。

大黄六两　芒硝一升　甘遂末一钱匕

上面的三味药，用水六升，先煮大黄，煮至能取二升药汁时，去掉药滓，加入芒硝，再煮一二沸，加入甘遂末，温服一升。

伤寒六七天，发生属热属实的结胸证，脉象沉而紧，胃脘部疼痛，用手触按如同石头一样的坚硬，属于大陷胸汤主治证。

阳明病，病人因出汗太多，以致津液外泄，肠胃中因津液减少而干燥，大便必定结硬，大便硬就会发生谵语，属于小承气汤证。

阳明病，没有经过吐法或下法治疗，心烦不安的，属于调胃承气汤证。

大黄四两，酒洗　　**甘草**二两，炙　　**芒硝**半升

上三味，以水三升，煮取一升，去滓，纳芒硝，更上火微煮令沸，温顿服之。

阳明病，脉迟，虽汗出不恶寒者，其身必重，短气腹满而喘，有潮热者，此外欲解，可攻里也。手足濈然汗出者，此大便已硬也，大承气汤主之。若汗出多，微发热恶寒者，外表解也，桂枝汤主之。其热不潮，未可与承气汤；若腹大满不通者，与小承气汤，微和胃气，勿令至大泄下。三十九。大承气汤用前第二方，小承气用前第二十八方。

大黄四两，酒洗　　甘草二两，炙　　芒硝半升

上面三味药，用水三升，煮至能取一升药汁时，除去药滓，加入芒硝，再放在火上稍微煮开，趁热一次服下去。

阳明病，脉象迟，虽然汗出却不怕冷的，病人身体必觉沉重，且腹胀腹满，呼吸短促而喘，如果有潮热的，这是外证已解，可以攻下里实。手足连绵不断汗出的，这是大便已硬的表现，可用大承气汤主治。如果汗出多，微发热恶寒的，是表证还没解除，可先用桂枝汤主治。病人发热，但不潮热，就不可用承气汤治疗；如果腹胀满很厉害而大便不通的，可用小柴胡汤微和胃气，不要使过

分泻下。大承气汤用前面第二个方子,小承气汤用前面第二十八个方子。

桂枝汤方

桂枝_{去皮}　芍药　生姜_{切,各三两}　甘草_{二两,炙}　大枣_{十二枚,擘}

上五味,以水七升,煮取三升,去滓,温服一升。服汤后,饮热稀粥一升余,以助药力,取微似汗。

阳明病,潮热,大便微热者,可与大承气汤;不硬者,不可与之。若不大便六七日,恐有燥屎,欲知之法,少与小承气汤,汤入腹中,转矢气者,此有燥屎也,乃可攻之。若不转矢气者,此但初头硬,后必溏,不可攻之,攻之必胀满不能食也,欲饮水也,与水则哕。其后发热者,大便必复硬而少也,宜以小承气汤和之。不转矢气者,慎不可攻也。四十。_{并用前方。}

阳明病,谵语,发潮热,脉滑而疾者,小承气汤主之。因与承气汤一升,腹中转气者,更服一升;若不转气者,勿更与之。明日又不大便,脉反微涩者,里虚也,为难治,不可更与承气汤。四十一。_{前第二十八方。}

桂枝汤方

桂枝_{去皮}　芍药　生姜_{切,各三两}　甘草_{二两}　大枣_{十二枚,掰}

上面五味药,用水七升,煮至能取三升药汁时,除去药滓,温服一升。服药后,吃热稀粥一升多,以助药力,使微似汗出。

阳明病,发潮热,大便微硬的,可用大承气汤,大便不硬的,不可用大承气汤。如果不大便六七天,恐怕有燥屎内结,有想知道是否有燥屎内结的方法,少量给予小承气汤,服汤后如腹中转气下趋的,这是有燥屎,才可用大承气汤攻下。如腹中没有转气下趋的，这仅是初头硬，后必溏薄，就不可用攻下。误用攻下，必然导致腹部胀满而不能食，想要喝水的，水喝下去就会发生呃逆。如后来重又发热的，大便必然会重新有少量硬结，可用小承气汤和下。总之，不转屎气的，必须慎用峻攻的大承气汤。

阳明病，言语谵妄，发作潮热，脉象滑而疾的，用小承气汤主治。因而给小承气汤一升，腹中有气转动的，再服一升。如果腹中没有气转动的，不可再服。第二天又不大便，脉象反而微涩的，这是里虚，为难治的证候，不可再与承气汤。

二阳并病，太阳证罢，但发潮热，手足絷絷汗出，大便难而谵语者，下之则愈，宜大承气汤。四十二。用前第二方。

病人小便不利，大便乍难乍易，时有微热，喘冒不能卧者，有燥屎也，属大承气汤证。四十三。用前第二方。

大下后，六七日不大便，烦不解，腹满痛者，此有燥屎也。所以然者，本有宿食故也，属大承气汤证。四十四，用前第二方。

太阳与阳明并病，太阳证已经解除，只有发潮热，手足不断出汗，大便困难而言语谵妄的，治以攻下就可痊愈，宜用大承气汤。

病人小便不利，大便忽而困难忽而容易，体表时有轻微发热，喘息昏冒不能安卧的，这是肠中有燥屎内结，属于大承汤证。

大剂攻下之后，又有六七天不大便，烦躁没有解除，腹部胀满疼痛的，这是肠中有燥屎内结，所以会这样，是因为本来就有宿食的缘故，属于大承气证。

卷第十

辨发汗吐下后病脉证并治第二十二

太阳病，八九日，如疟状，热多寒少，不呕，清便，脉微而寒者，不可更发汗吐下也，以其不得小汗，身必痒，属桂枝麻黄各半汤。第一。七味。前有二十二病证。

服桂枝汤，或下之，仍头项强痛，发热，无汗，心下满痛，小便不利，属桂枝加茯苓白术汤。第二。六味。

太阳病，发汗不解，而下之，脉浮者，为在外，宜桂枝汤。第三。五味。

下之后，复发汗，昼日烦躁，夜安静，不呕，不渴，无表证，脉沉微者，属干姜附子汤。第四。二味。

伤寒，若吐下后，心下逆满，气上冲胸，起则头眩，脉沉紧，发汗则身为振摇者，属茯苓桂枝白术甘草汤。第五。四味。

发汗，若下之，病不解，烦躁者，属茯苓四逆汤。第六。五味。

发汗吐下后，虚烦不眠，若剧者，反复颠倒，心中懊憹，属栀子豉汤。少气者，栀子甘草豉汤；呕者，栀子生姜豉汤。第七。栀子豉汤二味；栀子甘草豉汤、栀子生姜豉汤，并三味。

发汗下之，而烦热胸中窒者，属栀子豉汤证。第八。用上初方。

太阳病，过经十余日，心下欲吐，胸中痛，大便溏，腹满，微烦，先此时极吐下者，与调胃承气汤。第九。三味。

太阳病，重发汗，复下之，不大便五六日，舌上燥而渴，日晡潮热，心腹硬满痛不可近者，属大陷胸汤。第十。三味。

伤寒五六日，发汗复下之，胸胁满微结，小便不利，渴而不呕，头汗出，寒热，心烦者，属柴胡桂枝干姜汤。第十一。七味。

伤寒发汗，吐下，解后，心下痞硬，噫气不除者，属旋覆代赭汤。第十二。七味。

伤寒下之，复发汗，心下痞，恶寒，表未解也，表解乃可攻痞。解表宜桂枝汤；攻痞宜大黄黄连泻心汤。第十三。桂枝汤用前第三方。大黄泻心汤二味。

伤寒，吐下后，七八日不解，热结在里，表里俱热，恶风，大渴，舌上燥而烦，欲饮水数升者，属白虎加人参汤。第十四。五味。

伤寒吐下后，不解，不大便至十余日，日晡发潮热，不恶寒，如见鬼状。剧者，不识人，循衣摸床，惕而不安，微喘直视，发热谵语者，属大承气汤。第十五。四味。

三阳合病，腹满身重，口不仁，面垢，谵语遗尿。发汗则谵语，下之则额上汗，手足逆冷，自汗出者，属白虎汤。第十六。四味。

阳明病，脉浮紧，咽燥口苦，腹满而喘，发热汗出，反恶寒，身重。若发汗则谵语；加温针必怵惕，烦躁不眠；若下之，则心中懊憹，舌上胎者，属栀子豉汤证。第十七。用前第七方。

辨发汗吐下后病脉证并治第二十二

阳明病，下之，心中懊憹而烦，胃中有燥屎，可攻，宜大承气汤。第十八。用前第十五方。

太阳病，吐下发汗后，微烦，小便数，大便硬者，与小承气汤和之。第十九。三味。

大汗大下而厥者，属四逆汤。第二十。三味。

太阳病，下之，气上冲者，与桂枝汤。第二十一。用前第三方。

太阳病，下之后，脉促胸满者，属桂枝去芍药汤。第二十二。四味。

若微寒者，属桂枝去芍药加附子汤。第二十三。五味。

太阳桂枝证，反下之，利不止，脉促，喘而汗出者，属葛根黄芩黄连汤。第二十四。四味。

太阳病，下之微喘者，表未解也，属桂枝加厚朴杏子汤。第二十五。七味。

伤寒，不大便六七日，头痛有热者，与承气汤。其小便清者，一云大便青。知不在里，当发汗，宜桂枝汤。第二十六。用前第三方。

伤寒五六日，下之后，身热不去，心中结痛者，属栀子豉汤证。第二十七。用前第七方。

伤寒下后，心烦，腹满，卧不起安，属栀子厚朴汤。第二十八。三味。

伤寒，以丸药下之，身热不去，微烦者，属栀子干姜汤。第二十九。二味。

伤寒下之，续得下利不止，身疼痛，急当救里；后身疼痛，清便自调者，急当救表。救里宜四逆汤；救表宜桂枝汤。第三十。并用前方。

太阳病，过经十余日，二三下之，柴胡证仍在，与小柴胡。呕止小安，郁郁微烦者，可与大柴胡汤。第三十一。八味。

伤寒，十三日不解，胸胁满而呕，日晡发潮热，微利。潮热者，实也，先服小柴胡汤以解外，后以柴胡加芒硝汤主之。第三十二。八味。

伤寒十三日，过经谵语，有热也。若小便利，当大便硬，而反利者，知以丸药下之也。脉和者，内实也，属调胃承气汤证。第三十三。用前第九方。

伤寒八九日，下之，胸满烦惊，小便不利，谵语，身重不可转侧者，属柴胡加龙骨牡蛎汤。第三十四。十二味。

火逆下之，因烧针烦躁者，属桂枝甘草龙骨牡蛎汤。第三十五。四味。

太阳病，脉浮而动数，头痛发热，盗汗，恶寒，反下之，膈内拒痛，短气躁烦，心中懊憹，心下因硬，则为结胸，属大陷胸汤证。第三十六。用前第十九方。

伤寒五六日，呕而发热者，小柴胡汤证具，以他药下之，柴胡证仍在者，复与柴胡汤。必蒸蒸而振，却发热汗出而解。若心满而硬痛者，此为结胸，大陷胸汤主之。但满而不痛者，为痞，属半夏泻心汤。第三十七。七味。

本以下之，故心下痞，其人渴而口燥烦，小便不利者，属五苓散。第三十八。五味。

伤寒中风，下之，其人下利日数十行，腹中雷鸣，心下痞硬，干呕，心烦。复下之，其痞益甚，属甘草泻心汤。第

辨发汗吐下后病脉证并治第二十二

三十九。六味。

伤寒服药，下利不止，心下痞硬。复下之，利不止。与理中，利益甚，属赤石脂禹余粮汤。第四十。二味。

太阳病，外证未除，数下之，遂协热而利，利不止，心下痞硬，表里不解，属桂枝人参汤。第四十一。五味。

下后，不可更行桂枝汤，汗出而喘，无大热者，属麻黄杏子甘草石膏汤。第四十二。四味。

阳明病，下之，外有热，手足温，心中懊憹，饥不能食，但头汗出，属栀子豉汤证。第四十三。用前第七方。

伤寒吐后，腹胀满者，属调胃承气汤证。第四十四。用前第九方。

病人无表里证，发热七八日，脉虽浮数，可下之。假令已下，脉数不解，不大便者，有瘀血，属抵当汤。第四十五。四味。

本太阳病，反下之，腹满痛，属太阴也，属桂枝加芍药汤。四十六。五味。

伤寒六七日，大下，寸脉沉而迟，手足厥，下部脉不至，喉咽不利，唾脓血者，属麻黄升麻汤。第四十七。十四味。

伤寒本自寒下，复吐下之，食入口即吐，属干姜黄芩黄连人参汤。第四十八。四味。

师曰：病人脉微而涩者，此为医所病也。人发其汗，又数大下之，其人亡血，病当恶寒，后乃发热，无休止时。下月盛热，欲着复衣；冬月盛寒，欲裸其身。所以然者，阳微则恶寒，阴弱则发热，此医发其汗，使阳气微，又大下之，令阴气弱。五月之时，阳气在表，胃中虚冷，以阳气内微，不能胜冷，故欲着复衣；十一月之时，阳气在里，胃中烦热，以阴气内弱，不能胜热，故欲裸其身。又阴脉迟涩，故知亡血也。

寸口脉浮大，而医反下之，此为大逆。浮则无血，大则为寒，寒气相搏，则为肠鸣。医乃不知，而反饮冷水，令汗大出，水得寒气，冷必相搏，其人则饐。

老师说：病人脉象微而涩的，这是医生误治所造成的病变。由于发汗太多，又多次峻下，造成病人血液亏耗，病人当有怕冷，而后发热等症状，并且没有休止时间。夏天天气很热，却要穿几件衣服；冬天天气很冷，却要裸露身体。之所以会这样，是因为阳气微就要怕冷，阴气弱就会发热，医生误发其汗，以致阳气衰微，又误用下法，以致阴气衰弱。五月的时节，阳气在表，里阳反而不足，胃中虚冷，抵不住寒冷，所以要多穿几件衣服；十一月的时节，阳气在里，胃中烦热，因阴气内弱，阳虚不能胜热，所以要裸露身体。另外，根据尺部脉象涩，因而知道为阴血虚弱。

寸口脉象浮大，而医生反用下法，这是很大的治疗错误。脉象浮是血虚，脉象大是中寒，寒气相搏于中，就会引起肠鸣。医生不知这个病理，反而使用饮冷水的方法来发汗，以致大汗出，冷水遇到寒气，必然相互博结，因此患者就会发生噎塞的病证。

太阳病三日，已发汗，若吐若下若温针，仍不解者，此为坏病，桂枝不中与之也。观其脉证，知犯何逆，随证治之。

脉浮数者，法当汗出而愈，若下之，身重，心悸者，不可发汗，当自汗出乃解。所以然者，尺中脉微，此里虚，须表里实，津液和，便自汗出愈。

辨发汗吐下后病脉证并治第二十二

凡病若发汗，若吐，若下，若亡血，无津液，阴阳脉自和者，必自愈。

大下之后，复发汗，小便不利者，亡津液故也。勿治之，得小便利，必自愈。

下之后，复发汗，必振寒，脉微细。所以然者，以内外俱虚故也。

本发汗，而复下之，此为逆也；若先发汗，治不为逆。本先下之，而反汗治，为逆；若先下之，治为不逆。

太阳病三天，已经用过发汗的方法，又用过吐法，以及攻下或温针等方法治疗，而病仍然没有解，这是坏病，桂枝汤已不适用了。应当观察其脉证的变化，分析其产生变化的病因病机，然后根据其变化了的病因病机进行治疗。

脉象浮数的，常规应当汗出而愈，如果误用下法，以致身体沉重，心悸动的，就不可使用发汗方法治疗，应当使其自动汗出，病才能解除。所以会这样，因为尺中脉象微弱，这是里虚，必须等待表里之气恢复，津液能和，就会自动汗出而痊愈。

大凡疾病，如果用发汗，或用吐法或泻下的方法治疗，导致血液损伤，津液亏虚，如果其尺寸部脉象自动趋向平和的，就可能痊愈。

峻下以后，又发其汗，以致小便不利的，这是损伤了津液的缘故；不能用利小便的方法治疗，必须等待津液恢复而小便通利，就可自然痊愈。

用了下法以后，又用了汗法，因而发生振栗怕冷，脉象微细，所以会这样，因为内外都虚弱的缘故。本来应该发汗，反而治以攻下，这样治疗是错误的，如果先用发汗的方法治疗，其治疗就不是错误的。本来应该先用下法治疗，反而治以发汗，这样治疗也是错误的；如果先用下法治疗，其治疗就不是错误的。

太阳病，先下而不愈，因复发汗，以此表里俱虚，其人因致冒，冒家汗出自愈。所以然者，汗出表和故也。得表和，然后复下之。

得病六七日，脉迟浮弱，恶风寒，手足温。医二三下之，不能食，而胁下满痛，面目及身黄，颈项强，小便难者，与柴胡汤，后必下重；本渴饮水而呕者，柴胡不中与也，食谷者哕。

太阳病，二三日，不能卧，但欲起，心下必结，脉微弱者，此本有寒分也。反下之，若利止，必作结胸；未止者，四日复下之，此作协热利也。

太阳病，下之，其脉促，一作纵。**不结胸者，此为欲解也。脉浮者，必结胸；脉紧者，必咽痛；脉弦者，必两胁拘急；脉细数者，头痛未止；脉沉紧者，必欲呕；脉沉滑者，协热利；脉浮滑者，必下血。**

太阳病，先用下法治疗，病没有解，因而又用发汗法治疗，以致患者表里都虚，出现头晕目眩的症状，这种头目昏眩是要出汗的先兆，汗一出病就会好。之所以会这样，是因为汗出就会使表气和的缘故。待表气和以后如果里气仍不和的，再用下法治疗。

患病六七天，脉象迟而浮弱，恶风怕冷，手足温暖。医生使用了二三次泻下法治疗，以致不能饮食，胁下胀满疼痛，面部、眼睛即周身皮肤发黄，颈项强急，小便困难的，如果用小柴胡汤治疗，必然会感到肛门坠重；本来口渴喝水而呕吐的，或进食后呃逆的，都不适于使用柴胡汤。

患太阳病二三天,不能睡眠,只想站着,胃脘部必然有痞结,脉象微弱的,这是本来有寒饮的缘故,反而用下法治疗,如果腹泻停止,必将发生结胸;如果腹泻不止,第四天再次用下法,这就形成协热利了。

太阳病,误用下法治疗,病人的脉象急促,不变成结胸的,这是病要外解的现象。脉象浮的,必然变为结胸;脉紧的,必然会咽喉疼痛;脉弦的,必然会两胁拘急;脉细数的,头痛还没停止;脉沉紧的,必有气逆欲呕;脉沉滑的,会出现邪热下利;脉浮滑的,必然会发生大便下血。

太阳少阳并病,而反下之,成结胸,心下硬,下利不止,水浆不下,其人心烦。

脉浮而紧,而复下之,紧反入里,则作痞,按之自濡,但气痞耳。

伤寒吐下发汗后,虚烦,脉甚微,八九日心下痞硬,胁下痛,气上冲咽喉,眩冒,经脉动惕者,久而成痿。

阳明病,能食,下之不解者,其人不能食,若攻其热必哕。所以然者,胃中虚冷故也。以其人本虚,攻其热必哕。

阳明病,脉迟,食难用饱,饱则发烦,头眩,必小便难,此欲作谷疸。虽下之,腹满如故,所以然者,脉迟故也。

大病阳多者热,下之则硬;汗多,极发其汗亦硬。

太阳与少阳并病,反而用下法治疗,以致变为结胸证,胃脘部硬,腹泻不止,汤水不能下咽,病人心中烦躁。

脉象浮而紧,反而用下法治疗,浮紧变为沉紧,就变成为痞证，按之柔软，进食气机痞结的缘故。

伤寒，经用涌吐、攻下、发汗治疗后，以致虚烦不安，脉象非常微弱。到八九天的时候，又出现胃脘部痞硬，胁下疼痛，自觉有气上冲咽喉，眩晕昏冒，经脉跳动的，时间长了，就会变成痿证。

阳明病，能进食，用攻下法治疗而不解的，如果病人不能进食，误用寒凉药攻其热，必发生呃逆。所以会这样，因为胃中虚冷的缘故。病人原来中气虚，所以误攻其热，必然发生呃逆。

阳明病，脉象迟，饮食不能吃得太饱，吃得太饱就会发生烦躁，头昏眼花，小便必然困难，这是将要发生谷疸病。虽然用泻下药治疗，而腹部胀满仍和原来一样，之所以会这样，是因为脉象迟的缘故。

凡病人阳气偏盛的，大多为热证，误用下法，会致心下痞硬。病人汗多，发汗太过，也会使心下痞硬。

太阳病，寸缓关浮尺弱，其人发热，汗出，复恶寒，不呕，但心下痞者，此以医下之也。

太阴之为病，腹满而吐，食不下，自利益甚，时腹自痛。若下之，必胸下结硬。

伤寒大吐大下之，极虚，复极汗者，其人外气怫郁，复与之水，以发其汗，因得哕。所以然者，胃中寒冷故也。

吐利发汗后，脉平，小烦者，以新虚不胜谷气故也。

太阳病，医发汗，遂发热恶寒；因复下之，心下痞。表里俱虚，阴阳气并竭，无阳则阴独。复加烧针，因胸烦，面色青黄，肤润者，难治；金色微黄，手足温者，易愈。

太阳病，寸部脉缓，关部脉浮，尺部脉弱，病人发热汗出，又有恶寒，不呕，但胃脘部痞满的，这是医生误治所致。

太阴病所表现的证候，为腹中胀满而呕吐，饮食不下，腹泻得厉害，时有腹痛。如误用攻下，势必胃脘部痞结胀硬。

伤寒病经过大吐大下后，胃气极度虚弱，又大发其汗的，因病人体表无汗而有郁热感，又用饮水的方法来发汗，因而引起呃逆。之所以会这样，是因为胃中寒冷的缘故。

吐利发汗以后，病人脉象平缓，却心烦，这是因为身体虚弱不胜谷气的原因。

太阳病，医生用发汗法治疗，就发热恶寒；因而又用攻下法治疗，以致心下痞塞。由于汗下失当，以致表里都虚邪，阴气和阳气都受到损害而亏虚。因误下邪陷，表证反得解除，邪结成痞而里证独具。再用烧针治疗，因而胸中烦热，假使面部颜色青黄，肌肉跳动的，较难治疗；现在面色微黄，手足温暖的，还容易治愈。

太阳病，得之八九日，如疟状，发热恶寒，热多寒少，其人不呕，清便欲自可，一日二三度发。脉微缓者，为欲愈也。脉微而恶寒者，此阴阳俱虚，不可更发汗更下更吐也；面色反有热色者，未欲解也，以其不能得小汗出，身必痒，属桂枝麻黄各半汤。方一。

桂枝一两十六铢　**芍药**一两　**生姜**一两，切　甘草一两，炙　**麻黄**一两，去节　**大枣**四枚，擘　**杏仁**二十四个，汤浸，去皮尖及两人者

上七味，以水五升，先煮麻黄　二沸，去上沫，纳诸药，煮取一升八合，去滓，温服六合。本云，桂枝汤三合，麻黄汤三合，并为六合，顿服。

服桂枝汤，或下之，仍头项强痛，翕翕发热，无汗，心下满

微痛，小便不利者，属桂枝去桂加茯苓白术汤。方二。

芍药三两　**甘草**二两，炙　**生姜**三两，切　**白术**三两　**茯苓**三两　**大枣**十二枚，擘

上六味，以水八升，煮取三升，去滓，温服一升。小便利则愈。本云，桂枝汤，进去桂枝，加茯苓、白术。

太阳病，先发汗不解，而下之，脉浮者不愈。浮在为外，而反下之，故令不愈。今脉浮，故在外，当须解外则愈，宜桂枝汤。方三。

太阳病，过经八九日，好像疟疾一样，发热恶寒，发热的时间较长，恶寒的时间较短，病人不呕吐，大小便也还正常，一天要发二三次。如果脉象微缓的，这是将要痊愈的表现。如果脉象微而怕冷的，这是表里都虚，不可再用发汗，再用攻下，再用涌吐的方法治疗。如果面部反而出现红色的，这表明表证还没有解，因为病人连轻微的小汗都没有出，身上一定作痒，属于桂枝麻黄各半汤证。

桂枝一两十六铢　芍药一两　生姜一两，切　甘草一两，炙　麻黄一两，去节　大枣四枚，擘　杏仁二十四个，用水浸泡，去皮尖及两仁

上面七味药，用水五升，现将麻黄煮一二开，除去上面的白沫，加入其余各药，煮至能取一升八合药汁时，除去药滓，温服六合。本来讲，桂枝汤三合，麻黄汤三合，合在一起为六合，一次服完。

服用了桂枝汤，或又用了下法，仍然头项强痛，翕翕发热，没有汗，胃脘部满而又疼痛，小便不利的，用桂枝去桂加茯苓白术汤治疗。

辨发汗吐下后病脉证并治第二十二

芍药三两　甘草二两，炙　生姜三两，切　白术三两　茯苓三两　大枣十二枚，擘

上面六味药，用水八升，煮至能取三升药汁时，除去药滓，温服一升，小便通利病就痊愈。本来叫桂枝汤，现在去桂枝，加上茯苓、白术。

太阳病，先用发汗法治疗而病不解，因而又用攻下法治疗，脉象浮的病没有好。脉象浮为病邪在表，当用汗法而反用下法，所以不能痊愈。现在脉象浮，所以知道病在表，还应当解表，病才能得愈，宜用桂枝汤。

桂枝三两，去皮　芍药三两　生姜三两，切　甘草二两，炙　大枣十二枚，擘

上五味，以水七升，煮取三升，去滓，温服一升。须臾啜热粥稀粥一升，以助药力，取汗。

下之后，复发汗，昼日烦躁不得眠，夜而安静，不呕，不渴，无表证，脉沉微，身无大热者，属干姜附子汤。方四。

干姜一两　附子一枚，生用，去皮，破八片

上二味，以水三升，煮取一升，去滓，顿服。

伤寒，若吐若下后，心下逆满，气上冲胸，起则头眩，脉沉紧，发汗则动经，身为振振摇者，属茯苓桂枝白术甘草汤。方五。

茯苓四两　桂枝二两，去皮　白术二两　甘草二两，炙

上四味，以水六升，煮取三升，去滓，分温三服。

发汗，若下之后，病仍不解，烦躁者，属茯苓四逆汤。方六。

桂枝三两,去皮　芍药三两　生姜三两,切　甘草二两,炙　大枣十二枚,擘

上面五味药,用水七升,煮至能取三升药汁时,除去药滓,温服一升,服药后一会儿,喝热稀粥一升,以助药力,使之发汗。

用下法后,又用发汗法治疗,病人白天心烦躁扰不安,不能平静入睡,夜里却能安静睡眠,没有呕吐,也不口渴,没有表证,脉象沉微,体表没有大热的,属于干姜附子汤证。

干姜一两　附子一枚,生用,去皮,破八片

上面两味药,用水三升,煮至能取一升药汁时,除去药滓,立即一次服下。

伤寒,或经过吐法,或经过下法治疗后,胃脘部气逆满闷,有气机上冲胸膈,起立时就感到头目眩晕,脉象沉紧,属于茯苓桂枝白术甘草汤证。此时用发汗法治疗,就会影响到经脉,发生身体振动摇摆的变证。

茯苓四两　桂枝三两,去皮　白术二两　甘草二两,炙

上面四味药,用水六升,煮至能取三升药汁时,除去药滓,分三次温服。

经过发汗或攻下治疗后,病仍然不解除,而烦躁不安的,属于茯苓四逆汤证。

茯苓四两　人参一两　附子一枚,生用,去皮,破八片　甘草二两,炙　干姜一两半

上五味,以水五升,煮取二升,去滓,温服七合,日三服。

发汗吐下后,虚烦不得眠,若剧者,必反复颠倒,心中懊憹,属栀子豉汤。若少气者,栀子甘草豉汤;若呕者,栀子生姜

豉汤。七。

肥栀子十四枚，擘　香豉四合，绵裹

上二味，以水四升，先煮栀子，得二升半，纳豉，煮取一升半，去滓，分为二服。温进一服，得吐者，止后服。

栀子甘草豉汤方

肥栀子十四个，擘　甘草二两，炙　香豉四合，绵裹

上三味，以水四升，先煮二味，取二升半，纳豉，煮取一升半，去滓，分二服。温进一服，得吐者，止后服。

栀子生姜豉汤方

肥栀子十四个，擘　生姜五两，切　香豉四合，绵裹

上三味，以水四升，先煮二味，取二升半，纳豉，煮取一升半，去滓，分二服。温进一服，得吐者，止后服。

发汗若下之，而烦热胸中窒者，属栀子豉汤证。八。用前初方。

茯苓四两　人参一两　附子一枚，生用，去皮，破八片　甘草二两，炙
干姜一两半

上面五味药，用水五升，煮至能取二升药汁时，除去药滓，温服七合，一天服三次。

经过发汗或吐法、下法治疗后，心中烦躁而不能睡眠，如果烦躁得厉害，就会翻来覆去，心中闷乱得难以形容，属于栀子豉汤证。如兼气不足的，用栀子甘草豉汤治疗。如兼呕吐的，用栀子生姜豉汤治疗。

肥栀子十四枚，掰　香豉四合，棉布裹

上面两味药，用水四升，先煮栀子，煮得药汁二升半，加入

香豉，煮至能取一升半药汁时，除去药滓，分为二次服，先温服一升，如出现呕吐，就停止后面的一服。

栀子甘草豉汤方

肥栀子十四个，擘　　甘草二两，炙　　香豉四合，棉布裹

上面三味药，用水四升，先煮栀子、甘草二味，煮得药汁二升半，加入香豉，煮至能取一升半药汁时，除去药滓，分二次温服，先温服一升，如果出现呕吐，就停止后面的一服。

栀子生姜豉汤方

肥栀子十四个，擘　　生姜五两，切　　香豉四合，棉布裹

上面三味药，用水四升，先煮栀子、生姜二味，煮得药汁二升半，加入香豉，煮至能取一升半药汁时，除去药滓，分二次温服，先温服一次，如果出现呕吐的，就停止后面一服。

经过发汗或下法治疗后，出现心烦而热，胸中窒闷不舒的，属于栀子豉汤证。

太阳病，过经十余日，心下温温欲吐，而胸中痛，大便反溏，腹微满，郁郁微烦，先此时极吐下者，与调胃承气汤。若不尔者，不可与。但欲呕，胸中痛，微溏者，此非柴胡汤证。以呕故知极吐下也，调胃承气汤。方九。

大黄四两，酒洗　　甘草二两，炙　　芒硝半升

上三味，以水三升，煮取一升，去滓，纳芒硝，更上火令沸，顿服之。

太阳病，重发汗而复下之，不大便五六日，舌上燥而渴，日晡所小有潮热，一云，日晡所心胸大烦。**从心下至少腹硬满而痛，不可近者，属大陷胸汤。方十。**

大黄六两，去皮，酒洗　芒硝一升　甘遂末一钱匕

上三味，以水六升，煮大黄，取二升，去滓，纳芒硝，煮两沸，纳甘遂末，温服一升，得快利，止后服。

伤寒五六日，已发汗，而复下之，胸胁满微结，小便不利，渴而不呕，但头汗出，往来寒热，心烦者，此为未解也，属柴胡桂枝干姜汤。方十一。

柴胡半斤　桂枝三两，去皮　干姜二两　瓜蒌根四两　黄芩三两　甘草二两，炙　牡蛎二两，熬

上七味，以水一斗二升，煮取六升，去滓，再煎取三升，温服一升，日三服。初服微烦，后汗出便愈。

伤寒发汗，若吐若下，解后，心下痞硬，噫气不除者，属旋覆代赭汤。方十二。

太阳病，已经过了愈期十多天，胃中泛泛要呕吐，而胸中疼痛，大便反而溏薄，腹部微胀满，郁郁微烦不舒，在出现这种情况以前曾经用过大吐大下的，可以用调胃承气汤治疗。如果不是大吐大下所致的，就不可用调胃承气汤。只是欲呕吐，胸中疼痛，大便微溏的，这不是柴胡汤证，根据心中泛泛欲吐等症状，判断是大吐大下所致。

调胃承气汤方

大黄四两，酒洗　甘草二两，炙　芒硝半升

上面三味药，用水三升，煮至能取一升药汁时，除去药渣，加入芒硝，再用火煮开，一次服下。

太阳病，经过多次发汗，又用过攻下，有五六天未解大便，舌上燥而口渴，下午三到五时左右微有潮热，从胃脘部至少腹部硬满

而疼痛，不能用手触按的，属于大陷胸汤证。

大黄六两，去皮，酒洗　芒硝一升　甘遂末一钱匕

上面三味药，用水六升，煮大黄，煮至能取二升药汁时，除去药渣，加入芒硝，煮两开，再加入甘遂末，温服一升，得大便畅快下利，就停止服后面的药。

伤寒五六天，已经用过汗法，而且又用过下法，胸胁部胀满微结，小便不利，口渴而不呕吐，只有头部出汗，往来寒热，心中烦扰不安的，这是病还没解除，属于柴胡桂枝干姜汤证。

柴胡半斤　桂枝三两，去皮　干姜二两　瓜蒌根四两　黄芩三两　甘草二两，炙　牡蛎二两，熬

上面七味药，用水一斗二升，煮至能取六升药汁时，除去药渣，继续再煎煮浓缩至能取三升药汁时，温服一升，一天服三次，初次服下后会有轻度心烦，接着就会汗出病愈。

伤寒，经过发汗或呕吐、攻下，外邪解除以后，但见胃脘部痞硬，噫气而痞硬不除的，属于旋覆代赭汤证。

旋覆花三两　**人参**二两　**生姜**五两　**代赭**一两　**甘草**三两，炙　**半夏**半升，洗　**大枣**十二枚，擘

上七味，以水一斗，煮取六升，去滓，再煎取三升，温服一升，日三服。

伤寒大下之，复发汗，心下痞，恶寒者，表未解也，不可攻痞，当先解表，表解乃可攻痞。解表宜桂枝汤，用前方；攻痞宜大黄黄连泻心汤。方十三。

大黄二两，酒洗　**黄连**一两

上二味，以麻沸汤二升渍之，须臾绞去滓，分温再服。有黄

芩，见第四卷中。

伤寒，若吐下后，七八日不解，热结在里，表里俱热，时时恶风，大渴，舌上干燥而烦，欲饮水数升者，属白虎加人参汤。方十四。

知母六两　石膏一斤，碎　甘草二两，炙　粳米六合　人参三两

上五味，以水一斗，煮米熟汤成，去滓，温服一升，日三服。

伤寒若吐若下后，不解，不大便五六日，上至十余日，日晡所发潮热，不恶寒，独语如见鬼状。若剧者，发则不识人，循衣摸床，惕而不安，一云顺衣妄撮，怵惕不安。**微喘直视。脉弦者生，涩者死。微者，但发热谵语者，属大承气汤。方十五。**

旋覆花三两　人参二两　生姜五两　代赭一两　甘草三两，炙　半夏半升，洗　大枣十二枚，擘

上面七味药，用水一斗，煮至能取六升药汁时，除去药渣，继续再煎煮，浓缩至三升药汁时，温服一升，一天服三次。

伤寒，经过大下，又发过汗，胃中痞塞，怕冷的，表邪还未解除，不可先治痞证，应当先解表邪，表邪解除后才可以治疗痞证。解表宜用桂枝汤，用法和前面一样，治疗痞证宜用大黄黄连泻心汤。

大黄二两，酒洗　黄连一两

上面二味药，用开水二升浸渍，一会儿就绞去药渣，分二次温服。方中当有黄芩，见第四卷中。

伤寒，用过吐法或下法治疗后，经过七八天病未解除，热邪蕴结在里，表里都热，常感到怕风，渴得很厉害，舌上干燥而心烦不

安，想喝很多水，属于白虎加人参汤证。

知母六两　石膏一斤，碎　甘草二两，炙　粳米六合　人参三两

上面五味药，用水一斗，主导米熟的时候汤就好了，除去药渣，温服一升，一天服三次。

伤寒，经过吐法或下法治疗后不解，五六天甚至十多天不大便，下午三到五时左右发潮热，不怕冷，自言自语，好像见到鬼一样。如病情严重的，昏迷不认识人，两手顺着衣角或床边乱摸，惊惕不安，气促微喘，眼睛直视，此时如脉象弦的，还有治愈的希望，如脉象涩的，多为死候。如果病情较轻，只有发热谵语的，属于大承气汤证。

大黄四两，去皮，酒洗　厚朴半斤，炙　枳实五枚，炙　芒硝三合

上四味，以水一斗，先煮二味，取五升，纳大黄，煮取二升，去滓，纳芒硝，更煮令一沸，分温再服。得利者，止后服。

三阳合病，腹满身重，难以转侧，口不仁，面垢。又作枯，一云向经。

谵语遗尿，发汗则谵语，下之则额上生汗，若手足逆冷，自汗出者，属白虎汤。十六。

知母六两　石膏一斤，碎　甘草五两，炙　粳米六合

上四味，以水一斗，煮米熟汤成，去滓，温服一升，日三服。

阳明病，脉浮而紧，咽燥口苦，腹满而喘，发热汗出，不恶寒，反恶热，身重。若发汗则躁，心愦愦而反谵语；若加温针，必怵惕烦躁不得眠；若下之，则胃中空虚，客气动膈，心中懊恼，舌上胎者，属栀子豉汤证。十七。

大黄四两，去皮，酒洗　厚朴半斤，炙　枳实五枚，炙　芒硝三合

上面四味药，用水一斗，先煮厚朴、枳实二味，煮取药汁五升，加入大黄，煮至能取药汁二升时，除去药渣，加入芒硝，再煮一沸，分二次温服，得大便通利，就停止服用。

三阳合病，腹部胀满，身体沉重，转侧困难，言语不利，不知食味，面部油腻污垢。又作枯，一说向经。

言语谵妄，小便自遗，误用发汗治疗就会使言语谵妄更重，误用下法就会发生额部出汗，手足逆冷。如果自汗出的，属于白虎汤证。

知母六两　石膏一斤，碎　甘草二两，炙　粳米六合

上面四味药，用水一斗，煮到米熟汤成，除去药渣，温服一升，一天服三次。

阳明病，脉象浮而紧，咽部干燥，口中苦，腹部胀满而气喘，发热，汗出，不怕冷，反而怕热，身体沉重。如果误用发汗，就会心中躁扰烦乱，反而言语谵妄；如误用温针，就会怵惕烦躁不得安眠；如误用下法，就会损伤胃气，邪气扰于胸膈，阴气心中懊憹，舌上有黄白薄腻苔的，属于栀子豉汤证。

阳明病，下之，心中懊憹而烦，胃中有燥屎者，可攻。腹微满，初头硬，后必溏，不可攻之。若有燥屎者，宜大承气汤。第十八。用前第十五方。

太阳病，若吐若下若发汗后，微烦，小便数，大便因硬者，与小承气汤和之愈。方十九。

大黄四两，酒洗　厚朴二两，炙　枳实三枚，炙

上三味，以水四升，煮取一升二合，去滓，分温二服。

大汗，若大下，而厥冷者，属四逆汤。方二十。

甘草二两，炙　干姜一两半　附子一枚，生用，去皮，破八片

上三味，以水三升，煮取一升二合，去滓，分温再服。强人可大附子一枚，干姜四两。

太阳病，下之后，其气上冲者，可与桂枝汤。若不上者，不得与之。二十一。 用前第三方。

阳明病，用攻下法治疗后，心中懊恼而烦闷，肠中有燥屎的，可用攻下法治疗。腹部微有胀满，大便开始时硬，后面就溏薄，就不可用攻下法治疗。如果有燥屎的，宜用大承气汤。

太阳病，或用吐法，或用下法，或用发汗法治疗后，出现轻微烦躁，小便频数，因而大便结硬的，可用小承气汤和其胃气，就可痊愈。

大黄四两，酒洗　厚朴二两，炙　枳实三枚，炙

上面三味药，用水四升，煮至能取一升二合药汁时，除去药渣，分二次温服。

大汗出或大下，因而出现手足厥冷的，属于四逆汤证。

甘草二两，炙　干姜一两半　附子一枚，生用，去皮，破八片

上面三味药，用水三升，煮至能取药汁一升二合时，除去药渣，分二次温服。身体强壮的人，可用大附子一枚，干姜四两。

太阳病，用下法治疗，病人自觉胸中有逆气上冲的，可用桂枝汤治疗。如果没有逆气上冲的，不得用桂枝汤治疗。

太阳病，下之后，脉促胸满者，属桂枝去芍药汤。方二十二。 促，一作纵。

桂枝三两，去皮　甘草二两，炙　生姜三两　大枣十二枚，擘

辨发汗吐下后病脉证并治第二十二

上四味，以水七升，煮取三升，去滓，温服一升。本云，桂枝汤，今去芍药。

若微寒者，属桂枝去芍药加附子汤。方二十三。

桂枝三两，去皮　甘草二两，炙　生姜三两，切　大枣十二枚，擘　附子一枚，炮

上五味，以水七升，煮取三升，去滓，温服一升。本云，桂枝汤，今去芍药加附子。

太阳病桂枝证，医反下之，利遂不止，脉促者，表未解也；喘而汗出者，属葛根黄芩黄连汤。方二十四。促，一作纵。

葛根半斤　甘草二两，炙　黄芩三两　黄连三两

上四味，以水八升，先煮葛根，减二升，纳诸药，煮取二升，去滓，温分再服。

太阳病，下之微喘者，表未解故也，属桂枝加厚朴杏子汤。方二十五。

太阳病，误用下法治疗后，出现脉象急促，胸部满闷的，属于桂枝去芍药汤证。

桂枝三两，去皮　甘草二两，炙　生姜三两　大枣十二枚，擘

上面四味药，用水七升，煮至能取药汁三升时，除去药渣，温服一升。本来叫桂枝汤，现在去芍药。

如果脉象微而怕冷厉害的，属于桂枝去芍药加附子汤的主治证。

桂枝三两，去皮　甘草二两，炙　生姜三两，切　大枣十二枚，擘　附子一枚，炮

上面五味药，用水七升，煮至能取药汁三升时，除去药渣，温

服一升。本来叫桂枝汤,现在去掉芍药,加上附子。

太阳病,出现桂枝汤证,医生反用下法治疗,于是下利不止,这时脉象急促的,为表邪尚未解除,如果发生气喘而汗出的,属于葛根黄芩黄连汤证。

葛根半斤　甘草二两,炙　黄芩三两　黄连三两

上面四味药,用水八升,先煮葛根,待药液减去二升时,加入其余药物,煮至能取药汁二升时,除去药渣,分二次温服。

太阳病,误用下法后,发生微喘的,这是表邪未解的缘故,属于桂枝加厚朴杏子汤证。

桂枝三两,去皮　芍药三两　生姜三两,切　甘草二两,炙　厚朴二两,炙,去皮　大枣十二枚,擘　杏仁五十个,去皮尖

上七味,以水七升,煮取三升,去滓,温服一升。

伤寒,不大便六七日,头痛有热者,与承气汤。其小便清者,一云大便青。知不在里,仍解表也,当须发汗。若头痛者,必衄。宜桂枝汤。二十六。用前第三方。

伤寒五六日,大下之后,身热不去,心中结痛者,未欲解也,属栀子豉汤证。二十七。用前第七方。

伤寒下后,心烦,腹满,卧起不安者,属栀子厚朴汤。方二十八。

栀子十四枚,擘　厚朴四两,炙　枳实四个,水浸,炙令赤

上三味,以水三升半,煮取一升半,去滓,分二服。温进一服,得吐者,止后服。

伤寒,医以丸药大下之,身热不去,微烦者,属栀子干姜汤。方二十九。

桂枝三两,去皮　芍药三两　生姜三两,切　甘草二两,炙　厚朴二两,炙,去皮　大枣十二枚,擘　杏仁五十个,去皮尖

上面七味药,用水七升,煮至能取药汁三升时,除去药渣,温服一升。

伤寒,不大便六七天,头痛发热的,用承气汤治疗。如病人小便清白的,为病不在里而仍然在表,应当用发汗法治疗,如头痛不愈的,必致鼻子出血。宜用桂枝汤。用前面第三个方子。

伤寒病经过五六天,用了大剂泻下药以后,发热不退,心胸部窒塞头痛的,这是病没有解除,属十枣子豉汤证。用前面第七个方子。

伤寒,用下法治疗后,出现心中烦扰,腹部胀满,坐卧都不安宁的,属于栀子厚朴汤治疗。

栀子十四枚,擘　厚朴四两,炙　枳实四个,水浸,炙令赤

上面三味药,用水三升半,煮至能取药汁一升半时,除去药渣,分二次服,先温进一服,如果出现呕吐的,就停止服用后面的药。

伤寒,医生用峻烈泻下的丸药治疗,发热不退,微有心烦的,属于栀子干姜汤证。

栀子十四个,擘　干姜二两

上二味,以水三升半,煮取一升半,去滓,分二服。一服得吐者,止后服。

凡用栀子汤,病人旧微溏者,不可与服之。

伤寒,医下之,续得下利清谷不止,身疼痛者,急当救里;后身疼痛,清便自调者,急当救表。救里宜四逆汤;救表宜桂枝

汤。三十。并用前方。

太阳病，过经十余日，反二三下之，后四五日，柴胡证仍在者，先于小柴胡。呕不止，心下急，一云，呕止小安。郁郁微烦者，为未解也，可与大柴胡汤，下之则愈。方三十一。

柴胡半斤　**黄芩**三两　**芍药**三两　**半夏**半升，洗　**生姜**五两　**枳实**四枚，炙　**大枣**十二枚，擘

上七味，以水一斗二升，煮取六升，去滓，再煎取三升，温服一升，日三服。一方加大黄二两，若不加，恐不为大柴胡汤。

伤寒，十三日不解，胸胁满而呕，日晡所发潮热，已而微利。此本柴胡证，下之不得利，今反利者，知医以丸药下之，此非其治也。潮热者，实也，先服小柴胡汤以外解，后以柴胡加芒硝汤主之。方三十二。

栀子十四枚，擘　干姜二两

上面二味药，用水三升半，煮至能取药汁一升半时，除去药渣，分二次服，如果第一次服后出现呕吐的，就停止第二次服用。

凡是要用栀子汤治疗的，如果病人平素大便稀溏的，就不可以服用。

伤寒，医生用下法治疗，接着就出现腹泻，完谷不化，连续不止，身体疼痛的，应当急用救里治疗；后来身体仍疼痛，但大便正常的，再治疗其表证。治疗里证用四逆汤，治疗表证用桂枝汤。

太阳病，超过愈期十多天，反而多次用攻下法治疗，四五天后，小柴胡汤证仍然存在的，先使用小柴胡汤治疗。如果呕吐不止，胃脘急迫，郁郁微烦的，是病还没解除，可用大柴胡汤下其邪实，病就可愈。

辨发汗吐下后病脉证并治第二十二

柴胡半斤　黄芩三两　芍药三两　半夏半升，洗　生姜五两　枳实四枚　大枣十二枚，掰

上面七味药，用水一斗二升，煮至能取药汁六升时，除去药渣，继续再煎煮，浓缩至能取三升药汁时，温服一升，一天服三次。另有一方加大黄二两，如不加大黄，恐怕就不是大柴胡汤。

伤寒，已经十三天，病还未解，胸胁部胀满而呕吐，下午三到五时左右发潮热，不久又发生轻微腹泻。这本来是大柴胡汤证，用大柴胡汤下之而未见腹泻，现在反而腹泻的，可见这是医生误用丸药攻下的结果，这不是治疗的正确方法。潮热是里实的主证，应当先用小柴胡汤以解外邪，然后再用柴胡加芒硝汤主治。

柴胡二两十六铢　**黄芩**一两　**人参**一两　**甘草**一两，炙　**生姜**一两　**半夏**二十铢，旧云五枚，洗　**大枣**四枚，擘　**芒硝**二两

上八味，以水四升，煮取二升，去滓，纳芒硝，更煮微沸。温分再服。不解更作。

伤寒十三日，过经谵语者，以有热也，当以汤下之。若小便利者，大便当硬，而反下利，脉调和者，知医以丸药下之，非其治也。若自下利者，脉当微厥，今反和者，此为内实也，属调胃承气汤证。三十三。用前第九方。

伤寒八九日，下之，胸满烦惊，小便不利，谵语，一身尽重，不可转侧者，属柴胡加龙骨牡蛎汤。方三十四。

柴胡四两　**龙骨**一两半　**黄芩**一两半　**生姜**一两半，切　**铅丹**一两半　**人参**一两半　**桂枝**一两半，去皮　**茯苓**一两半，去皮　**半夏**二合半，洗　**大黄**三两　**牡蛎**一两半，熬　**大枣**六枚，擘

上十二味，以水八升，煮取四升，纳大黄，切如棋子，更煮

一二沸，去滓，温服一升。本云，柴胡汤，今加龙骨等。

火逆下之，因烧针烦躁者，属桂枝甘草龙骨牡蛎汤。方三十五。

柴胡二两十六铢　黄芩一两　人参一两　甘草一两，炙　生姜一两　半夏二十铢，旧云五枚，洗　大枣四枚，擘　芒硝二两

上面八味药，用水四升，煮至能取二升药汁时，除去药渣，加入芒硝，再煮微沸，分二次温服，病不解，再用此方煎服。

病伤寒十三天，超过疾病愈期而出现谵语的，乃是里有实热的缘故，应当用汤药攻下。如果小便利的，大便应当坚硬，反而腹泻，脉象调和的，可见这是医生误用攻下所致，不是正确的治疗。如果不是因误下而是自动腹泻，脉象应当微厥，现在反而调和的，这是里实，属于调胃承气汤证。

患伤寒八九天，用下法治疗，因而胸部胀满，烦扰惊惕，小便不利，言语谵妄，全身都沉重而不能转侧的，属于柴胡加龙骨牡蛎汤证。

柴胡四两　龙骨一两半　黄芩一两半　生姜一两半，切　铅丹一两半　人参一两半　桂枝一两半，去皮　茯苓一两半　半夏二合半，洗　大黄二两　牡蛎一两半，熬　大枣六枚，擘

上面十二味药，用水八升，煮至能取四升药汁时，除去药滓，加入大黄，切如棋子大小，再煮一二开，除去药渣，温服一升。本来叫柴胡汤，现在加龙骨等药。

火逆证，下后又用烧针，因而引起烦躁的，属于桂枝甘草龙骨牡蛎汤证。

桂枝一两，去皮　**甘草**二两，炙　**龙骨**二两　**牡蛎**二两，熬

上四味，以水五升，煮取二升半，去滓，温服八合，日三服。

太阳病，脉浮而动数，浮则为风，数则为热，动则为痛，数则为虚，头痛发热，微盗汗出，而反恶寒者，表未解也。医反下之，动数变迟，膈内拒痛，一云，头痛即眩。胃中空虚，客气动膈，短气躁烦，心中懊憹，阳气内陷，心下因硬，则为结胸，属大陷胸汤证。若不结胸，但头汗出，余处无汗，剂颈而还，小便不利，身必发黄。三十六。用前第十方。

伤寒五六日，呕而发热者，柴胡汤证具，而以他药下之，柴胡证仍在者，复与柴胡汤。此虽已下之，不为逆，必蒸蒸而振，却发热汗出而解。若心下满而硬痛者，此为结胸也，大陷胸汤主之，用前方。但满而不痛者，此为痞，柴胡不中与之，属半夏泻心汤。方三十七。

桂枝一两，去皮　甘草二两，炙　龙骨二两　牡蛎二两，熬

上面四味药，用水五升，煮至能取药汁二升半时，除去药渣，温服八合，一天服三次。

太阳病，脉象浮而动数，服为风邪在表，数为有热，动是痛的表现，数脉又主虚，头痛发热，微有盗汗，反而怕冷的，这是表邪未解。医生反误用下法，以致动数的脉象变为迟脉，胸膈部疼痛拒按，这是因为卫气因误下而致空虚，邪气陷于胸膈部位，所以呼吸短促，躁烦不安，胸中懊憹，表邪内陷，胃脘部因而硬满，以致称为结胸证，属于大陷胸汤证。如果没有形成结胸，只是头上有汗，其余地方没汗，到颈部就停止，小便不利，必然会出现身体发黄。

伤寒五六天，呕逆而且发热的，小柴胡汤证的主证已经具备，

而用其他药攻下，但柴胡汤证仍然存在的就仍可用柴胡汤进行治疗。这虽误用攻下，还未产生变证，不是逆候，服小柴胡汤后，定会发生蒸蒸振颤，然后发热汗出而解。如果下后出现胃脘部胀满而硬痛的，这是结胸证，用大陷胸汤主治，按照前面的方法。只是胃脘部胀满而不疼痛的，这是痞证，柴胡汤是不适用的，属于半夏泻心汤证。

半夏半升，洗　**黄芩**三两　**干姜**三两　**人参**三两　**甘草**三两，炙　**黄连**一两　**大枣**十二枚，擘

上七味，以水一斗，煮取六升，去滓，再煎取三升，温服一升，日三服。

本以下之，故心下痞，与泻心汤，痞不解，其人渴而口燥烦，小便不利者，属五苓散。方三十八。 一方云，忍之一日乃愈。

猪苓十八铢，去黑皮　**白术**十八铢　**茯苓**十八铢　**泽泻**一两六铢　**桂心**半两，去皮

上五味，为散，白饮和服方寸匕，日三服。多饮暖水，汗出愈。

伤寒中风，医反下之，其人下利日数十行，谷不化，腹中雷鸣，心下痞硬而满，干呕，心烦不得安。医见心下痞，谓病不尽，复下之，其痞益甚，此非结热，但以胃中虚，客气上逆，故使硬也，属甘草泻心汤。方三十九。

半夏半升，洗　黄芩三两　干姜三两　人参三两　甘草三两，炙　黄连一两　大枣十二枚，掰

上面七味药，用水一升，煮至能取药汁六升时，除去药渣，继续再煎煮浓缩至能取三升药汁时，温服一升，一天服三次。

本来是因为误用攻下，所以心下痞满，用泻心汤治疗，痞证不解。病人口渴，口中干燥而心烦，小便不利的，属于五苓散证。另有一方说，忍一天就好了。

猪苓十八铢，去黑皮　白术十八铢　茯苓十八铢　泽泻一两六铢　桂心半两，去皮

上面五味药，制为散剂，用米汤调服方寸匕，一天服三次。多喝热开水，使汗出则病愈。

伤寒或者中风，医生反用下法治疗，病人腹泻一天有数十次，饮食不能消化，腹中鸣响如雷，胃脘部痞硬而胀满，干呕，心烦不安。医生见到胃脘部痞硬，误认为病邪未尽，再次用下法治疗，以致胃脘部痞硬更严重。这不是热邪内结，而是因为胃中虚弱，病气上逆，所以使胃脘部痞硬，属于甘草泻心汤证。

甘草四两，炙　黄芩三两　干姜三两　半夏半升，洗　大枣十二枚，擘　黄连一两

上六味，以水一斗，煮取六升，去滓，再煎取三升，温服一升，日三服。有人参，见第四卷中。

伤寒服汤药，下利不止，心下痞硬。腹泻心汤已，复以他药下之，利不止。医以理中与之，利益甚。理中，理中焦，此利在下焦，属赤石脂禹余粮汤。复不止者，当利其小便。方四十。

赤石脂一斤，碎　太一禹余粮一斤，碎

上二味，以水六升，煮取二升，去滓，分温二服。

太阳病，外证未除，而数下之，遂协热而利，利下不止，心下痞硬，表里不解者，属桂枝人参汤。方四十一。

桂枝四两，别切，去皮　甘草四两，炙　白术三两　人参三两　干姜三两

上五味，以水九升，先煮四味，取五升，纳桂，更煮取三升，去滓，温服一升，日再夜一服。

下后，不可更行桂枝汤，汗出而喘，无大热者，属麻黄杏子甘草石膏汤。方四十二。

甘草四两，炙　黄芩三两　干姜三两　半夏半升，洗　大枣十二枚，掰　黄连一两

上面六味药，用水一斗，煮至能取药汁六升时，除去药渣，继续再煎煮浓缩至能取药汁三升时，温服一升，一天服三次。方中当有人参，见第四卷中。

伤寒表证，服用攻下汤药，以致腹泻不止，胃脘部痞硬。服过泻心汤以后，又用其他攻下药，腹泻仍未停止。医生改用理中汤来治疗，腹泻更加严重，因为理中汤只能调理中焦，这种腹泻是下焦滑脱不禁，属于赤石脂禹余粮汤主治。如果腹泻再不止的，应当利其小便。

赤石脂一斤，碎　禹余粮一斤，碎

上面二味药，用水六升，煮至能取药汁二升时，除去药渣，分三次温服。

太阳病，病证还没有解，就多次用攻下，于是就发生挟表热而腹泻，腹泻不止，胃脘部痞硬，表证和里证都没有解的，属于桂枝人参汤证。

桂枝四两，别切，去皮　甘草四两，炙　白术三两　人参三两　干姜三两

上面五味药，用水九升，先煮甘草、白术、人参、干姜四味药，取五升药汁，加入桂枝，再煮至能取三升药汁时，除去药渣，

温服一升，白天服二次，夜里再服一次。

攻下以后，不可以再用桂枝汤。如果汗出而气喘，肌表没有大热的，属于麻黄杏仁甘草石膏汤主治证。

麻黄四两,去节　**杏仁**五十个,去皮尖　**甘草**二两,炙　**石膏**半斤,碎

上四味，以水七升，先煮麻黄，减二升，去上沫，纳诸药，煮取三升，去滓，温服一升。本云，黄耳杯。

阳明病，下之，其外有热，手足温，不结胸，心中懊憹，饥不能食，但头汗出者，属栀子豉汤证。四十三。用前第七出方。

伤寒吐后，腹胀满者，属调胃承气汤证。四十四。用前第九方。

病人无表里证，发热七八日，脉虽浮数者，可下之。假令已下，脉数不解，今热则消谷善饥，至六七日，不大便者，有瘀血，属抵当汤。方四十五。

大黄三两,酒洗　**桃仁**二十枚,去皮尖　**水蛭**三十枚,熬　**虻虫**去翅足,三十枚,熬

上四味，以水五升，煮取三升，去滓，温服一升。不下更服。

本太阳病，医反下之，因尔腹满时痛者，属太阴也，属桂枝加芍药汤。方四十六。

麻黄四两,去节　杏仁五十个,去皮尖　甘草二两,炙　石膏半斤,碎

上面四味药，用水七升，先煮麻黄，待药液减去二升时，除去上面白沫，加入其余药物，煮至能取三升药汁时，除去药渣，温服一升。本来是黄耳杯。

阳明病，用下法治疗后，体表有热，手足温暖，没有变成结胸证，心中懊恼，嘈杂如饥，但又不能进食，只是头部汗出的，属于

栀子豉汤主治证。

伤寒用吐法治疗后，腹部胀满的，属于调胃承气汤主治证。

病人没有典型的表证和里证，发热七八天，脉象虽然浮数，可用下法治疗。假使泻下药后，脉数没有改变，并且消谷善饥，到第六七天不大便的，是有瘀血内结，属于抵当汤主治证。

大黄三两，酒洗　桃仁二十枚，去皮尖　水蛭三十枚，熬　虻虫去翅足，三十枚，熬

上面四味药，用水五升，煮至能取药汁三升时，除去药渣，温服一升，如果大便不通利，再服。

本是太阳病，医生反用下法，因而出现腹中胀满而时时疼痛的，属于太阴病，属桂枝加芍药汤主治证。

桂枝三两，去皮　芍药六两　甘草二两，炙　大枣十二枚，擘　生姜三两，切

上五味，以水七升，煮取三升，去滓，分温三服。本云，桂枝汤，今加芍药。

伤寒六七日，大下，寸脉沉而迟，手足厥逆，下部脉不至，喉咽不利，唾脓血，泄利不止者，为难治，属麻黄升麻汤。方四十七。

麻黄二两半，去节　升麻一两六铢　当归一两六铢　知母十八铢　黄芩十八铢　萎蕤十八铢，一作菖蒲　芍药六铢　天门冬六铢，去心　桂枝六铢，去皮　茯苓六铢　甘草六铢，炙　石膏六铢，碎，绵裹　白术六铢　干姜六铢

上十四味，以水一斗，麻黄一两沸，去上沫，纳诸药，煮取三升，去滓，分温三服，相去如炊三斗米顷令尽，汗出愈。

辨发汗吐下后病脉证并治第二十二

伤寒本自寒下，医复吐下之，寒格更逆吐下，若食入口即吐，属干姜黄芩黄连人参汤。方四十八。

干姜　黄芩　黄连　人参各三两

上四味，以水六升，煮取二升，去滓，分温再服。

桂枝三两,去皮　芍药六两　甘草二两,炙　大枣十二枚,掰　生姜三两,切

上面五味药，用水七升，煮至能取药汁三升时，除去药渣，分三次温服。本来叫桂枝汤，现加芍药。

伤寒病六七天，用峻下药后，寸口脉象沉而迟，手足厥逆，尺部的脉象摸不到，咽喉吞咽困难，突出脓血，腹泻不止的，这种病难治，属于麻黄升麻汤证。

麻黄二两半,去节　升麻一两六铢　当归一两六铢　知母十八铢　黄芩十八铢　葳蕤十八铢,一作菖蒲　芍药六铢　天门冬六铢,去心　桂枝六铢,去皮　茯苓六铢　甘草六铢,炙　石膏六铢,碎,棉布裹　白术六铢　干姜六铢

上面十四味药，用水一斗，现将麻黄煮至一二开，除去上面的白沫，加入其余药物，煮至能取药汁三升时，除去药渣，分三次温服，在煮三斗米的时间内全部服完，使汗出就痊愈。

伤寒病，本因虚寒而腹泻，医生又误用吐法、下法治疗，以致中焦虚寒更甚，反而格热于上，因而吐泻更加厉害。如果饮食入口就吐的，属于干姜黄芩黄连人参汤证。

干姜　黄芩　黄连　人参各三两

上面四味药，用水六升，煮至能取药汁二升时，除去药渣，分二次温服。

总主编 ◎ 楼宇烈

羊皮卷珍藏版

中华优秀传统文化经典丛书

伤寒论·金匮要略

下

〔东汉〕张仲景 原著
曹洪欣 武国忠 主编

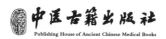

金匮要略

《金匮要略方论》序

张仲景为《伤寒杂病论》合十六卷，今世但传《伤寒论》十卷，杂病未见其书，或于诸家方中载其一二矣。翰林学士王洙在馆阁日，于蠹简中得仲景《金匮玉函要略方》三卷：上则辨伤寒，中则论杂病，下则载其方，并疗妇人。乃录而传之士流，才数家耳。尝以对方证对者，施之于人，其效若神。然而或有证而无方，或有方而无证，救急治病其有未备。国家诏儒臣校正医书，臣奇先校定《伤寒论》，次校定《金匮玉函经》，今又校成此书，仍以逐方次于证候之下，使仓卒之际，便于检用也。又采散在诸家之方，附于逐篇之末，以广其法。以其伤寒文多节略，故断自杂病以下，终于饮食禁忌，凡二十五篇，除重复合二百六十二方，勒成上、中、下三卷，依旧名曰《金匮方论》。臣奇尝读《魏志·华佗传》云："出书一卷曰：此书可以活人。"每观华佗凡所疗病，多尚奇怪，不合圣人之经，臣奇谓活人者，必仲景之书也。大哉！炎农圣法，属我盛旦，恭惟主上，丕承大统，抚育元元。颁行方书，拯济疾苦，使和气盈溢，而万物莫不尽和矣。

太子右赞善大夫臣高保衡、尚书都官员外郎臣孙奇、尚书司封郎中充秘阁校理臣林亿等传上

张仲景著《伤寒杂病论》共十六卷，现今社会上仅仅流传《伤

寒论》十卷，却未见过杂病这书，有也只是在各位医家的方书中记载了一两点。翰林学士王洙在翰林院的时候，从虫蛀的竹简中发现了仲景《金匮玉函要略方》三卷：上卷辨伤寒，中卷论杂病，下卷载医方，并有治疗妇科杂病诸方，于是就抄录下来传播给学者们，也不过才几个人而已。他们曾把方证相合的医方，应用来给人治病，效验如神。然而该书中有的有证无方，有的有方无证，医治疾病就有不足之处。国家命令有学识的臣子校正医书。臣孙奇首先校定了《伤寒论》，接着校定了《金匮玉函经》，现在又校完了这本书。仍然把每个方剂依次编列在证候下面，使得在紧急情况下检用起来方便。另外还搜集了散于各家中的医方，附在各篇的后面，借以发扬光大仲景的治则。由于书中所引伤寒条文大多简略，所以选取从杂病以下到饮食禁忌为止，总共二十五篇，除去重复，合计二百六十二方，编为上、中、下三卷，依旧命名为《金匮方论》。臣孙奇曾经读《魏志·华佗传》其中记载有"华佗拿出一卷书说：这本书可以救活病人"。每次观览华佗那些治病的案例，总觉得他往往喜欢用奇方怪法，似与圣人经典不相吻合。臣孙奇认为所谓"活人"之书，应当是仲景著作。真伟大啊！炎帝神农的神圣法宝，传给了我们这个兴盛的朝代。敬贺皇上，继承大宗基业，抚养教育百姓，颁布发行方书，拯济疾苦之民，使和乐之气充满盈溢，如此一来天下万物就没有不能调和的了。

太子右赞善大夫高保衡、尚书都官员外郎孙奇、尚书司封郎中充秘阁校理林亿等呈送皇上。

卷 上

脏腑经络先后病脉证第一

问曰：上工治未病[1]，何也？师曰：夫治未病者，见肝之病，知肝传脾，当先实脾[2]，四季脾王不受邪[3]，即勿补之；中工不晓相传，见肝之病，不解实脾，惟治肝也。

夫肝之病，补用酸，助用焦苦，益用甘味之药调之。酸入肝，焦苦入心，甘入脾。脾能伤肾，肾气微弱，则水不行；水不行，则心火气盛，则伤肺[4]，肺被伤，则金气不行；金气不行，则肝气盛，则肝自愈。此治肝补脾之要妙也。肝虚则用此法，实则不在用之。

经曰"虚虚实实，补不足，损有余"，是其义也。余藏准此。

学生问道：高明的医生治未病，这是什么意思呢？老师回答：所谓治未病者，就是说医生治病要有预见性，临床见到肝实的病，则知道肝病会传变到脾，故当首先补脾，使脾气健旺，就不会发生

---

1 上工：指高明的医生。治未病：这里指治疗未病的脏腑。

2 实脾：即调补脾脏之意。

3 四季脾旺：指春夏秋冬每季最后十八天，为脾土旺时，因脾气得助而不虚，便不要先实脾。又作一年四季解。

4 伤：在这里有制约的意思。

肝木乘克脾土的变证。假如正当四季之末十八日，是脾土旺盛的时间，脾气不虚，足以拒邪，则无须补脾。不太高明的医生，不懂得实则相传，虚则相受的传变规律，见肝之病，不知补脾，只知治肝，这样就不能治好疾病。

治疗肝虚的病，应当用酸苦药以补之，用焦苦药以助之，以甘味药以调之。酸味的药物入肝，苦味的药物入心，甘味的药物入脾。脾土得补，能制约肾的邪气，肾邪受制，水气不行，则心的少火旺盛，心的少火旺盛，可以制约肺金邪气，肺的邪气受制，则不乘肝木，肝木之气自然旺盛。所以脾实，肝病虚证可愈，这就是治肝补脾的奥妙所在。此法只适用于肝虚的病证，不能用于肝实的病证。

古代医经上说："虚证忌用泻法，误泻益虚；实证忌用补法，误补更实。应当用补法治疗正气不足的虚证，用泻法治疗邪气有余的实证。"这才是正确的治疗方法。不但肝要虚实异治，其余各脏的病，亦可以此为准，进行辨证论治。

夫人禀五常[1]，因风气而生长[2]，风气虽能生万物，亦能害万物，如水能浮舟，亦能覆舟。若五藏元真通畅[3]，人即安和。客气邪风[4]，中人多死。千般疢难[5]，不越三条：一者，经络受邪，入藏腑，为内所因也；二者，四肢九窍，血脉相传，壅塞不通，为外

---

1 人禀五常：禀，受的意思。五常，即五行。
2 风气：这里指自然界的气候。
3 元真：指元气或真气。
4 客气邪风：外至曰客，不正曰邪，指能够令人致病的不正常的气候。
5 疢难：疢，音 chèn，疢难即疾病。

皮肤所中也；三者，房室、金刃、虫兽所伤。以此详之，病由都尽。

若人能养慎，不令邪风干忤经络；适中经络，未流传藏腑，即医治之。四肢才觉重滞，即导引[1]、吐纳[2]、针灸、膏摩[3]，勿令九窍闭塞；更能无犯王法[4]、禽兽灾伤；房室勿令竭乏，服食节其冷[5]、热、苦、酸、辛、甘，不遗形体有衰，病则无由入其腠理。腠者，是三焦通会元真之处，为血气所注；理者，是皮肤藏腑之纹理也。

人与自然相应，人是禀受木、火、土、金、水五行运化的常道，在自然气候中生长的。正常的气候能生长万物，反常的气候又能伤害万物，正如水能浮舟，亦能覆舟一样。若人体正气充足，脏腑功能活动正常，人即安和无病；如果人体脏腑失和，正气虚弱，又适逢外界气候反常变化，轻则发生疾病，重则引起死亡。疾病种类多种多样，但究其病因，归纳起来只有三条：一是经络受邪，传入脏腑，这是属于内因；二是皮肤中了病邪，引起四肢、九窍、血脉发生障碍，这是属于外因；三是房室劳伤，金刃虫兽外伤等，这是属于不内外因。用这种方法来归纳，一切疾病的病因，都可以包

---

1 导引：《一切经音义》云："凡人自摸自捏，伸缩手足，除劳去烦，名为导引；若使别人握搦，或摸或捏，即名按摩也。"

2 吐纳：是调整呼吸的一种养生祛病方法。

3 膏摩：用药膏摩擦体表一定部位的外治方法。

4 无犯王法：是遵守国法免受刑伤之意。王法即国家法令。古代王法中有体罚的规定。

5 服食：即衣服、饮食。《灵枢·师传》篇："食饮衣服，亦欲适寒温"。

括在内了。

如果人能内养真气，外慎风邪，不使客气邪风侵袭经络，便可健康无病。若受到邪气的侵袭，要趁病邪还未深入的时候，抓紧早期治疗则内因经络所受之邪，就不致为患了；当四肢才觉重滞不适的时候，便可用导引、吐纳、针灸、膏摩等治疗方法，不让九窍闭塞，更要注意不犯国家法令，避免虫兽伤害，节制房事，不使精气竭乏，在衣着饮食方面，注意寒温适宜，不要偏嗜过辛、过甘、过酸、过苦、过咸的食品，使正气充足，形体不衰，则病邪无从进入腠理了。腠是三焦之真气的通路，为气血灌注的地方，理是皮肤脏腑间的纹理。腠理是人体御邪护正的屏障。

问曰：病人有气色见于面部，愿闻其说。师曰：鼻头色青，腹中痛，苦冷者死；一云腹中冷，苦痛者死。**鼻头色微黑者，有水气；色黄者，胸上有寒；色白者，亡血也，设微赤非时者死；其目正圆者，痉，不治。又色青为痛，色黑为劳，色赤为风，色黄者便难，色鲜明者有留饮。**

学生问道：病人的气色反映在面部，怎样根据不同的气色来辨别疾病呢？老师回答说：鼻居面部中央，鼻头属土主脾，它的正常颜色应是黄而有光泽。若鼻头色青，青为肝色属木，故主腹痛。腹中及四肢逆冷，故主死。鼻头色微黑，故主有水气。再看面部，若是面色发黄，胸上有寒饮。面色白，为血不荣色于面，这是血虚的观象，或主亡血。若面色微赤，而又非夏令主火之时，乃是戴阳证，虚阳上泛，将有亡阳之虑，故主死。再看眼睛，若两眼正圆直视，转动不灵，每见于严重的痉病，弘为阴绝阳强的表现，故不治。又面色青，多因气血流行不畅，不通则痛，故主痛。面色黑，黑为肾之色，故肾精内伤，多为虚劳病。面色赤，赤为火之色，故主风热。面色黄，多是湿热蕴蒸，必然小便不利。颜色鲜明的，是水饮停聚于内，水气上泛的现象，所以说面色鲜明者，是有留饮所致。

师曰：病人语声寂然[1]，喜惊呼者，骨节间病；语声喑喑然不彻者[2]，心膈间病；语声啾啾然细而长者[3]，头中病。一作痛。

老师说：病人平时很安静，说话语声不高，而突然惊呼的，这是关节有病，因病在骨节，不动则不痛。语声低微，浊而不清，这是痰湿郁结，阻塞胸膈，气道不利的缘故。病人语声细，音调长，这是头中有病，发出细长的声音。

师曰：息摇肩者，心中坚；息引胸中上气者，咳；息张口短气者，肺痿唾沫。

老师说：病人呼吸时两肩耸动，为胸中坚满之证。呼吸时引动肺气上逆，则为咳嗽。呼吸时，张口喘息，上气不接下气，这是肺痿病的征象。

师曰：吸而微数，其病在中焦，实也，当下之即愈；虚者不治。在上焦者，其吸促[4]，在下焦者，其吸远[5]，此皆难治。呼吸动摇振振者，不治。

老师说：若病人吸气比较急促，次数增加，为病在中焦，乃是

---

1 语声寂然：谓病人安静无语声。

2 喑喑然：形容声音低微而不清澈。

3 啾啾然：形容声音细小而长。

4 吸促：指吸气浅短。

5 吸远：指吸气深长而困难。

邪气壅实，气不得下降所致，故可下之而愈。若无中焦实证可见，则多由宗气衰竭，脾气败绝，或肾不纳气所致。故属虚证难治。上焦病在肺，吸气浅而短，是肺不降气所致；下焦病在肾，吸气长而慢，是肾不纳气所致。肺不降气，肾不纳气，这都是虚证的表现，故皆为难治。若呼吸时出现身体动摇振颤的现象，这是正气虚衰，阳气将要脱散的表现，无论病在上、中、下三焦，皆属不治。

师曰：寸口脉动者[1]，因其王时而动，假令肝王色青，四时各随其色[2]。肝色青而反色白，非其时色脉，皆当病。

老师说：人与自然相应，故寸关尺三部脉象的变化，与季节气候的变化相适应。例如春季木旺，则肝应之，其色当青，其脉当弦；夏季火旺，则心应之，其色当赤，其脉当洪；秋季金旺，则肺脉应之，其色当白，其脉当浮；冬季水旺，则肾脉应之，其色当黑，其脉当沉。这是正常现象，这就叫作四时各随其脉色。假如春天肝旺，色应青而反色白，这就是非其时色；脉应弦而反浮，这就是非其时脉，非其时而有其色和脉，这是不正常的现象，故皆当病。

问曰：有未至而至[3]，有至而不至，有至而不去，有至而太

---

1 寸口：一名气口，又名脉口。本书脉法，一种是独取寸口法，分寸口、关上、尺中；一种是三部诊法，分寸口（手太阴动脉）、趺阳（足阳明冲阳穴）、少阴（足少阴太溪穴）。凡条文中寸口与关上、尺中并举的，则此寸口仅指两手寸脉；如单举寸口，或寸口与趺阳、少阴并举的，则此寸口包括两手的寸、关、尺三部（或仅指两寸，应视内容而定）。本条的寸口，则包括两手的六部脉。

2 四时各随其色：指春青、夏赤、秋白、冬黑。

3 未至而至：前面的"至"字是指时令到，后面的"至"字是指那个时令的气候到，以下义同。

过，何谓也？师曰：冬至之后，甲子夜半少阳起[1]，少阳之时，阳始生，天得温和。以未得甲子，天因温和，此为未至而至也；以得甲子，而天未温和，为至而不至也；以得甲子，而天大寒不解，此为至而不去也；以得甲子，而天温如盛夏五六月时，此为至而太过也。

学生问道：时令与气候，有的未至而至，有的至而不至，有的至而不去，有的至而太过，这应该怎样解释呢？老师回答："冬至"节后六十天就是"雨水"节，其时少阳当令，冰雪解冻雨水渐多，阳气开始生长，气候逐渐温和，就是时至气也至了，这是正常的气候。如未到"雨水"节，天气就已变温和，这就是时未至而气已至，所以叫"未至而至"。如已到"雨水"节，天气仍未温和，这是时已至而气未至，所以叫"至而不至"。如已到"雨水"节，而气候不温和，反而寒冷很厉害，这就是时已至而寒冬的气候未去，所以叫作"至而不去"。如始到"雨水"节，而气候过温，如盛夏五六月一样，这是时至气候太过的现象，所以叫"至而太过"。这些都是反常的气候，容易导致疾病的发生。

师曰：病人脉浮者在前[2]，其病在表；浮者在后[3]，其病在里。

---

1 甲子：是古代用天干、地支配合起来计算年月日的方法。天干十个（即甲、乙、丙、丁、戊、己、庚、辛、壬、癸），地支十二个（即子、丑、寅、卯、辰、巳、午、未、申、酉、戌、亥），相互配合，始于甲子，终于癸亥，共六十个。"甲子"是其中第一个。这里是指冬至后六十日第一个甲子夜半，此时正当雨水节。少阳：这里是古代用来代表时令的名称。古人将一年分为三阴三阳六个阶段，各六十天，自少阳始，至厥阴止。

2 前：指关前寸脉。

3 后：指关后尺脉。

腰痛背强不能行，必短气而极也。

老师说：浮脉见于关前寸部，则关前为阳，浮脉主表，故知病在太阳之表，多属外感实证；浮脉见于关后尺部，关后为阴，浮则为虚，故知病在少阴之里，多属内伤虚证。肾主骨，腰为肾之府，其脉贯脊，肾虚精髓不充，腰脊失养，故腰痛、背强、骨痿不能行走。少阴肾虚，不能纳气归源，故短气不足以息，乃是病情危重的现象。

问曰：经云[1]："厥阳独行"[2]，何谓也？师曰：此为有阳无阴，故称厥阳。

学生问道：古时《医经》上所说的"厥阳独行"，是什么意思呢？老师回答：人身阴阳，在正常情况下，处于"阴平阳秘"的状况，保持着相对的平衡协调，如果这种平衡协调关系遭到破坏，就会引起阴阳偏盛的病变。如果阳气偏盛之极，形成有阳无阴，就要有升无降，阳气独行于上，这就叫作"厥阳独行"。

问曰：寸脉沉大而滑，沉则为实，滑则为气，实气相搏，血气入藏即死，入腑即愈，此为卒厥[3]，何谓也？师曰：唇口青，身冷，为入藏，即死；如身和，汗自出，为入腑，即愈。

学生问道：寸口脉沉大而滑，重按搏指滑利有力，沉大为血实，滑大为气盛。血之与气并走于上，则卒然发生昏厥，凡病情较重，邪入已深者为入脏，预后不良；病情较轻，邪入尚浅者为入

1　经云：经，指古代医经，何书失考。

2　厥：上逆之意。

3　卒厥：是突然昏倒的一种病证。卒同猝。

腑，预后良好。这应该怎样来区别呢？老师回答：若唇口青紫，身体厥冷，此为入脏，预后不良。若身体温和，微汗自出，说明气血流通；病浅且轻，此为入腑，故易治愈。

问曰：脉脱入藏即死[1]，入腑即愈，何谓也？师曰：非为一病，百病皆然。譬如浸淫疮[2]，从口起流向四肢者，可治；从四肢流来入口者，不可治；病在外者可治，入里者即死。

学生问道：病人脉脱，邪气阻遏，血脉一时不通，乍伏不见，是入脏即死，入腑即愈，这是什么道理呢？老师回答：不仅脉脱证的预后是入脏即死，入腑即愈，任何病证的预后规律也都与此相同。例如浸淫疮，是湿热蕴毒的皮肤病，从口流入四肢，是毒气由内向外，所以病容易治，从四肢流来入口，是毒气由外入内，所以病重难治。总的说来，凡是病邪由内向外的易治，病邪由外向内的难治。这是推断预后的一般规律。

问曰：阳病十八[3]，何谓也？师曰：头痛，项、腰、脊、臂、脚掣痛。阴病十八[4]，何谓也？师曰：咳、上气、喘、哕、咽[5]、肠鸣、胀满、心痛、拘急。五藏病各有十八，合为九十病。人又

---

1 脉脱：指脉乍伏不见。是邪气阻遏正气，血脉一时不通所致。

2 浸淫疮：是皮肤病之一种，能从局部遍及全身。

3 阳病：是指属外表经络的病证。

4 阴病：是指内部脏腑的病证。

5 咽：音 yè，指咽中梗塞。

有六微[1]，微有十八病，合为一百八病。五劳[2]、七伤[3]、六极[4]、妇人三十六病[5]，不在其中。

清邪居上，浊邪居下，大邪中表，小邪中里，䅽饪之邪[6]，从口入者，宿食也。五邪中人[7]，各有法度，风中于前[8]，寒中于暮，湿伤于下，雾伤于上，风令脉浮，寒令脉急，雾伤皮腠，湿流关节，食伤脾胃，极寒伤经，极热伤络。

学生问道：阳病十八，包括哪些病证呢？老师回答：头痛、项痛、腰痛、脊痛、臂痛、脚掣痛等六种，以三乘六，合为阳病十八。这是为什么呢？老师回答：咳嗽上气、喘息、哕逆、咽哽、肠鸣胀满、心痛拘急等六种，以三乘六，故合为阴病十八。再从脏腑方面来分类，五脏之病各有十八，因为六淫之邪传入五脏，有病气、病血、气血两病三者之分，三六为一十八，故每脏都有十八病，再以五乘之，故合为九十病。又有六微，六微即六腑，腑病较脏病为轻，故称六微。六淫之邪传入六腑，也有病气、病

---

1 六微：谓六淫之邪中于六腑，腑病较脏病为轻，所以称为六微。

2 五劳：《素问·宣明五气》篇及《灵枢·九针论》，均以"久视伤血，久卧伤气，久坐伤肉，久立伤骨，久行伤筋"，此为五劳所伤。

3 七伤：《诸病源候论》以"大饱伤脾，大怒气逆伤肝，强力举重、久坐湿地伤肾，形寒饮冷伤肺，忧愁思虑伤心，风雨寒暑伤形，大恐惧不节伤志"为七伤。

4 六极：指气极、血极、筋急、骨极、肌极、精极。极是极度劳损的意思。

5 妇人三十六病：《诸病源候论·妇人带下三十六病候》指十二证、九痛、七害、五伤、三痼。

6 䅽饪：䅽，同穀（谷）。䅽饪，此指饮食。

7 五邪：指风、寒、湿、雾、饮食之邪。

8 前：指午前。

血、气血两病三者之分,三六为一十八,故每腑都有十八病,再以六乘之,故合为一百零八病。至于五劳,即久视伤血、久卧伤气、久坐伤肉、久立伤骨、久行伤筋等五种,叫作五劳;七伤,即食伤、忧伤、饮伤、房室伤、饥伤、劳伤、经络营卫气伤等七种,叫作七伤;六极,即气极、血极、筋极、骨极、肌极、精极等六种,叫作六极。皆属于起居饮食情志所生之病;妇人三十六病,即十二证、九痛、七害、五伤、三痼等合为三十六,则属于带脉以下之病。以上各病,均非六淫邪气所致,故未计算在内。

清邪居上,清邪指雾露之邪,清者属阳,本乎于天,故多居上;浊邪居下,浊邪指水湿之邪,浊者属阴,本乎于地,故多居下;六淫之邪,多侵袭皮毛,故多中表;七情之邪,多损伤脏腑,故多中里。饮食之邪,从口而入,就是饮食不节,损伤脾胃,故不能消化而为宿食。风、寒、湿、雾、食等五邪,致病伤人有一定的规律。风为阳邪,午前属阳,故多中于午前;寒为阴邪,午后日暮属阴,故多中于午后日暮;湿为地气所蒸,属阴,故多伤于下部;雾为天气轻清之邪,属阳,故多伤于上部;风性升散,故令脉浮;寒性收引,故令脉紧;雾邪轻清,故多伤于皮毛腠理之间;湿邪重浊,故多伤人而流入关节。脾胃主受纳腐熟水谷,故饮食不节,则伤脾胃;经脉在里属阴,络脉在外属阳,寒气属阴归里,所以寒极则伤经;热气属阳归外,所以热极则伤络。

问曰:病有急当救里、救表者[1],何谓也?师曰:病,医下之,续得下利清谷不止,身体疼痛者,急当救里;后身体疼痛,

---

[1] 救:即急先救治的意思。

清便自调者，急当救表也。

学生问道：表里同病，有的先当治里，有的先当治表，这是什么道理呢？老师回答：表证病人，本应发汗解表，若误用泻法攻里，故病人里虚泄泻，完谷不化。表证未解，故仍身体疼痛，此时之治疗，虽有表证，而里虚已急，故当先救其里；救里之后，如身体仍然疼痛者，再治其表。这是根据病证的表里虚实，先后缓急的治疗法则。

夫病痼疾，加以卒病，当先治其卒病，后乃治其痼疾也。

患有久病未愈的病人，又加患了新病，应当根据疾病的缓急先后，先治其新病，后治其旧病。

师曰：五藏病各有所得者愈[1]，五藏病各有所恶[2]，各随其所不喜者为病。病者素不应食，而反暴思之，必发热也。

老师说：五脏病各有其所喜，即得其所宜；五脏各有其所不喜，即得其所不宜。失其所喜所宜，则无助于脏气的恢复，因而加重病邪的发展。例如：病人本不喜的食物，反而突然想吃了，这是由于脏气为病邪所改变，所引起的食欲反常现象，故必发热。

夫诸病在藏[3]，欲攻之[4]，当随其所得而攻之[5]，如渴者，与猪苓汤。余皆仿此。

---

1 所得：指适合病人的饮食居处。

2 所恶：指病人所厌恶的饮食居处。

3 在脏：这里泛指在里的疾病。

4 攻：作"治"字解。

5 所得：指经辨证后所得之证，即病邪（水、饮、痰、湿、瘀、虫、宿食、燥屎）相结合的意思。

病邪在里，蕴结不解，必须察其是何邪为患，如痰、饮、水、瘀血、宿食等，治疗时，当随其所患之邪的不同，辨证论治，施以恰当的治法，这样邪才能去，病才能愈。例如治渴，若为水热互结，小便不利而致的渴，应用猪苓汤，既清其热，又利其水，水去了，热无所附而自解，渴也就好了。其余的病，都可仿此类推。

痉湿暍病脉证第二

太阳病，发热无汗，反恶寒者，名曰刚痉。
太阳病，发热汗出，而不恶寒，名曰柔痉。

太阳病，发热，无汗，反而恶寒的，名叫"刚痉"。
太阳病，发热、汗出、不恶寒的，名叫"柔痉"。

太阳病，发热，脉沉而细者，名曰痉，为难治。

太阳病，若出现发热、筋脉拘急、口噤、颈项强急、角弓反张等证，叫作"痉病"，比较难治。

太阳病，发汗太多，因致痉。
夫风病[1]，下之则痉，复发汗，必拘急。
疮家，虽身疼痛，不可发汗，汗出则痉。

太阳病，不可发汗太多，发汗太多则伤阴损液，筋脉失于濡养，就可导致痉病。

外感风邪为病，不能运用下法，今反误下，以致误下伤阴，筋脉失于濡养，可以发生筋脉拘急的痉病；若再发汗，则更伤其阳，阳虚而筋脉失于温煦，必然会出现四肢拘急挛缩的症状。

病人患疮疡日久，也不可单纯发汗，血汗同源，恐发汗而津血

---

1 风病：一说是太阳中风；二说是风温病，并通。

愈伤，筋脉失养，而成为痉病。

病者身热足寒，颈项强急，恶寒，时头热，面赤，目赤，独头动摇，卒口噤[1]，背反张者，痉病也。若发其汗者，寒湿相得，其表益虚，即恶寒甚。

病人出现全身发热，足部怕冷，颈项强直不利，恶寒，头热发作有时，面红目赤，单见头部经常动摇不定，也可以突然出现牙关紧闭，角弓反张，以上临床表现，属于痉病范围。但如发汗太过，汗出过多会使汗出之湿与外来寒邪相并，侵袭体表，使卫气更加虚弱，从而加重恶寒的症状。

发其汗已，其脉如蛇。一云其脉浛。**暴腹胀大者，为欲解。脉如故，反伏弦者，痉。**

痉病患者，因筋脉强急，角弓反张，其腹往往凹陷如舟状，今由凹陷骤然变为胀大，可知角弓反张的症状有所缓解，是阴阳协调之象，故为欲解。假若虽有腹胀大，但脉象依然未变，反出现伏弦之象的，说明痉病无好转，仍有时时发作的可能。

夫痉脉，按之紧如弦[2]，直上下行[3]。一作筑筑而弦《脉经》云：痉家其脉伏坚，直上下。

因为痉病是筋脉强急的疾病，所以痉病的脉象，按之坚而弦，自寸部至尺部均坚而有力。

痉病，有灸疮，难治。

---

1 卒口噤：突然口闭不能言。

2 如：读为"而"，"如""而"二字，古人往往互用。

3 上下：上指寸部，下指尺部。

痉病本为热盛伤阴，筋脉失养所致，若误用火灸，化脓成疮，脓血久渍，则津血耗伤益甚，风火交炽，阴又易复，则病情较一般为重，故为难治。

太阳病，其证备，身体强，几几然[1]**，脉反沉迟，此为痉，瓜蒌桂枝汤主之。**

瓜蒌桂枝汤方

瓜蒌根二两　**桂枝**三两　**芍药**三两　**甘草**二两　**生姜**三两　**大枣**十二枚

上六味，以水九升，煮取三升，分温三服，取微汗。汗不出，食顷，啜热粥发之。

太阳病，病在太阳中风阶段，头痛、发热、汗出、恶风之证都已具备，身体强直，不能俯仰自如，其脉本当浮缓，今反沉迟，则是风淫于外，津伤于内，营卫流行不畅，筋脉失于濡养，是柔痉初起的脉证，应该用瓜蒌桂枝汤治疗。

瓜蒌桂枝汤方

瓜蒌根二两　桂枝三两　芍药三两　甘草二两　生姜三两　大枣十二枚

上六味，用水九升，煮取三升，分三次温服。取微汗出，病即可解。若不汗出，服药后稍等片刻，吃热粥一碗，以助药力发汗。

太阳病，无汗而小便反少，气上冲胸，口噤不得语，欲作刚痉，葛根汤主之。

葛根汤方

---

[1]　几几然：形容颈项强急，俯仰不能自如的样子。

葛根四两　麻黄三两,去节　桂枝二两,去皮　芍药二两　甘草二两,炙　生姜二两　大枣十二枚

上七味，㕮咀，以水七升，先煮麻黄、葛根，减二升，去沫，纳诸药，煮取三升，去滓，温服一升，覆取微似汗，不须啜粥，余如桂枝汤法将息及禁忌。

太阳病，病在太阳伤寒阶段，今无汗而小便反少，则是风寒束表，而津液不足。表实无汗，邪气不能外达与下行，因而气上冲胸。津液不足，筋脉失于濡养，故牙关紧闭，不能说话。今太阳病，发热、口噤具备，是刚痉发作的先兆，应该用葛根汤来治疗。

葛根汤方

葛根四两　麻黄三两,去节　桂枝二两,去皮　芍药二两　甘草二两,炙　生姜二两　大枣十二枚

上七味，切片，用水七升，先煮麻黄、葛根，使水减少二升，去沫，加入其他药物，煮取三升，去掉药渣，温服一升，卧床盖被，借以发取微汗，因本方发汗力强，故不须食热粥以助药力，其余注意事项与桂枝汤的调理和禁忌方法一样。

痉为病，一本痉字上有刚字。**胸满口噤，卧不着席，脚挛急，必齘齿，可与大承气汤。**

大承气汤方

大黄四两,酒洗　厚朴半斤,炙,去皮　枳实五枚,炙　芒硝三合

上四味，以水一斗，先煮二物，取五升，去滓，纳大黄，煮取二升，去滓，纳芒硝，更上火微一二沸，分温再服，得下止服。

痉病，邪入阳明之里，出现腹部胀满，牙关紧闭，上下牙相互

咬磨，头足向后伸仰，角弓反张，卧时腰背不能着席，因足阳明胃经起于鼻旁，环口绕唇，入齿中，上至头，下至足，故出现上述症状，为阳明里热实证，可以用大承气汤来治疗。

大承气汤方

大黄四两，酒洗　厚朴半斤，炙，去皮　枳实五枚，炙　芒硝三合

上四味，用水一斗，先煮枳实、厚朴二味，煮至水剩五升时，去药渣，再加入大黄，煮至二升，去大黄渣，加入芒硝，再上微火煮一二沸，分二次温服，见有大便通利，即停止服用。

太阳病，关节疼痛而烦[1]，脉沉而细一作缓。**者，此名湿痹**。《玉函》云，中湿。**湿痹之候，小便不利，大便反快，但当利其小便。**

太阳病，脉浮，头项强痛而恶寒，若四肢关节烦痛，脉不浮而反沉细的，是湿邪侵犯人体。《玉函》说，这是中湿。湿性重浊，流滞关节，故出现关节疼痛，烦扰不宁，小便不利，大便反而泄泻的症状，治疗时应以利其小便为主。

湿家之为病，一身尽疼一云疼烦。**发热，身色如熏黄也[2]。**

患湿病的病人，不仅仅是关节疼痛而烦，而且是一身关节肌肉尽痛，湿邪阻滞内外，阳气郁而不畅，故发热，湿郁化热，湿热熏蒸，还可以有皮肤发黄如同烟熏一样的症状。

湿家，其人但头汗出，背强，欲得被覆向火。若下之早则

1　烦：谓疼痛而烦扰不宁。

2　熏黄：黄而晦滞，如烟熏之状，属湿重于热之象。

哕[1]，或胸满，小便不利，一云利。舌上如胎者[2]，以丹田有热[3]，胸上有寒，渴欲得饮而不能饮，则口燥烦也。

久患湿病的病人，如果仅见头部汗出，项背强直不利，喜欢厚衣裹被，近火取暖的，是寒湿阻遏肌表，阳气微弱，治疗时应温经散寒，助阳化湿。若医生见病人但头汗出，误用攻下，则胃阳受损，胃气上逆，故为呃逆；胸阳受损，气机不畅，则出现胸满，小便不利的症状。舌上湿润白滑，似苔非苔，是为胸上有寒，下焦有热。但上焦有寒，不能化水，又虽渴不能饮，不饮不可，欲饮不能，所以出现气不化津口燥发烦的症状。

湿家下之，额上汗出，微喘，小便利一云不利。**者死，若下利不止者，亦死。**

久患湿病的病人，误用下法，可导致阳气上越，出现头额部汗出如珠，微微气喘；阴液下脱，可见小便失禁，下利不止，是为阳亡而阴亦随之而竭，阴阳离决，故为死证。

风湿相搏，一身尽疼痛，法当汗出而解，值天阴雨不止，医云此可发汗。汗之病不愈者，何也？盖发其汗，汗大出者，但风气去，湿气在，是故不愈也。若治风湿者，发其汗，但微微似欲出汗者，风湿俱去也。

风湿相合，侵袭病人体表，阴遏经络关节病久全身疼痛，应当用发汗的方法来解除表湿，若正值阴雨绵绵的天气，有医生问：

---

1 哕：音 yuě，即呃逆。

2 如胎：指舌上湿润白滑，似苔非苔。胎，同苔。

3 丹田：穴名，在脐下三寸，这里是泛指下焦，与胸上对举。

风湿在表应当发汗，可是发汗以后，病仍不解，这是什么道理呢？因为是发汗太过的缘故。风为阳邪，其性开泄，易于表散；而湿为阴邪，其性粘腻，难以速去，所以风湿病不愈。治疗风湿病，不能发汗太过，使病人周身似乎微微出汗即可，风与湿就能一起随汗外出，病才能痊愈。

湿家病，身疼发热，面黄而喘，头痛鼻塞而烦，其脉大，自能饮食，腹中和无病，病在头中寒湿，故鼻塞，纳药鼻中则愈。

《脉经》云：病人喘，而无"湿家病"以下至"而喘"十三字。

久患湿病的病人，头痛、身痛、发热、面色发黄、鼻塞不通、气喘、心烦，脉大，饮食如常，腹中无任何不适，这是病在头部，即寒湿阻于头中鼻窍，故以头痛鼻塞为主证。纳药鼻中，以宣通上焦寒湿，使肺气通利，则诸证自解。

湿家，身烦疼，可与麻黄加术汤发其汗为宜，慎不可以火攻之。

麻黄加术汤方

麻黄三两，去节　桂枝二两，去皮　甘草一两，炙　杏仁七十个，去皮尖
白术四两

上五味，以水九升，先煮麻黄，减二升，去上沫，纳诸药，煮取二升半，去滓，温服八合，覆取微似汗。

湿病患者，若见恶寒、发热、无汗、脉浮紧，周身疼痛剧烈，不得安静，这是寒湿在表，应当用汗法治疗，方用麻黄加术汤。方中麻黄汤加白术。慎不可用火攻发汗。

麻黄加术汤方

麻黄三两，去节　桂枝二两，去节　甘草一两，炙　杏仁七十个，去皮尖

白术四两

上五味，用水九升，先煮麻黄，使水减去二升，去掉水面上的泡沫，然后加入其他药物，煮取二升半，去渣，温服八合，卧床覆被，发取微汗。

病者一身尽疼，发热，日晡所剧者[1]，名风湿。此病伤于汗出当风，或久伤取冷所致也[2]。可与麻黄杏仁薏苡甘草汤。

麻黄杏仁薏苡甘草汤方

麻黄去节，半两，汤泡　**甘草**一两，炙　**薏苡仁**半两　**杏仁**十个，去皮尖，炒

上剉麻豆大，每服四钱匕，水一盏半，煮八分，去滓，温服，有微汗，避风。

病人全身疼痛，发热，到下午五时左右加剧，这是风湿病。本证由于汗出的时候，感受了风邪，汗液不能外出，反留于肌表而致；可以用麻黄杏仁薏苡甘草汤治疗。

麻黄杏仁薏苡甘草汤方

麻黄去节，半两，汤泡　甘草一两，炙　薏苡仁半两　杏仁十个，去皮尖，炒

上药共剉，如麻豆大小，每服四钱匕，用水一盏半，煎至八分，去渣，温服，发取微汗，要避风寒。

风湿，脉浮，身重，汗出恶风者，防己黄芪汤主之。

防己黄芪汤方

1　日晡所：晡，即申时，约傍晚的时候。
2　取冷：贪凉的意思。

防己一两　甘草半两,炒　白术七钱半　黄芪一两一分,去芦

上剉麻豆大,每抄五钱七,生姜四片,大枣一枚,水盏半,煎八分,去滓温服,良久再服。喘者加麻黄半两,胃中不和者加芍药三分,气上冲者加桂枝三分,下有陈寒者加细辛三分。服后当如虫行皮中,从腰下如冰,后坐被上,又以一被绕腰下,温令微汗,瘥。

表虚风湿的证候,风邪在表,故脉浮,湿邪在表,故身重,表虚不固,卫阳虚弱,故汗出恶风,应该用防己黄芪汤治疗。

防己黄芪汤方

防己一两　甘草半两,炒　白术七钱半　黄芪一两一分,去芦

上药共剉,如麻豆大小,每次抄取五钱七,生姜四片,大枣一枚,水一盏半,煎至八分,去渣,温服,良久再服一次。兼有喘者,加麻黄半两,以宣肺平喘;胃不和者,加芍药三分,以和胃止痛;气上冲者,加桂枝三分,以平冲逆;下有沉寒者,加细辛三分,以温逐下寒。服药后应该出现如虫行皮肤中,腰以下寒冷如冰,再让病人坐被上,又以另被围绕腰以下,助之以温,远之以寒,以助阳行湿,发取微汗,其病当愈。

伤寒八九日,风湿相搏,身体疼烦,不能自转侧,不呕不渴,脉浮虚而涩者,桂枝附子汤主之;若大便坚,小便自利者,去桂加白术汤主之。

桂枝附子汤方

桂枝四两,去皮　生姜三两,切　附子三枚,炮,去皮,破八片　甘草二两,炙　大枣十二枚,擘

上五味,以水六升,煮取二升,去滓,分温三服。

白术附子汤方

白术二两　附子一枚半，炮，去皮　甘草一两，炙　生姜一两半，切　大枣六枚

上五味，以水三升，煮取一升，去滓，分温三服。一服觉身痹，半日许再服，三服都尽，其人如冒状，勿怪，即术、附并走皮中，逐水气，未得除故耳。

病人患外感伤寒证已八九日，风湿相合，阻遏经络气血，身体疼烦，转侧不利，这是表证未解。不呕不渴，是胃气正常，表邪尚未入里。脉象浮虚而涩，浮虚为表阳不足，涩为表有湿邪，这种阳虚风湿在表的证候，应该用桂枝附子汤治疗。假如大便坚硬，小便通利，这种阳虚寒湿为主的证候，应该用白术附子汤治疗。

桂枝附子汤方

桂枝四两，去皮　生姜三两，切　附子三枚，炮去皮，破八片　甘草二两，炙　大枣十二枚，掰开

上五味，用水六升，煮取二升，去渣，分三次温服。

白术附子汤方

白术二两　附子一枚半，炮，去皮　甘草一两，炙　生姜二两半，切片　大枣六枚，擘

上五味，用水三升，煮取一升，去渣，分三次温服。服第一次药后，如感觉身体麻木，半日后再继续服药，三次药全部服尽，病人若觉头晕眼化，不必担心，这是服药后的正常反应，即术附相伍，祛风湿，逐水气，阳气振奋，外达肌肉，寒湿将去，药已中病的缘故。

风湿相搏，骨节疼烦，掣痛不得屈伸，近之则痛剧，汗出短

气,小便不利,恶风不欲去衣,或身微肿者,甘草附子汤主之。

甘草附子汤方

甘草二两,炙　附子二枚,炮,去皮　白术二两　桂枝四两,去皮

上四味,以水六升,煮取三升,去滓。温服一升,日三服,初服得微汗则解。能食,汗出复烦者,服五合。恐一升多者,服六七合为妙。

风湿相搏,由肌肉而浸入关节,出现骨节疼痛,如同抽掣一样,屈伸不利,一有触近,则疼痛更加严重,因骨节疼痛,而出现烦扰不宁现象。由于表阳虚亏,卫外不固,故汗出,恶风,不欲去衣;或者全身微肿,应该用甘草附子汤治疗。

甘草附子汤方

甘草二两,炙　附子二枚,炮,去皮　白术二两　桂枝四两,去皮

上四味,用水六升,煮取三升,去渣,温服,每次一升,每日三次。初服得微汗,则邪去病解,饮食恢复正常。汗出之后,有烦躁不宁现象的,宜减剂量,服用五升,如服一升嫌剂量过大者,只服六至七合为妙。

太阳中暍[1],发热恶寒,身重而疼痛,其脉弦细芤迟,小便已,洒洒然毛耸[2],手足逆冷;小有劳,身即热,口开[3],前板齿燥[4]。若发其汗,则其恶寒甚;加温针,则发热甚;数下之,则淋甚。

1　暍:音yè,《说文》:伤暑也;《玉篇》:中热也。

2　洒洒然毛耸:形容小便后洒渐寒战的样子。

3　口开:谓暑热内扰,气逆作喘。

4　板齿:即门齿。

中暑，有发热，恶寒的症状，身体沉重而疼痛，伤津则伤阴，脉象可见弦细；耗气则伤阳，脉象可见芤迟。故小便后，一阵阵形寒毛耸，手足逆冷，稍微劳累就会发热；张口作喘，门牙干燥。误用辛温发汗，则可加重恶寒；妄用温针，则使发热加重；若反复攻下，则可出现严重的小便短涩不利且伴有疼痛的淋病。

太阳中热者，暍是也，汗出恶寒，身热而渴，白虎加人参汤主之。

白虎加人参汤方

知母六两　石膏一斤，碎　甘草二两　粳米六合　人参三两

上五味，以水一斗，煮米熟汤成，去滓，温服一升，日三服。

太阳病，由于伤于暑热所引起的，就叫作"暍病"，汗出过多，腠理疏松，卫阳不固而恶寒，阳明胃经热盛伤津，故身热而渴，但应该用白虎加人参汤治疗。

白虎人参汤方

知母六两　石膏一斤，碎　甘草二两　粳米六合　人参三两

上五味，用水一斗，煮至米熟汤成，去渣，温服，每次一升，每日三次。

太阳中暍，身热疼重，而脉微弱，此以夏月伤冷水，水行皮中所致也，一物瓜蒂汤主之。

一物瓜蒂汤方

瓜蒂二十个

上剉，以水一升，煮取五合，去滓，顿服。

太阳中暍，发热，身体疼痛沉重，脉微弱，这是由于夏季暑

热,汗孔开泄,突然用冷水洗浴,热不能散,汗不能出,水湿行于皮中,因而发病,应该用一物瓜蒂汤。

一物瓜蒂汤方

瓜蒂二十个

上面的药剉碎,加水一升煮熟,取药汤五合,去除渣滓,一顿服完。

百合狐惑阴阳毒病脉证治第三

论曰：百合病者[1]，百脉一宗，悉致其病也。意欲食复不能食，常默然，欲卧不能卧，欲行不能行，欲饮食，或有美时，或有不用闻食臭时，如寒无寒，如热无热，口苦，小便赤，诸药不能治，得药则剧吐利，如有神灵者，身形如和，其脉微数。

每溺时头痛者[2]，六十日乃愈；若溺时头不痛，淅然者[3]，四十日愈；若溺快然，但头眩者，二十日愈。

其证或未病而预见，或病四五日而出，或病二十日或一月微见者，各随证治之。

论说：所谓百合病，是因心主血脉，肺主治节而朝百脉，心肺阴虚，气血不能濡润百脉，百脉俱受其累，致证候百出的一种疾病。患者胃中空虚时，想要吃东西，但是虚热扰胃，又不能吃；经常沉默不语，想睡又不能睡，欲行走不能行走；似乎怕冷，因无外邪，实际并不恶寒；因其阴虚，似乎有热，但又不发烧。口苦，小便黄赤，用过很多药物治疗，但不见成效，甚至服药以

---

1 白合病：病名。魏念庭说："因百合一味而疗此疾，因得名也。"

2 溺：同"尿"，指小便。

3 淅然：形容怕风，寒栗之意。

后,剧烈呕吐或腹泻,好像神灵作祟,但从形体上观察,又跟平和健康的人一样,脉搏稍微见数象。

每当小便时,头痛的,六十天可愈;解小便时头不痛,但是有点怕风的,四十天可愈;如果小便畅快,但稍微头晕的,二十天可愈。

这种病可在未患热病之前,出现百合病的证候;或患热病四五天,或患热病二十天,甚至一个月,余热波及百脉,出现较轻微的百合病证候,各随证施治。

百合病发汗后者,百合知母汤主之。

百合知母汤方

百合七枚,擘　知母三两,切

上先以水洗百合,渍一宿,当白沫出,去其水,更以泉水二升,煎取一升,去滓;别以泉水二升煎知母,取一升,去滓;后合和,煎取一升五合,分温再服。

百合病心肺阴虚,内有燥热,不能使用汗法。若医生将"如寒无寒、如热无热"的症状,误认为表实证而用汗法后,用百合知母汤主治。

百合知母汤方

百合七枚,掰开　知母三两,切

上先以水洗百合,浸泡一夜,当白沫出,去其水,再用泉水二升,煎至一升,去掉药渣;另以泉水二升煎知母,取一升,去药渣;然后将两份煎液合和,煎取一升五合,分两次温服。

百合病下之后者,滑石代赭汤主之。

滑石代赭汤方

百合七枚，擘　滑石三两，碎，绵裹　代赭石如弹丸大一枚，碎，绵裹

上先以水洗百合，渍一宿，当白沫出，去其水，更以泉水二升，煎取一升，去滓；别以泉水二升煎滑石、代赭，取一升，去滓；后合和重煎，取一升五合，分温服。

百合病里有虚热，忌用下法。妄用攻下之后，应当以滑石代赭汤为主方。

滑石代赭汤方

百合七枚，掰开　滑石三两，敲碎，用绵裹　代赭石如弹丸大一枚，敲碎，用绵裹

上先以水洗百合，浸泡一夜，去其白沫水，又用泉水二升，煎取一升，去药渣；另以泉水二升，煎煮滑石、代赭，取一升，去药渣；然后将两份煎液合和，重新煎取一升五合，分两次温服。

百合病，吐之后者，用后方主之。

百合鸡子汤方

百合七枚，擘　鸡子黄一枚

上先以水洗百合，渍一宿，当白沫出，去其水，更以泉水二升，煎取一升，去滓，纳鸡子黄，搅匀，煎五分，温服。

百合病阴虚内热，忌用吐法。误用吐法之后，用百合鸡子汤主治。

百合鸡子汤方

百合七枚，擘　鸡子黄一枚

上药，先以水洗百合，浸泡一夜，当白沫出现时，去掉白沫水，又用泉水二升，煎至一升，去药渣，纳入鸡子黄，搅匀，煎后剩十分之五，温服半升。

百合病，不经吐、下、发汗，病形如初者，百合地黄汤主之。

百合地黄汤方

百合七枚，擘　　生地黄汁一升

上以水洗百合，渍一宿，当白沫出，去其水，更以泉水二升，煎取一升，去滓，纳地黄汁，煎取一升五合，分温再服。中病，勿更服[1]。大便当如漆。

百合病未经吐、下、发汗误治，而病情仍如初期的，主用百合地黄汤治疗。

百合地黄汤方

百合七枚，掰开　　生地黄汁一升

上以水洗净百合，浸泡一夜，当泡出白沫时，去掉白沫水。又用泉水二升，煎取一升，去掉药渣，纳入地黄汁，煎取一升五合，分两次温服。服药生效，即应守方，不要更换方药。服药期间，患者大便黑色如漆，此为地黄汁本色所染，停药后即可消失。

百合病一月不解，变成渴者，百合洗方主之。

百合洗方

上以百合一升，以水一斗，渍之一宿，以洗身，洗已，食煮饼，勿以盐豉也。

百合病，经一月不愈，会出现口渴为主的变证。主用百合洗方。

百合洗方

---

[1] 中病，勿更服：谓中病后应当守方，不要更换方药。

上用百合一升，用水一斗，浸泡一夜，渍水以洗全身皮肤。洗毕，再食以粳米和小麦做成的煮饼，不要吃味咸的盐豉，以免耗津增渴。

百合病，渴不瘥者，用后方主之。

瓜蒌牡蛎散方

瓜蒌根　牡蛎熬，等分

上为细末，饮服方寸匕，日三服。

百合病，外用百合洗方后，口渴仍不愈，是热盛津伤，用瓜蒌牡蛎散主治。

瓜蒌牡蛎散方

瓜蒌根　牡蛎熬，等分

上药研成细末，饮服方寸匕，每天服三次。

百合病变发热者，一作发寒热。**百合滑石散主之。**

百合滑石散方

百合一两，炙[1]　**滑石**三两

上为散，饮服方寸匕，日三服。当微利者，止服，热则除。

百合病变成发热的，是经久不愈，热盛于里，主用百合滑石散。

百合滑石散方

百合一两，炙　滑石三两

上为散，饮服方寸匕，每天服三次。当小便畅利时，即停服，肌肤表热自除。

---

[1] 炙：不作今之蜜炙，而作炒、烘、晒，使药焦燥，易于研末用。

百合病见于阴者，以阳法救之；见于阳者，以阴法救之。见阳攻阴，复发其汗，此为逆；见阴攻阳，乃复下之，此亦为逆。

百合病属于虚证范畴，出现阴寒症状，应该用阳法救之；出现阳热症状，应该用阴法救之。若病见于阳，而反攻下其阴，又使其发汗，此为逆治，是错误的；病见于阴，反用发汗攻其阳，则阳气更伤；汗之不愈，复又攻下，也为逆治，同样是错误的。

狐惑之为病，状如伤寒，默默欲眠，目不得闭，卧起不安。蚀于喉为惑，蚀于阴为狐[1]，不欲饮食，恶闻食臭，其面目乍赤、乍黑、乍白。蚀于上部则声喝，一作嗄。**甘草泻心汤主之。**

甘草泻心汤方

甘草四两　黄芩　人参　干姜各三两　黄连一两　大枣十二枚　半夏半升

上七味，水一斗，煮取六升，去滓再煎，温服一升，日三服。

狐惑病的症状，像伤寒，想要睡觉，眼睛不能闭合，躺下坐起感觉心中不安。湿热虫毒，腐蚀咽喉，出现溃疡糜烂的，称为惑；腐蚀前后二阴，出现溃疡糜烂的称为狐。不欲饮食，而且怕闻到饮食气味。胃经过于面部，面目之色变幻无常，一会儿红，一会儿黑，一会儿白。腐蚀上部，伤及声门，发音嘶嗄，说话噎塞。上述证情，主用甘草泻心汤治疗。

甘草泻心汤方

甘草四两　黄芩　人参　干姜各三两　黄连一两　大枣十二枚　半

---

[1] 蚀：就是腐蚀。阴：指前后二阴。

夏半升

上七味，用水一斗，煮取六升，去掉药渣再煎，每次温服一升，每天服三次。

蚀于下部则咽干[1]，苦参汤洗之。

苦参汤方

苦参一升，以水一斗，煎取七升，去滓。熏洗，日三。

湿热虫毒腐蚀糜烂前阴，扰于咽喉，则咽喉干燥。此时可用苦参汤熏洗前阴。

苦参汤方

苦参一升，用水一斗，煎取七升，去掉药渣，熏洗患处，每日三次。

蚀于肛者，雄黄熏之。

雄黄

上一味为末，筒瓦二枚合之，烧，向肛熏之。《脉经》云：病人或从呼吸上蚀其咽，或从下焦蚀其肛阴，蚀上为惑，蚀下为狐，狐惑病者，猪苓散主之。

湿热虫毒腐蚀糜烂肛门，宜用雄黄烧熏患处。

雄黄

雄黄一味，研为细末，如竹筒样半圆形的瓦两张，合扰成圆形，内置雄黄末，引火烧，使药烟向肛门患处熏之。《脉经》记载：有的病人是从呼吸道开始向上侵蚀咽喉，有的是从下焦侵蚀肛阴，向上侵蚀的是惑，向下侵蚀的是狐，狐惑病人，用猪苓散主治。

---

1 下部：这里指前阴。

病者脉数，无热[1]，微烦，默默但欲卧，汗出，初得之三四日，目赤如鸠眼[2]；七八日，目四眦一本此有黄字黑[3]。若能食者，脓已成也，赤小豆当归散主之。

赤小豆当归散方

赤小豆三升，浸，令芽出，曝干　**当归**

上二味，杵为散，浆水服方寸匕[4]，日三服。

病人脉数，但并不发热；微微有些发烦，但神情沉默，只想躺在床上，里热迫其津液外泄则汗出。在刚得病的三四天，两目发红，像鸠鸟的眼睛，到第七八天，两眼内外眼角颜色有些发黑，病人尚能饮食，是脓已成熟的征兆。主用赤小豆当归散。

赤小豆当归散方

赤小豆三升，浸，令芽出，曝干　当归三两（据《千金要方》补）

上二味，捣为粉末，用浆水服方寸匕，每天服三次。

阳毒之为病，面赤斑斑如锦纹，咽喉痛，唾脓血。五日可治，七日不可治，升麻鳖甲汤主之。

阴毒之为病，面目青，身痛如被杖，咽喉痛。五日可治，七日不可治，升麻鳖甲汤去雄黄、蜀椒主之。

升麻鳖甲汤方

升麻二两　**当归**一两　**蜀椒**炒去汗，一两　**甘草**二两　**鳖甲**手指大一片，炙　**雄黄**半两，研

1　无热：谓无寒热，是无表证的互词。

2　鸠眼：鸠，鸟名，俗称斑鸠，其母色赤。

3　四眦：指两眼内外眦；眦，即眼角。

4　浆水：浆，酢也。《本草纲目》称浆水又名酸浆。此法现已少用。

上六味，以水四升，煮取一升，顿服之，老小再服，取汗。

《肘后》《千金方》阳毒用升麻汤，无鳖甲有桂；阴毒用甘草汤，无雄黄。

阳毒这种病，面部起红斑，有如织锦上面鲜明的花纹；热灼咽喉则痛，成痈化脓，则唾脓血。若毒气尚浅，正气未衰，五天以内容易治愈；若过了七天，不容易治愈。主用辛散解毒、活血通络的升麻鳖甲汤。

阴毒这种病，颜面及眼睛发青，身体像被棍棒打了似的疼痛；疫毒结于咽喉，则咽喉痛。五天以内容易治疗，过了七天就不易治愈。用升麻鳖甲汤去雄黄、蜀椒主治。

升麻鳖甲汤方

升麻二两　当归一两　蜀椒炒去汗，一两　甘草二两　鳖甲手指大一片，炙　雄黄半两，研

上六味，以水四升，煮取一升，一次服完，老人和小儿分两次服。服后以汗出为佳（《肘后》《千金方》治阳毒用升麻汤，没有鳖甲有桂枝；阴毒用甘草汤主治，没有雄黄）。

疟病脉证并治第四

师曰：疟脉自弦，弦数者多热，弦迟者多寒。弦小紧者下之瘥，弦迟者可温之，弦紧者可发汗、针灸也，浮大者可吐之，弦数者风发也[1]，以饮食消息止之[2]。

老师说：患疟病的人，其脉象表现多为弦脉。脉弦而数的，是里热炽盛，病性属阳。脉弦而迟的，是阴寒内盛，寒性凝滞，病性属阴。脉弦而小紧的，是病邪偏里，而多兼食滞，应当用下法治疗。脉弦而紧的，是病偏于表，风寒之邪外束，应当用发汗或针灸治疗。脉弦而浮大的，是病偏于上，风邪外发，兼有风痰湿邪宿积于胃，用吐法治疗。疟病感受风热之邪，邪热化燥伤耗胃津，在治疗时，除用甘寒养胃药物外，还要选用适合病情的饮食以调理脾胃，以养阴清热，益气生津。

病疟以月一日发，当以十五日愈，设不瘥，当月尽解。如其不瘥，当如何？师曰：此结为癥瘕，名曰疟母，急治之，宜鳖甲煎丸。

鳖甲煎丸方

---

1 风发：是感受风邪而发热。风，泛指邪气。

2 以饮食消息止之：指适当的饮食调理。

鳖甲十二分，炙　乌扇三分，烧　黄芩三分　柴胡六分　鼠妇三分，熬　干姜三分　大黄三分　芍药五分　桂枝三分　葶苈一分，熬　石韦三分，去毛　厚朴三分　牡丹五分，去心　瞿麦二分　紫葳三分　半夏一分　人参一分　䗪虫五分，熬　阿胶三分，炙　蜂窠四分，炙　赤硝十二分　蜣螂六分，熬　桃仁二分

上二十三味，为末，取锻灶下灰一斗，清酒一斛五斗，浸灰，候酒尽一半，着鳖甲于中，煮令泛烂如胶漆，绞取汁，纳诸药，煎为丸，如梧子大，空心服七丸，日三服。《千金方》用鳖甲十二片，又有海藻三分，大戟一分，䗪虫五分，无鼠妇、赤硝二味，以鳖甲煎和诸药为丸。

如果在月初日患疟疾的病人，经过十五天的治疗应当痊愈；如果不愈，最多到月底也应当痊愈。如果还是不愈的，这是为什么呢？老师说：这是因为疟病日久，反复发作，致正气已衰，疟邪乘虚入络，寒湿痰浊与气血相搏，在胁下结成痞块，形成了疟母。疟母不消，则疟病难愈，应当趁疟母初结之际，乘势以攻治。宜用软坚散结的鳖甲煎丸治疗。

鳖甲煎丸方

鳖甲十二分，炙　乌扇三分，烧　黄芩三分　柴胡六分　鼠妇三分，熬　干姜三分　大黄三分　芍药五分　桂枝三分　葶苈一分，熬　石韦三分，去毛　厚朴三分　牡丹五分，去心　瞿麦二分　紫葳三分　半夏一分　人参一分　䗪虫五分，熬　阿胶三分，炙　蜂窠四分，炙　赤硝十二分　蜣螂六分，熬　桃仁二分

以上二十三味，为末，取烧柴火的灶中灰一斗，清酒一斛五斗，浸灰，候酒尽一半，放入鳖甲，小火煮至完全溶化过滤取汁，

加入各药，煎煮调拌均匀，做丸如梧桐子大，空心服七丸，每日服三次。《千金方》用鳖甲十二片，海藻三分，大戟一分，䗪虫五分，没有鼠妇和赤硝两味药，用鳖甲跟以上各药合煎，制成丸剂。

师曰：阴气孤绝，阳气独发，则热而少气烦冤[1]，手足热而欲呕，名曰瘅疟[2]。若但热不寒者，邪气内藏于心，外舍分肉之间，令人消铄肌肉。

温疟者，其脉如平，身无寒但热，骨节疼烦，时呕，白虎加桂枝汤主之。

白虎加桂枝汤方

知母六两　甘草二两，炙　石膏一斤　粳米二合　桂枝去皮，三两

上剉，每五钱，水一盏半，煎至八分，去滓，温服，汗出愈。

老师说：疟病发作时，病人表现出高热，短气，心中烦躁，手足发热，而想呕吐，舌质红，舌苔少津，名叫瘅疟。这是因为素体阳旺的人感受了疟邪，邪热亢盛，热盛津亏，阴津枯竭，阳热独亢，心神失养，肺气受伤，所以病人高热心烦而短气；邪热犯胃，胃气上逆则欲呕；四肢为诸阳之本，脾胃所主，热盛则手足发热。由于邪热内蕴于心，客于肌肉筋膜之间，表里热盛，内外邪热熏蒸，热灼津枯，久则使人正气亏损，肌肉消瘦。

患疟疾的病人，脉象跟平常人一样，由于感受疟邪，邪热炽盛，兼感表寒未解，故病人发热重，微恶寒，骨节热痛；热盛伤

1　烦冤：心中烦闷不舒的感觉。

2　瘅疟：瘅，音 dàn，热也，瘅疟是但热不寒的一种疟病，也有认为是温疟的一种。

胃，胃失和降则呕。用白虎加桂枝汤主之。

白虎加桂枝汤方

知母六两　甘草二两，炙　石膏一斤　粳米二合　桂枝去皮，三两

以上五味药，共为粗末，每次取五钱匕，水一盏半，煎至八分，去掉药渣，趁温服用，使汗出则愈。

疟多寒者，名曰牝疟，蜀漆散主之。

蜀漆散方

蜀漆洗去腥　**云母**烧二日夜　**龙骨**等分

上二味，作为散，未发前以浆水服半钱。温疟加蜀漆半分，临发时服一钱匕。一方云母作云实。

疟病发作时，病人感觉到寒冷重而发热轻，病证表现为寒多热少。这是寒疟。方剂用蜀漆散。

蜀漆散方

蜀漆洗去腥　云母烧二日夜　龙骨等分

以上三味，研为细末，未发作前以将水服半钱匕。温疟加蜀漆半份，临发时服一钱匕。

附《外台秘要》方

牡蛎汤治牡疟。

牡蛎四两，熬　**麻黄**四两，去节　**甘草**二两　**蜀漆**三两

上四味，以水八升，先煮蜀漆、麻黄，去上沫，得六升，纳诸药，煮取二升，温服一升，若吐，则勿更服。

牡蛎汤：治牡疟。

牡蛎四两，熬　麻黄四两，去节　甘草二两　蜀漆三两

以上四味，以水八升先煮蜀漆、麻黄，撇去上面漂浮的泡沫，

得六升，入诸药煎取二升，趁温服一升。如果呕吐，就不需要继续服用。

柴胡去半夏加瓜蒌汤治疟病发渴者，亦治劳疟[1]。

柴胡八两　**人参**　**黄芩**　**甘草**各三两　**瓜蒌根**四两　**生姜**二两　**大枣**十二枚

上七味，以水一斗二升，煮取六升，去滓，再煎取三升，温服一升，日二服。

柴胡去半夏加瓜蒌根汤：主治疟病发作时，舌苔少津口渴者，也可用来治疗劳疟。

柴胡八两　人参　黄芩　甘草各三两　瓜蒌根四两　生姜二两　大枣十二枚

以上七味，以水一斗二升，煮取六升，去药渣，再煎取三升，每次温服一升，每日服二次。

柴胡桂姜汤治疟寒多微有热，或但寒不热。服一剂如神。

柴胡半斤　**桂枝**三两，去皮　**干姜**二两　**瓜蒌根**四两　**黄芩**三两　**牡蛎**三两，熬　**甘草**二两，炙

上七味，以水一斗二升，煮取六升，去滓，再煎取三升，温服一升，日三服，初服微烦，复服汗出便愈。

柴胡桂姜汤：主治疟疾发作时，病人畏寒怕冷，微微发热，或只怕寒冷不发热。服用一剂后，效果良好。

柴胡半斤　桂枝三两，去皮　干姜二两　瓜蒌根四两　黄芩三两　牡蛎三两，熬　甘草二两，炙

---

[1] 劳疟：久疟不愈，反复发作，以致气血虚弱，故称为劳疟。

以上七味，以水一斗二升，煮取六升，去药渣，再煎取三升，温服一升，每日服三次。如果服药一两次以后，病人感到微有心烦的，这是药已中病，应当继续服药，待到微有汗出时，疟病当愈的表现。

中风历节病脉证并治第五

夫风之为病，当半身不遂[1]；或但臂不遂者，此为痹。脉微而数，中风使然。

中风病者，是以病人半身肢体不能随意运动。如果病人只有上肢某一臂不能随意运动，而且能够感觉到疼痛的，这是属于痹证。脉见微而数，是感受风邪所引起的。

寸口脉浮而紧，紧则为寒，浮则为虚；寒虚相搏，邪在皮肤；浮者血虚，络脉空虚；贼邪不泻，或左或右；邪气反缓，正气即急，正气引邪，㖞僻不遂[2]。

邪在于络，肌肤不仁；邪在于经，即重不胜[3]；邪入于腑，即不识人；邪入于藏，舌即难言，口吐涎。

中风病人两手寸关尺三部的脉象浮而紧，则紧是感受外寒，浮是血虚。如果正虚不能驱邪，风邪不能外泄，就容易中风。中风这种病的特点是或损及于肢体之左侧，或损及于肢体之右侧。由于病侧的肌肉经脉为邪气所阻，气血不通，废而不用，表现为松懈弛

---

1 不遂：不能随意运动。

2 㖞僻：即口眼歪斜。

3 重不胜：肢体重滞不易举动。

缓；缝康的一侧正气独治，就尤其显得紧张有力；因为健侧牵引病侧，左右肌肉经脉失去了平衡协调，则表现出邪气反缓，正气即急，正气引邪，口眼㖞斜。

如邪在经络，经脉瘀阻，营气不能行于肌表，则出现肌肤麻木不仁；邪在于经，经脉不通，荣气不从，筋经失养，四肢沉重，则不能任重；邪入于腑，腑失输泻，浊邪不降，清气不布，神失清灵，志无所主，就会变得不认识人；邪入于脏，其病深痼，伤及五脏。肺不主声，心不主舌，说话就变得困难，流口水。

侯氏黑散：治大风四肢烦重[1]，心中恶寒不足者。《外台》治风癫。

菊花四十分　**白术**十分　**细辛**三分　**茯苓**三分　**牡蛎**三分　**桔梗**八分　**防风**十分　**人参**三分　**矾石**三分　**黄芩**五分　**当归**三分　**干姜**三分　**芎䓖**三分　**桂枝**三分

上十四味，杵为散，酒服方寸匕，日一服，初服二十日，温酒调服，禁一切鱼肉大蒜，常宜冷食，六十日止，即药积在腹中不下也，热食即下矣，冷食自能助药力。

如果病人突然昏倒，随后出现口眼㖞斜，四肢烦重，心中畏寒怕冷。这是由于心阳不足，气血两虚，风邪乘虚入中经络，深入脏腑，风邪与内生痰湿瘀血相合，痹阻经脉，困滞脾胃，致气血不通所致。此为正虚邪实，风邪直中脏腑的中风病，故名为大风。治法应当健脾除湿，补气养血，祛风通络，清热化痰，以扶正祛邪，表里通治；方剂用侯氏黑散。

侯氏黑散：治疗病人突然昏倒，四肢烦重，心中畏寒怕冷，心

---

[1] 大风：有两说，一说指中风重证，二是认为指今之麻风病。有学者认为此处大风，即今之麻风病。可从。

阳不足。《外台》主治风癫。

菊花四十分　白术十分　细辛三分　茯苓三分　牡蛎三分　桔梗八分　防风十分　人参三分　白矾三分　黄芩五分　当归三分　干姜三分　芎䓖三分　桂枝三分

以上十四味，研为散，酒服方寸匕，每日服一次；初次连续服药二十天，用温酒调服。忌一切鱼肉，大蒜等滋腻厚味之品，以免碍湿恋邪。服药后宜服用冷饮食，须坚持服药六十日左右，药吃下以后聚积在胃里不下，饮用热食容易使药力耗散，冷饮则能够助长药力。

寸口脉迟而缓，迟则为寒，缓则为虚；荣缓则为亡血，卫缓则为中风。邪气中经，则身痒而瘾疹[1]**；心气不足，邪气入中**[2]**，则胸满而短气。**

医生诊得病人两手寸关尺三部的脉象迟而缓的，则迟主寒；缓为无力，主虚。营分虚是由于失血所致，气虚是因为邪风所伤。如果邪气中伤于经脉，肌表则发为瘾疹，皮肤发痒；如果正气不足，邪气乘虚内入于心，则发生胸中满闷而短气。

风引汤[3]**：除热瘫痫。**

大黄　干姜　龙骨各四两　桂枝三两　甘草　牡蛎各二两　寒水石　滑石　赤石脂　白石脂　紫石英　石膏各六两

上十二味，杵，粗筛，以韦囊盛之，取三指撮，井花水三

1　瘾疹：即风疹块（痦㿔）。其病常突然发作，起伏无定。

2　入中：为邪不外泄而内传。

3　风引：即风痫掣引之候。

升，煮三沸，温服一升。治大人风引，少小惊痫，日数十发，医所不疗，除热方。巢氏云：脚气宜风引汤。

风引汤：主治病人发热、瘫痪、惊痫抽搐。

大黄　干姜　龙骨各四两　桂枝三钱　甘草　牡蛎各二两　寒水石　滑石　赤石脂　白石脂　紫石英　石膏各六两

以上十二味，研细末，装入防潮药囊中。用时取三指撮，取井中泉水三升，煮开数沸，每次服一升，日三服。主治大人中风，小孩惊痫，一天发病数十次，医生处方治不好，清热泻火方。巢氏方：脚气也可用风引汤。

防己地黄汤：治病如狂状，妄行，独语不休，无寒热，其脉浮。

防己一钱　桂枝三钱　防风三钱　甘草二钱

上四味，以酒一杯，浸之一宿，绞取汁，生地黄二斤，咬咀，蒸之如斗米饭久，以铜器盛其汁，更绞地黄汁，和，分再服。

防己地黄汤：病人神志不清，躁乱如狂状，无意妄行，独语不休，不恶寒发热，其脉浮数。

防己一钱　桂枝三钱　防风三钱　甘草二钱

以上四味，以酒一杯，浸泡一宿，绞取汁；生地黄二斤捣烂，蒸煮约两小时，以铜器盛其汁，更绞地黄汁，和匀，分二次服。

头风摩散方[1]

大附子一枚，炮　盐等分

---

[1] 头风：是发作性头眩、头痛之类的疾患。摩：是涂搽外敷的意思。

上二味为散，沐了，以方寸匕，已摩疾上，令药力行。

头风摩散方

大附子一枚，炮　盐等分

以上二味为散，先用热水洗头后，取药方寸匕敷摩于痛处，使药力透入而达却病之效。

寸口脉沉而弱，沉即主骨，弱即主筋，沉即为肾，弱即为肝。汗出入水中，如水伤心[1]，历节黄汗出[2]，故曰历节。

病人寸关尺三部的脉象沉而弱时，则沉脉主里病，脉弱主筋。沉脉说明肾气不足，弱脉说明肝血不足。由于肝肾气血不足，营卫空疏，汗出入于水中，或汗出伤于水湿雨露，浸淫于血脉，滞留于关节，渐致肿大疼痛，甚或溢出黄汗，则形成历节病。

趺阳脉浮而滑[3]，滑则谷气实，浮则汗自出。

趺阳脉浮而滑，则滑主阳气有余，胃热炽盛；浮则是脾胃素积酒谷宿热之邪，风热迫胃，腠理开泄而汗出。

少阴脉浮而弱[4]，弱则血不足，浮则为风，风血相搏，即疼痛如掣。

少阴脉浮而弱，则弱脉为阴血不足；浮则为风，阴血不足而风寒之邪乘虚侵入，风血相搏，则关节疼痛如掣，不能屈伸。

1　如水伤心：心主血脉，如水伤心，犹言水湿伤及血脉。

2　黄汗：这里是指历节病中的并发症状，是关节痛处溢出黄水，故曰"历节黄汗出"。此与黄汗病的汗出色黄，遍及全身者不同。

3　趺阳：为胃脉，在足背上五寸骨间动脉处，即足阳明经的冲阳穴。

4　少阴：指手少阴神门脉，在掌后锐骨端凹陷中；足少阴太溪脉，在足内踝后五分凹陷中。

盛人脉涩小[1]**，短气，自汗出，历节疼，不可屈伸，此皆饮酒汗出当风所致。**

身体肥胖的病人，其脉象滞涩不利，涩小无力；中气不足，动则汗出短气；风湿相搏，形成历节疼痛，不可屈伸。这都是饮酒出汗后受风所致。

诸肢节疼痛，身体尪羸[2]**，脚肿如脱**[3]**，头眩短气，温温欲吐**[4]**，桂枝芍药知母汤主之。**

桂枝芍药知母汤方

桂枝四两　芍药三两　甘草二两　麻黄二两　生姜五两　白术五两　知母四两　防风四两　附子二枚，炮

上九味，以水七升，煮取二升，温服七合，日三服。

历节之病，四肢关节肿大，灼热疼痛，肌肉消瘦；湿浊痹阻下焦，阳气不通，两足肿胀，麻木不仁，似如脱离；湿阻中焦，浊邪不降，清阳不升，则头目昏眩，中虚短气，胃中烦郁，蕴蕴欲吐。此皆风寒湿邪外侵，用桂枝芍药知母汤主之。

桂枝芍药知母汤方

桂枝四两　芍药三两　甘草二两　麻黄二两　生姜五两　白术五两　知母四两　防风四两　附子二枚，炮

以上九味，以水七升，煮取二升，温服七合，每日服三次。

味酸则伤筋，筋伤则缓，名曰泄。咸则伤骨，骨伤则痿，名

1　盛人：指身体肥胖的人，往往有余于外，不足于内。

2　尪羸：形容关节肿大。

3　脚肿如脱：形容两脚肿胀，且又麻木不仁，似乎和身体要脱离一样。

4　温温：作蕴蕴解，谓心中郁郁不舒。

曰枯。枯泄相搏，名曰断泄。荣气不通，卫不独行，荣卫俱微，三焦无所御[1]，四属断绝[2]，身体羸瘦，独足肿大，黄汗出，胫冷。假令发热，便为历节也。

食酸太过则伤筋，酸入肝而肝主筋，过食酸则筋伤弛缓而不用，此即谓之泄；食咸太过则伤肾，咸入肾而肾主骨，过食咸则骨伤而不能生髓主骨，精髓衰竭，骨痿不能行立，此即谓之枯；肝肾两伤，筋骨不用，精血俱亏，枯泄相搏，生气不续，此即谓之断泄。荣气不通，卫气不行，荣卫皆虚，则三焦不能通调水道，四肢失养，身体消瘦；浊气下流，则独脚肿大，溢出黄汗，两胫寒冷，如果再发热的话，这便是历节。

病历节，不可屈伸，疼痛，乌头汤主之。

乌头汤方：治脚气疼痛，不可屈伸。

麻黄　芍药　黄芪各三两　**甘草**炙　**川乌**五枚，㕮咀，以蜜二升，煎取一升，即出乌头

上五味，㕮咀四味，以水三升，煮取一升，去滓，纳蜜煎中，更煎之，服七合。不知，尽服之。

历节病，关节冷，不可屈伸，方利用乌头汤。

乌头汤方：治脚气疼痛，不能随意屈伸。

麻黄　芍药　黄芪各三两　甘草三两，炙　川乌五枚，切片，以蜜二升，煮取一升，即出乌头

以上五味，切片四味，用水三升，煮取一升，去掉药渣，加入

1　御：作"统驭""统治"讲。

2　四属断绝：是说四肢得不到气血营养。

蜂蜜，继续煎煮，先服用七合，没有显著效果的话，就全部服完。

矾石汤：治脚气冲心[1]。

矾石二两

上一味，以浆水一斗五升，煎三五沸，浸脚良。

脚气之病，水邪湿毒所伤，留滞于下焦，气逆于上，水气凌心，始从脚起，两胫先肿，以至冲心乘肺，出现心悸，气喘，呕吐等证。治当清热解毒，燥湿；方剂用白矾汤。本方重在燥湿解毒，降浊消肿，湿去则阳升，脚气可愈。

白矾汤：治因脚气病而出现的心悸、气短、呕吐等症状。

白矾二两

以上一味，用地下泥土绞水取汁一斗五升，煎沸三五次，放置稍冷，趁热浸泡双脚。

附方：

《古今录验》续命汤：治中风痱，身体不能自持，口不能言，冒昧不知痛处，或拘急不得转侧。姚云：与大续命同，并治妇人产后去血者，及老人小儿。

麻黄　桂枝　当归　人参　石膏　干姜　甘草各三两　**芎䓖**一两　**杏仁**四十枚

上九味，以水一斗，煮取四升，温服一升，当小汗，薄覆脊，凭几坐，汗出则愈；不汗，更服，无所禁，勿当风。并治但

1　脚气冲心：是指脚气病而见心悸、气短、呕吐诸证者。

伏不得卧，咳逆上气，面目浮肿。

《古今录验》续命汤：治中风之后，身体不受控制，不能开口说话，人昏冒，不知道哪个地方疼，或身上发抽，不能翻转（姚云：与大续命同。兼治妇人产后去血者，及老人小儿）。

麻黄　桂枝　当归　人参　石膏　干姜　甘草各三两　芎䓖一两　杏仁四十枚

以上九味，用水一斗，煮至四升，温服一升，服药出汗后加用衣被，以免汗出后复受风邪，稍坐卧待汗出则渐愈；不汗则更服，没有禁忌，勿当风。同时兼治只能伏身不能平躺，咳嗽、呃逆上气，面部和眼睛浮肿。

《千金》三黄汤：治中风手足拘急，百节疼痛，烦热心乱，恶寒，经日不欲饮食。

麻黄五分　独活四分　细辛二分　黄芪二分　黄芩三分

上五味，以水六升，煮取二升，分温三服，一服小汗，二服大汗，心热加大黄二分，腹满加枳实一枚，气逆加人参三分，悸加牡蛎三分，渴加瓜蒌根三分，先有寒加附子一枚。

《千金》三黄汤：治疗中风病人手足拘急，全身骨节疼，烦热心乱，恶寒，经常不欲饮食。

麻黄五分　独活四分　细辛二分　黄芪二分　黄芩三分

以上五味，用水六升，煮至二升，分三次温服。一服出小汗，二服出大汗。心热加大黄二分，腹满加枳实一枚，气逆加人参三分，心悸加牡蛎三分，渴加瓜蒌根三分，先有寒加附子一枚。

《近效方》术附汤：治风虚头重眩，苦极，不知食味，暖肌补中，益精气。

白术二两　附子一枚半，炮，去皮　甘草一两，炙

上三味，剉，每五钱匕，姜五片，枣一枚，水盏半，煎七分，去滓，温服。

《近效方》术附汤：病人头重目眩，痛苦之极，口中淡，不知食味。调和营卫，以暖肌补中，益精气。

白术二两　附子一枚半，炮，去皮　甘草一两，炙

以上三味，切片，每次取五钱匕，姜五片，枣一枚，水一盏半，煎取七分，去药渣，温服。

崔氏八味丸：治脚气上入，少腹不仁。

干地黄八两　山茱萸　薯蓣各四两　泽泻　茯苓　牡丹皮各三两　桂枝　附子炮，各一两

上八味，末之，炼蜜和丸，梧子大，酒下十五丸，日再服。

崔氏八味丸：治脚气上逆于少腹，导致少腹不仁。

干地黄八两　山茱萸　山药各四两　泽泻　茯苓　牡丹皮各三两　桂枝　附子各一两，炮

以上八味，研细末，炼蜜和丸，如梧桐子大，酒下十五丸，每日服二次。

《千金方》越婢加术汤：治肉极热，则身体津脱，腠理开，汗大泄，厉风气，下焦脚弱。

麻黄六两　石膏半斤　生姜三两　甘草二两　白术四两　大枣十五枚

上六味，以水六升，先煮麻黄，去上沫，纳诸药，煮取

三升，分温三服。恶风加附子一枚，炮。

《千金方》越婢加术汤：治疗病人极度消瘦，身热出汗，伤津脱荣，腠理不固，出汗多，厉风气，膝胫软弱，脚不能行。

麻黄六两　　石膏半斤　　生姜三两　　甘草二两　　白术四两　　大枣十五枚

以上六味，用水六升，先煮麻黄，撇去上面的浮沫，入诸药，煮取三升，分三次温服。恶风为阳气不足，则加炮附子一枚。

血痹虚劳病脉证并治第六

问曰：血痹病从何得之？师曰：夫尊荣人，骨弱肌肤盛，重因疲劳汗出，卧不时动摇，加被微风，遂得之。但以脉自微涩，在寸口、关上小紧，宜针引阳气，令脉和紧去则愈。

问道：血痹病是怎样形成的呢？老师回答：凡尊贵荣华的人，筋骨脆弱，肌肤盛。不耐劳累，故动则汗出。睡眠不佳，辗转动摇，加上易被邪风所伤，从而形成血痹。本有脾肾两虚，阳气不足，气血不利，故在两手寸口的关脉表现出微涩或小紧的脉象。故治疗宜用针刺以引动阳气，气行则血行，使脉和去，则血痹能愈。

血痹阴阳俱微，寸口关上微，尺中小紧，外证身体不仁，如风痹状，黄芪桂枝五物汤主之。

黄芪桂枝五物汤方

黄芪三两　芍药三两　桂枝三两　生姜六两　大枣十二枚

上五味，以水六升，煮取二升，温服七合，日三服。一方有人参。

血痹病人的阴阳营卫俱不足，气血凝滞，阳气不行，病较深重，故寸口关上之脉微，尺中脉小紧；营气虚，卫气不行，故外证身体不仁，似如风痹病之状，但麻木不知痛痒，用黄芪桂枝五物汤治疗。

黄芪桂枝五物汤方

黄芪三两　芍药三两　桂枝三两　生姜六两　大枣十二枚

以上五味，用水六升，煮取二升，温服七合，每日服三次（一方有人参）。

夫男子平人[1]，脉大为劳，极虚亦为劳。

有些虚劳病人从外表上看好像平常无病的人一样，这是因为虚劳病之初，内损未及于形，有形于外，不足于内，脉病形不病，所以在脉象上则表现出脉大或者极虚。脉大是大而无力，主精血内损，阴虚阳浮，所以说脉大为劳；脉极虚是轻按则软，重按无力，极虚亦为劳。

男子面色薄者[2]，主渴及亡血，卒喘悸[3]，脉浮者，里虚也。

病人表现出面色薄，口渴，少血，时喘，心悸，脉浮者，属于虚劳。

男子脉虚沉弦，无寒热，短气里急，小便不利，面色白，时目瞑，兼衄，少腹满，此为劳使之然。

劳之为病，其脉浮大，手足烦，春夏剧，秋冬瘥，阴寒精自出[4]，酸削不能行[5]。

医生诊得病人的脉象沉细弦而无力，又没有恶寒发热的外感见

1　平人：这里是指从外形看来，好像无病，其实是内脏气血已经虚损。也即《难经》所说"脉病形不病"者。

2　面色薄：指面色淡白而无华。

3　卒喘悸：谓病人稍一动作，即突然气喘、心悸。"卒"同"猝"。

4　阴寒：阴指前阴。阴寒即前阴寒冷。

5　酸削：指两腿酸痛消瘦。

证，而感到短气不足以息，少腹拘急，小便不利，少腹满，面色㿠白，目视不清，经常出鼻血，小腹胀满者，这是由于虚劳病所致。

虚劳病脉象浮大无力，手足心烦热，每到春天和夏天时则病情加剧，到了秋天和冬天时则病情好转。虚劳病人素体阴精不足，则阴寒精自出；两足肌肉酸削，痛而无力以行。

男子脉浮弱而涩，为无子，精气清冷。一作冷。

夫失精家少腹弦急[1]**，阴头寒，目眩，**一作目眶痛。**发落，脉极虚芤迟，为清谷、亡血、失精。脉得诸芤动微紧，男子失精，女子梦交**[2]**，桂枝龙骨牡蛎汤主之。**

桂枝加龙骨牡蛎汤：《小品》云：虚弱浮热汗出者，除桂，加白薇、附子各三分，故曰二加龙骨汤。

桂枝　芍药　生姜各三两　**甘草**二两　**大枣**十二枚　**龙骨　牡蛎**各三两

上七味，以水七升，煮取三升，分温三服。

男子患虚劳病，其脉浮弱而涩，浮为阴血虚，弱为真阳不足，涩为精气亏损；脉气不利，阴阳精气皆不足，则精气衰少而清冷，故不能受胎育子。

虚劳遗精的病人，精耗太过，肾气亏损，肾气不固，则男子失精，少腹拘急，阴头寒冷，眼睛眩晕，头发掉落。其脉各异，或极虚，或芤迟，或芤动，或微紧，因清谷下利、亡血失精。如果脉象芤动微紧，那么男子遗精，女子梦交，用桂枝龙骨牡蛎汤治之。

1　失精家：指经常梦遗、滑精之人。

2　梦交：夜梦性交。

桂枝加龙骨牡蛎汤方：《小品》记载：脉象虚浮易出汗的人，加白薇附子各三分，又名二加龙骨汤。

桂枝　芍药　生姜各三两　甘草二两　大枣十二枚　龙骨　牡蛎各三两

以上七味，以水七升，煮取三升，分三次温服。

天雄散方

天雄三两，炮　**白术**八两　**桂枝**六两　**龙骨**三两

上四味，杵为散，酒服半钱匕，日三服，不知，稍增之。

男子平人，脉虚弱细微者，善盗汗也。

人年五六十，其病脉大者，痹侠背行[1]，若肠鸣，马刀侠瘿者[2]，皆为劳得之。

天雄散方

天雄三两，炮　白术八两　桂枝六两　龙骨三两

以上四味，研细末，用酒服半钱匕，每日服三次，不效时，稍增用量，以效为度。

虚劳病，男子外貌如常人，但其人脉象虚弱细微，是容易盗汗的原因。

人到了五六十岁，当患虚劳病时，其脉大而无力，沿脊柱两旁表现出麻木不仁。若经常出现肠鸣泄泻，腋下出现瘰疬，皆属于劳伤元气所得。

1　痹侠背行：指脊柱两旁有麻木感。

2　马刀侠瘿：结核生于腋下名马刀，生于颈旁名侠瘿，二者常相联系，或称为瘰病。

血痹虚劳病脉证并治第六

脉沉小迟,名脱气[1],其人疾行则喘喝[2],手足逆寒,腹满,甚则溏泄,食不消化也。

脉弦而大,弦则为减,大则为芤,减则为寒,芤则为虚,虚寒相搏,此名为革。妇人则半产漏下[3],男子则亡血失精。

虚劳之病,其脉沉、小、迟,是因为阳气虚衰的原因。这种病人由于真阳衰竭,肾不纳气,故走路快了即喘促;中阳虚寒,阳气不能达于四肢,则手足逆冷;脾胃阳虚,运化失职,则大便溏泄,食谷不化。

医生诊得病人的脉象弦而大,弦大脉软而中空,弦势有所减弱;类似芤脉,但又较芤脉有力,脉大而中空,按之紧,紧则主寒,所以说减则为寒;大则主虚,所以说芤则为虚。既寒且虚,有虚寒之因,故有虚寒之脉;虚脉与寒脉相合,即为革脉。革脉其形大,其势紧,大而中空,在妇人则主半产崩漏,在男子则主亡血失精。

虚劳里急[4],悸,衄,腹中痛,梦失精,四肢酸疼,手足烦热,咽干口燥,小建中汤主之。

小建中汤方

桂枝三两,去皮　甘草三两,炙　大枣十二枚　芍药六两　生姜三两　胶饴一升

上六味,以水七升,煮取三升,去滓,纳胶饴,更上微火消

1　脱气:在这里指病机,即指阳气虚衰而言。

2　喘喝:即气喘有声。

3　漏下:非月经期间下血,淋漓不断。

4　里急:指腹部有挛急感,按之不硬。

解，温服一升，日三服。呕家不可用建中汤，以甜故也。

《千金》疗男女因积冷气滞，或大病后不复常，若四肢沉重，骨肉酸疼，吸吸少气，行动喘乏，胸满气急，腰背强痛，心中虚悸，咽干唇燥，面体少色，或饮食无味，胁肋腹胀，头重不举，多卧少起，甚者积年，轻者百日，渐致瘦弱五脏气竭，则难可复常，六脉俱不足，虚寒乏气，少腹拘急，羸瘠百病，名曰黄芪建中汤，又有人参二两。

虚劳之病，腹部挛急，心动不宁，吐血衄血，中寒腹痛，梦交失精，四肢酸痛，手脚烦热，咽干口燥，用小建中汤方治。

小建中汤方

桂枝三两，去皮　甘草三两，炙　大枣十二枚　芍药六两　生姜三两　胶饴一升

以上六味，以水七升，煮取三升，去药渣，入胶饴，更上微火消解，温服一升，每日服三次。如果是呕吐病人不可用本方，因为甜能碍湿满中故也。

《千金》疗男女因积冷气滞，或大病后不复常，或四肢沉重，骨肉酸疼，短气不足以息，行动喘乏，胸满气急，腰背强痛，心中虚悸，咽干唇燥，面体少色，或饮食无味，胁肋腹胀，头重不举，多卧少起，甚者积年，轻者百日，渐致瘦弱，五脏气竭，则难可复常，六脉俱不足，虚寒乏气，少腹拘急，羸瘠百病，名曰黄芪建中汤，又有人参二两。

虚劳里急，诸不足，黄芪建中汤主之。于小建中汤内加黄芪一两半，余依上法。气短胸满者加生姜；腹满者去枣，加茯苓一两半；及疗肺虚损不足，补气加半夏三两。

虚劳腰痛，少腹拘急，小便不利者，八味肾气丸主之。方见脚气中。

肾气丸方

干地黄八两　山药　山茱萸各四两　泽泻　牡丹皮　茯苓各三两

桂枝　附子炮，各一两

上八味末之，炼蜜和丸梧子大，酒下十五丸，加至二十五丸，日再服。

虚劳病，阴阳气血俱不足，手足欠温，里急腹痛，用黄芪建中汤主之（即于小建中汤内加黄芪一两半，其余与小建中汤相同。若脾虚不运，水湿内停致气短胸腹胀满者，去大枣，加生姜、茯苓一两半。肺气虚损，痰饮内停者，加半夏三两）。

虚劳腰痛，少腹拘急，小便不利者，此为肾气不足，下焦水寒之气不化。治法当用滋阴补阳，方剂用八味肾气丸。

肾气丸方

干地黄八两　山药　山茱萸各四两　泽泻　牡丹皮　茯苓各三两　桂枝　附子炮，各一两

上八味研成末，搓成梧桐子大小的丸子，用酒送服十五丸，第二次加至二十五丸，次日再服。

虚劳诸不足，风气百疾[1]，薯蓣丸方主之。

薯蓣丸方

薯蓣三十分　当归　桂枝　曲　干地黄　豆黄卷各十分　甘草二十八分　人参七分　芎䓖　芍药　白术　麦门冬　杏仁各六分　柴胡　桔梗　茯苓各五分　阿胶七分　干姜三分　白蔹二分　防风六分　大枣百枚，为膏

上二十一味，末之，炼蜜和丸，如弹子大，空腹酒服一丸，一百丸为剂。

1　风气：泛指病邪，因风为百病之长，风邪侵入人体，能引起多种疾病。

虚劳病，阴阳气血诸不足，百脉空虚，易被外邪所侵，治疗方剂用山药丸。

山药丸方

山药三十分　当归　桂枝　曲　干地黄　大豆黄卷各十分　甘草二十八分　人参七分　芎䓖　芍药　白术　麦冬　杏仁各六分　柴胡　桔梗　茯苓各五分　阿胶七分　干姜三分　白蔹二分　防风六分　大枣百枚，为膏

以上二十一味，研为细末，炼蜜和丸如弹子大，空腹时用酒服一丸，一百丸为剂。

虚劳虚烦不得眠，酸枣仁汤主之。

酸枣仁汤方

酸枣仁二升　甘草一两　知母二两　茯苓二两　川芎二两《深师》有生姜二两。

上五味，以水八升，煮酸枣仁，得六升，纳诸药，煮取三升，分温三服。

虚劳之病，肝肾阴不足，则心神不安，虚烦失眠，治疗当用酸枣仁汤。

酸枣仁汤方

酸枣仁二升　甘草一两　知母二两　茯苓二两　芎䓖二两《深师》有生姜二两。

以上五味，以水八升，煮酸枣仁汤得六升，后入诸药煮取三升，分三次服。

五劳虚极羸瘦，腹满不能饮食，食伤、忧伤、饮伤、房室伤、饥伤、劳伤、经络营卫气伤，内有干血，肌肤甲错，两目暗

黑。缓中补虚，大黄䗪虫丸主之。

大黄䗪虫丸方

大黄十分,蒸　黄芩二两　甘草三两　桃仁一升　杏仁一升　芍药四两　干地黄十两　干漆一两　虻虫一升　水蛭百枚　蛴螬一升　䗪虫半升

上十二味，末之，炼蜜和丸小豆大，酒饮服五丸，日三服。

虚劳病，形体枯瘦，腹部胀满不能进食，暴饮暴食，肌饱不匀，久则伤脾，是为食伤；忧思郁结，情志不遂，气机不利，疏泄失职，是为肝伤；摄生不慎，房劳过度，精气亏耗，是为肾伤；强力举重，劳累过度，身体瘦削，久虚不复，是为劳伤；脏腑亏损，气机郁滞，血行不畅，经脉失养，肌肤不荣，是为经络营卫气伤；瘀血内停，久郁不解，形成干血；干血之征，肌肤甲错，状若鱼鳞，两眼黯黑。治疗方法应补虚清热，化瘀润燥，方剂用大黄䗪虫丸。

大黄䗪虫丸方

大黄十分,蒸　黄芩二两　甘草三两　桃仁一升　杏仁一升　芍药四两　干地黄十两　干漆一两　虻虫一升　水蛭百枚　蛴螬一升　䗪虫半升

以上十二味，研细末，炼蜜和丸赤小豆大，酒饮服五丸，每日服三次。

附方：

《千金翼》炙甘草汤一云复脉汤：**治虚劳不足，汗出而闷，脉结悸，行动如常，不出百日，危急者十一日死。**

甘草四两,炙　桂枝　生姜各三两　麦门冬半升　麻仁半升　人

参　阿胶各二两　大枣三十枚　生地黄一斤

上九味，以酒七升，水八升，先煮八味，取三升，去滓，纳胶消尽，温服一升，日三服。

《千金翼》炙甘草汤：虚劳病，阴阳气血诸虚不足，汗出胸闷，脉搏跳动有间歇，心悸，行动如常，病轻者可延百日，危重者十余日死。

甘草四两，炙　桂枝　生姜各三两　麦冬半升　火麻仁半升　人参　阿胶各二两　大枣三十枚　生地黄一升

以上九味，以酒七升、水八升，先煮八味，取三升，去药渣，入胶溶化，温服一升，每日服三次。

肺痿肺痈咳嗽上气病脉证治第七

问曰：热在上焦者，因咳为肺痿。肺痿之病，从何得之？师曰：或从汗出，或从呕吐，或从消渴，小便利数，或从便难，又被快药下利[1]，重亡津液，故得之。

曰：寸口脉数，其人咳，口中反有浊唾涎沫者何[2]？师曰：为肺痿之病。若口中辟辟燥[3]，咳即胸中隐隐痛，脉反滑数，此为肺痈，咳唾脓血。脉数虚者为肺痿，数实者为肺痈。

学生问道：热在上焦的病人，因为长期咳嗽可形成肺痿。肺痿这种病究竟是怎样得来的呢？老师回答：造成虚热肺痿这种病的原因很多，或因病人本身平素多汗出；或因医生治病时发汗过多；或因病人反复呕吐；或因患消渴病日久不愈，津液从小便去多；或因长期大便干燥，反复过用苦寒攻下之剂。这些原因都能使病人的津液受到严重的损耗，所以逐渐形成肺痿这种病。

又问道：当诊得病人寸口脉数，病人不咳痰血，反而咳吐黏稠涎沫，这是什么道理呢？老师回答：这是肺痿病，如果病人口

---

1 快药：指大黄一类攻下药。

2 浊唾涎沫：浊唾指稠痰，涎沫指稀痰。

3 辟辟：形容干燥。

中干燥而咳，咳即胸中隐隐疼痛，脉滑数有力，渐至咳吐脓血，这就是肺痈。

如果从脉象上鉴别，脉数虚的，多为肺痿；脉数实的，多为肺痈。

问曰：病咳逆，脉之何以知此为肺痈[1]？当有脓血，吐之则死，其脉何类？师曰：寸口脉微而数[2]，微则为风，数则为热；微则汗出，数则恶寒。风中于卫，呼气不入；热过于营[3]，吸而不出。风伤皮毛，热伤血脉。风舍于肺[4]，其人则咳，口干喘满，咽燥不渴，多唾浊沫[5]，时时振寒。热之所过，血为之凝滞，蓄结痈脓，吐如米粥。始萌可救[6]，脓成则死[7]。

问道：当肺痈初起时，病人只有喘咳气逆，这时诊脉如何知道是肺痈呢？当肺痈有脓血时，吐之则死，此证的脉象又是什么样呢？老师回答：寸口脉表现出浮而数。浮则为风，数则为热；浮则汗出，数则恶寒。风热伤及肺卫，邪热未能深入于里；当风热病邪未能外解，反而深入营血，正气不能驱邪外出，形成风伤皮毛，肺气闭郁，风热舍肺，热伤血脉，病人就出现咳嗽、口干、喘满的情况。邪实气闭，肺热壅盛，喉咙干燥而不渴的，咳吐稠

---

1 脉之：脉字动词，"脉之"即诊脉。
2 微：作"浮"字理解。
3 过：作"至"字或"入"字解，下"过"字同。
4 舍：作"留"字解。
5 浊沫：即前条的浊唾涎沫。
6 始萌：病的开始阶段。
7 成：通借为"盛"。

痰涎沫，并时不时地发冷。风热舍肺，损伤血脉，正邪抗争，高热寒战，血为之凝滞，血瘀肉腐，蓄结痈脓，痈脓破溃，则形成肺痈溃脓期。病人表现为咳而胸满，吐出脓血腥臭，形如米粥。肺痈这种病在初起时易治，到了脓成毒泛时则难治，甚至有生命危险。

上气[1]，面浮肿，肩息[2]，其脉浮大，不治。又加利尤甚。

上气喘而躁者，属肺胀，欲作风水，发汗则愈。

病人喘咳气逆，面部浮肿，张口抬肩，其脉浮大无根，属于难治之症。此时若再加有下利不止，则病史为难治。

咳逆上气，喘促烦躁，是上气属实之肺胀证。如果不及时治疗，将会导致水气泛溢全身，而转为风水浮肿之证。治法用发汗解表，使水饮与外邪从汗而解，则水气得行，逆气得降，肺气得以通调肃降，故发汗则病愈。

肺痿吐涎沫而不咳者，其人不渴，必遗尿，小便数，所以然者，以上虚不能制下故也。此为肺中冷，必眩、多涎唾，甘草干姜汤以温之。若服汤已渴者，属消渴。

甘草干姜汤方

甘草四两，炙　　**干姜**二两，炮

上㕮咀，以水三升，煮取一升五合，去滓，分温再服。

肺痿病，其人多唾涎沫，无咳嗽，不口渴，必遗尿，小便多。之所以会这样，是因为上焦阳虚，膀胱失约的缘故。肺中虚冷，久

1　上气：气逆不降之意。

2　肩息：谓气喘抬肩呼吸，是呼吸极端困难的表现。亦称"息高"，或"息贲"。

寒成痰，必定眩晕，多口水唾沫，用甘草干姜汤治疗。如果服用汤药后依然口渴的，是消渴病。

甘草干姜汤方

甘草四两，炙　干姜二两，炮

以上二味切片，以水三升，煮取一升五合，去药渣，分二次温服。

咳而上气，喉中水鸡声，射干麻黄汤主之。

射干麻黄汤方

射干十三枚，一法三两　**麻黄**四两　**生姜**四两　**细辛**　**紫菀**　**款冬花**各三两　**五味子**半升　**大枣**七枚　**半夏**大者洗，八枚，一法半升

上九味，以水一斗二升，先煮麻黄两沸，去上沫，纳诸药，煮取三升，分温三服。

哮喘之病，喘咳气逆，喉中痰鸣声响，如水鸡声样，用射干麻黄汤治疗。

射干麻黄汤方

射干十三枚，一法三两　麻黄四两　生姜四两　细辛　紫菀　款冬花各三两　五味子半升　大枣七枚　半夏大者，洗，八枚，一法半升

以上九味，以水一斗二升，先煮麻黄两沸，去上沫，入诸药，煮取三升，分三次温服。

咳逆上气，时时吐浊，但坐不得眠，皂荚丸主之。

皂荚丸方

皂荚八两，刮去皮，用酥炙

上一味，末之，蜜丸梧子大，以枣膏和汤服三丸，日三、夜一服。

病人咳嗽气喘，时时咳吐稠痰，但坐不能平卧，胸中胀满，难于睡眠，用皂荚丸治疗。

皂荚八两，刮去皮，用酥炙

以上一味，研细末，蜜为丸梧桐子大，以枣膏煎汤服三丸，日服三次，夜服一次。

咳而脉浮者，厚朴麻黄汤主之。

厚朴麻黄汤方

厚朴五两　麻黄四两　石膏如鸡子大　杏仁半升　半夏半升　干姜二两　细辛二两　小麦一升　五味子半升

上九味，以水一斗二升，先煮小麦熟，去滓，纳诸药，煮取三升，温服一升，日三服。

脉沉者，泽漆汤主之。

泽漆汤方

半夏半升　紫参五两，一作紫菀　泽漆三斤，以东流水五斗，煮取一斗五升　生姜五两　白前五两　甘草　黄芩　人参　桂枝各三两

上九味，㕮咀，纳泽漆汁中，煮取五升，温服五合，至夜尽。

咳而胸满，脉浮的人，此为寒饮犯肺，饮郁化热，病近于表而邪盛于上。用厚朴麻黄汤主治。

厚朴麻黄汤方

厚朴五两　麻黄四两　石膏如鸡蛋大　杏仁半升　半夏半升　丁姜二两　细辛二两　小麦一升　五味子半升

以上九味，以水一斗二升，先煮小麦，熟后去渣，入诸药，煮取三升，温服一升，每日服三次。

病人咳嗽气喘，胸满烦躁，浮肿身重，小便不利，用泽漆汤主治。

泽漆汤方

半夏半升　紫参五两，一作紫菀　泽漆三斤，以东流水五斗，煮取一斗五升　生姜五两　白前五两　甘草　黄芩　人参　桂枝各三两

以上八味，切片，入泽漆汁中煮取五升，温服五合，至当日夜服尽。

大逆上气，咽喉不利，止逆下气者，麦门冬汤主之。

麦门冬汤方

麦门冬七升　半夏一升　**人参**三两　甘草二两　粳米三合　大枣十二枚

上六味，以水一斗二升，煮取六升，温服一升，日三夜一服。

病人咳嗽气喘，咽喉不利，肺胃失养，气逆于上。治法应当滋养肺胃，用麦冬汤。

麦冬汤方

麦冬七升　半夏一升　人参二两　甘草二两　粳米三合　大枣十二枚

以上六味，以水一斗二升，煮取六升，温服一升，白天服三次，晚上服一次。

肺痈，喘不得卧，葶苈大枣泻肺汤主之。

葶苈大枣泻肺汤方

葶苈熬令黄色，捣丸如弹子大　**大枣**十二枚

上先以水三升，煮枣取二升，去枣，纳葶苈，煮取一升，

顿服。

肺痈病，咳嗽胸痛，气喘不能平卧。治法当开宣肺气，泄水逐痰；方剂用葶苈大枣泻肺汤。

葶苈大枣泻肺汤方

葶苈熬令黄色，捣丸如弹丸大　大枣十二枚

以上二味，先以水三升，煮枣取二升，去枣，入葶苈煮取一升，一次服完。

咳而胸满，振寒脉数，咽干不渴，时出浊唾腥臭[1]，久久吐脓如米粥者，为肺痈，桔梗汤主之。

桔梗汤方：亦治血痹。

桔梗一两　甘草二两

上二味，以水三升，煮取一升，分温再服，则吐脓血也。

病人咳嗽，胸满胸痛，寒战发热，其脉滑数，咽干不渴，时时吐出的唾沫，腥臭异常，日久则吐出脓血，形如米粥。此为邪热深入营血，化火成毒，蕴结于肺，痈脓塞肺，方剂用桔梗汤。

桔梗汤方：也可用于治疗血痹。

桔梗一两　甘草二两

以上二味，用水三升，煮取一升，分两次温服，则吐脓血，待脓尽则愈。

咳而上气，此为肺胀，其人喘，目如脱状[2]，脉浮大者，越婢加半夏汤主之。

1　浊唾腥臭：谓吐出脓痰有腥臭气味。

2　目如脱状：是形容两目胀突，有如脱出之状。

越婢加半夏汤方

麻黄六两　石膏半升　生姜三两　大枣十五枚　甘草二两　半夏半升

上六味，以水六升，先煮麻黄，去上沫，纳诸药，煮取三升，分温三服。

病人咳嗽，胸满喘急，此为肺胀。声高息涌，目睛胀突，似如脱状，其脉浮大，治法应当宣肺泻热，降逆平喘；方剂用越婢加半夏汤。

越婢加半夏汤方

麻黄六两　石膏半升　生姜三两　大枣十五牧　甘草二两　半夏半升

以上六味，以水六升，先煮麻黄，撇去浮沫，加入其他的诸药，煮取三升，分三次温服。

肺胀，咳而上气，烦躁而喘，脉浮者，心下有水，小青龙加石膏汤主之。

小青龙加石膏汤方：《千金》证治同，外更加胁下痛引缺盆。

麻黄　芍药　桂枝　细辛　甘草　干姜各三两　五味子　半夏各半升　石膏二两

上九味，以水一斗，先煮麻黄，去上沫，纳诸药，煮取三升。强人服一升，羸者减之，日三服，小儿服四合。

肺胀，病人表现咳嗽气逆，心中烦躁，胸满而喘，脉浮大的。说明心下有水，方剂用小青龙加石膏汤。

小青龙加石膏汤方

麻黄　芍药　桂枝　细辛　甘草　干姜各三两　五味子　半夏各半升　石膏二两

以上九味,以水一斗,先煮麻黄,撇去浮沫,加入诸药,煮取三升。体质强健的人服一升,体弱者适当减量服,每日服三次,小儿每次服四合。

附方:
《外台》炙甘草汤:治肺痿涎唾多,心中温温液液者[1]。方见虚劳中。

《千金》甘草汤

甘草二两

上一味,以水三升,煮减半,分温三服。

《千金》生姜甘草汤:治肺痿,咳唾涎沫不止,咽燥而渴。

生姜五两　人参三两　甘草四两　大枣十五枚

上四味,以水七升,煮取三升,分温三服。

《外台》炙甘草汤方:治肺痿之病,口干咽燥,多唾涎沫,心中烦郁,温温欲吐。

肺痿病,多唾涎沫,时有咯血,口咽干燥。此为肺虚有热,燥热伤肺。治法当清热润肺,补虚清热;方剂用《千金》甘草汤。

《千金》甘草汤

甘草二两

以上一味,以水三升,煮剩一半,分三次温服。

《千金》生姜甘草汤:治肺痿病,咳吐涎沫,久久不止,口干咽燥,不欲饮水。

---

1 温温液液:即泛泛欲吐之意。

生姜五两　人参三两　甘草四两　大枣十五枚

以上四味，以水七升，煮取三升，分三次温服。

《千金》桂枝去芍药加皂荚汤：治肺痿吐涎沫。

桂枝　生姜各三两　甘草二两　大枣十枚　皂荚一枚，去皮子，炙焦

上五味，以水七升，微微火煮三升，分温三服。

《外台》桔梗白散：治咳而胸满，振寒脉数，咽干不渴，时出浊唾腥臭，久久吐脓如米粥者，为肺痈。

桔梗　贝母各三分　巴豆一分，去皮，熬，研如脂

上三味，为散，强人饮服半钱匕，羸者减之。病在膈上者吐脓血，膈下者泻出，若下多不止，饮冷水一杯则定。

《千金》桂枝去芍药加皂荚汤：治肺痿，痰浊壅塞，水饮内停，喘不能卧，时时吐涎沫。

桂枝三两　生姜三两　甘草二两　大枣十枚　皂荚一枚，去皮子，炙焦

以上五味，用水七升，微火煮取三升，分三次温服。

《外台》桔梗白散：病人咳而胸满，寒战发热，其脉数，咽干不渴，时时吐浊唾有腥臭味，久久吐脓痰如米粥，此为肺痈重证。

桔梗　贝母各三分　巴豆一分，去皮，熬研如脂

以上三味，研为细末，身体强健的人饮服半钱匕，体弱者减之。病在膈上者，当吐脓血；在膈下者，从大便泻出。如果泻多不止，饮一杯冷水就好了。

《千金》苇茎汤：治咳有微热，烦满，胸中甲错，是为肺痈。

苇茎二升　薏苡仁半升　桃仁五十枚　瓜瓣半升

上四味，以水一斗，先煮苇茎，得五升，去滓，纳诸药，煮取二升，服一升，再服，当吐如脓。

肺痿肺痈咳嗽上气病脉证治第七

肺痈胸满胀,一身面目浮肿,鼻塞清涕出,不闻香臭酸辛,咳逆上气,喘鸣迫塞,葶苈大枣泻肺汤主之。方见上,三日一剂,可至三四剂,此先服小青龙汤一剂乃进。小青龙汤方见咳嗽门中。

《千金》苇茎汤:治病人咳嗽胸痛,时出浊唾涎沫,甚或吐脓血,微有发热,胸满而心烦。

苇茎二升　薏苡仁半升　桃仁五十枚　瓜瓣半升

以上四味,用水一斗,先煮苇茎得五升,去药渣,入诸药,煮取二升,每次服一升,连服两次,就可吐出像脓血一样的痰。

病人胸部胀满,全身面目浮肿,鼻塞流清涕,闻不到香臭酸辛,咳逆上气,痰涎壅塞,喘息哮鸣。治法应当泻肺行水,逐痰安胃;方剂用葶苈大枣泻肺汤。方见上。三日一剂,可连服三四剂。服此方时宜先服小青龙汤一剂,以解表化饮,防止邪气内陷。小青龙方见咳嗽病篇中。

奔豚气病脉证治第八

师曰：病有奔豚，有吐脓，有惊怖，有火邪，此四部病，皆从惊发得之。师曰：奔豚病，从少腹起，上冲咽喉，发作欲死，复还止，皆从惊恐得之。

奔豚气上冲胸，腹痛，往来寒热，奔豚汤主之。

奔豚汤方

甘草　芎䓖　当归各二两　半夏四两　黄芩二两　生葛五两　芍药二两　生姜四两　甘李根白皮一升

上九味，以水二斗，煮取五升，温服一升，日三夜一服。

老师说：疾病中有奔豚病，有吐脓病，有惊恐病，有火邪病，这四种病皆从惊恐而得。老师说：奔豚病从少腹上冲咽喉，发作的时候痛不欲生，当疼痛消失的时候又跟正常人一样。这种病是由惊恐刺激而起。

肝气奔豚，发则气上冲胸，腹中疼痛，往来寒热。这是由于惊恐恼怒，肝郁化热上冲，气机一时逆乱，乘脾犯胃，故气逆冲胸而腹痛；治疗方法应当疏肝清热，降逆止痛；方剂用奔豚汤。

奔豚汤方

甘草　芎䓖　当归各二两　半夏四两　黄芩二两　生葛根五两　芍药二两　生姜四两　甘李根白皮一升

以上九味，以水二斗，煮取五升，温服一升，白天服三次，夜间服一次。

发汗后，烧针令其汗，针处被寒，核起而赤者，必发奔豚，气从少腹上至心，灸其核上各一壮，与桂枝加桂汤主之。

桂枝加桂汤方

桂枝五两　芍药三两　甘草二两，炙　生姜三两　大枣十二枚

上五味，以水七升，微火煮取三升，去滓，温服一升。

用了解表药发汗，发汗后，又加用温针治法强发其汗，针处被外寒邪气所伤，核起而赤，红肿疼痛的，必发奔豚。其证气从少腹上至心，痛苦欲死，气还则止。治疗方法应当用艾柱灸治肿处各一状，以祛邪散寒，化瘀解毒；并内服桂枝加桂汤，以平冲降逆，助阳散寒。

桂枝加桂汤方

桂枝五两　芍药三两　甘草二两，炙　生姜三两　大枣十二枚

以上五味，以水七升，微火煮取三升，去药渣，温服一升。

发汗后，脐下悸者，欲作奔豚，茯苓桂枝甘草大枣汤主之。

茯苓桂枝甘草大枣汤方

茯苓半斤　甘草二两，炙　大枣十五枚　桂枝四两

上四味，以甘澜水一斗，先煮茯苓，减二升，纳诸药，煮取三升，去滓，温服一升，日三服。甘澜水法：取水二斗，置大盆内，以杓扬之，水上有珠子五六千颗相逐，取用之。

病人发汗之后，脐下悸动不宁，欲发奔豚之证。治法应当助阳降逆，补土制水，方剂用茯苓桂枝甘草大枣汤。

茯苓桂枝甘草大枣汤方

茯苓半斤　甘草二两，炙　大枣十五枚　桂枝四两

以上四味，以甘澜水一斗，先煮茯苓，减去二升，入诸药，煮取三升，去药渣，温服一升，日三服。

甘澜水法：取二斗水，放到大盆里，用勺子扬起，直到水面上有五六千颗水珠时，取出来用。

胸痹心痛短气病脉证治第九

师曰：夫脉当取太过不及[1]，阳微阴弦[2]，即胸痹而痛，所以然者，责其极虚也。今阳虚知在上焦，所以胸痹、心痛者，以其阴弦故也。

平人无寒热[3]，短气不足以息者，实也。

胸痹之病，喘息咳唾，胸背痛，短气，寸口脉沉而迟，关上小紧数，栝蒌薤白白酒汤主之。

栝蒌薤白白酒汤方

栝蒌实一枚,捣　薤白半斤　白酒七升

上三味，同煮，取二升，分温再服。

老师说：对于胸痹心痛病的诊治，要注意到脉的太过和不及。盛于正常脉象的脉为太过；不足于正常脉象的脉为不及。当诊得病人两手关前的寸脉微时，这是因为上焦阳虚，心阳不足；而同时诊得两手尺脉弦，这是因为中下焦阴寒邪盛。由于上焦阳虚，中下焦

1　太过不及：指脉象改变，盛过于正常的为太过，不足于正常的为不及。太过主邪盛，不及主正虚。

2　阳微阴弦：关前为阳，关后为阴。阳微，指寸脉微；阴弦，指迟脉弦。关于从脉的部位分阴阳问题，另有以浮、沉或左、右手脉来分辨，可供参考。

3　平人：并非指正常健康无病者，而是指病人饮食起居同正常人一样，外形无病状或自觉疾苦者。相当于冠心病心绞痛未发作期。

阴邪上乘，邪正相搏，胸阳痹阻，阳气不通，就形成了胸痹心痛病。阳虚与阴盛胸痹心痛病机不可缺少的两个方面，如仅有上焦阳虚，而无中下焦阴邪之盛，就不会发生本病；必须是上焦阳虚，中下焦阴邪盛而上乘胸阳之虚，两者相互抟结，才能形成胸痹心痛之病。所以胸痹心痛是阳虚阴盛，本虚标实，虚实错杂的病证。

有些胸痹短气的病人，在没有发病之前，好像健康人一样，也没有恶寒发热的外感表现，而突然发生心胸部痞塞短气，呼吸困难，这是由于水湿痰饮等实邪阻滞胸中所致的实证。说明短气有虚实的不同。实证是由于正盛邪实，邪气阻碍正常气机的运行所致；而虚证多为久病体虚，心阳不足，气血两虚所致。

胸痹之人，喘息气急，咳吐痰浊，胸痛连背，短气不足以息，寸口脉沉取而迟，关脉小紧而促疾。方剂用瓜蒌薤白白酒汤。

瓜蒌薤白白酒汤方

瓜蒌实一枚，捣　　**薤白**半斤　　**白酒**七升

以上三味同煮，煮取二升，分二次温服。

胸痹不得卧，心痛彻背者[1]，瓜蒌薤白半夏汤主之。

瓜蒌薤白半夏汤方

瓜蒌实一枚，捣　　**薤白**三两　　**半夏**半斤　　**白酒**一斗

上四味，同煮，取四升，温服一升，日三服。

胸痹病人不仅有喘息气急，短气不足以息，咳嗽吐痰，而且被迫端坐而不能平卧；不仅心胸疼痛剧烈，而且牵引到背部也发生疼痛的，用瓜蒌薤白半夏汤主治。

---

[1] 心痛彻背：指心胸部疼痛牵引背部亦痛。

栝楼薤白半夏汤方

栝楼实一枚,捣　薤白三两　半夏半升　白酒一斗

以上四味,用水同煮,煮取四升,每次温服一升,每日服三次。

胸痹心中痞[1],留气结在胸,胸满,胁下逆抢心[2],枳实薤白桂枝汤主之;人参汤亦主之。

枳实薤白桂枝汤方

枳实四枚　**厚朴**四两　**薤白**半斤　**桂枝**一两　**瓜蒌**一枚,捣

上五味,以水五升,先煮枳实、厚朴,取二升,去滓,纳诸药,煮数沸,分温三服。

人参汤方

人参　**甘草**　**干姜**　**白术**各三两

上四味,以水八升,煮取三升,温服一升,日三服。

当胸痹病人既有喘息气急,咳吐痰浊,胸背痛等证候特点,同时又感觉到有心中痞塞,胸部胀满,胁下之气上逆抢心等证状时,说明病变部位由心胸膺部而扩展到了胃脘和两胁。可用枳实薤白桂枝汤治疗,也可用人参汤。

枳实薤白桂枝汤方

枳实四枚　厚朴四两　薤白半斤　桂枝一两　栝楼实一枚,捣

以上五味,以水五升,先煮枳实、厚朴,煮取二升,去药渣,然后加入诸药,煮沸数次,分三次温服。

1　心中痞:《金鉴》谓:"心中即心下也。"心中痞是指胃脘部位胀满不舒,有痞塞不通之感。

2　胁下逆抢心:指胁下气逆上冲心胸。

人参汤方

人参　甘草　干姜　白术各三两

以上四味药，用水八升，煮取三升，温服一升，每日服三次。

胸痹，胸中气塞、短气，茯苓杏仁甘草汤主之；橘枳姜汤亦主之。

茯苓杏仁甘草汤方

茯苓三两　**杏仁**五十个　**甘草**一两

上三味，以水一斗，煮取五升，温服一升，日三服，不瘥，更服。

橘枳姜汤方

橘皮一斤　**枳实**三两　**生姜**半斤

上三味，以水五升，煮取二升，分温再服。《肘后》《千金》云："治胸痹，胸中愊愊如满，噎塞习习如痒，喉中涩燥，唾沫。"

如果病人的胸膺疼痛轻浅，而以胸中痞塞、短气为主证的，这是上焦阳虚，胸阳不振，水饮内停，气机不利的胸痹轻证，可用茯苓杏仁甘草汤治疗，也可以用橘枳姜汤治疗。

茯苓杏仁甘草汤方

茯苓三两　杏仁五十个　甘草一两

以上三味，以水一斗，煮取五升，温服一升，每日服三次，直到病愈。

陈皮枳实生姜汤方

陈皮一斤　枳实三两　生姜半斤

以上三味，以水五升，煮取二升，分两次温服。《肘后》《千金》记载："主治胸痹证，胸中烦闷郁结，像被噎住一样，喉咙干涩干燥，不停地咽唾沫。"

胸痹缓急者[1]，薏苡附子散主之。

薏苡附子散方

薏苡仁十五两　**大附子**十枚，炮

上二味，杵为散，服方寸匕，日三服。

病人反复发生喘息咳唾，胸背疼痛，短气，其证时缓时急，阳气稍伸时则不痛，或痛势轻缓；阴寒痹阻胸阳时，则疼痛急剧。治疗时，可用薏苡附子散。

薏苡附子散方

薏苡仁十五两　大附子十枚，炮

以上二味，研细末，服方寸匕，每日服三次。

心中痞，诸逆心悬痛[2]，桂枝生姜枳实汤主之。

桂枝生姜枳实汤方

桂枝　**生姜**各三两　**枳实**五枚

上三味，以水六升，煮取三升，分温三服。

病人感到胃脘部痞塞不通，心下牵引攻冲疼痛，这是因为心阳不足，胃气虚寒，治疗可用桂枝生姜枳实汤。

桂枝生姜枳实汤方

桂枝　生姜各三两　枳实五枚

以上三味，以水六升，煮取三升，分三次温服。

1　缓急：按《史记·游侠列传序》曰："切缓急人之所时有也。"说明"缓急"一词的古义是困危，情势急迫之意。

2　诸逆：指停留于心下的水饮或寒邪向上冲逆。心悬痛：指心窝部位向上牵引疼痛。

心痛彻背，背痛彻心[1]**，乌头赤石脂丸主之。**

乌头赤石脂丸方

蜀椒一两，一法二分　**乌头**一分，炮　**附子**半两，炮，一法一分　**干姜**一两，一法一分　**赤石脂**一两，一法二分

上五味，末之，蜜丸如梧子大，先食服一丸，日三服。不知，稍加服。

病人心窝部疼痛，牵引到背部，背部的疼痛，牵引到心窝，相互牵引，疼痛急剧，没有休止，此是阴寒痼结的心痛重证。其治法当温阳散寒，峻逐阴邪，方剂用乌头赤石脂丸。

乌头赤石脂丸方

蜀椒一两，一法二分　乌头一分，炮　附子三两，炮，一法一分　干姜一两，一法一分　赤石脂一两，一法二分

以上五味，研为细末，用蜂蜜作丸如梧桐子大，饭前服一丸，每日服三次，不效时，逐渐加大用量服，以效为度。

附方：

九痛丸：治九种心痛[2]**。**

附子三两，炮　**生狼牙**一两，炙香　**巴豆**一两，去皮心，熬，研如脂　**人参**　**干姜**　**吴茱萸**各一两

1　心痛彻背，背痛彻心：指心窝部疼痛牵引及背，背部疼痛又牵引到心窝，形成心背互相牵引的疼痛症状。

2　治九种心痛：《备急千金要方·第十三卷·心腹痛门》言九种心痛为"一虫心痛，二注心痛，三风心痛，四悸心痛，五食心痛，六饮心痛，七冷心痛，八热心痛，九去来心痛"。

上六味，末之，炼蜜丸如桐子大，酒下。强人初服三丸，日三服；弱者二丸。兼治卒中恶[1]，腹胀痛，口不能言；又治连年积冷，流注心胸痛[2]，并冷冲上气，落马坠车血疾等，皆主之。忌口如常法。

九痛丸方：治虫心痛、注心痛、风心痛、悸心痛、食心痛、饮心痛、冷心痛、热心痛、去来心痛九种心痛。

附子三两，炮　生狼牙一两，炙香　巴豆一两，去皮心，熬研如脂　人参　干姜　吴茱萸各一两

以上六味，研细末，炼蜜丸如梧桐子大，用酒饮服下，身体强健的人初次服三丸，每日服三次；体弱的服二丸。兼治因外邪入侵而得的病，腹部胀满疼痛，不能说话；还治因长年受冷而移动的心胸部疼痛；并且还可以治疗冷中上气，从车马上掉下来而导致的血瘀等。

---

[1] 卒中恶：指感受外来邪气而突然发作的疾病。

[2] 流注心胸痛："流"是移动，"注"是集中，是指心胸部疼痛，有时移动集中在这里，有时集中在那里。

腹满寒疝宿食病脉证治第十

趺阳脉微弦,法当腹满,不满者必便难,两胠疼痛[1],此虚寒从下上也,当以温药服之。

病者腹满,按之不痛为虚,痛者为实,可下之。舌黄未下者,下之黄自去。

腹满时减,复如故,此为寒,当与温药。

病者痿黄[2],躁而不渴,胸中寒实[3],而利不止者,死。

如果医生诊得病人的趺阳脉微而弦并见,则微是脾胃阳虚,肝气犯脾;弦则属肝主寒,为木乘土虚,皆为虚寒。若病偏于脾胃阳虚,虚寒气滞的,则应当出现腹满;若病偏于肝寒气滞失于疏泄的,则腹不满必大便难,两腋下及胁肋作痛。两者都是由于肝寒气滞,脾胃阳虚,虚寒上逆所致。故其治疗上都应当用温药,以振奋阳气,疏肝理脾。

病人腹满,医生用手按之,按之不痛者,是腹中无积滞,则为虚证;按之腹痛增剧,为实证。可用通腑泻下之剂,舌苔

---

1 胠:音 qū,《说文》:"亦(古腋字)下也";《广雅》:"胁也";《素问》王冰注:"胠,谓胁上也。"即胸胁两旁当臂之处。

2 痿黄:"痿"与"萎"同,指肤色枯黄,暗淡无神。

3 寒实:实邪凝滞而属于寒的。

黄燥是没有用下法治疗的，下之则实热之积从下而解，黄苔自去，腹痛即愈。

病人腹部胀满，有时减轻如常人，有时又腹满如故，时满时消，舌淡苔白。这是由于中焦虚寒，运化不及，但病尚属于脾胃阳虚，下焦元阳之气未致大亏，如中寒之气得到阳气的温煦，寒气得散则腹满可减；若得阴寒邪气所加则腹满。气散则减，气聚则满，聚散不定，则时满时减。但病之本为虚寒，故概当以温药治疗。

病人面色痿黄不泽，心中烦躁不渴，而又下利不止者，这是由于寒实内结日久，病属胸中寒实内结，阴盛阳微之证，如再兼下利不止者，是为正虚邪实，中阳败绝之危重证候。故难于治疗，甚致危及生命。

寸口脉弦者，即胁下拘急而痛[1]，其人啬啬恶寒也[2]。

夫中寒家[3]，喜欠[4]，其人清涕出，发热色和者[5]，善嚏。

中寒，其人下利，以里虚也，欲嚏不能，此人肚中寒。 一云痛。

夫瘦人绕脐痛，必有风冷，谷气不行[6]，而反下之，其气必冲，不冲者，心下则痞。

医生诊得病人两手寸口脉弦，两胁下隐隐作痛，病人又有畏寒

1　拘急：紧张急迫之意。

2　啬啬：形容瑟缩畏寒的状态。

3　中寒家：指平素内有虚寒之人。

4　喜欠：常打哈欠。

5　色和：面色如常人。

6　谷气不行：指大便不通。

怕冷的感觉，就像迎着凉风，细雨洒在身上样的清凉。

素体中阳不足的人，由于阴气有余，阳气不足，则阴积于内，阳气不升，阴气内郁而阳气欲伸，故时常多呵欠。中阳不足的人，当感受寒邪时，邪遏卫阳，肺气失宣，津气不布于皮毛而郁从肺窍出，故其人鼻塞流清涕。如果中阳来复，正气不虚，当感受外邪时，则正气抗邪于表，故发热；虽然发热，面色如常人的，却多喷嚏。想打喷嚏却打不出，那这个人的脾胃一定有寒气。

平素身体瘦弱的人，当发生绕脐疼痛时，多为风冷邪气内伤脾胃，脾胃不能运化水谷，病机为中阳虚衰，谷气不能化，此时当以温中散寒法治疗。若医生不识证，反用苦寒攻下，虚证误下，则导致中阳大虚，使虚寒之气上冲；若不冲者，则心下痞，这是胃阳受损，虚寒之气结聚于心下而成痞气。

病腹满，发热十日，脉浮而数，饮食如故，厚朴七物汤主之。

厚朴七物汤方

厚朴半斤　**甘草**　**大黄**各三两　**大枣**十枚　**枳实**五枚　**桂枝**二两　**生姜**五两

上七味，以水一斗，煮取四升，温服八合，日三服。呕者加半夏五合，下利去大黄，寒多者加生姜至半斤。

病人发热十余日，出现腹部胀满，脉象浮紧而数，饮食如常。此为表邪未解，里热成实，未伤脾胃的缘故。治法宜解表攻里；方剂应当用朴七物汤治疗。

厚朴七物汤方

厚朴半斤　**甘草**　**大黄**各三两　**大枣**十枚　**枳实**五枚　**桂枝**二两　生

姜五两

以上七味，用水一斗，煮取四升，温服八合，一天服三次。呕者加半夏五合，下利去大黄，寒多加生姜至半斤。

腹中寒气，雷鸣切痛[1]，胸胁逆满，呕吐，附子粳米汤主之。

附子粳米汤方

附子一枚，炮　半夏半升　甘草一两　大枣十枚　粳米半升

上五味，以水八升，煮米熟，汤成，去滓，温服一升，日三服。

病人腹中寒气积聚，肠鸣腹痛，胸胁胀满，呕吐气逆，此为脾胃阳虚，治法应当化饮降逆，散寒止痛；方剂用附子粳米汤。

附子粳米汤方

附子一枚，炮　半夏半升　甘草一两　大枣十枚　粳米半升

以上五味，以水八升，煮米熟汤成，去药渣，温服一升，每天服三次。

痛而闭者[2]，厚朴三物汤主之。

厚朴三物汤方

厚朴八两　大黄四两　枳实五枚

上三味，以水一斗二升，先煮二味，取五升，纳大黄，煮取三升，温服一升，以利为度。

病人腹胀腹痛，大便闭塞不通。此为实热内积，气滞不行，气滞重于积滞所致。治疗方法应当行气荡实；方剂用厚朴三物汤。

1　雷鸣切痛：雷鸣，形容肠鸣的声音；切痛，指腹痛的厉害。

2　闭：大便闭结不通。

厚朴三物汤方

厚朴八两　大黄四两　枳实五枚

以上三味，以水一斗二升，先煮二味，取五升，入大黄，煮取三升，温服一升，以利为度。

按之心下满痛者，此为实也，当下之，宜大柴胡汤。

大柴胡汤方

柴胡半斤　**黄芩**三两　**芍药**三两　**半夏**半升，洗　**枳实**四枚，炙　**大黄**二两　**大枣**十二枚　**生姜**五两

上八味，以水一斗二升，煮取六升，去滓，再煎，温服一升，日三服。

病人胸腹胀满，按之痛甚，往来寒热，此为少阳阳明合病，少阳邪热未解，内入阳明化热成实，胆胃上逆所致。治法应当和解少阳，内泄热结，方剂用大柴胡汤。

大柴胡汤方

柴胡半升　黄芩三两　芍药三两　半夏半升，洗　枳实四枚，炙　大黄二两　大枣十二枚　生姜五两

以上八味，以水一斗二升，煮取六升，去药渣，再煎，温服一升，每天服三次。

腹满不减，减不足言，当须下之，宜大承气汤。

大承气汤方见前痉病中

心胸中大寒痛，呕不能饮食，腹中寒，上冲皮起，出见有头足[1]，上下痛而不可触近，大建中汤主之。

1　上冲皮起，出见有头足：是形容腹中寒气攻冲，腹皮突起如头足阳的块状物上下冲动。

大建中汤方

蜀椒二合，去汗　干姜四两　人参二两

上三味，以水四升，煮取二升，去滓，纳胶饴一升，微火煎取一升半，分温再服；如一炊顷[1]，可饮粥二升，后更服，当一日食糜[2]，温复之。

病人腹满不减，或减而微不足道，腹痛拒按，大便秘结，舌苔黄燥，脉数实。此为阳明热结，气滞与燥屎内结，腑气不通，积胀俱重。治法当泻热攻积；方剂用大承气汤。

大承气汤方：见前面痉病方。

病人胸腹中寒冷，疼痛剧烈，呕不能饮食，手足逆冷，腹中寒冷，其脉沉伏。此为阴寒极盛，阳气闭阻，寒气与正气相搏，结聚攻冲所致。病属脾胃阳虚，中焦寒甚，寒气冲逆。治法应当温中散寒，建中补虚；方剂用大建中汤。

大建中汤方

蜀椒二合，去汗　干姜四两　人参二两

以上三味，用水四升，煮取二升，去药渣，入胶饴一升，微火煎取一升半，分二次温服。服药后大约煮一餐饭的时间，即一小时左右，可饮热粥二升，后更服，应当一日三餐食热粥，用谷气以助胃气，合药力。并应当注意加用衣被，以防寒保温。

胁下偏痛，发热，其脉紧弦，此寒也，以温药下之，宜大黄附子汤。

1　如一炊顷：约当烧一顿饭的时间。

2　食糜：指吃粥。

大黄附子汤方

大黄三两　附子三枚,炮　细辛二两

上三味,以水五升,煮取二升,分温三服,若强人煮取二升半,分温三服,服后如人行四五里,进一服。

病人腹满便秘,牵引胁下作痛,微有发热,或不发热,手足冷,舌质淡,其脉紧弦。此为脾失温运,寒实内结,阳气被郁,正虚邪实,腑气不通。治法应当用温下寒结;方剂用大黄附子汤。

大黄附子汤方

大黄三两　附子三枚,炮　细辛二两

以上三味,以水五升,煮取二升,分三次温服,若身体强壮的人煮取二升半,分三次温服。服药后如人行四五里路,即半小时许再服一次。

寒气厥逆[1]**,赤丸主之。**

赤丸方

茯苓四两　半夏四两,洗,一方用桂　乌头二两,炮　细辛一两,《千金》作人参

上四味,末之,内真朱为色[2],炼蜜丸如麻子大,先食酒饮下三丸,日再夜一服;不知,稍增之,以知为度。

病人腹痛甚,手足厥冷,肠鸣声响,此为脾肾阳虚,阴寒内盛,饮邪上逆。治疗方法应当用逐寒止痛,化饮降逆;方剂用赤丸。

1　厥逆:有两种含义,既指病机,又言症状。

2　真朱:即朱砂。

赤丸方

茯苓四两　半夏四两，洗，一方用桂枝　乌头二两，炮　细辛一两，《千金》作人参

以上四味，末之，加入朱砂为色，炼蜜丸如火麻仁大，饭前用酒服用三丸，每日服二次，夜间服一次，不效时，稍增用量，以见效为度。

腹痛，脉弦而紧，弦则卫气不行，即恶寒，紧则不欲食，邪正相搏，即为寒疝。绕脐痛，若发则白汗出[1]，手足厥冷，其脉沉紧者，大乌头煎主之。

大乌头煎方

乌头大者五枚，熬去皮，不㕮咀

上以水三升，煮取一升，去滓，内蜜二升，煎令水气尽，取二升，强人服七合，弱人服五合。不瘥，明日更服，不可一日再服。

腹痛，其脉弦紧，身冷恶寒，不欲饮食。此为阳气虚衰，阴寒内结，中阳不运，卫气不行，内外之寒邪与正气相搏，阳气不通，卫不独行，就是寒疝。寒疝之病，绕脐腹痛，痛则出汗冷，手脚发冷，脉沉紧，治法应当温阳散结，方剂用大乌头煎。

大乌头煎方

乌头大者五枚，熬，去皮，整用，不切

上药以水二升，煮取　升，去药渣，入蜜二升，煎令水气尽，取二升，身体强壮的人服七合，体弱者服五合，不愈，待明日更

1　白汗：指因剧痛而出的冷汗。

服，切不可当日再服，因为乌头有大毒，不可过剂，适度即止服。

寒疝腹中痛，及胁痛里急者，当归生姜羊肉汤主之。

当归生姜羊肉汤方

当归三两　生姜五两　羊肉一斤

上三味，以水八升，煮取三升，温服七合，日三服。若寒多者加生姜成一斤；痛多而呕者，加橘皮二两、白术一两。加生姜者，亦加水五升，煮取三升二合，服之。

寒疝之病，腹中绵绵作痛，痛引胁肋拘急，脉细弦，舌质淡，小腹冷。此为血虚寒滞，脉络不通，筋脉失于温养。治法应当温补气血，散寒止痛；方剂用当归生姜羊肉汤。

当归生姜羊肉汤方

当归三两　生姜五两　羊肉一片

以上三味，以水八升，煮取三升，温服七合，日三服。寒多则加生姜成一斤；痛而多呕者，加陈皮二两，白术一两；加生姜者，同时加水五升，煮取三升二合，服之。

寒疝腹中痛，逆冷，手足不仁，若身疼痛，灸刺诸药不能治，抵当乌头桂枝汤主之。

乌头桂枝汤方

乌头

上一味，以蜜二斤，煎减半，去滓，以桂枝汤五合解之，得一升后，初服二合，不知，即服三合；又不知，复加至五合。其知者，如醉状，得吐者，为中病。

桂枝汤方

桂枝三两，去皮　芍药三两　甘草二两，炙　生姜三两　大枣十二枚

上五味，判，以水七升，微火煮取三升，去滓。

寒疝之病，腹中疼痛，四肢逆冷，手足麻木，恶寒体痛；用艾灸，针刺，药剂治疗，都没有效果，用乌头桂枝汤治疗。

乌头桂枝汤方

乌头

以上一味，以蜂蜜二斤，煎减半，去药渣，取桂枝汤煎剂五合与之相溶，变成一升，第一次服二合，没有效果的话，即服三合，还是没效，复加至五合，如已有效果，病人感觉稍有酒醉状，心中欲吐者，乘势吐之，以使邪从呕去，即为中病。

桂枝汤方

桂枝三两，去皮　芍药三两　甘草二两，炙　生姜三两　大枣十二枚

上五味，切片，以水七升，微火煮取三升，去药渣，按前述配合乌头煎剂使用。

其脉数而紧乃弦，状如弓弦，按之不移。脉数弦者，当下其寒；脉紧大而迟者，必心下坚；脉大而紧者，阳中有阴，可下之。

寒实内结，其脉数而紧，即为弦脉，状如弓弦，按之不移动。脉数为邪盛，脉紧为脏寒，皆为阴寒盛实，脉紧大而迟的，亦主阴寒邪盛，寒湿内结，阳气不得温通宣散，故心下必有坚满痞塞；脉大而紧者，大与紧并见，阳中有阴。三种脉象不同，但概主阴寒结实之证，均可用温下寒结法治疗。

附方：

《外台》乌头汤：治寒疝腹中绞痛，贼风入攻五藏，拘急，

不得转侧，发作有时，使人阴缩[1]，手足厥逆。方见上。

《外台》乌头汤：治寒疝腹中绞痛，贼风入攻五脏，拘急不得转侧，发作有时，使人前阴收缩，手足厥逆（方见上）。

《外台》柴胡桂枝汤方：治心腹卒中痛者[2]。

柴胡四两　黄芩　人参　芍药　桂枝　生姜各一两半　甘草一两　半夏二合半　大枣六枚

上九味，以水六升，煮取三升，温服一升，日三服。

《外台》柴胡桂枝汤方：病人感受寒邪，寒邪入里化热，突然出现腹中疼痛。

柴胡四两　黄芩　人参　芍药　桂枝　生姜各一两半　甘草一两　半夏二合半　大枣六枚

以上九味，以水六升，煮取三升，温服一升，每日服三次。

《外台》走马汤[3]：治中恶心痛腹胀[4]，大便不通。

巴豆二枚，去皮心，熬　杏仁二枚

上二味，以绵缠槌令碎，热汤二合，捻取白汁，饮之，当下，老小量之，通治飞尸鬼击病[5]。

《外台》走马汤：病人突然出现心痛腹胀，气息喘急，大便

1　阴缩：生殖器因受寒而上缩。

2　心腹卒中痛：突然感受外寒，而致心腹疼痛。

3　走马汤：形容药效急速如奔马之势。

4　中恶：病名，见《肘后方》，俗称绞肠乌痧。症见忽然仆倒，精神错乱，颜面发黑，心腹痛，胀满，大便不通等。

5　飞尸：其病突然发作，迅速如飞，症状是心腹刺痛，气息喘急，脉满上冲心胸。鬼击：指不正之气突然袭击人体，症状是胸胁内腹绞急切痛，或兼见吐血、衄血、下血。

不通。

巴豆二枚，去皮心，熬　杏仁二枚

以上二味，以棉缠捶细，用热汤二合，捻取自汁饮之，大便当下。老人和小孩要根据具体情况用适当剂量。本方通治急性发作病，来势突然，迅速如飞，或因不正之疫气突然袭击人体，如中寒心腹突然绞痛，寒疝腹痛，气息喘急等病。

问曰：人病有宿食，何以别之？师曰：寸口脉浮而大，按之反涩，尺中亦微而涩，故知有宿食，大承气汤主之。

脉数而滑者，实也，此有宿食，下之愈，宜大承气汤。

下利不欲食者，有宿食也，当下之，宜大承气汤。

大承气汤方见前痉病中

问道：病人有饮食停滞时，怎样辨别呢？老师回答：有饮食停滞的病人，其寸口泳浮而大，重按则脉涩滞而不流利，迟中脉也稍有涩滞不流利的表现。此为饮食不节，食积不化，停滞于中焦，胃气受阻。用大承气汤主之。

宿食病人也可以表现出数而滑的脉象。脉滑为水谷之气盛，滑而且数，是宿食在胃肠郁而化热的缘故。用下法即可痊愈，宜用大承气汤。

病人伤于食，脘腹时胀时痛，下利臭秽而不思饮食。此为宿食未消，脾胃受伤，运化失常，积滞下达所致。应该用下法，方剂用大承气汤，大承气汤方见前痉病中。

宿食在上脘，当吐之，宜瓜蒂散。

瓜蒂散方

瓜蒂一分，熬黄　赤小豆一分，煮

上二味，杵为散，以香豉七合煮取汁，和散一钱匕，温服之。不吐者，少加之，以快吐为度而止。亡血及虚者不可与之。

宿食的治法，大要有三，宿食在上脘胃中者，宜用吐法，方剂如瓜蒂散。

瓜蒂散方

瓜蒂一分，熬黄　赤小豆一分，煮

以上二味，研为散，以香豉七合煮取汁，合散一钱匕，温服之，不吐的话，少加之，以快吐为度而止。

脉紧如转索无常者，有宿食也。

脉紧，头痛风寒，腹中有宿食不化也。一云寸口脉紧。

病人伤于饮食，其脉时紧时松，如转索如常，或紧而兼滑。此为宿食中阻，胃气受阻，气机失调所致。

病人伤于饮食，腹中时胀时痛，恶风寒，发热头痛，其脉紧。此为腹中有宿食不化。一说寸口脉紧。

卷 中

五脏风寒积聚病脉证并治第十一

肺中风者，口燥而喘，身运而重[1]，冒而肿胀[2]。

肺中寒，吐浊涕。

肺死藏[3]，浮之虚，按之弱如葱叶，下无根者，死。

肝中风者，头目眲[4]，两胁痛，行常伛[5]，令人嗜甘。

肝中寒者，两臂不举，舌本燥[6]，喜太息，胸中痛，不得转侧，食则吐而汗出也。《脉经》《千金》云："时盗汗、咳，食已吐其汁。"

肝死藏，浮之弱，按之如索不来[7]，或曲如蛇行者[8]，死。

肺受风邪侵袭，气逆不能布津，口燥而喘；治节失职，肺气对

---

1 身运：指身体运转。
2 冒：指头目眩冒。
3 死藏：为脏气将绝而出现的一种脉象。因此脉出现时多为死证，故称"死脏"，即所谓的无胃气的"真脏脉"。下同。
4 眲：指眼皮跳动。
5 行带伛：伛，音 yǔ，驼背。行走时经常曲背垂肩。
6 舌本：一指舌根，一指舌体，此处应指舌体而言。
7 如索不来：脉象如绳索之悬空，轻飘游移，应手即去，不能复来。
8 曲如蛇行：脉象如蛇形之状，曲折逶迤而不能畅达，无柔和感。

营卫气血调节作用减弱，身体活动不自如，并感到沉重；出现头晕和身体肿胀的情况。

肺受寒邪侵袭，胸阳不布，津液凝聚，变生浊涕，鼻窍不通，浊涕从口中吐出。

肺气将绝的脉象，浮取虚微无力，重按软弱，像葱叶那样，外薄中空无根，说明阳浮于上，阴竭于下，是死证。

肝受风邪侵袭，风胜则动，头面部肌肉跳动；肝主筋，其脉布胁肋，风胜血燥，筋脉拘急，两胁疼痛，病人行走时曲背垂肩，像驼背一样；肝苦急，病人喜欢甜食以缓之。

肝受寒邪侵袭，因肝脉过臂，筋脉收引而两臂不举；肝脉上络舌本，肝寒阳微，不能蒸血生津，舌本失濡而干燥；肝气郁结，喜欢叹长气，舒畅郁滞；肝脉贯胸，寒郁而胸阳不宣，脉络凝塞，则见胸中疼痛，身体不能转动；肝寒犯胃，胃不受纳，食入则呕吐；邪逼胃津，卫阳失护，腠理开泄而汗出。

肝气将绝的脉象有两种情况。一是浮取则弱，重按好像摸到绳索状样，没有起伏，不能复来；二是有如蛇行之状，曲折逶迤而不畅达，没有柔和感。说明脉无胃气，是死证。

肝着，其人常欲蹈其胸上[1]，先未苦时，但欲饮热，旋覆花汤主之。臣亿等校诸本旋覆花汤，皆同。

旋覆花汤方

旋覆花三两 **葱**十四茎 **新绛**少许

上三味，以水三升，煮取一升，顿服之。

---

1 蹈其胸上：蹈，原为足踏之意，此处可理解为用手推揉按压，甚则捶打胸部。

肝脏受邪，疏泄失职，病人胸胁痞闷，时常喜欢用手按揉捶打胸部，借以舒展气机；其病初起，尚在气分，想喝热汤水，以通利气机；到病已成，经脉凝瘀，虽热饮也无济于事。以旋覆花汤主治，行气活血、通阳散结。臣林亿等校正的其他版本旋覆花汤，方子都一样。

旋覆花汤方

旋覆花三两　葱十四茎　新绛少许

上三味，以水三升，煮取一升，一次服完。

心中风者，翕翕发热，不能起，心中饥，食即呕吐。

心中寒者，其人苦病心如噉蒜状[1]，剧者心痛彻背，背痛彻心，譬如蛊注[2]。其脉浮者，自吐乃愈。

心伤者，其人劳倦，即头面赤而下重，心中痛而自烦，发热，当脐跳，其脉弦，此为心藏伤所致也。

心死藏，浮之实如丸豆，按之益躁疾者，死。

邪哭使魂魄不安者[3]，血气少也；血气少者属于心，心气虚者，其人则畏，合目欲眠，梦远行，而精神离散，魂魄妄行。阴气衰者为癫，阳气衰者为狂。

心受风邪侵袭，一阵阵微微发热，热邪内耗气液，精神疲倦，不能起床行走，心中感觉饥饿，但吃完立刻就呕吐。

心受寒邪侵袭，阳气闭结，胸中似痛非痛，似热非热，像吃

1　心如噉蒜状：噉，同啖，吃的意思。此句形容心中辛热之感，犹如吃了生蒜一样。

2　蛊注：病名。发作时胸闷腹痛，有如虫咬状。

3　邪哭：指病人精神失常，有如邪鬼作祟，无故悲伤哭泣。

了大蒜那样，有一种辛辣感觉；甚至心痛连背，背痛连心，譬如蛊注病，走注窜痛，有如虫咬。有的病人出现浮脉，不服药而自己呕吐，寒邪得去，病可痊愈。

心有所伤，一有劳动疲倦，阳浮于上而面部发红，下身沉重无力，或肛门有下坠感；心虚失养，热动于中，心中疼痛，自烦发热，肚脐部有跳动感觉；血虚不能濡养经脉，圆润滑利的心脏平脉，变为长直劲强之弦脉，乃心血内伤所致。

心气将绝的脉象，浮取轻按时，坚实如弹丸或豆粒样动摇，脉跳有力；重按更见脉象躁急，跳得很快，为心血枯竭，心气涣散，主死证。

病人无故悲伤哭泣，有如邪鬼作祟似的。邪哭是魂魄不安，血气少的原因；血属肝，气属肺，血气少者，又主宰于心。心藏神，心虚则神怯，常有畏惧恐怖感；神气不足，一闭起眼睛就想睡觉，神不守舍，梦见自己走得很远；心神不敛；精气涣散，魂魄失统而妄行。病势发展，阴气虚衰的可以转变为癫证，阳气虚衰的可以转变为狂证。

脾中风者，翕翕发热，形如醉人，腹中烦重[1]，皮目瞤瞤而短气。

脾死藏，浮之大坚，按之如覆杯，洁洁状如摇者[2]，死。 臣亿等详五脏各有中风中寒，今脾只载中风，肾中风中寒俱不载者，以古文简乱极多，去古既远，无它可以补缀也。

---

1 烦重：心烦而腹重，一解为腹重为甚。

2 洁洁：形容里面空无所有的样子。

五脏风寒积聚病脉证并治第十一

趺阳脉浮而涩,浮则胃气强,涩则小便数,浮涩相搏,大便则坚,其脾为约[1],麻子仁丸主之。

麻子仁丸方

麻子仁_{二升} 芍药_{半斤} 枳实_{一斤} 大黄_{一斤} 厚朴_{一尺,去皮}
杏仁_{一升,去皮尖,熬,别作脂}

上六味,末之,炼蜜和丸梧桐子大,饮服十丸,日三,渐加,以知为度。

脾受风邪侵袭,翕翕发热,身体懈惰,好像喝醉了酒的样子;腹部不舒,且有重坠感;上下眼胞属脾,风胜则皮目瞤动;脾不运湿,阻滞气机,出现短气。

脾气将绝的脉象,轻按浮取,大而坚硬,毫无柔和之象;重按之,好像一个覆着的杯子那样,外表虽然坚硬,里面空无所有,摇荡不定,躁急无根,脉律不整,主死证(臣林亿等仔细校对后认为,五脏病证各有中风中寒的情况,现在这里脾脏只记载有中风,肾中风、中寒都不见记录,是因为古文简牍散乱丢失太多的缘故。现在离古代成熟的年代,已经很远,也没有内容可以补缀进去)。

趺阳候脾胃之气,其脉浮而涩,浮是举之有余,为阳脉,表明胃热气盛;涩是按之滞涩而不流利,为阴脉,表明脾阴不足。脾不能为胃行其津液,肠道失润,大便干硬秘结;胃热气盛,膀胱水腑为热所迫,小便频数。这就形成了胃强脾弱的脾约病证。治当泄热

---

1 脾为约:即脾约,病名。脾胃互为表里,脏腑互为相通,脾为胃行津液。当阳明胃气强盛,胃热而脾阴虚,脾不能为胃行津液,则肠道失于濡润,以致大便干结;脾不能布散水津,津液上不能归于肺,下迫膀胱而小便频数。此称为胃强脾弱,弱者被强者约束,故为脾约。

润燥，缓通大便，主以火麻仁丸。

火麻仁丸方

火麻仁二升　芍药半斤　枳实一斤　大黄一斤　厚朴一尺　杏仁一升，去皮尖，熬，别作脂

上六味，研为细末，炼蜜和丸，如梧桐子大，水饮冲服十丸，每日服三次，以取得疗效为准。

肾着之病，其人身体重，腰中冷，如坐水中，形如水状，反不渴，小便自利，饮食如故，病属下焦，身劳汗出，衣一作表。**里冷湿，久久得之，腰以下冷痛，腹重如带五千钱，甘姜苓术汤主之。**

甘草干姜茯苓白术汤方

甘草　白术各二两**　干姜　茯苓**各四两

上四味，以水五升，煮取三升，分温三服，腰中即温。

肾着这一种病证，是寒湿留滞，痹着于肾之外腑的腰部所致。病人身体沉重，腰部感受寒湿，阳气痹着不行，腰以下寒冷疼痛，如坐水中，从外形上看，又好像水肿病；气化正常，口反不渴，小便自利；饮食如常。病属下焦，病因身劳汗出，衣里冷湿，久久病人身体沉重，腰以下冷痛，腹部像带五千个小钱那样沉重，难于行动。主用甘姜苓术汤温阳行气，散寒除湿，暖土制水。

甘草干姜茯苓白术汤方

甘草　白术各二两　干姜　茯苓各四两

上四味，以水五升，煮取三升，分三次温服，腰部即感觉温暖。

肾死藏，浮之坚，按之乱如转丸¹，益下入尺中者，死。

问曰：三焦竭部²，上焦竭善噫³，何谓也？师曰：上焦受中焦气，未和，不能消谷，故能噫耳。下焦竭，即遗溺失便，其气不和，不能自禁制，不须治，久则愈。

师曰：热在上焦者，因咳为肺痿；热在中焦者，则为坚⁴；热在下焦者，则尿血，亦令淋秘不通⁵。大肠有寒者，多鹜溏⁶；有热者，便肠垢⁷。小肠有寒者，其人下重便血；有热者，必痔。

肾气将绝的脉象，轻按之，坚硬而不柔和；重按之，脉象躁动，好像弹丸乱转；诊按尺部，更加明显。说明真气不固，势将外脱，主死证。

问：三焦各部功能衰退，相互影响，会发生一些病变。比如上焦虚竭之人，经常嗳气，这是什么道理呢？老师回答：上焦受气于中焦，如果中焦脾胃功能衰退，不能腐熟水谷，所以经常嗳出食气，这是上焦受到中焦影响，所发生的病变。下焦所属的脏腑，是肾、膀胱、大小肠等，如果这些脏腑的功能衰退，就不能制约二便，出现遗尿或大便失禁，这是下焦部位直接发生的病变。但是，三焦虽各有分部，它们的功能是相互为用，彼此制约的，所以，虽

---

1 乱如转丸：是形容脉象躁动，如弹丸之乱转。

2 三焦竭部：三焦各部所属脏器生理机能暂时衰退。

3 噫：嗳气。

4 坚：指大便坚硬。

5 淋秘：淋指小便滴沥涩痛，秘做"闭"字解，小便闭塞不通，即癃闭。

6 鹜溏：鹜即鸭。鹜溏，是说如鸭的大便，水粪杂下。

7 肠垢：肠中的黏液垢腻。

有三焦功能一时失调，发生嗳气、遗尿、失便，也可以不依赖药物治疗，经过一段时间，三焦气和，正胜邪却，诸病自愈。

老师说：热邪在上焦者，肺气上逆，久咳伤肺，可致虚热性肺痿；热邪在中焦者，消灼脾胃阴津，肠道失润，大便坚硬燥结；热邪在下焦者，肾与膀胱受到影响，络脉伤则尿血；热结气分，气化不行，则小便淋沥，或尿道刺痛，或小便不通；大肠有病，传导功能失职，有寒则如鸭子的大便，水粪杂下；有热则大便带有黏液垢腻。小肠有病，其受盛化物功能失职，有寒则阳虚气陷，不能统摄阴血，致下重便血；有热则湿热瘀血蕴结肛肠，变生痔疮。

问曰：病有积、有聚、有䅽气[1]，何谓也？师曰：积者，藏病也，终不移；聚者，腑病也，发作有时，展转痛移，为可治；䅽气者，胁下痛，按之则愈，复发为䅽气。诸积大法[2]，脉来细而附骨者，乃积也。寸口，积在胸中；微出寸口，积在喉中；关上，积在脐旁；上关上[3]，积在心下；微下关[4]，积在少腹；尺中，积在气冲[5]；脉出左，积在左；脉出右，积在右；脉两出，积在中央。各以其部处之。

学生问道：病有积、有聚、有䅽（谷）气，这是什么意思呢？

1　䅽气：䅽同谷；䅽气即水谷之气停积留滞之病。

2　诸积：包括《难经·五六十难》所称五脏之积，即心积伏梁，肝积曰肥气，脾积曰痞气，肺积曰息贲，肾积曰奔豚。其病因皆由气、血、食、痰、虫等的积滞所引起。

3　上关上：关上即关部，上关上，指关脉的上部。

4　下关：指关脉的下部。

5　气冲：即气街，穴名，在脐下横骨两端，在此代表部位。

五脏风寒积聚病脉证并治第十一

老师说：积和聚，都是体内的肿块，但积病在脏，痛有定处，始终不移，多属血分，为阴凝所结；聚病在府，疼痛转移不定，发作有时，时聚时散，多属气分，为气滞所聚。前者病程较长，病情较重，治疗较难；后者病程较短，病情较轻，治疗较易。榖气为水谷之气停积留滞所致，胁下疼痛，按摩则气机舒通。胁痛暂时缓解，但不久气又复结，疼痛再作，必须消其谷气，才能根治其痛。积病皆由气、血、食、痰、虫的积滞引起，病性属阴，气血不易外达，脉象多见沉细，须重按才能诊得的，便为积病。如寸口脉细沉的，积在胸中，如胸痹之类；细沉脉微微出于寸口之上的，是喉中有积病；细沉脉见于关部正中的，则积在脐旁；细沉脉微出关脉上部的，是积在心下，有痞满肿块，称作"伏梁"之类；细沉脉在关脉稍下部位，主候少腹上部积病；尺部出现细沉脉，是气冲穴（又名气街）所在小腹部位有积病。左手出现细沉脉，脉气不能布达于左，积在身体左边；右手出现细沉脉，脉气不能布达于右，积在身体右边；两手同时出现细沉脉，脉气不能分布于左右，积在中央部位。脉变部位与积病的部位相应。在治疗方面，应该根据积病所在部位进行处理。

痰饮咳嗽病脉证并治第十二

问曰：夫饮有四，何谓也？师曰：有痰饮，有悬饮，有溢饮，有支饮。

问曰：四饮何以为异？师曰：其人素盛今瘦[1]，水走肠间，沥沥有声[2]，谓之痰饮；饮后水流在胁下，咳唾引痛，谓之悬饮；饮水流行，归于四肢，当汗出而不汗出，身体疼重，谓之溢饮；咳逆倚息[3]，气短不得卧，其形如肿，谓之支饮。

学生问道：饮病有四种，是指哪些？老师回答：有狭义痰饮，属于饮停肠胃的病变；有悬饮，犹如水囊空悬，聚于胁下；有溢饮，系水饮满盈，浸渍肌肤，旁溢四肢；有支饮，系水饮支流上射于胸膈心肺。

学生问道：四种饮病又有哪些不同呢？老师回答：痰饮病人在未病之前，身体一向肥胖丰满，既病至今，身体逐渐消瘦，脾虚不能为胃行其津液，水饮流走于肠间，发出沽漉漉的声音，这就叫狭义痰饮；饮水以后，水液只留注胁下，影响肝肺气机升降，三焦决

---

1 素盛今瘦：谓痰饮病人在未病之前，身体丰盛；即病之后，身体消瘦。

2 沥沥有声：水饮在肠间流动时所发出的声音。

3 咳逆倚息：谓咳嗽气逆，不能平卧，须倚床呼吸。

渎功能失常，饮邪射肺而为咳，肝肺气机与停饮搏击，咳唾时牵引胁下疼痛，这就叫悬饮；饮水后，水液流行，布散于四肢肌肤，本来应当出汗而不出汗，肺气不宣，脾气不运，营卫运行不畅，身体疼痛，饮停肌肉而重滞，这就叫溢饮；如水饮停聚胸膈，肺失肃降。心气不宁，咳嗽气逆，倚床呼吸，短气不能平卧，饮邪射肺，反复咳喘，外形酷似浮肿，这就叫支饮。

水在心[1]，心下坚筑[2]，短气，恶水不欲饮。

水在肺，吐涎沫，欲饮水。

水在脾，少气身重。

水在肝，胁下支满[3]，嚏而痛[4]。

水在肾，心下悸。

水饮波及于心，水来乘火，心下痞坚满闷，像捣东西那样，筑筑然而悸动有力；水饮阻肺而短气，阳气被困，厌恶水饮，更不欲饮。

水饮波及于肺，气凝液聚，变为涎沫而吐出。气不化津，则欲饮水。

水饮波及于脾，脾精不运、中气不足则倦怠少气，肌肉湿胜则身重。

水饮波及于肝，胁下支撑胀满，饮随肝脉上注于肺，则作喷嚏，水饮与肝络相激，牵引胁痛。

---

1 水：这里指停饮。

2 心下坚筑：是心下痞坚而悸动。

3 支满：指胁下因有水，而有支撑胀满的感觉。

4 嚏而痛：指打喷嚏时，牵引胁肋而疼痛。

水饮波及于肾,不能化气行水,脐下蓄水冲逆悸动,水气凌心,则心下悸动。

夫心下有留饮,其人背寒冷如手大。

留饮者,胁下痛引缺盆,咳嗽则辄已[1]。一作转甚。

胸中有留饮,其人短气而渴;四肢历节病,脉沉者,有留饮。

膈上病痰,满喘咳吐,发则寒热,背痛腰疼,目泣自出[2],其人振振身𥆧剧[3],必有伏饮。

夫病人饮水多,必暴喘满。凡食少饮多,水停心下,甚者则悸,微者短气。

脉双弦者,寒也[4],皆大下后善虚[5]。脉偏弦者,饮也[6]。

肺饮不弦[7],但苦喘短气。

支饮亦喘而不能卧,加短气,其脉平也。

病痰饮者,当以温药和之。

心下若有水饮停留,寒饮灌注俞穴,阳气不能布达于背,病人背部寒冷,有如手掌那么大。

肝胆经脉上络缺盆,水饮停留胁下,肝胆经脉气机不利,胁下

---

1 咳嗽则辄已:辄已作转甚解,即转剧的意思,就是咳嗽时痛势更加剧烈。

2 目泣自出:即眼泪自己流出。

3 振振身𥆧剧:谓全身震颤动摇很厉害。

4 双弦:谓两手之脉俱弦。

5 善虚:指由于误下伤阳,而成为里虚之证。

6 偏弦:指弦脉或左或右,见于一手。

7 肺饮:指水饮犯肺,属支饮之类。

疼痛，牵引缺盆，咳嗽则振动病所，疼痛加剧。

胸中有留饮，肺气不利而短气，气不布津，渴不多饮；饮邪流注，阳气不通，四肢关节疼痛；闭郁阳气，脉象多沉，是诊断留饮的依据。

膈上潜伏痰饮，阴滞气机，肺胃之气不降，胸膈满闷喘咳，呕吐痰涎；外寒伤及太阳，身热恶寒，背痛腰疼；饮邪上迫泪窍，眼泪自出；阳气不宣，与伏饮搏击，全身肌肉振颤动摇，不能自主。上述病情，必为外邪引动内饮的膈上伏饮证。

痰饮病人饮水过多，溢膈射肺，突然发生气喘胀满。大凡脾胃虚弱而纳谷少的，稍微多饮，精气失运，反成水饮停留心下。饮重者，水气凌心，心下悸动；饮邪轻微，妨碍呼吸而短气。

同一弦脉，有虚寒与水饮的不同。若素体阳虚，误用峻药攻下，脾胃阳气大伤，酿成全身虚寒，两手皆见弦缓无力，或脉来如引二线，出现两条弦脉，称为双弦。水饮偏注，或左或右，一手脉弦有力，是饮病常见主脉。

肺中有痰饮，呼气短促，喘咳较重，但并不出现饮病的弦脉，形病而脉不病，不以脉象作为诊断肺饮的唯一依据。

支饮也有气喘而不能平卧，甚至比肺饮的呼吸短促更重，但其脉象平和如常人，也可不出现饮病的弦脉。

广义痰饮病患者，阳气易伤，总的治疗原则，应用温药调和或调理痰饮。

心下有痰饮，胸胁支满，目眩，苓桂术甘汤主之。

苓桂术甘汤方

茯苓四两　桂枝　白术各三两　甘草二两

上四味，以水六升，煮取三升，分温三服，小便则利。

心下有痰饮，弥漫于胸，淫溢于胁，胸胁支满，清阳不升，头目眩晕。治用苓桂术甘汤。

茯苓桂枝白术甘草汤方

茯苓四两　桂枝　白术各三两　甘草二两

上四味，以水六升，煮取三升，分三次温服，药后小便畅利。

夫短气有微饮，当从小便去之，苓桂术甘汤主之；方见上。**肾气丸亦主之**。方见脚气中。

病者脉伏，其人欲自利，利反快，虽利，心下续坚满，此为留饮欲去故也，甘遂半夏汤主之。

甘遂半夏汤方

甘遂大者，三枚　半夏十二枚，以水一升，煮取半升，去滓　芍药五枚

甘草如指大一枚，炙，一本作无

上四味，以水二升，煮取半升，去滓，以蜜半升，和药汁煎取八合，顿服之。

呼吸气短，系轻微水饮，妨碍气机升降所致。其治法，应当利小便以去饮。主用苓桂术甘汤健脾利水，方见上；有肾气虚弱，饮泛心下，以吸气困难为特征者，则主用肾气丸温肾化水，方见脚气篇中。

病者有水饮，闭郁血脉，阳气不通，脉象沉伏，常欲腹泻涎沫，由于饮邪随大便排出，腹泻后，反而感觉轻快。但是，腹泻不久，新饮重新积结，心下继续痞坚胀满。此为心下膈间、胃肠有留饮欲去的缘故，可用甘遂半夏汤。

甘遂半夏汤方

甘遂大者，三枚　半夏十二枚，水一升，煮取半升，去掉渣滓　芍药五枚

甘草如指大一枚，炙，一本作无

上四味，以水二升，煮取半升，去药渣，以蜜半升，和药汁煎取八合，一次服完。

脉浮而细滑，伤饮[1]。

脉弦数，有寒饮，冬夏难治。

脉沉而弦者，悬饮内痛。

病悬饮者，十枣汤主之。

十枣汤方

芫花熬　**甘遂**　**大戟**各等分

上三味，捣筛，以水一升五合，先煮肥大枣十枚，取九合，去滓，纳药末，强人服一钱匕，羸人服半钱，平旦温服之；不下者，明日更加半钱，得快下后，糜粥自养。

水饮自外而入，肺气鼓邪达表，出现浮脉，水饮初聚为痰，多见滑脉。脉浮而细滑，是被外饮骤伤的脉象。

病人脉象弦数，又有寒饮症状的，在冬天或夏天，都不容易治疗。

脉沉而弦者，沉主病在里，弦主饮病和痛证，表明饮邪停留胸胁，有悬饮胸胁牵引疼痛的证状。

病悬饮者，因其饮邪痼结，治当破积逐水，用十枣汤主治。

十枣汤方

芫花熬　甘遂　大戟各等分

上三味，捣细末过筛，以水一升五合，先煮肥大枣十枚，取九

1　伤饮：谓被外饮所骤伤，并非饮邪逐渐停聚而成。

合，去药渣，纳入药末，身体强壮之人服一钱匕，羸弱之人服半钱匕，清晨温服之；药后不泻利者，次日再加半钱匕，待数次畅泻之后，喝稀粥调养善后。

病溢饮者，当发其汗，大青龙汤主之，小青龙汤亦主之。

大青龙汤方

麻黄六两，去节　**桂枝**二两，去皮　**甘草**二两，炙　**杏仁**四十个，去皮尖　**生姜**三两，切　**大枣**十二枚　**石膏**如鸡子大，碎

上七味，以水九升，先煮麻黄，减二升，去上沫，纳诸药，煮取三升，去滓，温服一升，取微似汗，汗多者，温粉粉之。

小青龙汤方

麻黄三两，去节　**芍药**三两　**五味子**半升　**干姜**三两　**甘草**三两，炙　**细辛**三两　**桂枝**三两，去皮　**半夏**半升，洗

上八味，以水一斗，先煮麻黄，减二升，去上沫，纳诸药，煮取三升，去滓，温服一升。

溢饮病者，当用发汗解表法以因势利导，使外溢四肢肌腠的水饮，随汗而泄。若不汗出而发热烦喘，外感风寒偏重而兼郁热者，则用大青龙汤发汗散水、清热平喘；若寒饮喘咳明显，里饮重于外寒者，则用小青龙汤温肺涤饮、发汗平喘。

大青龙汤方

麻黄六两，去节　桂枝二两，去皮　甘草二两，炙　杏仁四十个，去皮尖　生姜三两，切片　大枣十二枚　石膏如鸡子大，碎

以上七味，以水九升，先煮麻黄，减二升，去掉上面的泡沫，纳入各药，煮取三升，去药渣，温服一升，药后，取微似汗。如汗过多，可用温粉：煅牡蛎、生黄芪各三钱，粳米粉一两，共研细

末,和匀,以稀疏绢包,缓缓扑于肌肤,其汗自止。

小青龙汤方

麻黄三两,去节　芍药三两　五味子半升　干姜三两　甘草三两,炙　细辛三两　桂枝三两,去皮　半夏半升,汤洗

上八味,以水一斗,先煮麻黄,待水液煎去二升,去掉上面泡沫,再纳入各药,煮取三升,去药渣,温服一升。

膈间支饮[1],其人喘满,心下痞坚,面色黧黑[2],其脉沉紧,得之数十日,医吐下之不愈,木防己汤主之。虚者即愈[3],实者三日复发,复与不愈者,宜木防己汤去石膏加茯苓芒硝汤主之。

木防己汤方

木防己三两　石膏十二枚,鸡子大　桂枝二两　人参四两

上四味,以水六升,煮取二升,分温再服。

木防己去石膏加茯苓芒硝汤方

木防己　桂枝各二两　芒硝三合　人参　茯苓各四两

上五味,以水六升,煮取二升,去滓,纳芒硝,再微煎,分温再服,微利则愈。

患膈间支饮的病人,肺气受阻,胸阳不宣,气喘胀满;水饮内结兼有郁热,自觉心下痞闷坚硬;阴凝水饮上泛,营卫不利,郁热上蒸,面色黑而晦黄;寒饮内伏,脉见沉紧。得病已数十天,正气亦虚,因其病位不在肠胃,医生误用吐法或下法,支饮未去,津气

---

[1] 膈间支饮:指饮邪停聚于胸膈之间,支撑胀满。

[2] 黧黑:指黑而晦黄色。

[3] 虚者:指正气虚,心下有停饮者。

两伤。治当补虚清热，通阳利水，使膈间支饮从小便而去，主用木防己汤。患者服用木防己汤之后，若其心下痞坚，变为心下虚软，说明饮热互结渐散，水去气行，病可向愈；若心下痞坚结实，依然存在，说明饮邪凝结复聚，过了三天，病情又会复发。此时再投木防己汤而不愈的，说明经过试探，病属饮热交结、膈间支饮实证，兼有气虚了。法当通阳利水、软坚补虚，宜木防己汤去石膏加茯苓芒硝汤治疗。

木防己汤方

木防己三两　石膏十二枚，鸡子大　桂枝二两　人参四两

上四味，以水六升，煮取二升，分两次温服。

木防己去石膏加茯苓芒硝汤方

木防己　桂枝各二两　芒硝三合　人参　茯苓各四两

上五味，以水六升，煮取二升，去药渣，纳入芒硝，再微煎，分两次温服，小便微利则愈。

心下有支饮，其人苦冒眩[1]，泽泻汤主之。

泽泻汤方

泽泻五两　**白术**二两

上二味，以水二升，煮取一升，分温再服。

心下有支饮，阻遏脾胃，清阳不能上升于头目，浊阴不能下降为小便，头部昏冒而神不清，目眩转而乍见玄黑。乃脾虚水泛、蒙蔽清阳，治当利水补脾，以泽泻汤主治。

泽泻汤方

---

1 冒眩：即头目眩晕。

泽泻五两　白术二两

上二味，以水二升，煮取一升，分二次温服。

支饮胸满者，厚朴大黄汤主之。

厚朴大黄汤方

厚朴一尺　**大黄**六两　**枳实**四枚

上三味，以水五升，煮取二升，分温再服。

支饮病胸满明显者，乃气滞水结，郁而化热，饮热交结上焦气分，并影响胃肠，府气不通，必多见腹满、大便秘结诸证。治当逐饮荡热、行气开郁，用厚朴大黄汤主治。

厚朴大黄汤方

厚朴一尺　大黄六两　枳实四枚

上三味，以水五升，煮取二升，分二次温服。

支饮不得息，葶苈大枣泻肺汤主之。方见肺痈篇中。

呕家本渴，渴者为欲解，今反不渴，心下有支饮故也，小半夏汤主之。《千金》云：小半夏加茯苓汤。

小半夏汤方

半夏一升　**生姜**半斤

上二味，以水七升，煮取一升半，分温再服。

支饮不得息，乃饮热互结、肺气壅滞所致，证见喘咳气逆，张口抬肩，不能分清呼与吸。治当泄肺逐水、补脾和中，干用葶苈大枣泻肺汤。方见肺痈篇中。

经常呕吐的人，必伤津液，本来应当口渴。现在久呕病人反而不渴，这是心下有支饮的缘故，治当蠲饮降逆、和胃止呕，主用小半夏汤治疗。《千金》载：小半夏加茯苓汤主之。

小半夏汤方

半夏一升　生姜半斤

上二味，以水七升，煮取一升半，分二次温服。

腹满，口舌干燥，此肠间有水气，己椒苈黄丸主之。

己椒苈黄丸方

防己　椒目　葶苈熬　**大黄**各一两

上四味，末之，蜜丸如梧子大，先食饮服一丸，日三服，稍增，口中有津液。渴者，加芒硝半两。

肠间有水气，不能下输膀胱，腹部胀满；饮邪化热，肺气郁结，脾不散津上潮于口，口舌干燥。这说明肠里有水气，主用己椒苈黄丸。

防己椒目葶苈大黄丸方

防己　椒目　葶苈熬　大黄各一两

上四味，研细末，蜜丸如梧桐子大，饭前用温开水吞服一丸，每天服三次。稍微增加服药次数，肺气得降，脾气得升，饮热得去，水津上潮，口中有津液，为病解征兆。如服药后反增口渴，是水饮久停，郁热内结之象，于原方再加芒硝半两，软坚破结，此热淫于内，治以寒咸之义。

卒呕吐，心下痞，膈间有水，眩悸者，小半夏加茯苓汤主之。

小半夏加茯苓汤方

半夏一升　**生姜**半斤　**茯苓**三两，一法四两上三味，以水七升，煮取一升五合，分温再服。

出现偶触寒气，胃失和降，水饮上逆，突然呕吐；饮结气滞，阳气不布，心下痞满；膈间有水饮，水饮蒙蔽清阳，头目昏眩等症状的，治当和胃降逆以止呕，宣阳散寒以利水，主用小半夏加茯苓汤。

小半夏加茯苓汤方

半夏一升　生姜半斤　茯苓三两，一法四两

上三味，以水七升，煮取一升五合，分二次温服。

假令瘦人脐下有悸[1]，吐涎沫而癫眩[2]，此水也，五苓散主之。

五苓散方

泽泻一两一分　猪苓三分，去皮　茯苓三分　白术三分　桂枝二分，去皮

上五味，为末，白饮服方寸匕，日三服，多饮暖水，汗出愈。

一般而言，瘦人多火，假令瘦人脐下有悸动感，是水饮动于下焦；呕吐涎沫而又头晕目眩，甚或癫痫小发作的，是水饮逆于中焦，泛于上焦，干及巅顶。上述证情，主因水饮积结下焦，膀胱气化不行，水无去路，中焦水饮，不得脾气转输，成为水饮上下泛溢之势。法当化气行水治其本，主用五苓散。

五苓散方

1　瘦人：即第二条"其人素盛今瘦"的互词。

2　癫眩：癫，当作"颠"。颠眩，即头目眩晕。

泽泻一两一分　猪苓三分,去皮　茯苓三两　白术三分　桂枝二分,去皮

上五味，研为细末，米汤或白开水冲服方寸匕，每日服三次，多饮暖水，补充水津，温行水气。药后水饮内外分消，汗出而愈。

附方：

《外台》茯苓饮：治心胸中有停痰宿水，自吐出水后，心胸间虚，气满，不能食，消痰气，令能食。

茯苓　人参　白术各三两　枳实二两　橘皮二两半　生姜四两

上六味，水六升，煮取一升八合，分温三服，如人行八九里进之。

《外台》茯苓饮：治因上中二焦阳气先虚，脾不散精上归于肺，而导致的心胸膈间有停痰宿水；胃气失降，水饮上逆则呕吐，自吐出水后，饮邪虽有所去，正气未复，心胸脾胃更虚；脾虚不运，胃弱不纳，饮结气滞，虚气横逆，胀满不能食。上述证情，以脾虚痰滞为主，治当补脾消痰、理气散饮。

茯苓　人参　白术各三两　枳实二两　陈皮二两半　生姜四两

上六味，水六升，煮取一升八合，分三次温服，每次服药相隔时间，像一般人走了八九里路的光景，大约一小时。

咳家其脉弦[1]，为有水，十枣汤主之。方见上。

夫有支饮家，咳烦胸中痛者，不卒死，至一百日或一岁，宜十枣汤。方见上。

---

1 咳家：久患咳嗽的人。

痰饮咳嗽病脉证并治第十二

久咳数岁，其脉弱者可治；实大数者死，其脉虚者必苦冒。其人本有支饮在胸中故也，治属饮家。

咳逆倚息不得卧，小青龙汤主之。方见上及肺痈中。

青龙汤下已，多唾口燥，寸脉沉，尺脉微，手足厥逆，气从小腹上冲胸咽，手足痹，其面翕热如醉状，因复下流阴股[1]，小便难，时复冒者，与茯苓桂枝五味甘草汤，治其气冲。

桂苓五味甘草汤方

茯苓四两　　桂枝四两，去皮　　甘草炙，三两　　五味子半升

上四味，以水八升，煮取三升，去滓，分温三服。

经常咳嗽的病人，病因甚多，脉象各异：外感之咳，其脉必浮；内伤之咳，其脉多数。如咳家之脉，既不浮，也不数，只见弦象，为水饮内阻。治当去其水饮，不致水饮射肺，发为咳嗽，主用十枣汤峻下其水。方见上。

久患支饮重证的病人，饮邪化热，上凌于心，咳喘心烦；饮阻气道，阳气不通，胸膈疼痛。水饮留伏胸膈，虽缠绵日久，不至大伤正气，便不会骤然死亡，病程延续到一百天或者一年，只要正气未虚，仍可采用祛饮止咳、佐以扶正的治法，宜十枣汤。方见上。

患咳嗽病已经数年，久咳正虚，脉多虚弱者，为脉证相符，可徐徐收功治愈；如果反见实大数的脉象，为脉证不符，正虚邪盛，实属难治；脉虚者，胸阳不布，水湿不化，阴浊水饮，蒙蔽清阳，头部必见昏冒沉重，眼生黑花，这是病人本有支饮在胸中的缘故。

1　下流阴股：指虚火冲气下流到两腿的内侧。

治疗时当考虑饮家，用温阳去饮法，饮去而眩冒可愈，咳嗽自宁。

患者咳嗽气逆，只能端坐倚床喘息，不能平卧，乃因水饮滞于内，寒邪闭于外，内外合邪，壅遏肺气，形成支饮的主证。治当温饮散寒，止咳平喘，主用小青龙汤。方见上。

病人服用小青龙汤之后，喜唾涎沫，表邪虽退，而内饮未消；停饮在胸，寸部脉沉；脾肾阳虚，不能散精，上潮于口，尺部脉微而口燥；阳气不外达四肢，手足厥逆；气从小腹挟冲脉，上冲胸中和咽部，手足麻木不仁；阴盛于下，阳浮于上，颜面翕热如妆，像喝醉了酒似的；水饮上冲巅顶，有时头目昏晕；一会儿又觉得有一股气，向下窜到两腿内侧阴股部；冲气虽能还归于下焦，毕竟肾阳已虚，不能化气行水，小便困难；有时又觉得眩晕。上述临床表现，当用桂苓五味甘草汤主之，治水饮随冲气上下妄动。

桂苓五味甘草汤方

茯苓四两　桂枝四两,去皮　甘草炙,三两　五味子半升

上四味，以水八升，煮取三升，去药渣，分三次温服。

冲气即低，而反更咳，胸满者，用桂苓五味甘草汤去桂加干姜、细辛，以治其咳满。

苓甘五味姜辛汤方

茯苓四两　甘草　干姜　细辛各三两　五味半升

上五味，以水八升，煮取三升，去滓，温服半升，日三服。

咳满即止，而更复渴，冲气复发者，以细辛、干姜为热药也。服之当遂渴，而渴反止者，为支饮也。支饮者，法当冒，冒

者必呕，呕者复内半夏，以去其水。

桂苓五味甘草去桂加姜辛半夏汤方

茯苓四两　甘草　细辛　干姜各二两　五味子　半夏各半升

上六味，以水八升，煮取三升，去滓，温服半升，日三服。

患者服用桂苓五味甘草汤后，冲气下降，但因胸膈留伏寒饮未尽，支饮复发，寒饮射肺，反而更见咳嗽胸满，此时急当温阳蠲饮、散寒泄满，方用桂苓五味甘草汤去桂加干姜、细辛，以治其咳满。

苓甘五味姜辛汤方

茯苓四两　甘草　干姜　细辛各三两　五味半升

上五味，以水八升，煮取三升，去药渣，温服半升，每日三次。

患者服用苓甘五味姜辛汤后，咳嗽胸满证状得到缓解，但又出现口渴和冲气复发症状，究其原因，是苓甘五味姜辛汤过于辛热，转从燥化，特别是细辛、干姜为热药，加之用量过大，动其冲气所致。继续服用此汤，应当口渴不止，此时当用桂苓五味甘草汤敛其冲气。现在反而不渴的，是素有支饮未尽，阴寒内盛，旧饮与新入之水上逆，气冲胸膈，而为饮气上逆的气冲。但这种支饮气冲，应当有昏冒症状，胃中浊阴上逆，又必见呕吐。支饮引起呕吐，应当再加半夏去其水饮。

桂苓五味甘草去桂加干姜细辛半夏汤方

茯苓四两　甘草　细辛　干姜各二两　五味子　半夏各半升

上六味，以水八升，煮取三升，去药渣，温服半升，每日服三次。

水去呕止，其人形肿者，加杏仁主之。其证应纳麻黄，以其人遂痹，故不纳之。若逆而内之者，必厥，所以然者，以其人血虚，麻黄发其阳故也。

苓甘五味加姜辛半夏杏仁汤方

茯苓四两　甘草三两　五味半升　干姜三两　细辛三两　半夏半升　杏仁半升，去皮尖

上七味，以水一斗，煮取三升，去滓，温服半升，日三服。

患者服用苓甘五味姜辛半夏汤后，水饮去而呕吐止，然而又见身体浮肿，是因肺气阻滞、表气失宣，不能通调水道，治宜前方再加杏仁辛开苦泄。宣导肺气，其人形肿，本来应当用麻黄这类药，发汗消肿。但因病人本有手足麻痹、寸脉沉、尽脉微等阳虚、气血不足的脉证，故此时不宜纳入麻黄。如果违反禁忌，逆而纳之者，必由原来的手足厥逆，转变为阳气大虚的厥证。之所以会这样，是由于病人血虚，麻黄为发汗峻药，发汗既能发泄和伤耗阳气，又能损伤津液和阴血，导致阴阳气血俱虚，促使病情恶化。

苓甘五味加姜辛半夏杏仁汤方

茯苓四两　甘草三两　五味半升　干姜三两　细辛三两　半夏半升　杏仁半升，去皮尖

上七味，以水一斗，煮取三升，去药渣，温服半升，每日服三次。

若面热如醉，此为胃热上冲熏其面，加大黄以利之。

苓甘五味加姜辛半杏大黄汤方

茯苓_{四两} 甘草_{三两} 五味_{半升} 干姜_{三两} 细辛_{三两} 半夏_{半升} 杏仁_{半升} 大黄_{三两}

上八味，以水一斗，煮取三升，去滓，温服半升，日三服。

先渴后呕，为水停心下，此属饮家，小半夏加茯苓汤主之。方见上。

病人服用苓甘五味姜辛半夏杏仁汤之后，前述证候依然存在，又兼有面色潮红而热，像喝醉了酒的样子，是因连续服用辛温汤药，饮邪未尽，酿生胃热，随胃经上冲熏其面，热势无休止。治疗加苦寒大黄清泄胃热。

苓甘五味加姜辛半杏大黄汤方

茯苓_{四两} 甘草_{三两} 五味_{半升} 干姜_{三两} 细辛_{三两} 半夏_{半升} 杏仁_{半升} 大黄_{三两}

上八味，以水一斗，煮取三升，去药渣，温服半升，每日服三次。

病人先渴后呕，是素有水饮痼疾，脾不散精，因渴饮水，饮水太多，水饮停于心下膈间和胃脘，成为新饮。用小半夏加茯苓汤主之。

消渴小便利淋病脉证并治第十三

厥阴之为病，消渴[1]，气上冲心，心中疼热，饥而不欲食，食即吐，下之不肯止。

寸口脉浮而迟，浮即为虚，迟即为劳；虚则卫气不足，劳则荣气竭。

趺阳脉浮而数，浮即为气，数即消谷而大坚；一作紧。气盛则溲数，溲数即坚，坚数相搏，即为消渴。

男子消渴，小便反多，以饮一斗，小便一斗，肾气丸主之。方见脚气中。

脉浮，小便不利，微热消渴者，宜利小便发汗，五苓散主之。方见上。

渴欲饮水，水入则吐者，名曰水逆，五苓散主之。方见上。

外感病发展到厥阴阶段，往往出现寒热错杂的病情。病人自觉气上冲心，并有心中疼痛和灼热样的感觉；口渴饮水无度；虽感饥饿而又不愿进食，食后可发生呕吐，甚至吐出蛔虫。若单见有热而径投苦寒药物攻下，脾胃受伤，导致下利不止。

如果在病人的寸口部诊到浮迟无力的脉象，浮是阳虚气浮，迟

---

[1] 消渴：这里指渴饮无度的症状。

为血脉不充。浮是卫气不足之象，营是气衰少之征。

若病人足背的趺阳脉出现浮数有力的脉象，浮为胃气有余，数是胃热亢盛。气盛则为火，津液被火邪所迫而偏渗膀胱，则小便频数而量多。胃热则消谷善饥，渴欲饮水，大便坚硬。胃热便坚，气盛溲数，二者相互影响，于是导致中消病。

男子患消渴病，如属肾虚阳气衰微的，常以口渴多饮、多尿为主证。甚至病人饮水一斗，小便亦排出一斗，体内毫无留存。宜用肾气丸主治。

在外感病过程中，如病人出现脉浮、小便不利，微微发热，口渴饮水等证，这是表邪未解，热不得泄，膀胱气化受阻，津液不能输布的消渴、小便不利证。宜用渗利小便、解表发汗的方法治疗，五苓散为其主方。五苓散方见痰饮病中

若患者先有膀胱气化失职，津不上布则口渴，饮水而胃气格拒不纳，故水入即吐，此名水逆证。因其同属气不化津，故仍用五苓散，以化气行水利小便，水去则诸证自解（五苓散方见痰饮病中）。

渴欲饮水不止者，文蛤散主之。

文蛤散方

文蛤五两

上一味，杵为散，以沸汤五合，和服方寸匕。

病人口渴欲饮水者，多属热盛津伤。若饮后渴止，为热除津复之征。今患者饮水而口渴不止，是肾热熏灼的消渴证，可用文蛤散主治。

文蛤散方

文蛤五两

上一味，杵为细末，以开水五合调和，每次服一方寸匕。

淋之为病，小便如粟状[1]，小腹弦急[2]，痛引脐中。

趺阳脉数，胃中有热，即消谷引食，大便必坚，小便即数。

淋家不可发汗，发汗则必便血[3]。

石淋的形成，乃因肾虚而膀胱有热，膀胱为火热燔灼，尿液结为滓质，犹如海水煎熬而成盐碱，故病人小便时解出如粟米状的砂石。砂石梗阻尿道，气滞热郁，小便艰涩不畅，故呈现小腹拘急、痛引脐中之状。

趺阳脉数，由于胃中有热，消谷善饥，大便坚硬，小便频多。

久患淋病之人，因其下焦蓄热，阴津多有亏耗。若不慎感受外邪，只可辛凉解表，不宜使用辛温药物发汗。否则，温药必然助热伤阴，甚至迫血妄行，引起小便出血。

小便不利者，有水气[4]，其人若渴[5]，瓜蒌瞿麦丸主之。

栝楼瞿麦丸

栝楼根二两　　**茯苓　薯蓣**各三两　　**附子**一枚，炮　　**瞿麦**一两

上五味，末之，炼蜜丸梧子大，饮服三丸，日三服；不知，增至七八丸，以小便利，腹中温为知。

小便排泄不畅的，其体内有水湿之邪，其人除有腹中寒冷，下肢浮肿，脉象沉迟等见证外，常因气不化水，津不上承而感到极度

1　小便如粟状：小便排出粟状之物。

2　弦急：即拘急。

3　便血：这里指尿血。

4　水气：这里指水湿之邪。

5　若渴："若"诸家注本作"苦"。苦渴，即口渴较甚。

口渴。故治以瓜蒌瞿麦丸。

瓜蒌瞿麦丸方

瓜蒌根二两　茯苓　山药各三两　附子一枚，炮　瞿麦一两

上五味，研为细末，炼蜜为丸，如梧桐子大，开水吞服，每次三丸，日服三次。病人服药后，如无反应，当增加剂量，每次可服七八丸，直至小便通利、腹中温和，即药量达够的反应。

小便不利，蒲灰散主之；滑石白鱼散、茯苓戎盐汤并主之。

蒲灰散方

蒲灰七分　滑石三分

上二味，杵为散，饮服半寸匕，日三服。

滑石白鱼散

滑石二分　乱发二分，烧　白鱼二分

上三味，杵为散，饮服方寸匕，日三服。

茯苓戎盐汤方

茯苓半斤　白术二两　戎盐弹丸大一枚

上三味，先将茯苓、白术煎成，入戎盐再煎，分温三服。

小便不利是一个症状，可用蒲灰散清热利湿，化瘀通窍。如因瘀热互结膀胱，证见小腹胀痛，尿中带血，脉象弦数或兼涩象，舌质紫暗等，可用滑石白鱼散化瘀止血，清热利窍。主治血淋。若因中焦脾虚，湿凝下焦的，则宜用茯苓大青盐汤治疗。

蒲灰散方

蒲灰七分　滑石三分

上二味，杵为细末，开水冲服，每次一方寸匕，日服三次。

滑石白鱼散方

滑石二分　血余炭二分,烧　白鱼二分

上三味，杵为细末，开水冲服，每次半钱匕，日服三次。

茯苓大青盐汤方

茯苓半斤　白术二两　大青盐弹丸大一枚

上三味，先煮茯苓、白术至汤成，再入大青盐煎煮片刻，分三次温服。

渴欲饮水，口干舌燥者，白虎加人参汤主之。方见中暍中。

脉浮发热，渴欲饮水，小便不利者，猪苓汤主之。

猪苓汤方

猪苓去皮　茯苓　阿胶　滑石　泽泻各一两

上五味，以水四升，先煮四味，取二升，去滓，纳胶烊消，温服七合，日三服。

上消病，患者常以口渴多饮为其主证。但饮后不能止渴，病人仍然口干舌燥，是肺胃热盛、津气两伤所致。当用白虎加人参汤清热益气，生津止渴。白虎加人参汤方见中暍中。

又有肺热津伤，脉浮发热，口渴饮水，继而热邪深入下焦，伤及膀胱气化，水热互结而致小便不利的消渴证候，宜用利水清热，养阴生津的猪苓汤主治。

猪苓汤方

猪苓去皮　茯苓　阿胶　滑石　泽泻各一两

上五味，以水四升，先煮四味，取二升，去药滓后再入阿胶，使之熔化，每次温服七合，日服三次。

水气病脉证并治第十四

师曰：病有风水、有皮水、有正水、有石水、有黄汗。风水其脉自浮，外证骨节疼痛，恶风；皮水其脉亦浮，外证胕肿[1]，按之没指，不恶风，其腹如鼓，不渴，当发其汗。正水其脉沉迟，外证自喘；石水其脉自沉，外证腹满不喘。黄汗其脉沉迟，身发热，胸满，四肢头面肿，久不愈，必致痈脓。

脉浮而洪，浮则为风，洪则为气，风气相搏，风强则为隐疹[2]，身体为痒，痒为泄风[3]，久为痂癞[4]；气强则为水[5]，难以俯仰。风气相击，身体洪肿，汗出乃愈。恶风则虚，此为风水；不恶风者，小便通利，上焦有寒，其口多涎，此为黄汗。

老师说：水气病从病因病机和证候特点来分，计有风水、皮水、正水、石水、黄汗五种类型。风水与肺有关，肺主皮毛，风邪袭表，肺失宣降，不能通调水道，风水相激，故风水常见脉浮、恶风、发热、头面浮肿、骨节疼痛等证。皮水与脾肺有关，水聚皮

1　胕肿：指皮肤浮肿。"其腹如鼓不渴"《巢源》作"腹如故而不满亦不渴"。

2　风强：即风邪盛。

3　泄风：由于瘾疹身痒，是风邪外泄的现象，所以叫泄风。

4　痂癞：即化脓结痂，有如癞疾之象。

5　气强：即水气盛。

下,则皮肤浮肿,按之凹陷;脾失健运,水阻脾络,则腹胀如鼓;不口渴的,治当发汗以散水。正水与肺肾有关,肾阳衰微,水气内停,故脉象沉迟,腹部胀满;水气循肾经上逆于肺,故病人常有气喘一证。石水与肝肾有关,阴寒水气凝结下焦,气滞血瘀,故其脉亦沉,而且少腹坚满如石,外证腹部胀满但不喘。黄汗与脾肺有关,营卫生化于中焦,宣发于上焦,水湿郁滞,营卫不利,故脉象沉迟、汗出色黄、周身发热,胸部胀满,四肢头面浮肿。此病若日久不愈,营血郁热更盛气血腐败,化而为脓,则必然发生痈肿。

脉浮且洪大,浮是风邪,洪大是水湿之气。风与气相互抟结,若风邪强于水气,病人的皮肤常会发生隐约可见的疹子,这种疹子瘙痒难忍,名叫"泄风","泄风"经久不愈,还可转变成顽固的结痂性皮肤疾患。若水气盛于风邪,那就是风水病。风水病人因周身水肿严重,所以弯腰抬头、俯仰屈伸都很困难。身体洪大浮肿的,发汗即可痊愈。畏风怯冷的为阳气虚弱,这是风飞病;不畏风的,小便排泄通畅,这是上焦有寒气,口中多涎唾,这是黄汗证。

寸口脉沉滑者,中有水气,面目肿大,有热,名曰风水。视人之目窠上微拥[1],如蚕新卧起状,其颈脉动[2],时时咳,按其手足上,陷而不起者,风水。

太阳病,脉浮而紧,法当骨节疼痛,反不疼,身体反重而酸,其人不渴,汗出即愈,此为风水。恶寒者,此为极虚发汗得之。

---

1 目窠上微拥:是说两眼胞微肿。

2 经脉:指足阳明人迎脉,在结喉两旁。

渴而不恶寒者，此为皮水。

身肿而冷，状如周痹[1]，胸中窒，不能食，反聚痛，暮躁不得眠，此为黄汗，痛在骨节。咳而喘，不渴者，此为脾胀，其状如肿，发汗即愈。

然诸病此者，渴而下利，小便数者，皆不可发汗。

寸口部出现沉滑的脉象，如水气被风邪所激，水热之邪循肺胃之经浸渍入肺，上冲头目，则患者时时咳嗽，面目肿大，眼胞微肿好像刚睡起的样子，发热汗出，这些都属于风水病深入发展的特殊表现。

太阳表实证，脉见浮而紧，理当骨节疼痛。而今反不疼，只感觉身体沉重而酸软，口亦不渴，应用辛温发汗治疗，才能使之痊愈，这是风水兼寒的证候。怕冷的人，这是因为身体本就虚弱，却纯用辛温发汗，汗不得法所致。

口渴却不恶寒的，这是皮水病。

黄汗病，若见身体肿胀而两胫发冷，关节游走性疼痛，好像周痹病的症状那样，病人常感胸中窒塞不通，不能进食，胸部常有一块冷痛，傍晚时烦躁加剧，甚至夜不能眠，这些都是黄汗病寒湿痹阻，阳气难于舒展的严重证候。病人咳嗽、气喘而不口渴，这是肺胀病常见的证候表现；肺胀咳喘而见面部浮肿，这是外寒里饮，郁闭于肺，肺失宣降，通调失职所致，可用发汗法治愈。

总之，上述风水、皮水、黄汗、肺胀四病均可使用汗法治疗，但是如病人出现口渴、下利、小便频数等津伤症状时，又不可再用

---

1 周痹：病名。周身上下游走作痛。

汗法，否则有导致津枯液竭的危险。

里水者，一身面目黄肿，其脉沉，小便不利，故令病水。假如小便自利，此亡津液，故令渴也。越婢加术汤主之。方见下。

趺阳脉当伏，今反紧，本自有寒，疝，瘕[1]，腹中痛，医反下之，下之即胸满短气。

趺阳脉当伏，今反数，本自有热，消谷，小便数，今反不利，此欲作水。

寸口脉浮而迟，浮脉则热，迟脉则潜，热潜相抟[2]，名曰沉。趺阳脉浮而数，浮脉即热，数脉即止，热止相搏，名曰伏。沉伏相搏，名曰水。沉则络脉虚，伏则小便难，虚难相搏，水走皮肤，即为水矣。

皮水病，由于脾虚不能运化水湿，肺气不宣，不能通调水道，下输膀胱，因此病人全身及面目都肿得很厉害，脉沉，小便不利，所以叫皮水病。假如患者小便自利而又口渴者，表示津液已伤，所以常口渴。用越婢加术汤方，见中风篇。

趺阳属胃脉，位居足背二趾之间，一般以沉伏和缓为顺。若患者素体中阳不足，寒从内生，趺阳脉不伏而反紧，常可发生疝瘕类的腹痛病证。这类病的治疗应以温补阳气为主，若医者误用苦寒药物攻下，即可引起胸满、短气等阳虚气陷的变证。

病人趺阳脉不伏而反数，说明其中焦素有积热。胃热则消谷善饥、口渴饮水，若小便频数量多，可能患消渴病；若小便反而不

---

1 疝瘕：疝，指阴寒性的腹痛；瘕，指腹中积块，其特点是时聚时散，游走不定处。
2 抟：相合之意。

利，就可能形成水热互结的实热水肿病，其治当以攻下实热、通利小便为主。

又，寸口脉浮而迟，寸口属阳位，浮脉主热、热邪潜伏，营卫受阻，故见迟脉；趺阳脉浮而数，浮脉为热，热邪留滞于里，正气抗邪、故见数脉。热留于内而不行，伤阴耗血则虚热内生；肾气受损，水气不化则小便艰难短少。虚热与水抟结，水为热蓄而不下，泛溢皮肤则成水气病。因其病属虚热水肿，故治当滋阴清热，利水渗湿。

寸口脉弦而紧，弦则卫气不行，即恶寒，水不沾流，走于肠间。

少阴脉紧而沉，紧则为痛，沉则为水，小便即难。

脉得诸沉，当责有水，身体肿重。水病脉出者死[1]。

夫水病人，目下有卧蚕[2]，面目鲜泽，脉伏，其人消渴。病水腹大，小便不利，其脉沉绝者[3]，有水，可下之。

问曰：病下利后，渴饮水，小便不利，腹满因肿者，何也？答曰：此法当病水，若小便自利及汗出者，自当愈。

如果寸口脉见弦而紧，弦则卫阳被郁则恶寒；肺气不利，脾胃上输之津液不能随气运行，下走肠间则水粪杂下而成泄泻，这是外感寒邪而病水的情况。

若少阴脉见紧而沉，紧则骨节疼痛，沉为有水，阳虚不能化

---

1 脉出：指脉暴出而无根，上有而下绝无。

2 目下有卧蚕：形容下眼胞水肿的肿状。

3 脉沉绝：是形容脉沉之甚，并非真无。

水,所以小便即难,这是肾阳虚弱而病水的机理。

凡患水气病,因水蓄皮下,脉络受压,营卫被阻,故多见沉脉和身体肿胀而重滞的证候。如果水气病人的脉象由沉而突然出现浮大无根,这是真气涣散,阳气欲脱的征象,表示预后不良。

如果水气病病人,不仅出现眼胞浮肿如卧蚕之状,而且面目肿大,肤色鲜明光亮,口渴饮水,腹部胀大,小便不利,脉象沉伏不出的,这些都是水积在里,即可考虑使用逐水攻下的方药来急治其水。

问:有病人下利后,出现口渴饮水,小便不利,腹部胀满,前阴水肿,这是什么原因?老师说:这是发生水气病的先兆,按理应当形成水气病。但若病人小便通利,而且体表不时出汗,说明其阳气虽衰,但尚能通畅,水湿之邪自有去路,所以又非必成水气病,甚至可以不药而愈。

心水者,其身重而少气,不得卧,烦而躁,其人阴肿。

肝水者,其腹大,不能自转侧,胁下腹痛,时时津液微生[1],小便续通[2]。

肺水者,其身肿,小便难,时时鸭溏。

脾水者,其腹大,四肢苦重,津液不生,但苦少气,小便难。

肾水者,其腹大,脐肿腰痛,不得溺,阴下湿如牛鼻上汗,其足逆冷,面反瘦。

---

1 时时津液微生:指口中常常生出一点津液。

2 小便续通:指小便时时不通。

水气病脉证并治第十四

师曰：诸有水者，腰以下肿，当利小便；腰以上肿，当发汗乃愈。

如患心水病的人，由于心阳虚于上，水气盛于下，故常见下半身水肿，身体沉重，呼吸气短而少；水气凌心，则心烦、心悸，不能平卧。

肝水患者，因水气凌肝，肝病传脾，脾为水湿所困，运化无权，故腹部膨大胀满尤甚，不能自如地转动；肝脉布胁肋，肝郁脾困，经络闭阻，则胁下、腹部均痛；气行则水行，气滞则水阻，肝气疏泄紊乱，在上则津液时时微生，口中时润时燥，在下则小便断续通利，尿量亦可时多时少。

患肺水的病人，由于肺气不行，不能通调水道，下输膀胱，故身体浮肿，小便困难；肺合大肠，肺不能敷布脾气上输之津液，于是流注大肠，时时泄下如鸭粪样的稀溏便。

脾水患者因脾阳虚不能运化水湿，故腹部胀大；水溢四肢则四肢沉重；津可化气，津液不生故少气懒言；津液不布则小便困难。

肾阳虚，关门不利，则水聚而腹大脐肿；腰为肾之外腑，肾病则腰酸而痛；肾合膀胱，肾阳虚不能化气，故小便癃闭不通；水留前阴，故前阴不仅水肿，而且经常潮湿如牛鼻之汗；肾脉起于两足，肾阳虚，气血不能下达，故两足逆冷。由于上述病变皆聚集于下焦，故病人面部反而相对显得瘦削。这些证候的产生，都与肾阳衰微，气不化水，水积于下有关。

师曰：寸口脉沉而迟，沉则为水，迟则为寒，寒水相搏。趺阳脉伏，水谷不化，脾气衰则鹜溏[1]，胃气衰则身肿。少阳脉卑[2]，少阴脉细[3]，男子则小便不利，妇人则经水不通，经为血，血不利则为水，名曰血分[4]。

问曰：病有血分水分，何也？师曰：经水前断，后病水，名曰血分，此病难治；先病水，后经水断，名曰水分，此病易治。何以故？去水，其经自下。

老师又说：寸口脉见沉而迟，沉脉主水，脉迟为寒，肺气被寒邪所结，则气化为水，寒水相互抟结；趺阳脉沉伏不起，主脾胃阳气衰弱，脾胃气虚则水谷不易消化，大便常稀溏如鸭粪，水湿滞留肌肤则导致水肿；若手少阳三焦经和髎穴处的脉搏沉弱无力，表示三焦决渎功能低下，又，足少阴肾经太溪穴处的动脉属肾，肾中元阴亏虚，则少阴脉细小无力。肾阴肾阳俱衰，在男子则小便不利而病水，在女子因冲脉连于肾，冲脉之血又为月经的源泉，故肾虚又可导致月经不通。月经属血，血脉不利，则气滞水停，这种因血虚血瘀，经闭不通而引起的水气病，就称之为血分。

问：水气病有血分、水分的不同，应如何区分呢？老师说：如果经水先断，后病水肿，这是血化为水，叫作血分，这种病比较难治；如果先病水肿，后经水断，称为水分，此病比较容易治。

---

1 鹜溏：即水粪混杂之大便，也称鸭溏。

2 少阳脉卑：少阳，此指和髎部位之脉，在上耳角根之前，鬓发之后，即耳门微前上方；脉卑，是指脉按之沉而弱。

3 少阴脉细：少阴，此指肾脉太溪，在足内踝后与跟腱之间的凹陷处；少阴脉细，表示血少、肾虚。

4 血分：此是指因血行不畅或瘀阻而引起的水肿。

为什么这么说呢？先行水散湿，水去则经水自通，病即痊愈。

问曰：病者苦水，面目身体四肢皆肿，小便不利，脉之，不言水，反言胸中痛，气上冲咽，状如炙肉[1]，当微咳喘，审如师言，其脉何类？

师曰：寸口脉沉而紧，沉为水，紧为寒，沉紧相抟，结在关元[2]。始时尚微，年盛不觉[3]，阳衰之后[4]，营卫相干[5]，阳损阴盛，结寒微动，肾气上冲，喉咽塞噎，胁下急痛。医以为留饮而大下之，气击不去，其病不除。后重吐之，胃家虚烦，咽燥欲饮水，小便不利，水谷不化，面目手足浮肿。又与葶苈丸下水，当时如小瘥，食饮过度，肿复如前，胸胁苦痛，象若奔豚，其水扬溢，则浮咳喘逆。当先攻击卫气，令止，乃治咳；咳止，其喘自瘥。**先治新病，病当在后。**

学生问：有水气病患者，证见面目身体四肢皆肿，小便不利，但老师在切脉诊断时，却不讲水肿情况，反而说病人当有咳喘胸痛，自觉气上冲咽，咽中好像有一块烤肉梗塞。如果的确像老师所述，这些证候是怎样产生的呢？

老师回答：这种病是逐渐形成的。病人寸口脉见沉而紧，沉为水，紧为寒，寒水相结，常留蓄在脐下关元穴的部位。病之初，邪气尚微，或正当年壮体健之时，阳气未虚，故不见自觉症状。但到

---

1 狀如炙肉：是形容咽中如有物阻塞。

2 关元：任脉穴，在脐下三寸。

3 年盛：指年壮之时。

4 阳衰：指女子五七，男子六八之阳明脉衰之时。

5 营卫相干：是说营卫不相和谐。

中年阳明脉衰之后，营卫流行不畅，寒水之气日渐积多，于是循冲脉上逆，则有咽喉梗塞，胁下拘急疼痛等证。此时宜采用温阳化水，平冲降逆法治疗。若医者见其胁下痛而误认为是留饮，用逐水之药大下其水，由于诛伐无过，所以冲气不降，其病不除。又因患者咽喉不利，医者误认为是饮停上脘而复用吐法，不仅冲气不减，反使胃气、胃阴两伤，出现气虚心烦、咽中干燥想喝水等证，甚至水谷不化、小便不利，面目手足浮肿等脾肾阳虚的病变。若医者见其浮肿，又用葶苈丸方未见下其水，虽一时水去浮肿减轻，但因患者脾胃虚损未复，饮食稍有不慎，水肿又复发如前；而且病人胸胁疼痛加剧，冲气更加严重，甚至就像奔豚气病发作时一样，痛苦异常。由于寒水之气从下焦上射于肺，充斥肤表，所以浮肿、咳嗽、气喘，冲气上逆等证一并出现。此时新旧同病，其治疗顺序应当首先用《痰饮篇》的桂苓五味甘草汤之类平冲降逆，冲气得平，再治其咳，咳止喘亦自愈，最后再治水肿本病。总之，先治新病，旧病的治疗当在新病痊愈之后，此即首篇"先治卒病，后治痼疾"这个原则的具体运用。

风水，脉浮身重，汗出恶风者，防己黄芪汤主之。腹痛者加芍药。

防己黄芪汤方：方见湿病中。

风水恶风，一身悉肿，脉浮不渴，续自汗出，无大热，越婢汤主之。

越婢汤方

麻黄六两　石膏半斤　生姜三两　甘草二两　大枣十五枚

上五味，以水六升，先煮麻黄，去上沫，纳诸药，煮取三升，分温三服。**恶风者加附子一枚炮。风水加术四两。**《古今录验》。

关于水气病治疗，如患风水病，脉象见浮，示病在表；身体沉重为有水之征；自汗出而怕风，是卫气虚弱腠理不固。宜用防己黄芪汤补卫固表，利水除湿。若病人兼见腹痛，为水湿阻滞，经脉气血不畅所致，可于原方加芍药以疏通血脉。

防己黄芪汤方：方见湿病中。

风水病，因病位在表，病因为风，故恶风脉浮；水为风激而泛滥四溢，则周身浮肿；病人脉浮但不口渴，断续自汗，身无大热，说明虽有郁热，但热势并不很盛，宜用越婢汤主治。

越婢汤方

麻黄六两　石膏半斤　生姜三两　甘草二两　大枣十五枚

上五味，以水六升，先煮麻黄，去掉浮于水面的泡沫，再加入其余四味共煮，取三升，分三次，每次温服一升。恶风者，加附子一枚，炮；风水病加术四两。

皮水为病，四肢肿，水气在皮肤中，四肢聂聂动者[1]，防己茯苓汤主之。

防己茯苓汤方

防己三两　黄芪三两　桂枝三两　茯苓六两　甘草二两

上五味，以水六升，煮取二升，分温三服。

里水，越婢加术汤主之，甘草麻黄汤亦主之。

越婢加术汤方：方见上，于内加白术四两，又见脚气中。

甘草麻黄汤方

---

[1] 聂聂动：是形容微微抽动。聂，形容树叶动貌。

甘草二两　麻黄四两

上二味，以水五升，先煮麻黄，去上沫，纳甘草，煮取三升，温服一升，重覆汗出，不汗，再服，慎风寒。

皮水为病，如果主要表现在四肢部位肿胀，这是脾阳不能达于四末的关系。水气留蓄皮肤之下，正气与之相争，故病人常感四肢的肌肉有轻微的跳动，宜用防己茯苓汤主治。

防己茯苓汤方

防己三两　黄芪三两　桂枝三两　茯苓六两　甘草二两

上五味，以水六升，煮取二升，分三次温服。

皮水兼郁热者，可用越婢加术汤治疗，前已述及；若皮水无郁热而表实无汗的，则宜用甘草麻黄汤辛温发汗。

越婢加术汤方：方见上。于内加白术四两。又见脚气篇中。

甘草麻黄汤方

甘草二两　麻黄四两

上二味，以水五升，先煮麻黄，去除水面上的浮沫，再入甘草共煮，取三升，温服一升，多盖衣被使之出汗。若不汗出，需再服，直至汗出为止。出汗时因汗孔舒张，故当预防风寒外邪的侵袭。

水之为病，其脉沉小，属少阴；浮者为风，无水虚胀者，为气。水，发其汗即已。脉沉者宜麻黄附子汤；浮者宜杏子汤。

麻黄附子汤方

麻黄三两　甘草二两　附子一枚，炮

上三味，以水七升，先煮麻黄，去上沫，纳诸药，煮取二升半，温服八合，日三服。

杏子汤方： 未见，恐是麻黄杏仁甘草石膏汤。

水气病，若患者脉象沉小的，与少阴肾有关，属正水；脉浮者与肺有关，属风水。但正水脉沉为肾阳不足，宜用麻黄附子汤温经发汗，汗出则愈。风水脉浮，说明兼有外风，宜用杏子汤宣肺散邪。

麻黄附子汤方

麻黄三两　甘草二两　附子一枚，炮

上三味，以水七升，先煮麻黄，去其浮于水面之泡沫，再入其余二味，煮取二升半，每次温服八分，日服三次。

杏子汤方：未见。恐是麻黄杏仁甘草石膏汤。

厥而皮水者，蒲灰散主之。 方见消渴中。

问曰：黄汗之为病，身体肿， 一作重。**发热汗出而渴，状如风水，汗沾衣，色正黄如柏汁，脉自沉，何从得之？师曰：以汗出入水中浴，水从汗孔入得之，宜芪芍桂酒汤主之。**

黄芪芍桂苦酒汤方

黄芪五两　芍药三两　桂枝三两

上三味，以苦酒一升，水七升，相和，煮取三升，温服一升，当心烦，服至六七日乃解。若心烦不止者，以苦酒阻故也。

一方用美酒醯代苦酒。

皮水病，患者出现手足厥冷，多因水气郁热过盛，阳气受阻，不能达于四肢所致。治宜用蒲灰散清湿热。见消渴中

问：黄汗病的特征是身体肿重，发热汗出，口渴饮水，其症状有如风水初起时那样。同时病人所出汗液沾附衣服，其颜色犹如黄柏煎熬的汁水一样鲜黄，脉搏也见沉象，这种病是如何得来

的呢？老师说：黄汗病的形成，除开病人素体营卫不足的内因之外，其外因与机体出汗时进入冷水中洗浴有关。因寒水之气从汗孔渗入皮肤，汗液排泄不畅所致，宜用黄芪桂枝苦酒汤主之。

黄芪芍药桂枝苦酒汤方

黄芪五两　芍药三两　桂枝三两

上三味，以苦酒一升，水七升，相和煮取三升，每次温服一升。药后病人当微有心烦，此为营卫欲通不通之象，需久积药力方能见效，故不必停药，服至六七日，营卫气通，则心烦自止。若病人心烦不止或加重者，是苦酒酸敛，阻滞阳气的不良反应，当减量使用，另有美酒醯代替苦酒。

黄汗之病，两胫自冷；假令发热，此属历节。食已汗出，又身常暮卧盗汗出者，此劳气也。若汗出已反发热者，久久其身必甲错；发热不止者，必生恶疮。

若身重，汗出已辄轻者[1]，久久必身𥆧。𥆧即胸中痛，又从腰以上必汗出，下无汗，腰髋弛痛[2]，如有物在皮中状，剧者不能食，身疼重，烦躁，小便不利，此为黄汗，桂枝加黄芪汤主之。

桂枝加黄芪汤方

桂枝　芍药各三两　甘草二两　生姜三两　大枣十二枚　黄芪二两

上六味，以水八升，煮取三升，温服一升，须臾饮热稀粥一升余，以助药力，温服取微汗；若不汗，更服。

黄汗病患者，两腿不自觉地发冷；如果身体发热的，这是历节

1　辄轻：指就感到轻快。

2　腰髋弛痛：指腰部和大腿上的筋肉松弛无力而疼痛。

病。食后汗出多的，属阳虚自汗；夜间睡中出汗，多为阴虚盗汗。如果汗发之后反而发热的，这是身体长时间全身肌肤失去容养的缘故；如果发热不止，这必定是长了恶疮。

如果感到身体沉重，发汗后患者虽然肿消证减，但自觉身体某些肌肉跳动，胸中也有痛感，腰以上出汗，腰以下无汗，腰髋部呈现松弛样疼痛，好像有物在皮中行走一样。严重的还可波及脏腑，如伤于脾则不能饮食，身体酸疼重滞；伤于心则烦躁不宁；伤于肾则小便不利等。总之，这些都是黄汗病偏于阳气不足的证候表现，故宜用桂枝加黄芪汤主治。

桂枝加黄芪汤方

桂枝二两　芍药二两　甘草二两　生姜三两　大枣十二枚　黄芪二两

上六味，以水八升，煮取三升，每次温服一升。药后片刻，再饮热稀粥一升余，以助药力，并用衣被覆盖取微汗。若不出汗，如上法再服。

师曰：寸口脉迟而涩，迟则为寒，涩为血不足。趺阳脉微而迟，微则为气，迟则为寒。寒气不足[1]，则手足逆冷；手足逆冷，则营卫不利；营卫不利，则腹满肠鸣相逐，气转膀胱，营卫俱劳；阳气不通即身冷，阴气不通即骨疼；阳前通则恶寒[2]，阴前通则痹不仁；阴阳相得，其气乃行，大气一转[3]，其气乃散；实则失气，虚则遗尿，名曰气分。

1　寒气不足：指有寒而又血气不足。

2　阳前通：前，《说文解字》注："前，齐断也……前，古假借作剪。"前通，即断绝流通之意。

3　大气：指膻中之宗气。

气分，心下坚，大如盘，边如旋杯[1]，水饮所作，桂枝去芍加麻辛附子汤主之。

桂枝去芍药加麻黄细辛附子汤方

桂枝三两　生姜三两　甘草二两　大枣十二枚　麻黄　细辛各二两　附子一枚,炮

上七味，以水七升，煮麻黄，去上沫，纳诸药，煮取二升，分温三服，当汗出，如虫行皮中，即愈。

老师说：寸口脉迟而涩的，迟是气虚有寒，涩是血气不足。趺阳脉微而迟，微是因为气虚，迟是因为体寒。体寒而又血气不足，手脚就容易冰凉；手脚冰凉，会导致营卫病变；营卫不利，就会出现因气滞而腹部胀满肠鸣的现象；如营卫不利者，则气滞不运而腹满肠鸣，甚至形成疝瘕疼痛；气转至膀胱，营卫俱虚的，肌表失于温煦则畏寒身冷，筋骨不能濡养则关节疼痛；如果营卫运行失调，病人也会出现恶寒怕冷，肢体麻木不仁等证。阴阳协调，营卫畅通，大气得转，其阴寒水饮之邪自能消散。实证则容易放屁，虚证就容易遗尿，这叫气分。

气分水气病，心下坚硬有肿大如盘的积块，这是水饮病停蓄不化的缘故，宜用桂枝去芍药加麻黄细辛汤主之。

桂枝去芍药加麻黄细辛附子汤方

桂枝三两　生姜三两　甘草二两　大枣十二枚　麻黄　细辛各二两　附子一枚,炮

上七味，以水七升，先煮麻黄，去其浮沫，再入其余药物，煮

---

[1] 旋杯：即"复杯"，是指心下坚大如盘，状如复盘。

取二升，分三次温服。药后应当出汗，如病人自觉皮中有虫行之感，是阳气运行，阴寒欲解之象。

心下坚，大如盘，边如旋盘，水饮所作，枳术汤主之。

枳术汤方

枳实七枚　**白术**二两

上二味，以水五升，煮取三升，分温三服，腹中软即当散也。

心下有肿块，如盘大，边界模糊不清，这是因为水饮停聚的原因。宜用枳术汤主治。

枳术汤方

枳实七枚　白术二两

上二味，以水五升，煮取三升，分三次温服。药后若患者腹部变软，即气行饮散的象征。

附方：

《外台》防己黄芪汤：治风水，脉浮为在表，其人或头汗出，表无他病，病者但下重，从腰以上为和，腰以下当肿及阴，难以屈伸。方见风湿中。

《外台》防己黄芪汤方：治风水脉浮，其人头汗出，下半身重滞，腰以下及前阴部均水肿，屈伸困难。方见风湿篇中。

黄疸病脉证并治第十五

寸口脉浮而缓,浮则为风,缓则为痹。痹非中风。四肢苦烦,脾色必黄,瘀热以行。

趺阳脉紧而数,数则为热,热则消谷,紧则为寒,食即为满。尺脉浮为伤肾,趺阳脉紧为伤脾。风寒相搏,食谷即眩,谷气不消,胃中苦浊[1],浊气下流,小便不通,阴被其寒,热流膀胱,身体尽黄,名曰谷疸。

额上黑,微汗出,手足中热,薄暮即发,膀胱急,小便自利,名曰女劳疸;腹如水状,不治。

心中懊憹而热,不能食,时欲吐,名曰酒疸。

病人寸口脉见浮而缓,浮脉主风,缓脉主痹,痹并不是中风所致。如果患者身体怠惰,四肢重滞而不欲行动;脾的阳气受阻,必定发生黄疸病,湿热与瘀血随血液运行达于体表。

病人趺阳脉见紧而数,数为胃热气盛,故病人消谷善饥;紧为寒湿伤脾,脾失运化,故食后腹部胀满;尺脉浮是因为肾伤的缘故,趺阳脉紧是因为脾伤的缘故。风气和寒气相互抟结,进食则会发生眩晕,谷气不消,胃中湿热,湿热向下运行,小便排泄不畅,

---

[1] 苦浊:"苦"作"病"字解。"浊"即湿热。下"浊气"亦为湿热。

阴被其寒，膀胱气化受阻，身体发黄，名叫谷疸。

额头上发黑，微微出汗，手心脚心发热，临近夜晚便病发，膀胱急，小便通畅，这叫女劳疸。如果腹部胀满如水肿之状，则预后不良。

病人心中郁闷不舒，烦热不安；不能饮食，时有恶心欲吐之势，是酒疸证。

阳明病，脉迟者，食难用饱，饱则发烦头眩，小便必难，此欲作谷疸。虽下之，腹满如故，所以然者，脉迟故也。

大病酒黄疸，必小便不利，其候心中热，足下热，是其证也。

酒黄疸者，或无热，靖言了了[1]，腹满欲吐，鼻燥；其脉浮者先吐之，沉弦者先下之。

酒疸，心中热，欲吐者，吐之愈。

酒疸下之，久久为黑疸[2]，目青面黑，心中如啖蒜齑状[3]，大便正黑，皮肤爪之不仁[4]，其脉浮弱，虽黑微黄，故知之。

阳明病，病人脉搏不数而反迟。迟脉主寒，脾阻不足，寒湿内困，运化无力，病人则不敢饱食；因饱食则气机壅塞，清阳不升，则更增心中烦闷，头目眩晕，湿浊下流，气化失职，必见小便艰

---

1 靖言了了：语言不乱，神情安静。

2 黑疸：是酒疸误下后的变证。目青面黑，大便亦变黑色。这是一种症状，并不是黄疸中的一种。

3 心中如啖蒜齑状："啖"是吃的意思。"齑"，指捣碎的姜、蒜、韭菜等。此言胃有灼热不舒感。

4 爪之不仁：谓肌肤麻痹，搔之无痛痒感。

难,这是谷疸。虽然用攻下法,腹部依旧胀满,之所以会这样,是会因为脉迟的原因。

酒黄疸病,病人必然小便不利;心中发热,湿热瘀滞经络,下肢发热。这是都是酒疸的一般表现。

酒疸,不发热,恶心欲吐,鼻中干燥;其治疗主要是因势利导,如鼻燥、脉浮而欲吐者,是病势趋向于上,当先用吐法,使邪从上越;如腹满、脉象沉弦的,是病势侧重于下,宜先用下法,使邪从下走。

总之,酒疸病因湿热内蕴于胃,所以常见胃脘部灼热疼痛。此时若能采用顺应病势的涌吐法来治疗,往往收效甚捷。

酒疸病若下之不当,导致湿热之邪内陷血分,久久熏蒸,血液为之瘀滞,就可能变成黑疸。黑疸的证候特点是目青面黑,胃中灼热难受,好像吃了姜、蒜、韭菜等辛辣食物一样脉象浮弱,排出的大便是黑色,肌肤麻痹,搔之无痛痒感;其面目虽黯黑不泽而扰带黄色,所以又当随证施治,不可固执一法。

师曰:病黄疸,发热烦喘,胸满口燥者,以病发时火劫其汗[1],两热所得[2]。然黄家所得,从湿得之。一身尽发热面黄,肚热[3],热在里,当下之。

脉沉,渴欲饮水,小便不利者,皆发黄。

腹满,舌痿黄[4],燥不得睡,属黄家。舌痿疑作身痿。

---

1 火劫其汗:谓用艾灸、温针或熏法,强迫出汗。

2 两热所得:谓火与热相互搏结。

3 肚热:谓腹中热。

4 痿黄:即萎黄,谓身黄而不润泽。

老师说：黄疸病人出现发热、心烦、气喘、胸满、口中干燥等气血两燔之证。在发病时用艾灸、温针或熏法，强迫其出汗，这是火与热相互抟结的结果。如果患者发热很盛，全身迅速出现深度黄疸，腹部胀满而热，大便秘结，舌红苔黄厚而燥，脉象沉实等，这是瘀热壅结在里，腑气不通，湿从燥化的危重证候，应当急用苦寒荡热逐瘀之药，顿挫其亢极之瘀热。

由湿热瘀滞于里的，营卫不畅则脉沉；湿热伤津则口渴饮水；湿热闭阻三焦气机则小便不利。这些都是湿热黄疸的常见证候。

腹部胀满而喜温喜按，按之柔软，身体发黄而色泽晦暗内心烦躁，不得睡眠，都属于黄疸病。

黄疸之病，当以十八日为期，治之十日以上瘥，反剧为难治。

疸而渴者，其疸难治，疸而不渴者，其疸可治。发于阴部[1]，其人必呕；阳部[2]，其人振寒而发热也。

谷疸之为病，寒热不食，食即头眩，心胸不安，久久发黄为谷疸，茵陈蒿汤主之。

茵陈蒿汤方

茵陈蒿六两　**栀子**十四枚　**大黄**二两

上三味，以水一斗，先煮茵陈，减六升，纳二味，煮取三升，去滓，分温三服。小便当利，尿如皂角汁状，色正赤。一宿腹减，黄从小便去也。

1　阴部：阴指在里部位。

2　阳部：阳指在表部位。

急性黄疸病的预后，如从时间来判断，一般当以十八日左右为期限。假如经过治疗，能在十天左右减轻，如热势下降，黄疸渐退，精神渐旺等，则容易治愈；如果治疗十日以后，病情反而有增无减。

急性黄疸病，若从证候来判断，凡见口渴饮水多的，说明热毒深重，阴津过耗，病势发展，治疗比较困难；如其口不渴，是热势较轻，正气尚能胜邪，所以预后较好。若黄疸病势偏重于阳明者，多致胃气上逆而呕吐；病势偏重于太阳的，则多使营卫不和而见发热恶寒或振寒。

谷疸病，多因饮食内伤，导致脾胃运化失常，湿热与饮食停积胃肠，故病人不能饮食；如果勉强进食，则反而食即头眩，心胸烦闷不安更甚。此外，当有腹部胀满、大便秘结，身热汗出，口渴饮水，小便不利，面目周身鲜黄，舌红苔黄而腻，脉象滑数等湿热瘀结阳明胃肠，三焦气化不利之证。此属湿热俱盛的谷疸证候，宜用茵陈汤主治。

茵陈汤方

茵陈六两　栀子十四枚　大黄二两

上三味，以水一斗，先煮茵陈，减至六升，再纳二味煮取三升，去药渣，分三次温服。药后小便当利，且尿色深黄如皂角汁状，这是黄疸从小便而去的现象，一夜后腹满亦当减轻。

黄家日晡所发热，而反恶寒，此为女劳得之；膀胱急，少腹满，身尽黄，额上黑，足下热，因作黑疸，其腹胀如水状，大便必黑，时溏，此女劳之病，非水也。腹满者难治。硝石矾石散主之。

硝石矾石散方

硝石　矾石烧，等分

上二味，为散，以大麦粥汁和服方寸匕，日三服。病随大小便去，小便正黄，大便正黑，是候也。

全身发黄而额上黯黑不泽，傍晚时手足心发热等证，但绝不恶寒。而今病人反觉周身怕冷，这是女劳疸将要变作黑疸的先兆。腹部胀满，身上发黄，额头上发黑，足下生热，说明黑疸已经形成。如果病人进而出现全腹胀满如水肿之状，大便稀溏漆黑等瘀热内阻络脉或流走肠间的证候，这是女劳疸。此时因患者脾肾双败而又有水热瘀血互结成实，正虚邪盛，故预后较差。但也可用硝石白矾散缓缓消瘀化浊治疗。

硝石白矾散方

硝石　白矾烧　等分

上二味，为散，以大麦粥汁和服方寸匕，日服三次。其瘀热之邪当随大小便而去，病人服药后出现小便深黄、大便漆黑，就是邪去的征候。

酒黄疸，心中懊憹，或热痛，栀子大黄汤主之。

栀子大黄汤方

栀子十四枚　**大黄**一两　**枳实**五枚　**豉**一升

上四味，以水六升，煮取二升，分温三服。

酒疸为湿热蕴结中焦，邪热上熏于心，故心中烦闷不宁，湿热阻气，气机不利，故心中热痛。主用栀子大黄汤治疗，本方有泄热清心、上下分消之功。

栀子大黄汤方

栀子十四枚　大黄一两　枳实五枚　豆豉一升

上四味，以水六升，煮取二升，分三次温服。

诸病黄家，但利其小便；假令脉浮，当以汗解之，宜桂枝加黄芪汤主之。方见水气病中。

诸黄，猪膏发煎主之。

猪膏发煎方

猪膏半斤　　乱发如鸡子大三枚

上二味，和膏中煎之，发消药成，分再服，病从小便出。

湿热黄疸的发病原因，多由湿热内蕴，气化失职，小便不利，导致湿热之邪无从排泄，日久熏蒸而成，所以治疗湿热黄疸的大法，一般当以清热化湿，通利小便为主。但也有素体营卫虚弱的黄疸病患者，假如脉象见浮，或见发热、汗出、恶风等证，说明其营卫不和，病近于表，故当以解肌和营卫之法治疗，使邪仍从肌表而去，可用桂枝加黄芪汤。桂枝加黄芪汤方见水气病中。

临床又有湿热郁久，化燥伤阴，血脉干枯的萎黄证候，其特征是周身皮肤黯黄不泽，干燥不润，少腹急满，大便干结，舌红少津，脉象细涩等，当用猪膏发煎主治。本方具有润燥消瘀之功。适宜于黄疸病湿去热存，瘀热互结化燥的萎黄证候。

猪膏发煎方

猪膏半斤　　血余炭如鸡子大三枚

上二味，将血余炭洗净，和入猪膏中煎熬。至血余炭完全消熔为止，放冷，分两次服。因本方能滋阴润燥，活血利尿，故病邪仍从小便而去。

黄疸病，茵陈五苓散主之。一本云茵陈汤及五苓散并主之。

茵陈五苓散方

茵陈蒿末，十分　**五苓散**五分，方见痰饮中

上二物和，先食饮方寸匕，日三服。

黄疸病如果湿重于热的，常见形寒发热，身重而软，皮肤微黄，胸脘痞闷，食欲不振，口微作渴，小便短少不利，舌苔白滑多津，脉象濡缓等证，当用茵陈五苓散主治。此为利湿退黄之主方。

茵陈五苓散方

茵陈末十分　五苓散五分，方见痰饮中

上二味，和匀，饭前用开水冲服，每次一方寸匕，日服三次。

黄疸腹满，小便不利而赤，自汗出，此为表和里实，当下之，宜大黄硝石汤。

大黄硝石汤方

大黄　黄柏　硝石各四两　**栀子**十五枚

上四味，以水六升，煮取二升，去滓，纳硝，更煮取一升，顿服。

黄疸病，小便色不变，欲自利，腹满而喘，不可除热，热除必哕。哕者，小半夏汤主之。方见痰饮中。

热盛里实的黄疸病，因其热邪传里，瘀积肠道，腑气不通，故必见腹部坚实胀满，湿热瘀阻三焦，气化不利，小便亦必不畅通，而且尿色深黄；里热熏蒸，汗孔舒张，病人则自汗出。此证纯里无表，故当采用攻下法治疗。大黄硝石汤为其主方。

大黄硝石汤方

大黄　黄柏　硝石各四两　栀子十五枚

上四味，以水六升，先煮三味取二升，去药渣，再纳硝石煎煮，取一升，一次服下。

患黄疸病的人，如果小便颜色不黄，时时腹泻，腹部胀满但时有减轻，喜温喜按，短气喘促，是属寒湿内蕴，脾虚失运所致。因其并非湿热为患，所以不可清热除湿。如果误投寒凉药物，则中阳被遏，胃气欲伸而不能，必生呃逆。如果发生呃逆，可用小半夏汤温胃和中，以止呃逆。

诸黄，腹痛而呕者，宜柴胡汤。必小柴胡汤，方见呕吐中。

男子黄，小便自利，当与虚劳小建中汤[1]。方见虚劳中。

湿热黄疸虽病在阳明胃肠，但少阳与阳明紧密相连，所以在黄疸病的演变过程中，也常常出现往来寒热、胸胁苦满，阵阵腹痛，心烦喜呕、默默不欲饮食等少阳证候。此为湿热熏蒸，少阳三焦气机不利所致，治当和解少阳，方用小柴胡汤。小柴胡汤方见呕吐中。

黄疸病由湿热蕴结所致者，其证必小便不利。今患者小便自利而黄不去，知非湿热黄疸。如果更见少腹拘急，心中虚悸，面色萎黄、全身疲乏，食欲不振，时时烘热，少气懒言，唇舌淡白，脉大或细弱无力等证，是为脾胃气血虚弱，肌肤失荣的虚劳萎黄证候。故当与小建中汤甘温建中，以开发气血生化之源，使气血充盈，气色外荣，则萎黄自退。小建中汤方见虚劳中。

---

[1] 虚劳小建中汤：即指治虚劳的小建中汤。

附方：

瓜蒂汤：治诸黄。方见喝病中。

《千金》麻黄醇酒汤：治黄疸。

麻黄三两

上一味，以美清酒五升，煮取二升半，顿服尽。冬月用酒，春月用水煮之。

瓜蒂汤：治各种原因引起的黄疸病。方见喝病中。

《千金》麻黄醇酒汤：治黄疸。

麻黄三两

上一味，以美清酒五升，煮取二升半，一次服完。若在冬月寒冷季节，用酒煮服；春月温暖季节则用水煮服之。

本方主治外感风寒、湿热在表，郁蒸而成的黄疸病。其证多见发热无汗，身黄、脉浮等，用本方意在发汗散邪。

惊悸吐衄下血胸满瘀血病脉证治第十六

寸口脉动而弱，动即为惊，弱则为悸。
师曰：尺脉浮，目睛晕黄[1]，衄未止。晕黄去，目睛慧了[2]，知衄今止。
又曰：从春至夏，衄者，太阳；从秋至冬，衄者，阳明。
衄家不可汗，汗出必额上陷[3]，脉紧急，直视不能眴[4]，不得眠。
病人面无色，无寒热。脉沉弦者，衄；浮弱，手按之绝者，下血；烦咳者，必吐血。

惊悸的病因病机可从脉象来阐述。如果诊得病人寸口脉象豆粒转动形状的，此为动脉。动脉一般见于关部上下，短促动摇不定，主惊证；如诊得其脉细软无力，重按乃见，是为弱脉，主悸证。

老师说：关于衄血证的预后，可从病人的脉证表现来判定。因尺脉候肾，肾寓相火；目为肝窍，肝主藏血而内亦寄相火。若患者尺部脉不沉而反见浮象，是属肾阴亏虚而相火内动；病人双目黑睛

---

1 目睛晕黄：有两种情况，一是望诊可见黑眼周围发生黄晕与黄疸白珠发黄有别，另是病人自觉视物昏黄不清。

2 目睛慧了：谓目睛清明。

3 额上陷：额上两旁动脉处因血脱于上而微微下陷不起。

4 眴：形容眼珠转动。

周围呈现黄色晕圈，同时又自觉视物昏黄不清，则是肝经郁热上扰目窍所致。肝肾阴虚，阳亢火动，势必迫血上升而妄行，热伤阳络则衄血，故知衄血尚无停止之势；若晕黄退去，目睛清明，视物清晰，说明阴复火降，气血安静，故知衄血当止。

老师又说：衄血虽多属热证，但有表里之分，而且与四时气候的变化也有一定的关系。因为表热不从汗解，势必郁而化热，可致衄血；里热不从下泄，也可逆而成衄。春夏季节，阳气升腾，表阳居多，所以春夏衄血多属太阳表邪所致；秋冬季节，阳气潜降，里热居多，故秋冬衄血又多与阳明里热炽盛有关。但临床所见，春夏衄血有属阳明里热证者，秋冬衄血亦有太阳表热证的，所以又不可拘泥看待。

素患衄血之人，阴血必然亏少，虽有表证，亦不可纯用辛温发汗解表。因汗血同源，若发汗使阴血重伤，患者经脉、目睛、心神均失其濡养，势必引起额部经脉紧急，目睛直视不能转动，心烦不眠等阴虚阳亢，甚至虚风内动的危重证候。

如果病人面色苍白无华，这是失血过久的面部象征；不见恶寒发热，说明此种失血非由外感引起，而属内伤劳损所致。如病人脉见沉弦，沉脉主里候肾，弦为肝脉，肝肾阴虚，阳气亢逆，血随气上，则见衄血；若脉见浮弱，按之而绝，则为阳虚气浮，阳气不能摄血，则阴血下脱而成下血；若脉象浮弱，而证见心烦咳逆，是为虚阳上扰，熏灼心肺，必见咯血。

夫吐血，咳逆上气，其脉数而有热，不得卧者，死。

夫酒客咳者，必致吐血，此因极饮过度所致也。

寸口脉弦而大，弦则为减，大则为芤，减则为寒，芤则为

虚，寒虚相搏，此名曰革，妇人则半产漏下，男子则亡血。

亡血不可发其表，汗出即寒栗而振。

病人胸满，唇痿舌青，口燥，但欲漱水，不欲咽，无寒热，脉微大来迟，腹不满，其人言我满，为有瘀血。

关于咯血的预后，如病人长期咯血，或咯血量多，其人咳嗽气喘，脉象虚数，或芤大如革，周身发热。甚至面赤如朱，心中烦躁不宁等，此乃阴血大亏，阳气不能潜藏，虚阳外越，气随血脱的危急证候，其预后一般多验恶。

咯血、吐血的原因，有气虚不摄者，有阴虚火旺者，皆属虚证。临床也有咯血、吐血之实证，如患者平素饮酒过度，气化不利，湿热蕴积于胃，熏灼于肺，故均能灼伤络脉，导致咯血、吐血。此证本属湿热，治当清热利湿，不可误投补剂。

凡失血过久，或突然大量失血的病人，由于阴阳气血大伤，虚阳外浮，往往在寸口部出现革脉。革脉是一种复合脉象，主要具有弦、大的特征。但一般弦脉多主寒偏实，按之不减，而革脉之弦重按则减，为虚寒之象；一般大脉洪大有力，但革脉之大是大而中空，类似芤脉，主血虚气浮。这两种脉象相合，即浮大中空，弦急无力，外强内虚，如按鼓皮，就是革脉。革脉主精血亏损，故妇人见革脉是半产后或非月经期下血不止，男子见革脉则为血液亡失过多所致。

假如素有亡血病史之人，复感外邪，因其气血已亏，虽有表邪，亦不可单纯发汗攻表。若更发汗，不仅重伤阴血，阳气亦常随津外泄。阳气衰微，失其温煦养筋的作用，故病人畏寒而振颤。所以，凡素体气血不足之人，均当慎用汗法，否则容易导致伤阴动风,或者亡阳虚脱的严重证候。

关于瘀血的一般脉证表现,由于瘀血阻滞,气机痞塞,故病人胸部胀满;瘀血内阻,新血不能外荣,故唇色晦暗不泽,舌质青紫;津血同行,血瘀则津阻,津液不能上濡,故口中干燥;因病由血瘀,并非津亏,故病人虽口燥却只欲漱水而不欲吞咽;病非外感,故无寒热症状;如果瘀血深伏经隧,以致影响气机,因为不是宿食、水气蓄积胃肠,故病人自觉腹部胀满,而医生察其外形并无胀满之征;血液瘀滞,营卫不利,气机遏阻则脉形微大,但脉势往来涩滞迟缓。

病者如热状,烦满,口干燥而渴,其脉反无热,此为阴伏,是瘀血也,当下之。

火邪者[1]**,桂枝去芍药加蜀漆牡蛎龙骨救逆汤主之。**

桂枝救逆汤方

桂枝三两,去皮　**甘草**二两,炙　**生姜**三两　**牡蛎**五两,熬　**龙骨**四两　**大枣**十二枚　**蜀漆**三两,洗去腥

上为末,以水一斗二升,先煮蜀漆,减二升,纳诸药,煮消三升,去滓,温服一升。

如果瘀血留积过久,气郁化热,又可出现瘀热互结的特殊证候。其证为病人自觉有热,如心烦,胸腹胀满,夜间口中干燥,或者口渴饮水,舌质红紫,舌苔少津等,但诊其脉,反见沉伏迟涩无热之象,说明其热不在气分,而是伏于血分之中,即瘀血郁热所致,故名叫"阴伏"。这是瘀血,应当用下法。

---

[1] 火邪:是指火劫,如用艾灸、烧针发汗之法。

惊证多由卒受惊恐引起，而惊恐的来源，有耳闻巨雷爆声者，有目睹猛兽怪物者，也有因使用火熏、热熨、烧针、艾灸等治法不当而引起的，名叫"火邪"致惊。方用桂枝汤去芍药，加龙骨，牡蛎，蜀漆能通阳开闭，镇惊安神，凡阳虚气闭的惊狂证候均可化裁使用。

桂枝救逆汤方

桂枝三两，去皮　甘草二两，炙　生姜三两　牡蛎五两，熬　龙骨四两　大枣十二枚　蜀漆三两，洗去腥

上为粗末，以水一斗二升，先煮蜀漆，至一斗，再纳诸药，共煮取三升，去药渣，温服一升。

心下悸者，半夏麻黄丸主之。

半夏麻黄丸方

半夏　麻黄等分

上二味，末之，炼蜜和丸小豆大，饮服三丸，日三服。

吐血不止者，柏叶汤主之。

柏叶汤方

柏叶　干姜各三两　艾三把

上三味，以水五升，取马通汁一升，合煮取一升，分温再服。

悸证由水饮内停，上凌于心，心阳被遏而引起者，其证必心下悸动不宁，并有咳唾涎沫，或喘或呕或眩，面色㿠白或浮肿光亮，脉象弦滑等饮邪上乘，肺气闭郁，胃失和降的证候，当用半夏麻黄丸主治。

半夏麻黄丸方

半夏　麻黄等分

上二味，研为细末，炼蜜调和为丸，如赤小豆大，每次用开水冲服三丸，日服三次。

吐血多因胃中积热，或肝郁化火，脉络瘀滞，阳络损伤所致，治宜清胃热，泻肝火，凉血止血。但也有因劳累过度，脾胃受伤，气不摄血而成者。中气虚寒，血不归经，故病人吐血反复不止。治宜温中止血，柏叶汤为其主方。

柏叶汤方

柏叶　干姜各三两　艾三把

上三味，以水五升，再取马通汁一升，共六升，合煮取一升，分两次温服。

下血，先便后血，此远血也，黄土汤主之。

黄土汤方：亦主吐血衄血。

甘草　干地黄　白术　附子炮　阿胶　黄芩各三两　灶中黄土半斤

上七味，以水八升，煮取三升，分温二服。

下血，先血后便，此近血也，赤小豆当归散主之。 方见狐惑中。

心气不足，吐血，衄血，泻心汤主之。

泻心汤方： 亦治霍乱。

大黄二两　黄连　黄芩各一两

上三味，以水三升，煮取一升，顿服之。

下血，先便后血，因其血来自直肠以上，距肛门较远，故有远血之称。此证由中焦脾气虚寒，统摄无权而致，故治以黄土汤温脾摄血。

黄土汤方：亦主吐血、衄血。

甘草　干地黄　白术　附子炮　阿胶　黄芩各三两　灶中黄土半斤

上七味，以水八升，煮取三升，分两次温服。

下血，先血后便，其血来于直肠，距肛门较近，故又称为近血。用赤小豆当归散主治。方见狐惑中。

心属火、火性上炎，故火热亢盛而致的吐血、衄血，均与心有关。心主血脉而藏神，邪热迫血妄行，则血上溢而为吐、衄；邪热扰乱心神，故病人心烦不安。当以泻心汤主治。

泻心汤方：亦治霍乱。

大黄二两　黄连　黄芩各一两

上三味，以水三升，煮取一升，顿服之。

呕吐哕下利病脉证治第十七

夫呕家有痈脓，不可治呕，脓尽自愈。

先呕却渴者，此为欲解。先渴却呕者，为水停心下，此属饮家。

呕家本渴，今反不渴者，以心下有支饮故也，此属支饮。

问曰：病人脉数，数为热，当消谷引食，而反吐者，何也？师曰：以发其汗，令阳微，膈气虚，脉乃数，数为客热[1]，不能消谷，胃中虚冷故也。

脉弦者，虚也。胃气无余，朝食暮吐，变为胃反。寒在于上，医反下之，今脉反弦，故名曰虚。

引起呕吐的原因很多，治疗呕吐必须辨证求因，审因论治，不可见呕止呕。如患者呕出脓液，其呕是因痈脓秽毒影响胃气失降之故，而且也是正气逐邪外出的一种反应，所以应当消痈排脓解毒以治其本，脓尽则呕吐自愈。

先呕后渴的，因饮后水饮尽去、胃阳恢复而出现口渴，这是饮随呕去、病将欲解的正常反应，可嘱病人少少饮水，调和胃气。先渴后呕的，因水饮内停，气化受阻，津液不能上承故口渴；渴而饮

---

[1] 客热：即虚热或假热，是相对于真热而言。

水，水饮不能运化。

学生问：病者脉数，数脉主热，若胃中有邪热而脉数，其人消化食物的能力应当很强，进食后也不会呕吐，而今病人反见呕吐，是何原因呢？老师说：这是因为误汗伤其胃阳，以致胃中虚冷，不能腐熟消化水谷之故。今误汗损伤胃阳，水谷之气匮乏，必然使膈上胸中之宗气不足。

如果胃反病患者两手寸关尺均见微而数的脉象，数为阳虚气浮，不能消谷是由于胃中虚冷的缘故。

胃反病人趺阳脉见浮而涩，说明胃反病已由胃气虚寒转化为脾胃气阴两伤。由于水谷不能被脾胃腐熟消化，势必上逆而吐出，于是形成朝食暮吐、暮食朝吐、宿谷不化等典型的胃反病证。寒在上，而医生反用下法，使脉象反而变成弦脉，所以是虚证。

寸口脉微而数，微则无气，无气则营虚，营虚则血不足，血不足则胸中冷。

趺阳脉浮而涩，浮则为虚，涩则伤脾，脾伤则不磨，朝食暮吐，暮食朝吐，宿谷不化，名曰胃反。脉紧而涩，其病难治。

病人欲吐者，不可下之。

哕而腹满，视其前后[1]**，知何部不利，利之即愈。**

呕而胸满者，茱萸汤主之。

茱萸汤方

吴茱萸一升　**人参**三两　**生姜**六两　**大枣**十二枚

上四味，以水五升，煮取三升，温服七合，日三服。

1　前后：这里指大小便。

病人寸口脉微而数，脉微表示气虚，气虚则导致营虚，营虚就会引起血虚，血不足就会引起胸中寒冷。

病人趺阳脉浮而涩，脉浮说明胃阳虚弱，涩则脾阴受损，胃阳虚弱不能腐熟水谷，脾阴损伤不能运化精微，因此早晨进食，晚上就要吐出，晚上进食，早晨就要吐出，胃中宿食不能消化的病证，叫胃反病。日久失治脉象专为紧涩，这种病就很难治疗了。

病人想要呕吐的，不可用攻下法治疗。

当病人表现为呃逆，并由腹部胀满时，应当注意病人的大小便情况，知道二便何部不通利之后，用通利之法即可痊愈。

病人表现为呕吐，并有胸部胀满的，用茱萸汤主治。

茱萸汤方

吴茱萸一升　人参三两　生姜六两　大枣十二枚

上四味，以水五升，煮取三升，每次温服七合，日服三次。

干呕，吐涎沫，头痛者，茱萸汤主之。 方见上。

呕而肠鸣，心下痞者，半夏泻心汤主之。

半夏泻心汤方

半夏半升，洗　**黄芩**　**干姜**　**人参**各三两　**黄连**一两　**大枣**十二枚　**甘草**三两，炙

上七味，以水一斗，煮取六升，去滓，再煮取三升，温服一升，日三服。

又有胃虚停饮，挟肝气上逆的干呕证候，证见干呕，吐涎沫，头痛等。以吴茱萸汤主治。方见上。

如果呕吐病由正虚邪陷，寒热互结于中焦而致者，患者往往上有呕吐，下有肠鸣腹泻，中有痞满不适等证。用半夏泻心汤主治。

半夏泻心汤方

半夏半斤，洗　黄芩三两　干姜三两　人参三两　黄连一两　大枣十二枚　甘草三两，炙

上七味，以水一斗，煮取六升，去药渣，再煮取三升，每次温服一升，日服三次。

干呕而利者，黄芩加半夏生姜汤主之。

黄芩加半夏生姜汤方

黄芩三两　甘草二两，炙　芍药二两　半夏半升　生姜三两　大枣十二枚

上六味，以水一斗，煮取三升，去滓，温服一升，日再夜一服。

诸呕吐，谷不得下者，小半夏汤主之。方见痰饮中。

若因肠热下利而引起呕吐者，其呕多见干呕无物，此由热邪扰胃，治用黄芩加半夏生姜汤。

黄芩加半夏生姜汤方

黄芩三两　甘草三两，炙　芍药二两　半夏半升　生姜三两　大枣十二枚

上六味，以水一斗，煮取三升。去药渣，每次温服一升，白日服两次，夜间服一次。

呕吐病因复杂，但就内伤杂病而言，多属胃寒停饮所致。寒饮停胃，胃失和降，胃气上逆，故病人呕吐不止，食不得下。小半夏汤治疗。见痰饮中。

呕吐而病在膈上，后思水者，解，急与之。思水者，猪苓散主之。

猪苓散方

猪苓　茯苓　白术_{各等分}

上三味，杵为散，饮服方寸匕，日三服。

呕而脉弱，小便复利，身有微热，见厥者，难治，四逆汤主之。

四逆汤方

附子_{一枚，生用}　干姜_{一两半}　甘草_{二两，炙}

上三味，以水三升，煮取一升二合，去滓，分温再服。强人可大附子一枚，干姜三两。

病人因胃中停饮，上逆胸膈而引起咳嗽、气喘、呕吐，若呕吐后患者口渴思水的，这是饮去阳复，病将向愈的征象。此时正确的调理方法是"少少与饮之，令胃气和则愈"。如果护理不得法，当病人思水时，急急尽量与饮，因胃气尚弱，不能消化，饮水过多，势必造成旧饮未尽，新饮复增，于是再次导致停饮呕吐。本病的关键是脾胃虚弱而饮水过多，故治宜利水健脾，标本同治。猪苓散为其主方。

猪苓散方

猪苓　茯苓　白术_{各等分}

上三味，杵为散，每次用开水冲服方寸匕，日服三次。

虚寒呕吐而致阴盛格阳，证见呕而脉弱，小便复利，身有微热，四肢厥冷等。宜急用四逆汤回阳救逆。

四逆汤方

附子_{一枚，生用}　干姜_{一两半}　甘草_{二两，炙}

上三味，以水三升，煮取一升二合，去药渣，分两次温服。身体较强者，可用大附子一枚，干姜三两。

呕而发热者，小柴胡汤主之。

小柴胡汤方

柴胡半斤　黄芩三两　人参三两　甘草三两　半夏半升　生姜三两　大枣十二枚

上七味，以水一斗二升，煮取六升，去滓，再煎取三升，温服一升，日三服。

胃反呕吐者，大半夏汤主之。《千金》云："治胃反不受食，食入即吐。"《外台》云："治呕、心下痞硬者。"

大半夏汤方

半夏二升，洗完用　人参三两　白蜜一升

上三味，以水一斗二升，和蜜扬之二百四十遍，煮药取二升半，温服一升，余分再服。

少阳邪热迫胃，亦可导致呕吐，其证应是心烦喜呕，或见干呕，其热必是往来寒热，并常伴有口苦咽干，目眩，胸胁苦满，脉象弦细，舌苔黄白相兼等证。故用小柴胡汤和解少阳枢机，则热除呕止。

小柴胡汤方

柴胡半斤　黄芩三两　人参三两　甘草三两　半夏半斤　生姜三两　大枣十二枚

上七味，以水一斗二升，煮取六升，去药渣，再煎取三升，每次温服一升，日服三次。

虚寒胃反，本为中焦虚寒，脾胃功能失职，不能腐熟运化食物所致，故治当温养脾胃真气为主，大半夏汤为其主方。开结降逆，补虚润燥。

大半夏汤方

半夏二升，洗完用　人参三两　蜂蜜一升

上三味，以水一斗二升，和蜜扬之二百四十遍，煮药取二升半，温服一升，剩余的分两次服。

食已即吐者，大黄甘草汤主之。《外台》方：又治吐水。

大黄甘草汤方

大黄四两　甘草一两

上二味，以水三升，煮取一升，分温再服。

胃反，吐而渴欲饮水者，茯苓泽泻汤主之。

茯苓泽泻汤方：《外台》云治消渴脉绝，胃反吐食之，有小麦一升。

茯苓半升　泽泻四两　甘草二两　桂枝二两　白术三两　生姜四两

上六味，以水一斗，煮取三升，纳泽泻，再煮取二升半，温服八合，日三服。

胃肠有积热而致呕吐，其呕吐的特征是食已即吐。治用大黄甘草汤泻热去实，使实热去，大便通，胃气和降，则呕吐自止。

大黄甘草汤方

大黄四两　甘草一两

上二味，以水三升，煮取一升，分两次温服。

又有饮阻气逆导致呕渴互见的证候，其特征是反复呕吐不已，吐后口渴欲饮水。治以茯苓泽泻汤，以通阳利水，和胃降逆。

茯苓泽泻汤方：《外台》治消渴脉绝，胃反吐食之者，有小麦一升。

茯苓半斤　泽泻四两　甘草二两　桂枝二两　白术三两　生姜四两

上六味，以水一斗，煮取三升，再纳入泽泻煮取二升半，每次温服八合，日服三次。

吐后，渴欲得水而贪饮者，文蛤汤主之。兼主微风，脉紧，头痛。

文蛤汤方

文蛤五两　麻黄　甘草　生姜各三两　石膏五两　杏仁五十枚　大枣十二枚

上七味，以水六升，煮取二升，温服一升，汗出即愈。

干呕，吐逆，吐涎沫，半夏干姜散主之。

半夏干姜散方

半夏　干姜各等分

上二味，杵为散，取方寸匕，浆水一升半，煎取七合，顿服之。

如果病人呕吐之后，口渴饮水很多而不复吐者，是阳明邪热伤津，并非停饮为患。若更兼见微恶风寒，头项强痛，脉象浮紧的，则属表寒里热之证。当用文蛤汤发散解表，清热止渴。

文蛤汤方

文蛤五两　麻黄三两　甘草三两　生姜三两　石膏五两　杏仁五十枚　大枣十二枚

上七味，以水六升，煮取二升，每次温服一升，汗出即愈。

病人中阳不足，胃寒气逆，则干呕、吐逆；上焦有寒，其口多涎，故口吐涎沫。用半夏干姜散主治。

半夏干姜散方

半夏　干姜等分

上二味，杵为散，取一方寸匕药末，用浆水一升半，煮取七合，一次服下。

病人胸中似喘不喘，似呕不呕，似哕不哕，彻心中愦愦然无奈者[1]，生姜半夏汤主之。

生姜半夏汤方

半夏半升　生姜汁一升

上二味，以水三升，煮半夏，取二升，纳生姜汁，煮取一升半，小冷，分四服，日三夜一服。止，停后服。

如果患者突然出现似喘不喘，似呕不呕，似哕不哕，自觉心胸中极度烦闷不适，甚至昏乱糊涂，有无可奈何之感的，是寒饮抟结于中上二焦，胸中大气受阻的现象。治用生姜半夏汤，辛散寒饮，以舒展胸中之阳气。使郁结散，窍道开，则诸证自愈。

生姜半夏汤方

半夏半斤　生姜汁一升

上二味，以水二升，先煮半夏，取二升，再纳入生姜汁，煮取一升半，稍冷，分四次服用，白日服三次，夜间服一次。药后病止，当停服。

干呕，哕，若手足厥者，橘皮汤主之。

橘皮汤方

橘皮四两　生姜半斤

上二味，以水七升，煮取三升，温服一升，下咽即愈。

哕逆者，橘皮竹茹汤主之。

橘皮竹茹汤

1　彻心中愦愦然无奈：彻，通彻，亦即通联之意；心中，即胸中。指病人自觉胸中烦闷已极，又无可奈何之感。

橘皮_{二升} 竹茹_{二升} 大枣_{三十枚} 生姜_{半斤} 甘草_{五两} 人参_{一两}

上六味，以水一斗，煮取三升，温服一升，日三服。

干呕与呃逆的临床表现，有单独见者，也有合并发生的，在病机上均与胃气上逆有一定关系。凡兼见手足厥冷一证，俱属胃寒气逆所致。治疗本证用陈皮汤通阳和胃。

陈皮汤方

陈皮_{四两} 生姜_{半斤}

上二味，以水七升，煮取二升，温服一升。本证病情较轻，故一般药后即可治愈。

若因胃虚有热，气逆上冲而致呃逆者，病人常见虚烦不安，声低少气，口唇干燥，手足心热，舌红少苔乏津，脉象虚数等证，治用陈皮竹茹汤，以补虚清热，和胃降逆。

陈皮竹茹汤方

陈皮_{二升} 竹茹_{二升} 大枣_{三十枚} 生姜_{半斤} 甘草_{五两} 人参_{一两}

上六味，以水一斗，煮取三升，每次温服一升，日服三次。

夫六腑气绝于外者[1]，手足寒，上气，脚缩[2]；五藏气绝于内者，利不禁，下甚者，手足不仁。

下利脉沉弦者[3]，下重[4]；脉大者，为未止，脉微弱数者，为欲自止，虽发热不死。

---

1 气绝：指脏腑之气虚衰的意思。

2 脚缩：指小腿肌肉不时挛急、收引。

3 下利：本条指痢疾。

4 下重：即里急后重。

下利手足厥冷，无脉者，灸之不温；若脉不还，反微喘者，死。少阴负趺阳者[1]，为顺也。

下利有微热而渴，脉弱者，今自愈。

下利脉数，有微热，汗出，今自愈；设脉紧为未解。

下利脉数而渴者，今自愈；设不瘥，必圊脓血[2]，以有热故也。

胃阳虚则诸腑之气不达于表，而见手足寒冷；胃之受纳、和降失职，则气机上逆而致呕吐、呃逆；若上焦不能受气于中焦，宗气亦随之衰弱，可见上气喘促；筋脉失于阳气的温煦，病人则蜷卧脚缩，甚至转筋。如果脾肾气衰，则脏气不能内守、固秘而下利。初期以脾病为主，脾虚失运，清气下陷，故泄泻不禁；久必及肾，肾阳虚惫，下焦不固，故下利尤甚；下利甚，阴阳营卫俱虚，四肢筋脉失其濡养，故手足麻痹不仁。

虚寒下利的病机进退及其转归，若病人下利见沉弦脉，沉脉主里主下，弦为少阳之脉，沉中兼弦，为少阳之气郁结于下而不得升发，故病人自感肛门坠胀；若不利脉大者，大脉主虚，主邪盛，邪盛正虚，病势进展，故下利未止；若脉微弱而数，微弱为正衰而邪亦不盛，数为阳脉，于微弱中见之，是阳气将复。邪衰正复，故知下利将自止。此时虽身有微热，亦是阳气来复之征，与下利发热不止的阴竭阳亡证候自有区别，所以本证预后良好。

假如下利而见手足厥冷，寸口脉微弱似无，这是阴阳俱衰，脾

---

1 少阴负趺阳：就是少阴脉比趺阳脉弱小的意思。

2 圊：音qīng，厕也。

肾阳虚已极之危候。此证若用艾灸温之，手足仍不温暖，或脉搏仍然不起，病人反而出现微喘的，是阴气下竭，阳气上脱，阴阳离决的死证；若脉气见回，虽然少阴肾脉弱于趺阳胃脉，但其根本已复，后天胃气尚存，故为顺证。

若患热利而大热口渴，其证偏于阳；患寒利而无热不渴，则证偏于阴。以其阴阳乖戾，故皆不能愈。今病虚寒下利，而证见微热、口渴，是阳气来复，阴阳调和之象；若更见脉象微弱，说明其正气虽衰，但邪亦不盛，正复邪去，故病当自愈。

虚寒下利多属脾肾阳虚，如在其病变过程中出现数脉，也是阳气来复之脉，并非邪气有余。如果患者兼见微热、汗出，则知其元真之气通畅，表里皆和，故病当自愈。假如虚寒下利而脉见紧象，紧脉主寒，为邪盛，说明寒邪未去，故其病未解。

虚寒下利见脉数，口渴，是阳气恢复，病将向愈的良好征兆，但其下利必止。假设证见脉数，口渴而下利仍不瘥的，则为阳气来复太过，阴寒虽解，而热气转增，邪热灼伤阴络，故患者必便下脓血。

下利脉反弦，发热身汗者，自愈。

下利气者[1]，当利其小便。

下利，寸脉反浮数，尺中自涩者[2]，必圊脓血。

下利清谷，不可攻其表，汗出必胀满。

下利脉沉而迟，其人面少赤，身有微热，下利清谷者，必郁

---

1 下利气：指下利而有矢气，气随利矢，频频不已，故又称气利。

2 自：作"本"字解。

冒[1]，汗出而解，病人必微热。所以然者，其面戴阳，下虚故也。

虚寒下利，患者脉象由沉变弦，并见发热、汗出，说明少阳之气得以升发，营卫调畅，故其病亦当自愈。

病人下利而屎气多者，属湿阻气滞，脾失健运的泄泻证候。其治当通利小便为主，以分利肠中之湿邪，使湿去气行而泄利自止。

热利便下脓血的病机，可用"寸脉反浮数，尺中自涩"这组脉象加以解释。热利病位在肠，尺脉主下焦，热邪内陷血分，瘀结肠中，故尺脉自涩；阴络营血受邪热燔灼而腐败，故必下脓血。

病人利卜清水完谷，是因脾肾阳虚、阴寒内盛所致，此时纵有表邪未解，亦当急用温里阳之药治疗，四逆汤为其代表方，不可纯用汗法攻表。若误攻其表，必汗出而使阳气益虚，阴寒更盛，气化受阻，则发生腹部胀满的变证。

病人下利清谷，脉象沉迟，这是虚寒下利的一般脉证表现。若其人颜面微红，身感微热，则表明本证已发展到阴盛格阳、虚阳浮越的阶段。阴寒盛于下，虚阳浮于上，故患者面部潮红如微醉之状，此即"戴阳证"。其治宜急用大剂温阳散寒，交通阴阳之法，可用《伤寒论》白通加猪胆汁汤之类。若病人服药后，不时出现心胸郁闷，头目昏眩，或一时视物不明，汗出，手足微有厥冷等现象者，此为阳气来复，将通而未通，上下内外之阴阳暂不顺接所致。其治应当守方，继续使用回阳救逆、调剂阴阳之方药，同时密切观察其病机转化，不可认作变证而改弦易辙处理。

---

[1] 郁冒：即郁闷昏冒之意。

下利后,脉绝,手足厥冷,晬时脉还[1],手足温者生,脉不还者死。

下利,腹胀满,身体疼痛者,先温其里,乃攻其表。温里宜四逆汤,攻表宜桂枝汤。

四逆汤方:方见上。

桂枝汤方

桂枝三两,去皮　芍药三两　甘草二两,炙　生姜三两　大枣十二枚

上五味,㕮咀,以水七升,微火煮取三升,去滓,适寒温服一升,服已须臾,啜热稀粥一升,以助药力,温覆令一时许,遍身漐漐微似有汗者,益佳,不可令如水淋漓。若一服汗出病瘥,停后服。

病人虚寒不利而出现脉绝、手足厥冷,这是阴竭阳衰的危候,其转归预后可视阳气之存亡而定,并可通过施用回阳救逆法后的变化来检测。如果一昼夜之内脉起,手足转温,是阳气来复,生机未息的表现,故主生;若经过一昼夜,经气循环一周,仍脉绝肢冷者,说明阴阳已经离决,故主死。

病人下利、腹部胀满,且喜温喜按、时减时如故者,为里虚而寒,阳气不运所致。身体疼痛为外有表邪,营卫不畅。此属表里同病,但以里气虚寒为急。故先用四逆汤温里,待里气充实,而表证仍在者,再用桂枝汤以解外邪。

四逆汤方:方见上。

桂枝汤方

---

[1] 晬时:即一昼夜,又称一周时。

桂枝三两，去皮　芍药三两　甘草二两，炙　生姜三两　大枣十二枚

上五味，捣碎为粗末，以水七升，微火煮取三升，去药渣，放置到适合的温度时服下一升。服药后稍等片刻，再和稀粥一升，以助药力。并用棉被覆盖身体约一个时辰，使患者遍身微微汗出为佳，不可使病人大汗淋漓。若服药一次即汗出病愈，其余则停止再服。

下利三部脉皆平[1]，按之心下坚者，急下之，宜大承气汤。

下利脉迟而滑者，实也，利未欲止，急下之，宜大承气汤。

下利脉反滑者，当有所去，下乃愈，宜大承气汤。

下利已瘥，至其年月日时复发者，以病不尽故也，当下之，宜大承气汤。

大承气汤方：见痉病中。

下利谵语者，有燥屎也，小承气汤主之。

小承气汤方

大黄四两　厚朴二两，炙　枳实大者三枚炙

上三味，以水四升，煮取一升二合，去滓，分温二服，得利则止。

关于实热下利的证候和治法，如病人下利而心腹坚实胀满，拒按不减者，其病属实；结合脉诊，若患者寸、关、尺三部皆现平人无病之脉，可知是暴实下利而里气不虚。正盛邪实，当及早攻下，如延之日久，必致邪实正虚而攻补两难，故当用大承气汤急下里实，使实邪去，则下利止。

1　三部脉皆平：指寸、关、尺三部皆现平人脉象。

一般而言，迟脉主寒，若与滑脉并见，则不为寒而为实。迟为气滞，滑为食积，食滞中焦则脉见迟滑。本证因食积下利，积滞不去，则下利不止，故宜用大承气汤急下，积去则利止。

下利日久，多伤气阴，脉应细弱，患者今反见滑脉，滑主食积，敢知是宿食为患。应当同大承气汤去其宿食，食积得下，利即自愈。

下利虽愈，但到发病的年、月、日、时又复发者，是因病邪未尽，受外邪诱发而成。其治亦可酌用大承气汤，以攻下未尽之余邪。

大承气汤方：见痉病中。

病人下利而兼见谵语者，为阳明腑实，燥屎内结而热结旁流，气机壅塞、邪热上扰神明所致。其利下之物，多秽臭难闻，尚可并见腹满拒按、潮热，汗出，舌苔黄燥，脉象滑数等证，当用小承气汤泄热通便。

小承气汤方

大黄四两　厚朴二两，炙　枳实大者三枚，炙

上三味，以水四升，煮取一升二合，去药渣，分两次温服，使燥屎利下则停止服用。

下利便脓血者，桃花汤主之。

桃花汤方

赤石脂一斤，一半剉，一半筛末　干姜一两　粳米一升

上三味，以水七升，煮米令熟，去滓，温七合，纳赤石脂末方寸匕，日三服；若一服愈，余勿服。

下利便脓血，多属湿热蕴结，热盛营腐而成。主用桃花汤温中

涩肠以固脱。

桃花汤方

赤石脂一斤，一半剉，一半筛末　干姜一两　粳米一升

上三味，以水七升，煮至米熟，去药渣，每次温服七合，并兑入赤石脂细末一方寸匕，日服三次。若服药一次，下利便脓血即止者，其余不必再服。

热利下重者，白头翁汤主之。

白头翁汤

白头翁二两　黄连　黄柏　秦皮各三两

上四味，以水七升，煮取二升，去滓，温服一升；不愈，更服。

若病人患湿热痢而里急后重的，当用白头翁汤主治。

白头翁汤方

白头翁二两　黄连　黄檗　秦皮各三两

上四味，以水七升，煮取二升，去药渣，每次温服一升，病未愈者当继续服用本方。

下利后更烦，按之心下濡者，为虚烦也，栀子豉汤主之。

栀子豉汤

栀子十四枚　香豉四合，绵裹

上二味，以水四升，先煮栀子，得二升半，纳豉，煮取一升半，去滓，分二服，温进一服，得吐则止。

实热下利，本有心烦，但下利后实邪已去，则心烦应除。今病人下利后，不但心烦未除，反而有甚于初，此因余热郁于胸膈，扰及心神所致。其特点是病人自觉心中闷乱不堪，神无所主，或者辗

转床褥，不得安眠，但切按心腹部则濡软不坚。因其为无形邪热内扰，并非有形实邪内结，故以栀子豉汤宣泄郁热主治。

栀子豉汤方

栀子十四枚　香豉四合，绵裹

上二味，以水四升，先煮栀子，得二升半，再纳豆豉，煮取一升半，去药渣，分两次服用。若温服一次，病人发生呕吐者，则停止服用。

下利清谷，里寒外热，汗出而厥者，通脉四逆汤主之。

通脉四逆汤方

附子大者一枚，生用　**干姜**三两，强人可四两　**甘草**二两，炙

上三味，以水三升，煮取一升二合，去滓，分温再服。

又有虚寒下利而致阴盛格阳者，其证下利清水完谷，手足厥冷为里真寒象，身热、面赤、自汗出为外热假象。治当急以通脉四逆汤回阳救逆。

通脉四逆汤方

附子大者一枚，生用　**干姜**三两，身体强健的人可用四两　**甘草**二两，炙

上三味，以水三升，煮取一升二合，去药渣，分两次温服。

下利肺痛，紫参汤主之。

紫参汤方

紫参半斤　**甘草**三两

上二味，以水五升，先煮紫参，取二升，纳甘草，煮取一升半，分温三服。疑非仲景方。

肺与大肠相合，二者为病常相互影响，若肠中有积聚肿块，则下利腹痛；肺气壅塞不利，同时亦可出现胸部疼痛。因病由肠中积

聚所致，故治宜用紫参汤清热解毒，通利二便，攻逐积块。

紫参汤方

紫参半斤　甘草三两

上二味，以水五升，先煮紫参，取二升，再纳甘草共煮，取一升半，分三次温服。怀疑不是仲景的处方。

气利[1]**，诃梨勒散主之。**

诃梨勒散方

诃黎勒十枚，煨

上一味为散，粥饮和[2]**，顿服**。疑非仲景方。

病人下利泄泻，滑脱不禁，大便随屎气而排出者，名叫"气利"。气利多见于年老体虚患者，病由中气下陷，气虚不固所致，故用诃子散主治。有健中涩肠止利之功。

诃子散方

诃子十枚，煨

上一味，研为细末，用米粥之汤饮调和，一次服下。

附方：

《千金翼》小承气汤：治大便不通，哕数谵语[3]。方见上。

《外台》黄芩汤：治干呕下利。

黄芩　人参　干姜各二两　桂枝一两　大枣十二枚　半夏半升

1　气利：指下利滑脱，大便随矢气而排出。

2　粥饮和：用米粥之汤饮调和。

3　哕数：即指呃逆频作，情势急迫之意。

上六味，以水七升，煮取三升，温分三服。

《千金翼》小承气汤：治大便不畅，呃逆频作，神昏谵语。方见上。

厚朴二两，炙　大黄四两　枳实五枚，炙

上三味，以水四升，煮取一升二合，去药渣，分两次温服。若服药一次，大便欲通不通者，将余药尽服之。

《外台》黄芩汤：主治胃中虚寒而兼肠热所致的干呕下利，腹中疼痛等证。

黄芩二两　人参二两　干姜二两　桂枝一两　大枣十二枚　半夏半升

上六味，以水七升，煮取三升，分三次温服。

疮痈肠痈浸淫病脉证并治第十八

诸浮数脉，应当发热，而反洒淅恶寒[1]，若有痛处，当发其痈[2]。

师曰：诸痈肿，欲知有脓无脓，以手掩肿上，热者为有脓，不热者为无脓。

肠痈之为病，其身甲错，腹皮急，按之濡，如肿状，腹无积聚，身无热，脉数，此为腹内有痈脓，薏苡附子败酱散主之。

薏苡附子败酱散方

薏苡仁十分　**附子**二分　**败酱**五分

上三味，杵为末，取方寸匕，以水二升，煎减半，顿服。小便当下。

凡见到浮数的脉象，浮脉主表，数脉主热，患者应当发热，若是外感表证，除发热外，当有恶寒、咳嗽身痛、鼻塞声重等证，但不会有肢体局部疼痛症状。今病人反见恶寒突出，恶寒之状如寒风冷雨侵淋身体一样，并见肢体局部疼痛，且痛处固定不移，则知不是表证，乃因热毒壅塞，营卫阻滞的缘故。卫外之气不能畅行，肌

1　洒淅：形容如凉水洒身或冷风吹身一样寒冷。

2　其：此处做语助词，无意义。

表失于温煦，故恶寒尤甚；局部热毒壅塞，营卫阻滞不通，致局部红肿热痛。热毒已聚结于局部，热盛则肉腐，因此，应当发生痈肿。

老师说：各种痈肿，都因营卫壅遏，郁而化热，毒结聚而形成。热毒聚结之处，局部发热显著，热盛则肉腐，肉腐则为脓。要想知道痈肿是否已经化脓，可以用手轻按在痈肿部位上，若热感明显者，是毒已聚，故为有脓，若无热感者，是毒未聚，故为无脓。

患肠痈的病人，因热毒聚结于肠，气血郁滞，肉腐血败而成痈脓。痈脓结聚，营血滞涩，肌肤缺乏气血滋养，病人可见身上皮肤干燥，粗糙状如鱼鳞样，腹部皮肤紧张隆起，似如肿状，用手按之而软。但是肠痈脓成的肿块，与腹内积聚有所不同，肠痈的肿块，是按之而软，积聚的肿块，则按之却坚硬，两者不可混淆。此外，尚有全身不发热、脉数无力等证，是因热毒已化为痈脓，病变局限在肠，故全身不发热；营血中尚有郁热，故脉数，但因脓为气血所化，脓成而正气受损，阳气不足，正不胜邪，所以脉虽数却无力。上述各种表现，都因腹内有脓肿，余毒未尽，阳气不足，病属肠痈脓成体虚之证，当用薏苡附子败酱散治疗。

薏苡附子败酱散方

薏苡仁十分　附子二分　败酱五分

以上三味，用木棒捣成细末，取药末方寸匕，用水二升煎煮，至药汁减为一升，取药汁一次服，服药后可见小便通利或增多。

肠痈者，少腹肿痞，按之即痛如淋，小便自调，时时发热，自汗出，复恶寒。其脉迟紧者，脓未成，可下之，当有血。脉洪数者，脓已成，不可下也。大黄牡丹汤主之。

大黄牡丹汤方

大黄四两　牡丹一两　桃仁五十个　瓜子半升　芒硝三合

上五味，以水六升，煮取一升，去滓，纳芒硝，再煎沸，顿服之，有脓当下，如无脓，当下血。

肠痈病患者，右少腹部肿胀而硬满，用手按压肿胀部位，疼痛剧烈并牵引前阴部，犹如淋病一样，但淋病其病在膀胱，当有小便频急，淋漓不尽，肠痈其病在肠而不在膀胱，在血分而不在气分，则当小便自调。并见全身时时发热、恶寒、自汗出、脉迟紧或洪数等证，这是肠痈热毒炽盛，正气旺盛的病变反映，因热毒内聚，营血瘀结肠道所致。热毒聚于肠，热壅气滞血瘀，经脉不通，故少腹肿胀硬满；肝经循少腹，又绕前阴而过，今既少腹肿胀硬满，必致肝经不利，再加按压，故疼痛牵引前阴部似如淋病样；热毒壅滞，营卫郁阻，正邪剧争，故见时时发热、恶寒；内热蒸腾，迫使津液外泄，则自汗出。病的初期，脉象迟滞而紧敛，是邪热壅滞，脉气不畅的表现，说明热毒初聚未盛，血肉尚未腐败，脓未成熟，可用泻下法治疗；若脉见洪数，为热毒炽盛，血肉腐败，脓已成熟，则不可妄用攻下法。

大黄牡丹汤方

大黄四两　牡丹一两　桃仁五十个　瓜子半升　芒硝三合

以上五味，用水六升，先煎煮前四味至一升，去药渣取汁，加入芒硝，再煎沸，一次服之，有脓当下，如无脓，当下其血分的瘀热。

问曰：寸口脉微而涩，法当亡血，若汗出，设不汗者云何？答曰：若身有疮，被刀斧所伤，亡血故也。

病金疮，王不留行散主之。

王不留行散方

王不留行十分，八月八日采　**蒴藋细叶**十分，七月七日采　**桑东南根白皮**十分，三月三日采　**甘草**十八分　**川椒**三分，除目及闭口，去汗　**黄芩**二分　**干姜**二分　**芍药**二分　**厚朴**二分

上九味，桑根皮以上三味，烧灰存性，勿令灰过；各别杵筛，合治之为散，服方寸匕。小疮即粉之，大疮但服之，产后亦可服。如风寒，桑东根勿取之。前三物皆阴干百日。

问：诊得寸口部位的脉象浮微而兼涩，按理应当有失血，或汗出。如果不汗出，这是什么原因呢？老师回答：这是由于被刀、斧所伤，身上有了创伤而失血的缘故。

凡受刀斧、枪戟等金属器械创伤的人，由于经脉肌肤断伤，营卫气血不能循经脉而运行，所以其治疗必须以恢复经脉肌肤的断伤为要，使营卫通行无阻，则金疮自然向愈，宜用王不留行散主治。

王不留行散方

王不留行十分，八月八日采　**蒴藋细叶**十分，七月七日采　**桑东南根白皮**十分，三月三日采　**甘草**十八分　**川椒**三分，除目及闭口，去汗　**黄芩**二分　**干姜**二分　**芍药**二分　**厚朴**二分

以上九味，先将桑白皮以上三味药烧灰存性，以色黑为度勿令太过；其余几味药，分别用木棒捣碎，再以竹筛过之取其细末，将各种药末混合均匀，每次服方寸匕。如果是小创伤即以药粉外敷，大创伤宜内服。产后亦可服用，因产后多瘀，本方有消瘀之功，故可服用。如感受风寒，则不宜用桑白皮，以其性寒，恐有滞邪之弊。前三味药都宜阴干百日。

排脓散方

枳实十六枚　芍药六分　桔梗二分

上三味，杵为散，取鸡子黄一枚，以药散与鸡黄相等，揉和令相得，饮和服之，日一服。

排脓汤方

甘草二两　桔梗三两　生姜一两　大枣十枚

上四味，以水三升，煮取一升，温服五合，日再服。

排脓散方

枳实十六枚　芍药六分　桔梗二分

以上三味，用木棒捣为细末，取鸡蛋黄一个，用与鸡蛋黄相等分量的药末相合，以手反复揉合使之均匀，再用温开水送服，每日服一次。

排脓汤方

甘草二两　桔梗三两　生姜一两　大枣十枚

以上四味，用水三升，煮取药汁一升，每次温服五合，日服二次。

浸淫疮，从口流向四肢者，可治；从四肢流来入口者，不可治。

浸淫疮，黄连粉主之。 方未见。

浸淫疮是形如米粒样小疮，起病时范围小，先痒后痛，渗出黄汁浸渍皮肤，逐渐蔓延遍及全身。若浸淫疮先从口部发生向四肢蔓延，是疮毒由内向外发散，为顺应病势自然发展的佳兆，其病可治；若先从四肢发生向口部蔓延，是疮毒由外向内深入，进而可伤及脏腑，为逆转病势发展的恶候，故难治。

浸淫疮，主要因湿热火毒而发生，故宜黄连粉主治。方未见。

趺蹶手指臂肿转筋阴狐疝蛔虫病脉证治第十九

师曰：病趺蹶[1]，其人但能前，不能却，刺腨入二寸[2]。此太阳经伤也。

病人常以手指臂肿动[3]，此人身体瞤瞤者，藜芦甘草汤主之。

藜芦甘草汤方： 未见。

转筋之为病，其人臂脚直，脉上下行，微弦。转筋入腹者，鸡屎白散主之。

鸡屎白散方

鸡屎白

上一味，为散，取方寸匕，以水六合，和，温服。

老师说：趺蹶这种病证，患者表现为足背强直，后跟不能落地，只能向前行走，而不能后退，这是因寒湿滞于下，伤及足太阳经脉的缘故。治宜针刺小腿部合阳、承山等穴以泻塞湿，舒缓筋脉，从而使气血相贯通利，其病可愈、针刺的深度可达二寸。

---

1 趺厥："趺"同"跗"。"厥"：《说文》僵也。是足背僵直，不便行动的疾病。

2 腨：《说文》僵也。即小腿肚。

3 常以：即时常的意思。以，助动词。

趺蹶手指臂肿转筋阴狐疝蛔虫病脉证治第十九

病人经常出现手指及臂部关节肿胀、颤动，甚至身体某一部分肌肉牵引跳动，这是因为风痰阻滞经络所致。风胜则动，湿胜则肿，今风痰在膈，攻走流窜，湿痰凝滞关节，故见手指、臂部关节肿胀；风伤经络，故身体肌肉牵引跳动，当以藜芦甘草汤主治。

藜芦甘草汤方：未见。

转筋这种病，病人表现为手臂和两脚强直、拘挛作痛，脉象劲急有力、略现弦象，病情严重时，痉挛可从两腿牵引小腹作痛，这种现象又称为"转筋入腹"，若兼有小便不利或尿黄而热等证，此属湿热伤阴证。治疗宜用清热利湿的鸡屎白散。

鸡屎白散方

鸡屎白

以上一味，研为细末，取方寸匕，加水六合，煮沸三次，一次服用，勿令病者知道是何药，以便于配合。

阴狐疝气者[1]**，偏有小大，时时上下，蜘蛛散主之。**

蜘蛛散方

蜘蛛十四枚，熬焦　　**桂枝**半两

上二味，为散，取八分一匕，饮和服，日再服。蜜丸亦可。

阴狐疝气这种疾病，临床表现为阴囊偏大偏小，时上时下，且每因站立或劳累之后坠入阴囊，平卧时又缩入腹内，轻者仅有重坠的感觉，病情严重者，可由阴囊牵引少腹剧痛。宜用蜘蛛散主治。

蜘蛛散方

1　阴狐疝气：简称狐疝，是一种阴囊偏大偏小，时上时下的病证。

蜘蛛十四枚，熬焦　桂枝半两

以上二味，先将蜘蛛置磁瓦上焙黄、干燥，与桂枝共研为细末，取药末八分一匕。用温开水冲服，每日二次。亦可制成蜜丸服。

问曰： 病腹痛有虫，其脉何以别之？师曰：腹中痛，其脉当沉若弦，反洪大，故有蛔虫。

蛔虫之为病，令人吐涎，心痛发作有时，毒药不止，甘草粉蜜汤主之。

甘草粉蜜汤方

甘草二两　粉一两　蜜四两

上三味，以水三升，先煮甘草，取二升，去滓，纳粉、蜜，搅令和，煎如薄粥，温服一升，瘥即止。

问：因蛔虫而病腹痛，与其他原因的腹痛，其脉象如何区别呢？老师回答：腹痛是蛔虫病的主要症状，但腹痛一证，在许多疾病中都可出现，可以借助脉象加以鉴别。一般来说，腹痛如因里寒的，其脉多沉弦，沉主病在里，弦主痛；若虽有腹痛，但其脉并不沉弦，反见洪大，且又无热象，说明非里寒所致，为蛔动气逆之征，故可以考虑是蛔虫病的腹痛。

若因胃气虚弱，蛔虫扰动而致腹痛吐涎者，又曾经服一般驱蛔药无效，甚至服用铅粉、雷丸等峻毒药杀虫，症状仍不能控制，说明病属顽固性的，又当采用补虚和胃，诱杀蛔虫的治法，用甘草粉蜜汤主治。

甘草粉蜜汤方

甘草二两　粉一两重　蜜四两

以上三味，用水三升，先煮甘草，再去药渣，取药汁二升加入粉、蜜，搅拌均匀，再将药汁煎煮浓缩至稀薄米粥样，温服一升，中病即止，不可多服。

蛔厥者，当吐蛔，令病者静而复时烦，此为藏寒，蛔上入膈，故烦，须臾复止，得食而呕，又烦者，蛔闻食臭出，其人当自吐蛔。

蛔厥者，乌梅丸主之。

乌梅丸方

乌梅三百个　　细辛六两　　干姜十两　　黄连一斤　　当归四两　　附子六两，炮　　川椒四两，去汗　　桂枝六两　　人参　　黄柏各六两

上十味，异捣筛，合治之，以苦酒渍乌梅一宿，去核，蒸之五升米下，饭熟捣成泥，和药令相得，纳臼中，与蜜杵二千下，丸如梧子大，先食饮服十丸，日三服，稍加至二十丸。禁生冷滑臭等食。

因蛔虫扰动而四肢厥冷的病人，应当有呕吐蛔虫，病人时而安静，时而心烦，或食后吐蛔心烦，脘腹部疼痛等证。此为寒热错杂的蛔厥证，是由于胃热肠寒，蛔虫上行扰动气机所致。蛔虫本寄居于肠间，性喜温而恶寒，今胃热肠寒，肠中有寒则不利于蛔虫的生存，于是蛔虫避寒就温，不安而上窜至胃之上脘，扰动胃气，故见吐蛔及脘腹疼痛，并因痛而心烦；又因疼痛剧烈时，阴阳之气不相顺接，故手足厥冷；蛔虫得温则暂安，所以病人虽有心烦，但经过很短时间，又可自止；蛔虫喜得食，因闻到饮食气味而上行入胃求食，随胃气上逆，故可见得食后吐蛔心烦。

病人患蛔厥，是因胃热肠寒，蛔虫上窜扰动而发生。属寒热错

杂之证，所以治疗应当寒温并用，以乌梅丸安蛔止厥。

乌梅丸方

乌梅三百个　细辛六两　干姜十两　黄连一斤　当归四两　附子六两,炮　川椒四两,去汗　桂枝六两　人参　黄檗各六两

以上十味，先将乌梅用酸醋浸泡一宿，去核打烂，其他药物分别用木棒捣碎，用竹筛去粗存细，备用，但其中川椒一味，应先去油，即以微火炒至冒烟为度，再捣为细末。另取五升米用火蒸之，待饭熟后捣成如泥状，将以上药末与饭泥混合均匀，放入用石头制成的、形状为中部凹陷的臼中，加入适量蜂蜜，用木棒捣两千下，取出制成丸药如梧桐子大，饭前用温开水送服十丸，日服三次，可逐渐加至二十丸。服药过程中，禁食生冷、滑腻、腥臭的食物。

卷 下

妇人妊娠病脉证并治第二十

师曰：妇人得平脉[1]，阴脉小弱[2]，其人渴，不能食，无寒热，名妊娠，桂枝汤主之。方见利中。于法六十日当有此证，设有医治逆者，却一月加吐下者，则绝之。

妇人宿有癥病[3]，经断未及三月，而得漏下不止，胎动在脐上者，为癥痼害。妊娠六月动者，前三月经水利时，胎也。下血者，后断三月衃也[4]。所以血不止者，其癥不去故也。当下其癥，桂枝茯苓丸主之。

桂枝茯苓丸方

桂枝　茯苓　牡丹去心　桃仁去皮尖，熬　芍药各等分

上五味，末之，炼蜜和丸，和兔屎大，每日食前服一丸。不知，加至三丸。

老师说：生育年龄的妇女，在停经以后，出现呕吐、不欲饮食，诊察脉象，两手寸关部位从容和缓，柔和有力，如正常人的脉象一样，唯有尺部略细软无力，且不伴有发热恶寒的现象，这就是

1　平脉：是平和无病之脉。

2　阴脉：指尺脉而言。

3　宿有癥病：指旧有癥积之病。

4　衃：一般指色紫而暗的瘀血；又作癥痼的互辞。

怀孕的征象。按照一般妊娠的规律，在怀孕后六十日左右，常有上述症状发生，轻者只需饮食调理，呕吐诸证可自行消失，较重者经药物调治，也可逐渐解除。假如治疗不及时或误治，病情有所发展，呕吐加剧，又增加泄泻，则应随证施治，杜绝病根，不得拘泥于桂枝汤（方见下利病中）。

妇女素患证积之病，停经不到三个月，突然下血淋漓不断，并自觉脐上似有胎动，此为证病影响所致。正常妊娠的胎动，多在怀孕五月左右发生，胎动部位在妊娠五月内，应当在脐下，五个月以后才会出现在脐部或脐上，而且停经前三月月经正常。患证病的妇女，平素月经不正常，停经三月，又下血淋漓不止，血色紫暗有块，自觉动在脐上，皆因证块所致。证病下血，是瘀血不去，血不归经的缘故，所以治疗应当活血消证，用桂枝茯苓丸主治。

桂枝茯苓丸方

桂枝　茯苓　牡丹去心　桃仁去皮尖　芍药各等分

以上五味，研为细末，将蜂蜜加热熔化，与药末相调和，制成药丸如兔屎大，每日食前服一丸，若不效可增至三丸。

妇人怀娠六七月，脉弦发热，其胎愈胀，腹痛恶寒者，少腹如扇[1]，所以然者，子藏开故也[2]，当以附子汤温其藏。方未见。

师曰：妇人有漏下者，有半产后因续下血都不绝者[3]，有妊娠

1　少腹如扇：形容少腹有冷如风吹的感觉。

2　子藏：即子宫。

3　半产：即小产，指妊娠十二至十八周内胎儿自然陨堕者。

妇人妊娠病脉证并治第二十

下血者，假令妊娠腹中痛，为胞阻[1]，胶艾汤主之。

芎归胶艾汤方：一方加干姜一两。胡氏治妇人胞动。无干姜。

芎䓖　阿胶　甘草各二两　艾叶　当归各三两　芍药四两　干地黄六两

上七味，以水五升，清酒三升，合煮取三升，去滓，纳胶，令消尽，温服一升，日三服。不瘥，更作。

妇女怀孕六七月后，由于胎儿逐渐长大，往往影响气机的升降，因而可见小腹胀满，此为胎气胀满，是妊娠中晚期常见的现象，属生理变化。因为肾阳虚衰不能温煦胞宫，胞宫失于温摄，阴寒凝滞，故自觉胎气胀满更甚，小腹痛且冷如风吹状，甚至有堕胎的可能；阴寒内盛，格阳于外，则可出现发热，此属虚阳外浮的假热，这种发热当是身虽热而反欲盖衣被；证属里虚寒，所以其脉应当沉弦无力。治疗宜温阳散寒，暖宫安胎，当用附子汤。

老师说：妇女下血一证，常见下列三种情况：一是月经周期紊乱，下血淋漓不断的漏下；二是半产后，即妇女妊娠三月后，胎儿已成形而未足月之流产，下血淋漓不净；三是妊娠胞阻下血。妊娠胞阻下血为妊娠下血伴腹痛的一种病证，乃因胞中气血不和，即胞脉阻滞而腹痛，血液下漏不能入胞养胎，以致阻碍胎儿的正常发育，故又称为胞漏或胞，此为流产的先兆。上述三种下血证，虽病情表现各有差异，但其病机则相同，总由血虚寒滞，冲任失调所致。因血虚，　则胞脉失于濡养，冲任功能失调不能约制经血而下血；二则血虚气少，血行无力，加之寒邪所扰、血行瘀滞，胞脉阻

---

1 胞阻：证候名。表现为妊娠腹痛，阴道流血。是胞中气血不和，阻其化育之能，故称胞阻。

滞不通，故可见腹痛。三种下血证，既然病机相同，因而可以用同一治法，同一方剂通治，即以养血和血，暖宫散寒的胶艾汤主治。

芎归胶艾汤方

芎䓖　阿胶　甘草各二两　艾叶　当归各三两　芍药四两　干地黄六两

以上七味，用水五升，清酒三升，混合煎煮至三升，去药渣取汁，再将阿胶置入药汁中，用微火熬化备用，每日服三次，每次温服一升，如病未愈，可照上法炮制，再服。

妇人怀妊，腹中㽲痛[1]，当归芍药散主之。

当归芍药散方

当归三两　芍药一斤　茯苓四两　白术四两　泽泻半斤　芎䓖半斤，一作三两

上六味，杵为散，取方寸匕，酒和，日三服。

妇女怀孕期间，出现腹中牵引不适，或自觉有紧缩感，或腹中隐痛绵绵不断，病由肝脾失调，气血郁滞所致。治疗应当养血调肝，健脾除湿，宜用当归芍药散。

当归芍药散方

当归三两　芍药一斤　茯苓四两　白术四两　泽泻半斤　芎䓖半斤，一作三两

以上六味，用木棒捣碎研细为末，每次取方寸匕，用酒调和服，酒可助药力而直达病所，每日服三次。

妊娠呕吐不止，干姜人参半夏丸主之。

---

1 㽲痛：㽲，同疞。读"绞"或"鸠"时，指腹中急痛；读"朽"时，指绵绵作痛或作"病"解。又音"惆"，小痛也。据《中华大字典》。

干姜人参半夏丸方

干姜 人参_{各一两} 半夏_{二两}

上三味，末之，以生姜汁糊为丸，如梧桐子大，饮服十丸，日三服。

妇女怀孕以后，如出现呕吐剧烈、反复发作不止，病程较长，呕吐物多系清水或涎沫，此为胃虚寒饮呕吐的临床特征。用干姜人参半夏丸。

干姜人参半夏丸方

干姜 人参各一两 半夏二两

以上三味，研细为末，以生姜汁调和制作药丸，如梧桐子大，每服十丸，以温开水送服，每日三次。

妊娠小便难，饮食如故，当归贝母苦参丸主之。

当归贝母苦参丸方_{男子加滑石半两}

当归 贝母 苦参_{各四两}

上三味，末之，炼蜜丸如小豆大，饮服三丸，加至十丸。

孕妇小便困难，淋漓不尽，并伴有疼痛，饮食仍如平常一样，其病不在中焦，而在下焦，这是因为怀孕以后，血虚生热，气郁化燥，移热膀胱，津液不足，肺气失于通调的缘故，宜用当归贝母苦参丸主治，共达养血润燥，清热利尿，散结之效。

当归贝母苦参丸方男子加滑石半两

当归 贝母 苦参各四两

以上三味，研细为末，将蜂蜜加热熔化，与药末相调和，制作药丸如赤小豆大，每服三丸，如不效可增至十丸，用温开水送服。

妊娠有水气，身重，小便不利，洒淅恶寒，起即头眩，葵子

茯苓散主之。

葵子茯苓散方

葵子一斤　茯苓三两

上二味，杵为散，饮服方寸匕，日三服，小便利则愈。

妇女妊娠期间，因水湿为患而出现水肿，又称为子肿。多因胎儿压迫，气机升降失调；或妊娠期间情志所伤，肝失疏泄；或以上两因相合致气化受阻，水湿停聚。膀胱气化失常，小便不利，水湿外溢于肌肤而为浮肿，身重；卫阳被阻遏，肌肤失于温煦而恶寒；水湿阻滞而清阳不升，故起立时即感觉头眩。本病的关键在于气化受阻，小便不利，故治疗当利水通阳，用葵子茯苓散主治。

葵子茯苓散方

葵子一斤　茯苓三两

以上二味，用木棒捣碎研细为末，每服方寸匕，用温开水送服，每日三次。服药后小便通利，是病愈之征，即应停服。

妇人妊娠，宜常服当归散主之。

当归散方

当归　黄芩　芍药　芎䓖各一斤　白术半斤

上五味，杵为散，酒饮服方寸匕，日再服。妊娠常服即易产，胎无疾苦。产后百病悉主之。

妇女妊娠期间，若出现腰酸腹痛或小腹坠胀，或有阴道少量出血等证，是胎动不安的临床表现，如果还伴见饮食不香、口苦、大便不爽、舌质淡苔黄腻、脉细弦或弦滑而数，且怀孕前，又常有月经后期量少，或痛经等月经不调的病况，此属血虚脾弱，湿热不化之证。宜常服当归散。

当归散方

当归　黄芩　芍药　芎䓖各一斤　白术半斤

以上五味，用木棒捣碎研细为末，以酒送服，每次服方寸匕，日服二次。妊娠期间，经常服用当归散，将来生产时比较容易，胎儿不受罪。还主治产后诸病。

妊娠养胎，白术散主之。

白术散方见《外台》

白术四分　**芎䓖**　**蜀椒**各三分，去汗　**牡蛎**二分

上四味，杵为散，酒服一钱匕，日三服，夜一服。但苦痛，加芍药；心下毒痛，倍加芎䓖；心烦吐痛，不能食饮，加细辛一两，半夏大者二十枚。服之后，更以醋浆水服之。若呕，以醋浆水服之；复不解者，小麦汁服之。已后渴者，大麦粥服之。病虽愈，服之勿置。

妊娠妇女，如有小腹下坠感，或腰酸腹痛，甚至阴道内有少量血液排出者，是胎动不安之象，常为堕胎、小产的先兆，必须服药调治，以保护胎儿的正常发育，这就是"养胎"。用白术散主治。

白术散方：见《外台》。

白术四分　芎䓖　蜀椒各三分，去汗即去油，以微火炒至冒烟为度　牡蛎二分

以上四味，用木棒捣碎研细为末，用酒调服，每服一钱匕，日间服三次，夜间服一次。若腹痛者，可于上方中加白芍，以缓急止痛；如脘腹疼痛剧烈者，宜倍川芎之量，以增强温血行滞止痛之效；若见心烦呕吐，胃脘痛，不能食者，为阴寒痰饮上逆，寒凝气滞的缘故，宜加细辛一两，半夏大者二十枚，以散寒降逆消痰水，

再服酸浆水以调中行气；若呕吐者，用酸浆水送服药以止呕，服后呕吐仍不止者，再服小麦汁以补脾和胃。呕止而口渴者，此为胃中津液已伤，宜服大麦粥以和胃补脾而生津液。病愈之后，仍应常服大麦粥调中补脾，以滋化源。

妇人伤胎，怀身腹满，不得小便，从腰以下重，如有水气状，怀身七月，太阴当养不养[1]，此心气实，当刺泻劳宫及关元[2]，小便微利则愈。见《玉函》。

妇女怀孕至七个月，应当是手太阴肺经养胎之时，若出现腹满、不得小便、腰以下沉重等证，似水肿病一样，此为因病而伤胎，究其原因为心气实而心火旺，心火乘犯肺金，肺金受伤，胎失所养；肺失通调，水道不利，因而发生上述诸证。治疗可采用针刺手厥阴心包经的劳宫穴，以泻心气，针刺任脉的关元穴以行水气，使心气降，肺气利，小便通畅，则诸证自愈。但针刺此二穴有堕胎的危险，用之宜慎。

---

1 太阴当养：《脉经》《巢源》《千金》，均有"妊娠七月，手太阴脉养之"的记载。

2 劳宫及关元：穴名。劳宫在手掌中，为手厥阴心包经之荥穴；关元在脐下三寸，为任脉经穴，亦即小肠之募穴。

妇人产后病脉证治第二十一

问曰：新产妇人有三病，一者病痉，二者病郁冒，三者大便难，何谓也？师曰：新产血虚，多汗出，喜中风，故令病痉；亡血复汗，寒多，故令郁冒；亡津液，胃燥，故大便难。

产妇郁冒，其脉微弱，不能食，大便反坚，但头汗出。所以然者，血虚而厥，厥而必冒。冒家欲解，必大汗出。以血虚下厥，孤阳上出[1]，故头汗出。所以产妇喜汗出者，亡阴血虚，阳气独盛，故当汗出，阴阳乃复。大便坚，呕不能食，小柴胡汤主之。方见呕吐中。

问道：新产的妇女容易患三种病证：一是筋脉挛急，甚至抽搐的痉病，二是头晕目眩、视物不清、郁闷不舒的郁冒病，三是大便难。原因是什么呢？老师回答：由于新产失血、汗出过多，最易感受风邪，所以发生痉病。如果失血后又出汗过多，再感受寒邪，就会发生郁冒证。由于产后失血、汗多、血虚津枯，肠胃失于濡润，导致大便困难。

产后郁冒的临床表现，除具有头晕目眩、视物不清、郁闷不舒的主证外，还常伴见呕吐不能进食、大便坚结，仅有头上出汗，而

---

1 孤阳上出：是指阳气独盛之意。

身无汗，脉象微弱等证。由于阴虚阳盛，阳气上逆，故自觉郁闷不舒；如上干头目，必见头晕目眩，视物不清等证；寒邪束于肌表而身无汗，但阳气上逆，挟阴津外泄，故仅见头汗出；阳气上行，胃亦失其和降，津液下亏，肠道失于濡润，故呕吐不能进食，大便坚结；虽表有寒邪，但病以里虚为主，故脉微弱。病属本虚标实，表有邪气不可不散，而正虚不可不顾，所以治疗应当扶正祛邪两相兼顾，宜用小柴胡汤扶正达邪，和利枢机，阴阳得以平衡协调，则郁冒自解。方见呕吐中。

病解能食，七八日更发热者，此为胃实，大承气汤主之。见痉病中。

产后腹中㽲痛，当归生姜羊肉汤主之，并治腹中寒疝，虚劳不足。

当归生姜羊肉汤方见寒疝中。

产后腹痛，烦满不得卧，枳实芍药散主之。

枳实芍药散方

枳实烧令黑，勿太过　**芍药**等分

上二味，杵为散，服方寸匕，日三服，并主痈脓，以麦粥下之。

产后郁冒病，因寒邪郁表，本可见恶寒发热之证，经服小柴胡汤后，若寒热已消除，由呕吐不能进食，转变为呕止能进食，说明已收到了上焦通畅、津液下行、胃气和降、全身汗出津津的效果，是郁冒病解除的征象。但过七八天后又出现发热的症状，此发热，不属病在表，而属病在里，不属虚而属实，治疗方宜用大承气汤以荡涤实邪，则发热诸证自除。方见痉病中。

产后腹中拘急、绵绵作痛、喜温喜按,或伴见形寒怕冷、舌淡苔白润、脉象虚缓或沉细等证,此属血虚寒滞的腹痛证。用当归生姜羊肉汤主治。三味药配伍,共奏养血散寒,温中止痛之功。本方除主治产后腹痛外,还可治血虚寒疝作痛,以及气血虚损劳伤不足之证。

当归生姜羊肉汤方:见寒疝中。

产后腹中胀满疼痛、心烦胸满、不能安卧,此属气郁血滞的腹痛证。故治疗宜破气散结,宣通气血,用枳实芍药散主治。

枳实芍药散方

枳实烧至表皮发黑为度,不宜太过　芍药等分

以上二味,用木棒捣碎,研为细末,每日服三次,每次服方寸匕,以大麦粥送服。

师曰:产妇腹痛,法当以枳实芍药散,假令不愈者,此为腹中有干血着脐下,宜下瘀血汤主之;亦主经水不利。

下瘀血汤方

大黄三两　桃仁二十枚　䗪虫二十枚,熬,去足

上三味,末之,炼蜜和为四丸,以酒一升,煎一丸,取八合顿服之,新血下如豚肝。

老师说:妇女产后小腹疼痛,若因气郁血滞所致者,依法当投以枳实芍药散治之,假如服药后腹痛仍不愈,这是因为瘀血停积,阻遏气机,郁而化热,热灼血干而为干血,干血停留于脐下的缘故,此证应属瘀热内结的腹痛证。故治以下瘀血汤,以泄热逐瘀,破结润燥。

下瘀血汤方

大黄三两　桃仁二十枚　䗪虫二十枚，熬，即以微火炒，去足

以上三味，研细为末，将蜂蜜加热熔化，与药末相调和，制作药丸四粒。每次用药丸一粒，以酒一升煎煮至八合，取之一次服完。服药后可见泻下之血，颜色如猪肝样，即凝结的瘀血。

产后七八日，无太阳证，少腹坚痛，此恶露不尽[1]；不大便，烦躁发热，切脉微实，再倍发热，日晡时烦躁者，不食，食则谵语，至夜即愈，宜大承气汤主之。热在里，结在膀胱也[2]。方见痉病中。

产后风，续之数十日不解，头微痛，恶寒，时时有热，心下闷，干呕，汗出，虽久，阳旦证续在耳，可与阳旦汤。即桂枝汤，方见下利中。

产后七八天，又无外感表证，但见小腹坚硬疼痛，这是恶露未去尽，瘀血停留胞宫的缘故。如又见四五日不解大便、发热烦躁，并在日晡时加剧、不能食、饮食之后往往出现谵语，但到夜晚又逐渐好转，诊得趺阳脉略实等，这又是实热结于阳明胃肠的征象。上述表现，说明本证不仅为瘀血内停下焦，而且热邪结聚于中焦，属胃肠结实与瘀血内停并存之证。方见痉病中。

产后气血两亏，抗力减弱，易招外邪的侵袭。如产后感受风邪，病程延续数十日，病人自觉头微痛、恶寒、时时发热、汗出或心下痞闷、干呕者，此属太阳中风证。上述症状仍不变，说明太阳中风证依然存在，如正气亦不甚虚者，其治疗仍可用阳旦汤以解肌

1　恶露：是分娩时应流出的余血浊液。

2　膀胱：指膀胱之处，这里泛指下焦。

表之邪。即桂枝汤。方见下利中。

产后中风，发热，面正赤，喘而头痛，竹叶汤主之。

竹叶汤方

竹叶一把　葛根三两　防风　桔梗　桂枝　人参　甘草各一两　附子一枚，炮　大枣十五枚　生姜五两

上十味，以水一斗，煮取二升半，分温三服，温覆使汗出。颈项强，用大附子一枚，破之如豆大，煎药扬去沫。呕者，加半夏半升洗。

产后感受风邪，见发热、汗出、恶风、面色红赤、头痛气喘等证，此属产后中风兼阳虚证。方投竹叶汤治之。

竹叶汤方

竹叶一把　葛根三两　防风　桔梗　桂枝　人参　甘草各一两　附子一枚，炮　大枣十五枚　生姜五两

以上十味，用水一斗，煮取药汁二升半，分三次温服，服药后用温暖的被褥盖在身上，使之汗出。若兼见颈项强，是因里阳虚而卫阳不固，以大附子一枚，将附子打破如豆大，以水煎煮，去其浮在药上的泡沫，再与其他药同煎。若兼见呕吐者，加半夏半升，并洗后再用。

妇人乳中虚，烦乱呕逆，安中益气，竹皮大丸主之。

竹皮大丸方

生竹茹二分　石膏二分　桂枝一分　甘草七分　白薇一分

上五味，末之，枣肉和丸弹子大，以饮服一丸，日三夜二服。有热者倍白薇，烦喘者加柏实一分。

妇女在初产之后，哺乳期间，出现心烦意乱、呕吐气逆，这

是由于产时失血；哺乳耗血，因为乳汁为气血所化生，乳汁消耗过多，则阴血易虚；加之中气虚乏，气血滋生之源不足。阴血虚而致阳虚，阴虚生内热，虚热上干神明，心神失主，故心烦意乱；热扰于胃，胃失和降，则呕吐气逆。治疗宜用竹茹大丸，清热降逆，安中益气。

竹茹大丸方

生竹茹二分　石膏二分　桂枝一分　甘草七分　白薇一分

以上五味，研为细末，用枣肉相和，制成药丸如弹子大，日间服三次，夜间服二次，每次服一丸，用温开水送服。如虚热重者，可倍加白薇之量以助其清解；若烦喘者，可加柏子仁以宁心润肺。

产后下利虚极，白头翁加甘草阿胶汤主之。

白头翁加甘草阿胶汤方

白头翁　甘草　阿胶各二两　秦皮　黄连　柏皮各三两

上六味，以水七升，煮取二升半，纳胶令消尽，分温三服。

产后下利，大便次数增多而量少、发热、腹痛、里急后重、便脓血黏液、口干、舌红苔黄、脉细数等脉证，此属湿热伤阴的痢疾。治疗应当清热止利，养血滋阴，两相兼顾，以白头翁加甘草阿胶汤主治。

白头翁加甘草阿胶汤方

白头翁二两　甘草二两　阿胶二两　秦皮三两　黄连三两　柏皮三两

以上六味，用水七升煮药，取药汁二升半，再将阿胶置于药汁中，用微火煨化，分三次温服。

附方：

《千金》三物黄芩汤：治妇人在草蓐[1]，自发露得风[2]。四肢苦烦热，头痛者与小柴胡汤；头不痛，但烦者，此汤主之。

黄芩一两　苦参二两　干地黄四两

上三味，以水六升，煮取二升，温服一升，多吐下虫。

《千金》三物黄芩汤：产妇分娩时，因产床不清洁或产后保养不慎而感受病邪，出现手足发热而烦，若伴有头痛，尤以两侧为甚者，是邪在表里之间，证属外感发热，治宜和解清热，可用小柴胡汤；若仅见手足发热而烦，无头痛者，是邪已入里，血分有热之征，治当清热凉血、养血，用此汤主治。

黄芩一两　苦参二两　干地黄四两

以上三味，用水六升，煎取药汁二升，温服一升，日服二次。

《千金》内补当归建中汤：治妇人产后虚羸不足，腹中刺痛不止，吸吸少气[3]，或苦少腹中急挛痛引腰背[4]，不能食饮；产后一月，日得服四五剂为善，令人强壮宜。

当归四两　桂枝三两　芍药六两　生姜三两　甘草二两　大枣十二枚

上六味，以水一斗，煮取三升，分温三服，一日令尽。若大虚，加饴糖六两，汤成纳之，于火上暖令饴消。若去血过多，

1　在草蓐：即在产床。古代有在草上分娩之习，故言之。

2　发露得风：是指产妇分娩时，因产床不洁或保养不慎而感受病邪。

3　吸吸：即吸气之声，一般在忍痛吸气时发出。

4　少腹中急挛痛：即少腹拘急挛痛。

崩伤内衄不止[1]，加地黄六两，阿胶二两，合八味，汤成纳阿胶。若无当归，以芎䓖代之。若无生姜，以干姜代之。

《千金》内补当归建中汤：主治妇女产后气血俱虚，形体瘦弱、腹中拘急、绵绵而痛、少气，或小腹拘急而牵引腰背作痛、不能饮食。产后一个月，每日服四五剂为佳，可使人强健。

当归四两　桂枝三两　芍药六两　生姜三两　甘草二两　大枣十二枚

以上六味，用水一斗煮药，煎取药汁三升，分三次温服，一日内服完。若大虚者，加饴糖六两，将饴糖置入药汁中，用微火煨化。失血过多者，例如月经周期紊乱，阴道出血量多的崩证下血，或其他内出血，加地黄六两，阿胶二两以养血止血，此二味与原方相合共八味，阿胶亦当置入药汤中，用微火煨化。若无当归，以川芎代之；若无生姜，以干姜代之。

1　内衄：内出血。

妇人杂病脉证并治第二十二

妇人中风，七八日续来寒热，发作有时，经水适断，此为热入血室[1]。其血必结，故使如疟状，发作有时，小柴胡汤主之。方见呕吐中。

妇人伤寒发热，经水适来，昼日明了，暮则谵语[2]，如见鬼状者，此为热入血室，治之无犯胃气及上二焦，必自愈。

妇人中风，发热恶寒，经水适来，得七八日，热除脉迟，身凉和，胸胁满，如结胸状，谵语者，此为热入血室也，当刺期门，随其实而取之。

阳明病，下血谵语者，此为热入血室，但头汗出，当刺期门，随其实而泻之，濈然汗出者愈。

妇女患太阳中风证，本有恶寒、发热、汗出等证。但上述症状已经消退，七八天后又出现寒热，且发作有定时，又正逢月经期间，而经行突然中断，这就叫热入血室。热入血室是子宫、肝脏、冲任脉功能失常的综合病变。这是因为表邪乘虚而袭入血室，与血相搏的缘故。热邪与血相搏，经血郁结而不行，故月经中断，血室

---

1 血室：狭义是指子宫；广义的则总括子宫、肝、冲任脉。

2 谵：同谵。《集韵》"谵，疾而寐语也"。

之气为肝所主，肝与胆相表里，肝受邪而累及胆，邪正相争，故往来寒热，发作有定时如疟病之状。此为热邪初结血室，正气有祛邪外出之势，当用小柴胡汤主治，以和解少阳，诱达邪热，使热邪解则血结自行，而病自愈（方见呕吐病中）。

妇女感受寒邪而发热，时值月经来潮，虽月经未停止，但见昼日神志清楚、语言正常，入夜则神志不清，语言错乱，犹如见到了鬼神一样，这也是热入血室的证候。病属下焦血室，当按照热入血室的治法处理，不可用攻下药伤中焦的胃气，也不可用发汗之药伤上焦的清气。但因月经并未停止，说明邪陷不深，尚未与血相结，邪热可随月经外泄，故治疗宜以小柴胡汤加减。使陷入血室之热随经外泄，而病自愈。

妇女感受风邪而发热恶寒，正逢经期，月经来潮，患病七八日后，热退，脉由数转迟，身已凉爽，而反见胸胁胀满，有如结胸之状，并伴有谵语者，此亦为热入血室之候。治疗当刺期门，期门为肝经之募穴，刺之可以泻肝经的实热，而散血室的瘀热。

妇女患阳明病，若不逢经期，而证见前阴下血、谵语、身无汗，只有头部出汗者，此为热入血室之候。由于阳明里热太盛，邪热循经侵入血室的缘故。热陷血室，迫血妄行，故非行经期间，而前阴下血；邪热炽盛，上扰手心，神明不宁，故烦躁谵语；肝与冲任之脉均上行，里热熏蒸，故头汗出。热邪既陷入血室，则应该按照热入血室的治法处理，所以仍然当刺期门穴以泻肝与血室的实热，随其邪实的所在而泄之。邪热去，阴阳和，则周身汗出潮润，其病自愈。

妇人咽中如有炙脔[1]，半夏厚朴汤主之。

半夏厚朴汤方：《千金》作胸满，心下坚，咽中帖帖，如有炙肉，吐之不出，吞之不下。

半夏一升　厚朴三两　茯苓四两　生姜五两　干苏叶二两

上五味，以水七升，煮取四升，分温四服，日三夜一服。

妇女自觉咽中如有烤肉块梗阻一样，咯之不出，吞之不下，但饮食吞咽并无妨碍，病名叫"梅核气"。宜用半夏厚朴汤主治，以收开结化痰，顺气降逆之功。

半夏厚朴汤方：《千金》作胸腹胀满，心下坚硬，喉咙像有烤肉一样，咳不出，吞不下。

半夏一升　厚朴三两　茯苓四两　生姜五两　干苏叶二两

以上五味，用水七升，煮取药汁四升，分为四次温服，白天服三次，夜晚服一次。

妇人藏躁，喜悲伤欲哭，像如神灵所作，数欠伸，甘麦大枣汤主之。

甘麦大枣汤方

甘草三两　小麦一升　大枣十枚

上三味，以水六升，煮取三升，温分三服。亦补脾气。

妇女患脏躁病，证见喜怒无常，无故悲哀伤感想哭，情绪多变幻，好像有神灵附体的样子，且频频呵欠，伸懒腰，或伴见心烦、失眠、便秘、身如蚁走样等证。以甘麦大枣汤主治，以补脾养心，缓急润躁。养心，缓急止躁。

1　炙脔：肉切成块名脔，炙脔即烤肉块。

甘草小麦大枣汤方

甘草三两　小麦一升　大枣十枚

以上三味，用水六升，煮取药汁三升，分为三次温服，此方亦具有补脾气的功效。

妇人吐涎沫，医反下之，心下即痞，当先治其吐涎沫，小青龙汤主之；涎沫止，乃治痞，泻心汤主之。

小青龙汤方见痰饮中。

泻心汤方见惊悸中。

妇女病吐涎沫，本为上焦有寒饮的征象，治疗应当温化寒饮，如果医生不细察原因，反而妄用攻下法，必然损伤中阳，寒饮内陷，因而产生胃脘部痞塞胀满的感觉。此时虽胃脘部痞满，但吐涎沫之证仍存在，说明上焦寒饮未去。在治疗上，仍当先治吐涎沫，用小青龙汤以温散寒饮；涎沫止后，再用泻心汤以治痞满。

小青龙汤方：见痰饮病中。

泻心汤方：见惊悸、吐血衄血病中。

妇人之病，因虚、积冷、结气，为诸经水断绝，至有历年，血寒积结，胞门寒伤[1]，经络凝坚。

在上呕吐涎唾，久成肺痈，形体损分[2]。在中盘结，绕脐寒疝；或两胁疼痛，与藏相连；或结热中，痛在关元，脉数无疮，肌若鱼鳞，时着男子，非止女身。在下未多，经候不匀，令阴掣痛，少腹

1　胞门：即子宫。

2　损分：指形体消瘦，与未病前判若两人。

恶寒；或引腰脊，下根气街，气冲急痛，膝胫疼烦。奄忽眩冒[1]，状如厥癫[2]；或有忧惨，悲伤多嗔[3]，此皆带下[4]，非有鬼神。

久则羸瘦，脉虚多寒；三十六病，千变万端；审脉阴阳，虚实紧弦；行其针药，治危得安；其虽同病，脉各异源；子当辨记，勿谓不然。

妇人杂病，总因虚损、积冷、结气三种原因而成。三者之中，任何一种为患，都可以导致气血失调，脏腑功能失常，冲任二脉的损伤，而发生一系列月经失调，甚至经闭等病。经闭的形成，多先因虚损而致月经失调，经血不能如期畅行，继因寒冷积于胞宫，寒凝气滞血瘀，胞脉阻滞而为经闭。气滞血凝日久，血瘀痰结还可形成癥瘕。

寒饮上逆则咳唾涎沫，即为虚寒肺痿；日久寒邪化热，或上焦素有郁热者，虚、冷、结气致病则易从热化，邪热壅肺，肺气不利，气不布津，痰涎内结，热伤肺络，则咳唾涎沫，或吐稠痰如米粥、胸痛而成肺痈。上述两种病证，均易损伤津液，不久愈则形体虚损而消瘦。重者寒气盘结于中焦，阴寒内聚而致绕脐作痛之寒疝；中焦之部与肝脏相邻，寒结中焦，脾首当受病，可累及于肝，故轻者可见寒滞肝脾二经之胁腹痛。热结中焦，气机阻滞，热灼血干，瘀血停留而致脐下关元部疼痛；其重者，虽脉数而身无疮疡之变，但因热伤营血，营阴耗损，不足以濡润肌肤，而致肌肤粗糙如鱼鳞状，即为劳热证。上述中上二焦的病变，男子也可能发生，并

---

1 奄忽眩冒：奄忽，即突然之意；奄忽眩冒，即指忽然发生晕厥。

2 厥癫：指昏厥、癫狂一类疾病。

3 多嗔：即时常发怒。

4 带下：一般指赤白带下，这里泛指妇人经带诸病。

非为妇女专有之病。如寒虚相抟，结于下焦，则冲任受损，故前阴寒冷抽掣疼痛，小腹寒冷，严重者尚可牵引腰脊疼痛，疼痛之根，起源于在脐下五寸旁开二寸的气街穴，因冲脉起于胞中，分三支循行，其中一支经过气街，沿腹上行，另一分支与任、督二脉相会于肛门与外生殖器之间的会阴穴。而督脉又循背脊正中上行，故冲脉有病，必自气街起，气逆上冲，拘急作痛，并牵引腰脊痛；或因肝肾损伤，筋骨不利，而致两腿膝胫疼烦。此外，还可因情志不遂，气机失于调达，而发生突然昏厥，类似厥癫的疾患；或为忧愁悲伤，时时发怒之证。虚、冷、结气在下焦所导致的种种病证，都属妇人杂病范畴，并非鬼神作祟。

上述妇人诸病当及时治疗，若延久失治，则气血更虚，形体消瘦，脉虚而寒盛。甚而可导致更为复杂的病证，如妇人"三十六病"，其病变化多端，错综复杂，所以医生应当认真审察脉象的阴阳虚实紧弦，以辨证之寒热虚实，治疗或用针灸，或用药物，或针药并投，切中病机，方可转危为安。对于同病异脉之证，尤当详加审察，辨明疾病根源，以免误治。学者应当仔细辨别，深刻铭记，不要把上述道理当作无所谓啊！

问曰：妇人年五十所，病下利数十日不止，暮即发热，少腹里急，腹满，手掌烦热，唇口干燥，何也？师曰：此病属带下。何以故？曾经半产，瘀血在少腹不去。何以知之？其证唇口干燥，故知之。当以温经汤主之。

温经汤方

吴茱萸<small>三两</small>　当归　芎䓖　芍药<small>各二两</small>　人参　桂枝　阿胶　牡丹皮<small>去心</small>　生姜　甘草<small>各二两</small>　半夏<small>半升</small>　麦门冬<small>一升，去心</small>

上十二味，以水一斗，煮取三升，分温三服。亦主妇人少腹寒，久不受胎；兼取崩中去血，或月水来过多，及至期不来。

问道：妇女五十岁左右，病前阴下血，数十天不止，傍晚发热，小腹里急或疼痛，腹中胀满，手掌发热，唇口干燥，是什么原因呢？老师回答：这种病属于带下病，即妇人杂病。由于曾经小产，有瘀血停留在小腹未去的缘故。怎么知道呢？因其有唇口干燥的见证。治疗当用温经汤温养血脉，以消瘀。

温经汤方

吴茱萸 二两　当归　芎䓖　芍药 各二两　人参　桂枝　阿胶　牡丹皮 去心　生姜　甘草 各二两　半夏 半升　麦冬 一升，去心

以上十二味，用水一斗，煮取药汁三升，分三次温热服。本方亦可主治妇人小腹寒冷，久不受孕；兼治崩证下血，或月经过多，以及月经后期等证。

带下经水不利[1]，少腹满痛，经一月再见者[2]，土瓜根散主之。

土瓜根散方 阴癫肿亦主之。

土瓜根　芍药　桂枝　䗪虫 各三两

上四味，杵为散，酒服方寸匕，日三服。

寸口脉弦而大，弦则为减，大则为芤，减则为寒，芤则为虚，寒虚相搏，此名曰革，妇人则半产漏下，旋覆花汤主之。

旋覆花汤方 见五脏风寒积聚篇。

妇女月经过期不至，或经行不畅，或月经　月两潮、量少淋漓、色

---

[1] 经水不利：指月经行而不畅。

[2] 经一月再见：意指月经一月两潮。

紫黑有块、兼见小腹胀痛、拒按，或按之有硬块、舌质紫黯或有瘀斑、脉弦或涩等证。无论月经过期不至，或一月两潮，都是因为瘀血停滞，冲任失调而致。治疗当用土瓜根散活血通瘀，清热除湿。

土瓜根散方：亦治阴㿉肿病。

土瓜根　芍药　桂枝　䗪虫各三两

以上四味，用木棒捣碎，研为细末，每服一方寸匕，用酒吞服，日服三次。

诊得脉象弦而兼大，但典型的弦脉是状如弓弦，按之不移，而此弦脉却是重按则衰减；典型的大脉是洪大有力，但此大脉，是大而中空如芤脉之象。重按减弱的脉象是主寒证，大而中空的脉象主虚证，这两种脉象相合则为革脉，所以革脉是外强中空，如按鼓皮之状，为阴气大伤，虚阳外浮之候。妇女见革脉则有漏下或小产之患，用旋覆花汤治之。

旋覆花汤方：见于五脏风寒积聚篇。

妇人陷经[1]，漏下，黑不解，胶姜汤主之。_{臣亿等校诸本无胶姜汤方，想是前妊娠中胶艾汤。}

妇人少腹满如敦状[2]，小便微难而不渴，生后者[3]，此为水与血俱结在血室也，大黄甘遂汤主之。

大黄甘遂汤方

大黄四两　甘遂二两　阿胶二两

1　陷经：意即经气下陷，下血不止。

2　敦：音 duì，是古代盛食物的器具，上下稍锐，中部肥大。

3　生后：即产后。

上三味，以水三升，煮取一升，顿服之，其血当下。

妇女漏下不止，血色黑，质清稀，日久不解，治以胶姜汤，温补冲任，养血止血。

妇女小腹胀满，其形犹如怀胎五六月之状。并见小便排出略有困难，口不渴，若病发生于产后，这是水与血并结于胞宫的缘故。治疗当用大黄甘遂汤，活血利水兼施。

大黄甘遂汤方

大黄四两　甘遂二两　阿胶二两

以上三味，用水三升，煮取药汁二升，一次服完，服药后当下血块或血水。

妇人经水闭不利下，抵当汤主之。亦治男子膀胱满急，有瘀血者。

抵当汤方

水蛭三十个，熬　**虻虫**三十枚，熬，去翅足　**桃仁**二十个，去皮尖　**大黄**三两，酒浸

上四味，为末，以水五升，煮取三升，去滓，温服一升。

妇女由月经过期不至，经行不畅，进而发展为月经停闭，并伴见小腹硬满疼痛，或腹不满而病人自诉腹满、大便色黑易解，小便自利，唇口干燥、时发热，甚至肌肤甲错、脉象弦涩有力等证。故宜用抵当汤以破血逐瘀，本方亦可治男子下焦蓄血，而见少腹满急之证。

抵当汤方

水蛭三十个，熬　虻虫三十枚，熬，去翅足　桃仁二十个，去皮尖　大黄三两，酒浸

以上四味，研为细末，用水五升煮药，去药渣，取药汁三升，

服药汁一升，温服。

妇人经水闭不利，藏坚癖不止，中有干血，下白物，矾石丸主之。

矾石丸方

矾石三分，烧　杏仁一分

上二味，末之，炼蜜和丸，枣核大，纳藏中，剧者再内之。

妇女月经闭塞不行，因为胞宫内有干血凝结不散。干血停留，不仅导致经闭，若日久不散，滞而为湿，郁而化热，湿热下注，尚可见前阴有时流出白物，即白带。此属干血闭经继发湿热带下证。治宜先去其胞宫湿热，用白矾丸主治。

白矾丸方

白矾三分，烧　杏仁一分

以上二味，研为细末，将蜂蜜加热熔化，调和药末，制作药丸如枣核大，放置于阴道中，病情严重者宜再次使用。

妇人六十二种风[1]，及腹中血气刺痛，红蓝花酒主之。

红蓝花酒方疑非仲景方。

红蓝花一两

上一味，以酒一大升，煎减半，顿服一半，未止再服。

妇女在月经后或产后，血脉空虚，风邪乘虚侵入腹中，与血气相搏，血瘀气滞，经脉不通，以致腹中痛如针刺。治宜活血行瘀，利气止痛，用红花酒主治。

1　六十二种风：泛指一切风邪为患，具体无考。

红花酒方：怀疑不是仲景的处方。

红花一两

以上一味药，用酒一大升煎煮药，煎至酒减去一半时，取药汁，以药汁的一半，一次服完。如服药后痛未止，再服另一半。

妇人腹中诸疾痛，当归芍药散主之。

当归芍药散方见前妊娠中。

妇人腹中痛，小建中汤主之。

小建中汤方见前虚劳中。

问曰：妇人病，饮食如故，烦热不得卧，而反倚息者，何也？师曰：此名转胞，不得溺也[1]。以胞系了戾[2]，故致此病，但利小便则愈，宜肾气丸主之。方见虚劳中。

妇女腹中各种疾患引起的腹痛，其治疗都可用当归芍药散随证加减治疗。

当归芍药散方：见前妊娠病篇中。

若妇女出现脘腹痛而喜按，并伴有心悸虚烦、面色无华、神疲纳少、大便溏薄、舌质淡红、脉细涩等证，此为脾胃虚寒之腹痛。治宜用小建中汤。

小建中汤方：见前虚劳病篇中。

学生问道：妇女患病后，饮食如平常，但感觉烦热不得卧，反而倚床呼吸，小便不通，脐下急痛，这是什么原因呢？老师回

---

1 胞：同"脬"，即膀胱。

2 胞系了戾：指膀胱之系缭绕不顺。

答：这种病名为转胞。病人不能小便是因为肾阳虚衰，膀胱失于温煦，气化不行，水道不利，故小便不通而发生此病。因病在下焦，中焦无病，所以饮食如常；小便不通，尿液停留于膀胱，则脐下胀满急痛；水气不行，浊阴上逆，虚阳上扰，故烦热不得卧而反倚息。治疗当温补肾阳，故投以肾气丸治之。方见虚劳病篇中。

蛇床子散方：温阴中坐药[1]。

蛇床子仁

上一味，末之，以白粉少许，和令相得，如枣大，绵裹内之，自然温。

若妇女前阴寒冷，并伴有带下量多、色白、质清稀、腰中重坠、阴部瘙痒、舌淡苔白、脉沉细等证。属阴冷寒湿带下，因肾阳虚，阴寒湿浊滞于下焦的缘故。治疗可用蛇床子散作为坐药，温暖阴中。

蛇床子散方

蛇床子仁

以上一味，研为细末，加入少量米粉，用水调合，制成药丸如枣大，外用棉纱包裹，放置于阴道内，阴中自然温暖。

少阴脉滑而数者，阴中即生疮，阴中蚀疮烂者，狼牙汤洗之。

狼牙汤方

狼牙三两

---

1 坐药：纳入阴道、肛门的栓剂。

上一味，以水四升，煮取半升，以绵缠筋如茧，浸汤沥阴中，日四遍。

胃气下泄，阴吹而正喧[1]，此谷气之实也，膏发煎导之。

膏发煎方：见黄疸中。

诊得妇女两手尺脉滑而兼数，若湿热蕴结于前阴，日久不解则热瘀血腐，必致阴中生疮，痒痛糜烂，治用狼牙汤洗涤阴中，以燥湿清热，杀虫止痒。

狼牙汤方

狼牙三两

以上一味，用水四升，煮取药汁半升，将丝绵缠于筷子上，如蚕茧那样大，浸泡于药汤内，再取出将药汁滴入阴中。日四遍。

妇女出现前阴排气有声，如后阴矢气之状，甚至声响连续不断，此病名为阴吹。是因为血虚津枯，胃肠燥结兼瘀血所致。由于血虚津枯，肠道失润，大便闭塞不通，胃中下泄之气，不能遵循常道从后阴排出，因而别走前阴，下泄之气通过狭窄的阴道，而发出声响，也就形成本病。治疗用猪膏发煎养血润燥、通导大便，大便一通，气归常道，阴吹自然消失。

膏发煎方：见黄疸病篇中。

小儿疳虫蚀齿方 疑非仲景方。

雄黄　葶苈 二味等分

上二味，末之，取腊月猪脂镕，以槐枝绵裹头四五枚，点药

---

1 阴吹：指前阴出气，如后阴矢气一样。正喧：意谓前阴出气较频繁，甚至声响连续不断。

烙之。

小儿疳虫蚀齿方：怀疑不是仲景的处方。

雄黄　葶苈二味等分

以上二味，研为细末，取腊月的猪油加热使之熔化，与药末相调和。再以槐枝四五枚，枝头裹上丝绵，点药乘热烙其局部。

遗 篇

杂疗方第二十三

退五藏虚热，四时加减柴胡饮子方。

冬三月加：柴胡八分　白术八分　大腹槟榔四枚，并皮子用　陈皮五分　生姜五分　桔梗七分

春三月加：枳实　减：白术共六味

秋三月加：陈皮三分，共六味

夏三月加：生姜三分　枳实五分　甘草三分，共八味

上各咬咀，分为三帖，一帖以水三升，煮取二升，分温三服。如人行四五里进一服。如四体壅，添甘草少许，每帖分作三小帖，每小帖以水一升，煮取七合，温服，再合滓为一服，重煮，都成四服。疑非仲景方。

长服诃梨勒丸方。疑非仲景方。

诃梨勒煨　陈皮　厚朴各三两

上三味，末之，炼蜜丸，如梧子大，酒饮服二十丸，加至三十丸。

三物备急丸方见《千金》，司空裴秀为散用亦可，先和成汁，乃倾口中，令从齿间得入，至良验。

大黄一两　干姜一两　巴豆一两，去皮心，熬外研如脂

上药各须精新，先捣大黄干姜为末，研巴豆纳中，合治一千杵，用为散，蜜和丸亦佳，密器中贮之，莫令歇。主心腹诸卒暴百病。若中恶客忤，心腹胀满卒痛如锥刺，气急口噤，停尸卒死者，以暖水若酒，服大豆许三四丸，或不下，捧头起灌令下咽，须臾当瘥，如未瘥，更与三丸，当腹中鸣，即吐下，便瘥。若口噤，亦须折齿灌之。

治伤寒，令愈不复，紫石寒食散方。见《千金翼》。

紫石英　白石英　赤石脂　钟乳碓炼　瓜蒌根　防风　桔梗　文蛤　鬼臼各十分　太一余粮十分，烧　干姜　附子炮，去皮　桂枝去皮，各四分

上十三味，杵为散，酒服方寸匕。

救卒死方：

薤捣汁，灌鼻中。

又方：

雄鸡冠割取血。管吹内鼻中。

《肘后》云：割丹雄鸡冠血。

猪脂如鸡子大，苦酒一升，煮沸，灌喉中。

鸡肝及血涂面上，以灰围四旁，立起。

大豆二七粒，以鸡子白并酒和，尽以吞之。

救卒死而壮热者方：

矾石半升，以水一斗半，煮消，以渍脚，令没踝。

救卒死而目闭者方：

骑牛临面，捣薤汁灌耳中，吹皂荚末鼻中，立效。

救卒死而张口反折者方：

灸手足两爪后十四壮了，饮以五毒诸膏散。有巴豆者。

救卒死而四肢不收，失便者方：

马屎一升，水三斗，煮取二斗，以洗之，又取牛洞稀粪也一升，温酒灌口中，灸心下一寸，脐上三寸，脐下四寸，各一百壮，瘥。

救小儿卒死而吐利，不知是何病方：

狗屎一丸，绞取汁，以灌之，无湿者，水煮干者，取汁。

尸厥，脉动而无气，气闭不通，故静而死也。

治方脉证见上卷。

菖蒲屑，内鼻两孔中吹之，令人以桂屑着舌下。

又方：

剔取左角发方寸，烧末酒和，灌令入喉，立起。

救卒死客忤死，还魂汤主之方：《千金方》云：主卒忤鬼击飞尸，诸奄忽气绝，无复觉，或已无脉，口噤拗不开，去齿下汤。汤下口不下者，分病人发左右，捉搯肩引之。药下，复增取一升，须臾立苏。

麻黄三两，去节，一方四两　　杏仁去皮尖，七十个　　甘草一两，炙《千金》用桂心二两

上三味，以水八升，煮取三升，去滓，分令咽之，通治诸感忤。

又方：

韭根一把　　乌梅二七个　　吴茱萸半升，炒

上三味，以水一斗煮之，以病人栉纳中，三沸，栉浮者生，沉者死，煮取三升，去滓，分饮之。

救自缢死，旦至暮，虽已冷，必可治；暮至旦，小难也，恐

此当言忿气盛故也。然夏时夜短于昼,又热,犹应可治。又云:心下若微温者,一日以上犹可治之。方:

徐徐抱解,不得截绳。上下安被卧之,一人以脚踏其两肩,手少挽其发,常弦弦勿纵之;一人以手按据胸上,数动之;一人摩捋臂胫,屈伸之,若已僵,但渐渐强屈之,并按其腹。如此一炊顷,气从口出,呼吸眼开,而犹引按莫置,亦勿若劳之。须臾,可少桂汤及粥清含与之,令濡喉,渐渐能咽,及稍止。若向令两人以两管吹其两耳采好。此法最善,无不活也。

凡中暍死,不可使得冷,得冷便死。疗之方:

屈草带,绕暍人脐,使三两人溺其中,令温。亦可用热泥和屈草,亦可扣瓦碗底按,及车缸,以着暍人,取令溺,须得流去。此谓道路穷,卒无汤。当令溺其中,欲使多人溺,取令温,若汤,便可与之,不可泥及车缸,恐此物冷。暍既在夏月,得热泥土,暖车缸,亦可用也。

救溺死方:

取灶中灰两石余,以埋人,从头至足,水出七孔,即活。

上疗自缢溺暍之法,并出自张仲景为之,其意殊绝,殆非常情所及,本草所能关,实救人之大术矣。伤寒家数有暍病,非此遇热之暍。见《外台》《肘后》目。

治马坠及一切筋骨损方见《肘后》方。

大黄一两,切浸汤成下　绯帛如手大,烧灰　乱发如鸡子大,烧灰用　久用炊单布一尺,烧灰　败蒲一握三寸　桃仁四十九个,去皮尖,熬　甘草如中指节,炙

上七味,以童子小便,量多少,煎汤成,纳酒一大盏,

次下大黄，去滓，分温三服。先剉败蒲席半领，煎汤浴，衣被盖覆，斯须通利数行，痛楚立瘥，利及浴水赤，勿怪，即瘀血也。

禽兽鱼虫禁忌并治第二十四

凡饮食滋味,以养于生,食之有妨,反能为害。自非服药炼液,焉能不饮食乎?切见时人,不闲调摄,疾疢竞起,若不因食而生,苟全其生,须知切忌者矣。所食之味,有与病相宜,有与身为害。若得宜则益体,害则成疾,以此致危,例皆难疗。凡煮药饮汁以解毒者,虽云救急,不可热饮,诸毒病得热更甚,宜冷饮之。

肝病禁辛,心病禁咸,脾病禁酸,肺病禁苦,肾病禁甘。春不食肝,夏不食心,秋不食肺,冬不食肾,四季不食脾。辩曰:春不食肝者,为肝气王,脾气败,若食肝,则又补肝,脾气败尤甚,不可救。又肝王之时,不可以死气入肝,恐伤魂也。若非王时,即虚,以肝补之佳。余藏准此。

凡肝藏,自不可轻啖,自死者弥甚。

凡心皆为神识所舍,勿食之,使人来生复其报对矣。

凡肉及肝,落地不着尘土者,不可食之。

猪肉落水浮者,不可食。

诸肉及鱼,若狗不食,鸟不啄者,不可食。

诸肉不干,火炙不动,见水自动者,不可食之。

肉中有如朱点者，不可食之。

六畜肉，热血不断者，不可食之。

父母及身本命肉，食之令人神魂不安。

食肥肉及热羹，不得饮冷水。

诸五藏及鱼，投地尘土不污者，不可食之。

秽饭馁肉臭鱼，食之皆伤人。

自死肉，口闭者，不可食之。

六畜自死，皆疫死，则有毒，不可食之。

兽自死，北首及伏地者，食之杀人。

食生肉，饱饮乳，变成白虫。一作血蛊。

疫死牛肉，食之令病洞下，亦致坚积，宜利药下之。

脯藏米瓮中，有毒，及经夏，食之发肾病。

治自死六畜肉中毒方：

用黄柏屑，捣服方寸匕。

治食郁肉漏脯中毒方 郁肉，密器盖之隔宿者是也。漏脯，茅屋漏下沾着者是也。

烧犬屎，酒服方寸匕，每服入乳汁亦良。饮生韭汁三升，亦得。

治黍米中藏干脯，食之中毒方：

大豆浓煮汁，饮数升即解，亦治狸肉、漏脯等毒。

治食生肉中毒方：

掘地深三尺，取其下土三升，以水五升，煮数沸，澄清汁，饮一升即愈。

治六畜鸟兽肝中毒方：

水浸豆豉，绞取汁，服数升愈。

马脚无夜眼者，不可食之。

治马肝中毒人未死方：

雄鼠屎二七粒，末之，水和服，日再服。屎尖者是。

又方：

人垢，取方寸匕，服之佳。

治食马肉中毒欲死方：

香豉二两　杏仁三两

上二味，蒸一食顷，熟，杵之服，日再服。

又方：

煮芦根汁饮之，良。

疫死牛，或目赤或黄，食之大忌。

牛肉共猪肉食之，必作寸白虫。

青牛肠，不可合犬肉食之。

牛肺从三月至五月，其中有虫，如马尾，割去勿食，食之损人。

牛、羊、猪肉，皆不得以楮木、桑木蒸炙食之，令人腹内生虫。

食骏马肉，不饮酒，则杀人。

马肉不可热食，伤人心。

马鞍下肉，食之杀人。

白马黑头者，不可食之。

白马青蹄者，不可食之。

马肉狍肉共食饱，醉卧，大忌。

驴马肉合猪食之，成霍乱。

马肝及毛，不可妄食，中毒害人。

啖蛇牛，肉杀人，何以知之？啖蛇者，毛发向后顺者是也。

治啖蛇牛肉，食之欲死方：

饮人乳汁一升，立愈。

又方：

以泔洗头，饮一升愈。

牛肚细切，以水一斗，煮取一升，暖饮之，大汗出者愈。

治食牛肉中毒方：

甘草，煮汁饮之，即解。

羊肉，其有宿热者，不可食之。

羊肉不可共生鱼、酪食之，害人。

羊蹄甲中有珠子白者，名羊悬筋，食之令人癫。

白羊黑头，食其脑，作肠痈。

羊肝共生椒食之，破人五藏。

猪肉共羊肝和食之，令人心闷。

猪肉以生胡荽同食，烂人脐。

猪脂不可合梅子食之。

猪肉合葵食之，少气。

鹿肉不可合蒲白作羹，食之发恶疮。

麋脂及梅李子，若妊妇食之，令子青盲，男子伤精。

獐肉，不可合鰕，及生菜、梅、李果食之，皆病人。

痼疾人不可食熊肉，令终身不愈。

白犬自死不出舌者，食之害人。

食狗鼠余,令人发瘘疮。

治食犬肉不消,心下坚,或腹胀口干大渴,心急发热,妄语如狂,或洞下方:

杏仁一升,合皮熟研用

上一味,以沸汤三升,和取汁,分三服,利下肉片,大验。

妇人妊娠,不可食兔肉、山羊肉,及鳖、鸡、鸭,令子无声音。

兔肉不可合白鸡肉食之,令人面发黄。

兔肉着干姜食之,成霍乱。

凡鸟自死,口不闭,翅不合者,不可食之。

诸禽肉,肝青者,食之杀人。

鸡有六翮四距者,不可食之。

乌鸡白首者,不可食之。

鸡不可合葫蒜食之,滞气。一云鸡子。

山鸡不可合鸟兽肉食之。

雉肉,久食之,令人瘦。

鸭卵不可合鳖肉食之。

妇人妊娠,食雀肉,饮酒,令子淫乱无耻。

雀肉,不可合李子食之。

燕肉勿食,入水为蛟龙所啖。

鸟兽有中毒箭死者,其肉有毒,解之方:

大豆煮汁,及蓝汁,服之解。

鱼头正白如连珠,至脊上,食之杀人。

鱼头中无腮者,不可食之,杀人。

鱼无肠胆者，不可食之，三年阴不起，女子绝生。

鱼头似有角者，不可食之。

鱼目合者，不可食之。

六甲日，勿食鳞甲之物。

鱼不可合鸡肉食之。

鱼不得合鸬鹚肉食之。

鲤鱼鲊，不可合小豆藿食之，其子不可合猪肝食之，害人。

鲤鱼不可合犬肉食之。

鲫鱼不可合猴、雉肉食之。一云，不可合猪肝食。

鲲鱼合鹿肉生食，令人筋甲缩。

青鱼鲊，不可合生胡荽及生葵并麦酱食之。

鳅鳝不可合白犬血食之。

龟肉不可合酒果子食之。

鳖目凹陷者，及厌下有王字形者，不可食之。又，其肉不得合鸡、鸭子食之。

龟鳖肉，不可合苋菜食之。

虾无须，及腹下通黑，煮之反白者，不可食之。

食脍，饮乳酪，令人腹中生虫为瘕。

脍，食之在心胸间不化，吐复不出，速下除之，久成症病，治之方：

橘皮一两　大黄二两　朴硝二两

上三味，以水一大升，煮至小升，顿服即消。

食鲙多，不消，结为症病，治之方：

马鞭草

上一味,捣汁饮之。或以姜叶汁,饮之一升,亦消。又可服吐药吐之。

食鱼后食毒,两种烦乱,治之方:

橘皮,浓煎汁,服之即解。

食鯸鲐鱼中毒方:

芦根,煮汁服之,即解。

蟹目相向,足斑目赤者,不可食之。

食蟹中毒,治之方:

紫苏煮汁,饮之三升。紫苏子捣汁饮之,亦良。

又方:

冬瓜汁,饮二升,食冬瓜亦可。

凡蟹未遇霜,多毒,其熟者乃可食之。

蜘蛛落食中,有毒,勿食之。

凡蜂、蝇、虫、蚁等,多集食上,食之致瘘。

果实菜谷禁忌并治第二十五

果子生食，生疮。

果子落地经宿，虫蚁食之者，人大忌食之。

生米停留多日，有损处，食之伤人。

桃子多食，令人热，仍不得入水浴，令人病淋沥寒热病。

杏酪不熟，伤人。

梅多食，坏人齿。

李不可多食，令人腹胀。

林檎不可多食，令人百脉弱。

橘柚多食，令人口爽不知五味。

梨不可多食，令人寒中，金疮产妇亦不宜食。

樱桃、杏，多食伤筋骨。

安石榴不可多食，损人肺。

胡桃不可多食，令人动痰饮。

生枣多食，令人热渴气胀寒热，羸瘦者弥不可食，伤人。

食诸果中毒，治之方：

猪骨 烧灰

上一味，末之，水服方寸匕。亦治马肝、漏脯等毒。

木耳赤色，及仰生者，勿食。

菌仰卷，及赤色者，不可食。

食诸菌中毒，闷乱欲死，治之方：

人粪汁，饮一升，土浆，饮一二升。

大豆浓煮汁，饮之，服诸吐利药，并解。

食枫树菌而笑不止，治之以前方。

误食野芋，烦毒欲死，治之以前方。其野芋根，山东人名魁芋，人种芋三年不收，亦成野芋，并杀人。

蜀椒闭口者有毒，误食之，戟人咽喉，气病欲绝，或吐下白沫，身体痹冷。急治之方：

肉桂煎汁饮之，饮冷水一二升。

或食蒜，或饮地浆，或浓煮豉汁饮之，并解。

正月勿食葱，令人面生游风。

二月勿食蓼，伤人肾。

三月勿食小蒜，伤人志性。

四月八月勿食胡荽，伤人神。

五月勿食韭，令人乏气力。

五月五日勿食一切生菜，发百病。

六月七月勿食茱萸，伤神气。

八月九月勿食姜，伤人神。

十月勿食椒，损人心，伤心脉。

十一月十二月勿食薤，令人多涕唾。

四季勿食生葵，令人饮食不化，发百病，非但食中，药中皆不可用，深宜慎之。

时病瘥，未健，食生菜，手足必肿。

夜食生菜，不利人。

十月勿食被霜生菜，令人面无光，目涩心痛腰疼，或发心疟，疟发时，手足十指爪皆青，困委。

葱韭初生芽者，食之伤人心气。

饮白酒，食生韭，令人病增。

生葱不可共蜜食之，杀人，独颗蒜弥忌。

枣合生葱食之，令人病。

生葱和雄鸡、雉、白犬肉食之，令人七窍经年流血。

食糖蜜后，四日内食生葱蒜，令人心痛。

夜食诸姜、蒜、葱等，伤人心。

芜菁根多食，令人气胀。

薤不可共牛肉作羹食之，成瘕病，韭亦然。

莼多病，动痔疾。

野苣不可同蜜食之，作内痔。

白苣不可共酪同食，作䘌虫。

黄瓜食之发热病。

葵心不可食，伤人，叶尤冷，黄背赤茎者，勿食之。

胡荽久食之，令人多忘。

病人，不可食胡荽及黄花菜。

芋不可多食，动病。

妊妇食姜，令子余指。

蓼多食，发心痛。

蓼和生鱼食之，令人夺气，阴核疼痛。

芥菜不可共兔肉食之，成恶邪病。

小蒜多食，伤人心力。

食躁式躁方：

豉浓煮汁，饮之。

钩吻与芹菜相似，误食之杀人。解之方《肘后》云与茱萸食芥相似。

荠苨八两

上一味，水六升，煮取二升，分温二服。钩吻生地，旁无他草，茎有毛者，以此别之。

菜中有水莨菪，叶圆而光，有毒，误食之，令人狂乱。状如中风，或吐血。治之方：

甘草煮汁，服之即解。

春秋二时，龙带精入芹菜中，人偶食之为病，发时手青，腹满痛不可忍，名蛟龙病。治之方：

硬糖二三升

上一味，日两度服之，吐出如蜥蜴三五枚，瘥。

食苦瓠中毒，治之方：

黎穰煮汁，数服解之。

扁豆，寒热者不可食之。

久食小豆，令人枯燥。

食大豆屑，忌啖猪肉。

大麦久食，令人作疥。

白黍米，不可同饴蜜食，亦不可合葵食之。

荞麦面，多食之，令人发落。

盐多食，伤人肺。

果实菜谷禁忌并治第二十五

食冷物，冰人齿。

食热物，勿饮冷水。

饮酒，食生苍耳，令人心痛。

夏月大醉，汗流，不得冷水洗着身，及使扇，即成病。

饮酒，大忌灸腹背，令人肠结。

醉后勿饱食，发寒热。

饮酒食猪肉，卧秫稻穰中，则发黄。

食饴，多饮酒，大忌。

凡水及酒，照见人影动者，不可饮之。

醋合酪食之，令人血瘕。

食白米粥，勿食生苍耳，成走疰。

食甜粥已，食盐，即吐。

犀角箸搅饮食，沫出，及浇地坟起者，食之杀人。

饮食中毒烦满，治之方：

苦参三两　苦酒一升半

上二味，煮三沸，三上三下，服之吐食出，即瘥，或以水煮亦得。

又方：

犀角汤亦佳。

贪食，食多不消，心腹坚满痛，治之方：

盐一升　水二升

上二味，煮令盐消，分三服，当吐出食，便瘥。

矾石，生入腹，破人心肝，亦禁水。

商陆，以水服，杀人。

葶苈子傅头疮，药成入脑，杀人。

水银入人耳及六畜等，皆死，以金银着耳边，水银则吐。

苦练无子者，杀人。

凡诸毒，多是假毒以投，无知时，宜煮甘草荠苨汁饮之，通除诸毒药。